Das neue grosse Lexikon der Medizin

Medizinische Beratung
Dr. med. Ralf Ganzleben
Arzt für Chirurgie

MOEWIG

Gesamtproduktion:	akapit Verlagsservice Berlin
Lektorat:	Ina Friedrich (akapit Verlagsservice)
Redaktion:	Dr. med. Andrea Speidel (Ärztin für innere Medizin), Dr. med. dent. Thorsten Schneider, Iris Brandenburg (Ärztin für innere Medizin), Abigail Sheldrick (medizin. Fachautorin)
Satz und Layout:	akapit Verlagsservice
Illustrationen:	Katja Heinroth, Corel Gallery, MediClip, Regina Mischeff
Umschlaggestaltung:	Katja Heinroth (akapit Verlagsservice)

Printed in Germany 1999.

ISBN: 3-8118-1460-5

Vorwort

In der heutigen Zeit haben die modernen Techniken und Verfahren der Medizin und die Vielfalt der pharmazeutischen Produkte oftmals an Überschaubarkeit verloren. Der Patient hört und liest unverständliche Fachausdrücke, die beschreiben sollen, woran er erkrankt ist. Das zunehmende Interesse des Patienten für die Funktion und die Krankheit seines eigenen Körpers ist sehr verständlich und als positive Entwicklung zu betrachten. Dieses Lexikon dient als Leitfaden durch den Dschungel von Krankheiten, Therapieansätzen und medizinischen Fachbegriffen. Es bietet einen Einblick in die verschiedenen Organsysteme und ihre häufig vorkommenden Erkrankungen. Neben den in der heutigen Medizin verwendeten Behandlungsmaßnahmen werden auch, sofern möglich, Gesichtspunkte der Naturheilkunde und altbewährte Hausmittel berücksichtigt.

Dieses Medizinlexikon ist alphabetisch geordnet. Zum schnellen Auffinden eines Begriffs steht dem Leser auch ein Index am Ende des Buches zur Verfügung. Querverweise sind durch einen Pfeil → gekennzeichnet. Im Anhang befindet sich ein Kapitel über Erste-Hilfe-Maßnahmen sowie ein Verzeichnis der häufigsten lateinischen und griechischen Wortbestandteile, die in medizinischen Fachausdrücken verwendet werden. Die Illustrationen sind funktionell gestaltet und sollen das Textverständnis erleichtern. Daher sind in manchen Fällen die abgebildeten Objekte abweichend von den natürlichen Proportionen dargestellt.

Dieses Lexikon kann und soll keinen notwendigen Arztbesuch ersetzen. Nach der Lektüre können die Empfehlungen und Therapien des Arztes jedoch besser verstanden und auch alternative Maßnahmen mit ihm besprochen werden, so daß ein echter Dialog mit dem Mediziner stattfinden kann.

Die Redaktion

A

Abbruchblutung: Blutung der Gebärmutterschleimhaut, die stattfindet, wenn bei einer Frau empfängnisverhütende Hormone (Östrogene, Gestagene) abgesetzt werden. Sie tritt am 2. oder 3. Tag nach Beendigung der Hormongaben auf. Die normale Menstruation ist ebenfalls eine Art Abbruchblutung.

ABC-Maßnahmen: Lebensrettende Maßnahmen bei Wiederbelebung: **A**: Atemwege freimachen, **B**: Beatmung, **C**: Cirkulation (Kreislauf) durch Herzdruckmassage in Gang bringen.

ABC-Waffen: Atomare, biologische und chemische Waffen.

Abdomen:Bauch, Unterleib

Abdominalschwangerschaft: → Bauchhöhlenschwangerschaft.

Abführmittel (Laxantien): Medikamente, die eine Stuhlentleerung beschleunigen. Es gibt zwei verschiedene Gruppen: Chemische Mittel (z.B. Aloe, Rhababerwurzel, Rizinusöl, Phenolphtalein) hemmen die Wasser- und Mineralstoffaufnahme aus dem Darm, die Flüssigkeitsmenge im Darm nimmt zu, und der Stuhl verflüssigt sich. Physikalische Mittel (z.B. Glaubersalz, Sorbit, Glycerin-Zäpfchen) „ziehen" Wasser in den Darm oder machen den Stuhl gleitfähiger.

Abhängigkeit: Unwiderstehliches Verlangen nach einem Stoff, z.B. Alkohol, Nikotin, Schlaf- und Schmerzmittel. Meist muß die Dosis ständig gesteigert werden. Wird das Mittel nicht mehr eingenommen, treten → Entzugssymptome auf. Es wird zwischen körperlicher und psychischer Abhängigkeit unterschieden. Stark süchtig machende Drogen sind z.B. Heroin und → Cocain. Die Sterblichkeit von Drogenabhängigen liegt etwa zehn- bis dreißigmal höher als die durchschnittliche Sterblichkeit der entsprechenden Altersgruppe.

Abmagerung: Ungewollte Abmagerung kann das erste Anzeichen einer Krankheit sein. In Frage kommen Magenkrebs und andere bösartige Geschwülste, chronische Durchfälle, → Malabsorptionsyndrom, → Schilddrüsenüberfunktion, → Leukämie, → Wurmerkrankungen sowie schlechte Verwertung der Nahrung bei → Diabetes mellitus und der → Addison-Krankheit.

Abort: → Schwangerschaftsabbruch.

ABO-System: System zur Einteilung der verschiedenen Blutgruppen.

Absiedelung: Streuung von Tochtergeschwülsten.

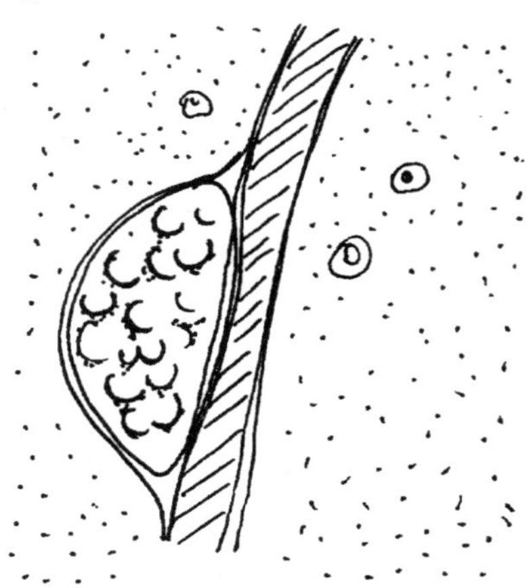

örtlich wachsende Tumorzelle

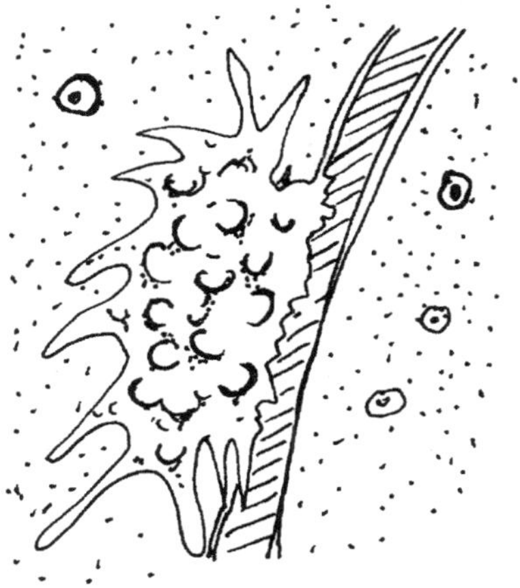

Tumorzelle dringt in Gefäßwand ein und bildet Tochtergeschwülste

Absorption: Aufnahme von Nährstoffen, bei der Verdauung spricht man auch von → Resorption.

Abstillen: Langsame Umgewöhnung des Säuglings von der mütterlichen Brust auf normale Ernährung oder Flaschennahrung. Sollte nicht vor dem 3. Lebensmonat stattfinden, besser ist eine Stillzeit von 6 Monaten. Bei einigen Erkrankungen der Mutter wie z.B. Tuberkulose muß jedoch abgestillt werden.

Abstinenz: Enthaltsamkeit, z.B. von Alkohol, Rauchen oder Geschlechtsverkehr.

Abstrich: Probe (Sekrete oder abgeschilferte Zellen), die im Labor auf Bakterien oder Zellveränderungen (→ Zytodiagnostik) hin untersucht werden.

Abszeß: Eiteransammlung im Gewebe in einem abgekapselten Hohlraum.

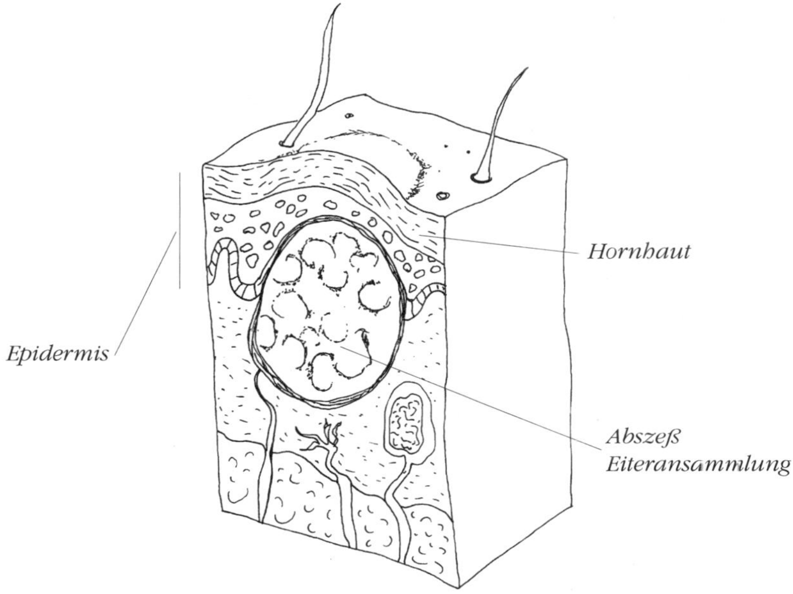

Abszeß

Abtreibung: → Schwangerschaftsabbruch.
Abusus: Mißbrauch einer Substanz. → Abhängigkeit.
Abwehrmechanismen: In der Psychoanalyse nach Sigmund Freud werden unbewußte Strategien zur Vermeidung von Konflikten, wie Verdrängung, Projektion und Rationalisierung, unter diesem Begriff zusammengefaßt.
Abwehrsystem: → Immunsystem.
ACE-Hemmer: Medikamente, die die Bildung von ACE (**A**ngiotensin **C**onverting **E**nzyme) hemmen. Dieser Stoff kommt in einigen Nierenzellen vor und ist an der Bildung von blutdrucksteigernden Substanzen beteiligt. ACE-Hemmer sind wirksam gegen Bluthochdruck und werden bei unzureichender Pumpleistung des Herzens gegeben. Sie dürfen nicht ohne ärztliche Kontrolle eingenommen werden.
Acetylsalicylsäure (ASS): Fiebersenkendes und entzündungshemmendes Schmerzmittel. Wird seit Jahren als → Antirheumatikum eingesetzt, neuerdings auch zur Vorbeugung und Nachbehandlung von Herzinfarkten, da es das Zusammenheften der Blutplättchen verhindert (→ Thrombozytenaggregationshemmer).
Achalasie: Unfähigkeit des unteren Abschnitts der Speiseröhre, zu erschlaffen. Ursache ist eine gestörte Funktion der Nerven, die die Muskeln der Speiseröhre versorgen. Streß oder Angst können ebenfalls eine Achalasie hervorrufen. Symptome sind: Schluckbeschwerden, Erbrechen von festen Speisen (Flüssigkeiten können die Verengung oft passieren), sowie ein Druckgefühl hinter dem Brustbein. Behandlung: Meiden von Nikotin, Alkohol und fettem Essen, Dehnung der Muskulatur mit einer Ballonsonde, Verabreichung von krampflösenden Medikamenten sowie eventuell operative Erweiterung der Speiseröhre.
Achillessehnenriß: Typische Sportverletzung, die durch einseitige Belastung der Sehne entsteht. Die Achillessehne (benannt nach dem griechischen Helden Achilles, der nur an der Ferse verwundbar war) befestigt den dreiköpfigen Wadenmuskel (M. triceps surae) am Fersenbein. Die Achillessehne dient dazu, den Fuß zur Sohle hin zu beugen. Bei einem Riß muß die Sehne genäht und mit einem Oberschenkelgips ruhiggestellt werden.

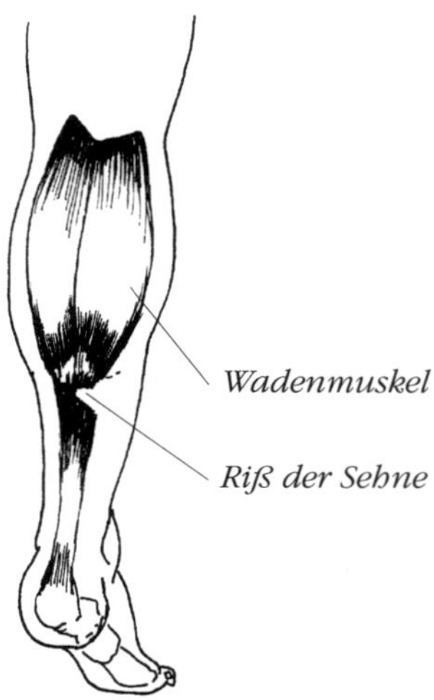

Achillessehnenriß

Acholie: Störung der Gallenbildung, z.B. bei schweren Lebererkrankungen.
Achsel (*Axilla*): In der Achselhöhle verlaufen wichtige Nerven, Gefäße

und Lymphbahnen. Bei Brustkrebs können vergrößerte Lymphknoten in diesem Bereich auf Tochtergeschwülste hindeuten.

Achylie: Störung der Magensaftbildung, z.B. bei → Anämie, → Magenreizung (Gastritis), → Magenkrebs.

ACTH (**a**dreno**c**ortico**t**ropes **H**ormon): Dieses im Vorderlappen der Hirnanhangsdrüse (→ *Hypothalamus*) gebildete Hormon fördert das Wachstum und die Durchblutung der Nebennierenrinde, sowie die Sekretion der Nebennierenhormone, der sog. Corticosteroide. Diese wirken entzündungshemmend und immunschwächend. ACTH unterliegt starken tageszeitlichen Schwankungen und ist bei Streß erhöht. Heutzutage wird es hauptsächlich zur Überprüfung der Funktion der Nebennierenrinde verwendet.

Adams-Stokes-Anfall: Anfallartig auftretende Störung der Gehirndurchblutung, die Schwindel, Ohnmacht oder sogar den Tod zur Folge haben kann.

Adaptationssyndrom (Anpassungssyndrom): Auf äußere Reize wie Kälte, Hitze, Infektionen und Streß reagiert der Körper unter Ausschüttung von → ACTH und → Corticosteroiden in drei Phasen: 1. Alarmreaktion (→ Schock) mit Blutdruck- und Temperatursenkung. Als Gegenreaktion steigt der Blutdruck wieder an, und die Abwehrkräfte werden mobilisiert. 2. Widerstandsphase: Der Organismus paßt seinen Stoffwechsel der andauernden Streßsituation an. 3. Erschöpfungsphase: Hält die Streßsituation zu lange an, kommt es zur Erschöpfung der Nebennierenrinde, und die Anpassung bricht zusammen.

Addison-Krankheit: (Bronzehautkrankheit). Unterfunktion der → Nebennierenrinde, bei der mindestens 90% beider Nebennierenrinden zerstört sind. Als Ursachen kommen eine → Autoimmunkrankheit, → Tuberkulose, → Pilzinfektionen, → Tumormetastasen sowie → Syphillis in Betracht. Symptome sind: Starke Verfärbung der Haut, Appetitmangel, Müdigkeit, Magen-Darm-Störungen sowie Gewichtsverlust. Der Wasser- und Natriummangel wird mit Infusionen behandelt, außerdem werden die fehlenden Nebennierenhormone ersetzt.

Adenoide Vegetationen: Übermäßiges Wachstum der Rachenmandel im Säuglings- und Kindesalter, wodurch es zu einer Einengung der Luftwege und insbesondere zu einer Behinderung der Nasenatmung und zu häufigen Infektionen kommt. Anzeichen: lautes Atmen durch den Mund, Schnarchen, kloßige Sprache, eingezogene Nasenflügel, vorstehende obere Schneidezähne, Schwierigkeiten beim Essen. Behandlung: Entfernung der Rachenmandeln (→ Adenotomie).

Adenom: Gutartige Geschwulst, die vom Drüsengewebe ausgeht. Adenome können in folgenden Organen vorkommen: Niere, Bauchspeicheldrüse, Gebärmutter, Hypophyse, Dickdarm, Brustdrüse, Leber, Schilddrüse, Gebärmutter, Eierstöcke, Hoden, Magen, Haut. Die Geschwülste müssen operativ entfernt werden.

Adenotomie: Operation, bei der die vergrößerten Rachenmandeln entfernt werden.

Adenoviren: Viren, die vor allem durch Tröpfcheninfektion verbreitet werden (z.B. in Schwimmbädern).

Sie führen zu Atemwegserkrankungen (Schnupfen, Husten) mit Beteiligung der Augenbindehäute (Augenjucken, Tränenfluß und Rötung). Oft sind sie für Epidemien unter Kindern verantwortlich. Die Inkubationszeit beträgt 2 bis 8 Tage.

Ader: Blutgefäß. Es gibt zwei Arten von Blutgefäßen: Die Arterien transportieren das Blut vom Herzen zu den Organen, die Venen transportieren das Blut wieder zum Herzen zurück.

Aderhaut (Chorioidea): Schicht des Auges, die hinter der Netzhaut liegt und in der zahlreiche Blutgefäße verlaufen

Aderlaß: Dieses Verfahren, bei dem eine Vene zur Blutentnahme eröffnet wird, um den Kreislauf zu „entlasten", war im Mittelalter und in der Neuzeit weit verbreitet, wo es als eine Art Allheilmittel galt. Der A. sollte „schlechte Säfte" aus dem Körper entfernen. Heutzutage wird er nur noch bei → Polyzythämie und → Hämochromatose vorgenommen. Meist wird der sog. unblutige Aderlaß bevorzugt, bei dem an drei Extremitäten gleichzeitig für höch-

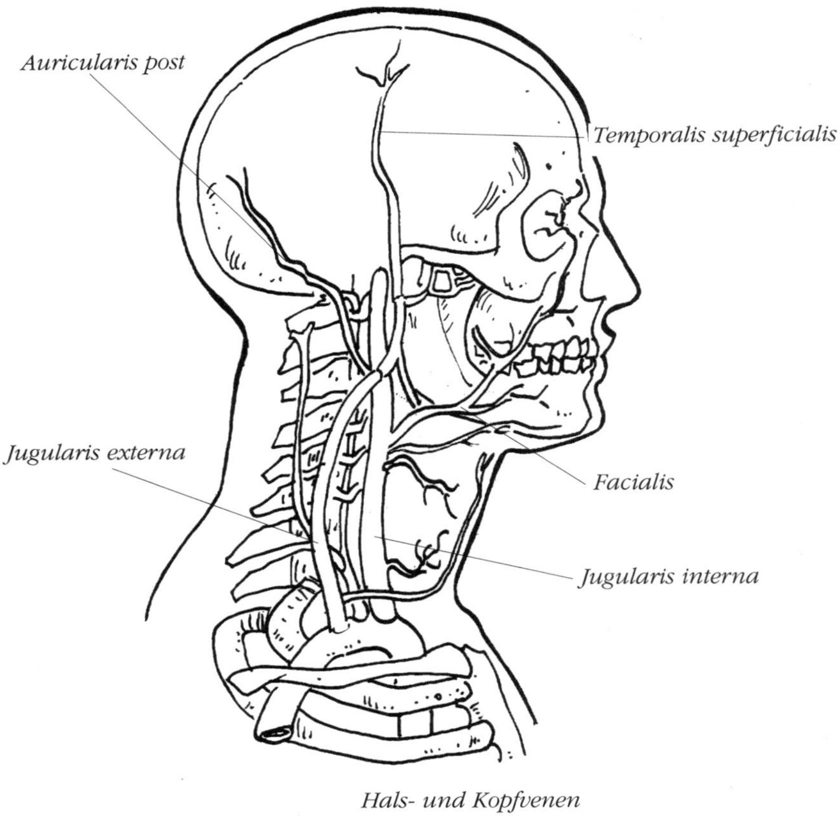

Hals- und Kopfvenen

stens 15 Minuten Staubinden so angelegt werden, daß der Blutstrom in den Arterien unbehindert bleibt, der Rückstrom in den Venen jedoch gedrosselt wird. So kann dem Körper kurzfristig 500–600 ml Blut entzogen werden. Bei Kreislaufschwäche, Blutarmut und Arteriosklerose darf diese Methode nicht angewandt werden.

ADH (**a**nti**d**iuretisches **H**ormon): Dieses Hormon (Adiuretin, Vasopressin) wird im Hypothalamus gebildet und gelangt über die Blutbahn in die Nieren, in denen es die Ausscheidung von Wasser hemmt. Dadurch steigt der Blutdruck. Mangel an ADH führt zur übermäßigen Harnausscheidung (Diabetes insipidus).

Adipositas: Übermäßiges Körpergewicht → Fettsucht.

Adnexe: Anhangsgebilde der Gebärmutter, bestehend aus Eileitern und Eierstöcken. Männliche Adnexe sind: Hoden und Nebenhoden, Prostata, Samenbläschen und Samenleiter.

Adnexitis: → Eierstockentzündung

Adoleszenz: Phase zwischen Jugend- und Erwachsenenalter (zwischen 16 und 21 Jahren).

Adrenalin (Epinephrin): Dieses Hormon wird im Nebennierenmark hergestellt und bewirkt eine Steigerung des Blutdrucks und der Herztätigkeit, weswegen es vor allem beim Kreislaufschock gegeben wird. Außerdem führt es zur Erweiterung der Pupillen sowie zur Erschlaffung der Bronchien.

Adrenogenitales Syndrom (AGS, Hyperkortizismus): Ursache ist die Überproduktion von → Androgenen in der Nebennierenrinde. Dem angeborenen AGS liegt ein erblicher

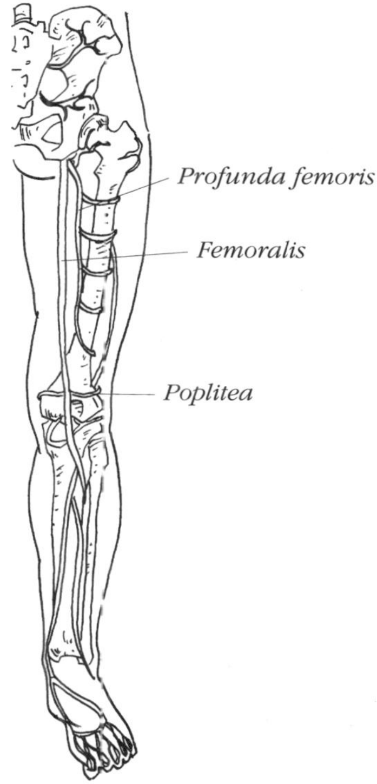

Beinvenen

Enzymdefekt zugrunde, der bei Jungen eine frühzeitige Entwicklung der primären und sekundären Geschlechtsmerkmale wie Penis, Bartwuchs, tiefer Stimme sowie Minderwuchs bewirkt. Bei Mädchen kommt es zur Vergrößerung der Klitoris und einem Ausbleiben oder verspäteten Einsetzen der Regelblutung sowie zur verspäteten Entwicklung der Brustdrüse. Die Ursache für ein erworbenes AGS ist meist ein Nebennierentumor. Bei Männern führt es zur Verweiblichung, bei

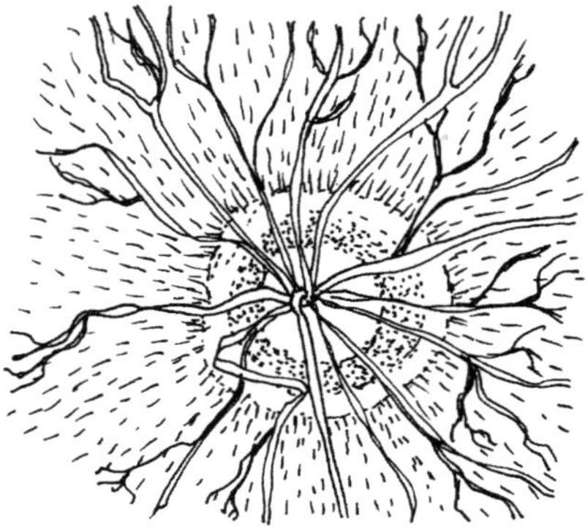

Aderhaut des Auges

Frauen zur Vermännlichung. Die Behandlung erfolgt durch die operative Entfernung des Tumors, bei der angeborenen Form werden Corticosteroide gegeben.

Adstringenzien: Mittel wie Tannin (Gerbstoff) und Alaun, die zusammenziehend wirken. Sie werden auf Wunden aufgetragen und wirken blutstillend und austrocknend.

Adynamie: Muskelschwäche, Kraftlosigkeit.

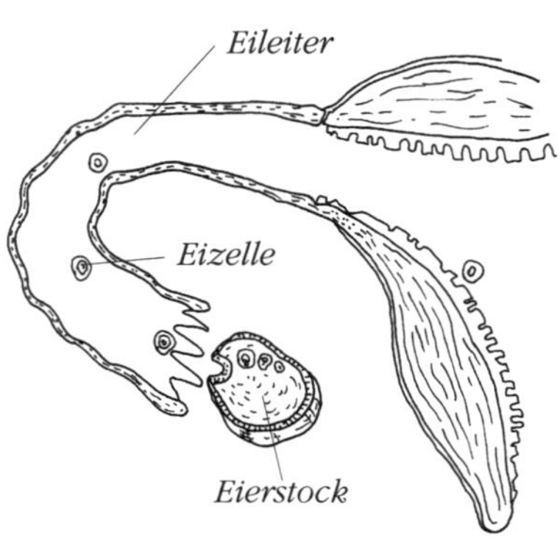

weibliche Adnexe / Wanderung der Eizelle bis zur Gebärmutter

Aerobier: Bakterien oder andere Mikroorganismen, die nur in einer Umgebung aus Luft leben können. Gegenteil: → Anaerobier.

Aerophagie (Luftschlucken): Durch Aufgeregtheit oder falsches Atmen bedingtes unwillkürliches Schlucken von Luft. Durch die Luftansammlung im Magen und Darm kann ein unangenehmes Völlegefühl und Herzstechen entstehen. Als Behandlung bieten sich autogenes Training oder eine Kurzpsychotherapie an.

Aerosol: Spray zur Verabreichung von Medikamenten. Die flüssige oder feste Substanz wird mit Luft gemischt, so daß ein feiner Nebel entsteht und das Medikament bis in die kleinsten Atemwege gelangen kann.

Afebril: Ohne Fieber.

Affekt: Heftige Gemütsregung.

Aflatoxine: Von einigen Schimmelpilzen produzierte Gifte, die vor allem Leber, Nervensystem und Nieren schädigen. Manche Aflatoxine, die vorwiegend auf Erdnüssen vorkommen, können Leberkrebs verursachen. Das Gift dringt auch in die Umgebung ein, deshalb ist es nicht ausreichend, nur das verschimmelte Stück herauszuschneiden.

After, künstlicher (Anus praeter, Stoma): Künstlicher Darmausgang, der oft bei Radikaloperationen des Dickdarmkrebses notwendig wird. Der künstliche Ausgang wird an der Bauchhaut angelegt und endet in einem auswechselbaren Plastikbeutel, in dem der Stuhl aufgefangen wird. Alternativ kann auch der Darm alle 24 Stunden gespült werden, so daß der Plastikbeutel nicht benötigt wird, was psychisch weniger belastend ist.

übliche künstliche
Darmausgangspunkte

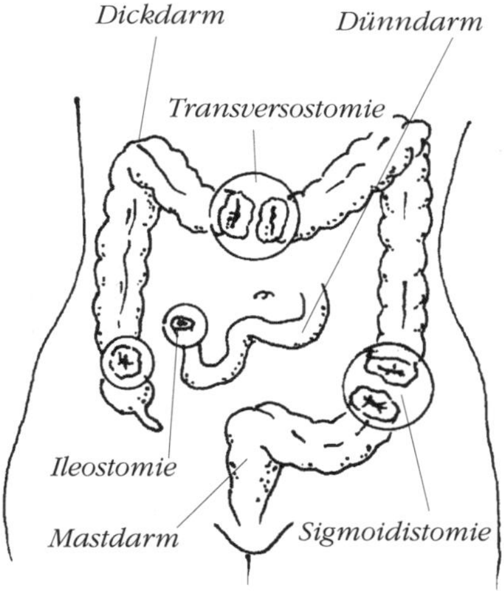

Anus praeter

Afterfistel (Analfistel): In den Drüsenausgängen des Afters können sich → Abszesse bilden, die entweder nach innen platzen oder sich zur Körperoberfläche bis neben den After vorschieben können. Die Fisteln müssen operativ entfernt werden.

Afterjucken: Für Juckreiz in der Aftergegend können Würmer, Entzündungen, Pilzinfektionen und Stoffwechselkrankheiten wie → Gelbsucht oder → Zuckerkrankheit verantwortlich sein.

Agammaglobulinämie (Antikörpermangelsyndrom): Angeborenes oder erworbenes Fehlen von → Gammaglobulinen im Blutserum. Von der angeborenen Variante sind nur Männer betroffen. Ursache für die erworbene Form können Knochentumoren sein. Es besteht eine erhöhte Infektionsgefahr, Impfungen bleiben wirkungslos. Betroffene müssen lebenslang etwa einmal im Monat Gammaglobulin gespritzt bekommen. Infekte müssen konsequent mit Antibiotika behandelt werden.

Agglutination: Zusammenhaften von Antikörpern, Bakterien, roten Blutkörperchen usw. Wird bei verschiedenen Labortests genutzt.

Aggression: Die Angriffslust stellt eine normale Reaktion des Menschen dar, die zum Überleben dient. Sie kann jedoch auch krankhaft gesteigert sein, z.B. unter Alkoholeinfluß, bei Psychosen oder Hirnschädigungen.

Agnosie: Störung des Erkennens trotz voller Funktionstüchtigkeit der Sinnesorgane. Bei der visuellen Agnosie können Gegenstände nicht benannt werden, obwohl der Patient sie durch Tasten erkennt und seine Sehleistung nicht gemindert ist. Die Störung ist auf die Schädigung bestimmter Teile des Gehirns zurückzuführen.

Agonie: Todeskampf.

Agoraphobie (Platzangst): Angst, das Haus zu verlassen, Furcht vor Hilflosigkeit in der Öffentlichkeit, z.B. die Furcht, größere Plätze zu überqueren. Macht wahrscheinlich 2/3 aller → Phobien aus.

Agranulozytose: Zustand, der möglicherweise tödliche Folgen haben kann und mit hohem Fieber, Magen-Darm-Beschwerden und schwersten Infektionen einhergeht. Verantwortlich für die Abwehrschwäche ist das Fehlen einer wichtigen Gruppe von weißen Blutkörperchen, den Granulozyten. Ursache kann eine → Arzneimittelunverträglichkeit sein.

Ahornsirupkrankheit: Angeborene Stoffwechselkrankheit, bei der ein bestimmtes Enzym fehlt, das einige Aminosäuren (Valin, Leuzin und Isoleuzin) abbaut. Die seltene Erkrankung ist bereits in der ersten Lebenswoche daran zu erkennen, daß die Atemluft und der Urin nach Ahornsirup riechen. Symptome sind: Muskelkrämpfe, Störung des Trinkverhaltens, Atemprobleme und eine verzögerte Entwicklung. Behandlung: Strenge Diät, bei der darauf geachtet wird, daß die Nahrung die genannten Aminosäuren nicht enthält. Unbehandelt versterben die Säuglinge innerhalb kurzer Zeit.

AIDS (**A**quired **I**mmuno**d**eficiency **S**yndrome = erworbene Immunschwäche): Diese Krankheit wurde zum ersten Mal im Jahre 1980 in den USA beschrieben. Nach Schätzungen der WHO sind weltweit 2 Millionen Menschen an AIDS erkrankt und 17 Millionen HIV-positiv, darunter 1–2 Millionen Kinder. AIDS wird durch das HI-Virus verursacht (**H**uman **I**mmunodeficiency **V**irus). Dieses Virus führt zu einer Abwehrschwäche des Körpers. Infektionen und bestimmten Tumorarten können nicht mehr wirksam bekämpft werden. HIV wird vor allem durch Blut oder Samenflüssigkeit von infizierten Menschen übertragen. Das Virus ist gegenüber Sauerstoff und Temperaturschwankungen empfindlich und geht außerhalb des Körpers zugrunde. Die intakte Haut stellt eine wirksame Barriere gegen eine Übertragung des Virus dar. Alle Kontakte, bei denen Blut, Samen- oder Scheidenflüssigkeit in die Blutbahn gelangen können, stellen hingegen ein hohes Ansteckungsrisiko dar: 1. Ungeschützter Geschlechtsverkehr zwischen Mann und Frau oder zwei Männern; die Übertragung von Frau zu Frau ist relativ selten. Generell kann bei allen Praktiken eine Ansteckung erfolgen, bei denen Körperflüssigkeiten z.B. durch kleinste Hautrisse, in die Blutbahn gelangen können. Oraler Sex birgt ein mittleres Risiko. Ungefährlich sind: Schwimmbäder, Husten, Niesen, aus derselben Tasse trinken, Händeschütteln. 2. Spritzen von Drogen mit gemeinsam benutztem Besteck stellt eine hohe Ansteckungsgefahr dar. 3. Die Übertragung durch Blutkonserven und Blutprodukte z.B. bei Blutern (→ Bluterkrankheit) ist mittlerweile recht unwahrscheinlich, da in der Regel alle Blutkonserven auf HIV untersucht werden. Die Diagnose wird anhand eines positiven HIV-Antikörpertests gestellt. Ein negativer HIV-Test ist nur als sicher anzusehen, wenn die letzte Ansteckungsmöglichkeit länger als drei Monate zurückliegt. Die Erkrankung verläuft in mehreren Stadien: 1. Einige Tage bis Wochen nach der Infektion können grippeähnliche Symptome auftreten (Fieber, Abgeschlagenheit, Lymphknotenschwellungen), die jedoch meist ignoriert werden. 2. Lymphadenopathiesyndrom (LAS): Ausgedehnte Lymphknotenschwellungen und/oder → Milzvergrößerung, die 4–6 Monate anhalten. Dieses Stadium kann sich über Jahre erstrecken. 3. Ausbruch der AIDS-Krankheit. Es entwickeln sich schwere Allgemeinsymptome: Fieber, Durchfall, Appetitlosigkeit, Hauterscheinungen (→ Kaposi-Sarkom), Infektionen mit sog. opportunistischen Erregern, die bei Gesunden keine Gefahr darstellen: z.B. ausgedehnte Pilzinfektionen, Gehirnentzündung durch Toxoplasmen oder Lungenentzündung durch Pneumocystis carinii. Behandlung: Bis zum heutigen Tag gibt es keine Heilung bei AIDS, es gibt lediglich mehrere Methoden, die Symptome abzuschwächen und den körperlichen Verfall hinauszuzögern.

Akinesie: Bewegungsarmut bei Funktionsstörungen des Zentralnervensystems, z.B. bei Multipler Sklerose oder der Parkinsonschen Krankheit.

Akklimatisation: Umstellung des Organismus auf ein ungewohntes Klima. Eine Anpassung an z.B. das tropische Klima dauert 4–6 Wochen.

Akkomodation: Anpassung der Augenlinse an das Sehen in der Nähe und der Ferne. Die elastische Linse ist an Fasern aufgehängt, die mit Muskeln verbunden sind. Ziehen sich die Muskeln zusammen, erschlaffen die Fasern, und die Linse wird zur Kugel (hohe Brechkraft), was scharfes Sehen in der Nähe ermöglicht. Wenn die Muskeln entspannt sind, hat die Linse die Form einer Ellipse (geringe Brechkraft), was das Sehen in der Ferne ermöglicht.

Akne: Hautveränderungen, die von der Pubertät bis zum 25. Lebensjahr hauptsächlich im Gesicht, an der Brust und am Rücken auftreten. Sie beruhen auf einer übersteigerten Produktion der Talgdrüsen (Seborrhö). Als Folge verstopfen die Ausführungsgänge der Drüsen, und es kommt zu einer Anhäufung von abgeschilferten Hautschuppen und Talg (sog. Mitesser). Die Bakterien, die zur normalen Hautflora gehören, lösen eine Entzündung aus, und es kommt zur Bildung von Pusteln, die Eiter enthalten. Wird die Akne nicht rechtzeitig behandelt, kann es zu Vernarbungen kommen. Es gibt verschiedene Akneformen mit unterschiedlichen Ursachen: 1. Hormonell bedingte Akne: Sie tritt meist während der Pubertät auf und beruht auf einer vermehrten Produktion von männlichen Geschlechtshormonen, die auch vom weiblichen Körper in geringen Mengen hergestellt werden. 2. Durch Medikamente, Kosmetika oder chemische Reizstoffe bedingte Akne. Behandlung: Sie ist langwierig und erfordert viel Geduld (Dauer: ca. 6 Monate). Meist wird bei schweren Fällen eine Kombinationsbehandlung durchgeführt, bei der innerlich Tetracykline und/oder 13-cis-Retinsäure gegeben werden und äußerlich Benzoylperoxid sowie Vitamin-A-Säure.

Akren: Körperenden wie Zehen- und Fingerendglieder, Nase, Ohren, Unterkiefer.

Akrinie: Funktionsstörung der Drüsen.

Akromegalie: Vergrößerung der Körperenden (→ Akren), die durch eine Überproduktion des Wachstumshormons in dem Vorderlappen der Hirnanhangsdrüse (→ Hypothalamus) verursacht wird. Es können betroffen sein: Nase, Unterkiefer, Zunge, Finger usw. Weitere Symptome sind: starkes Schwitzen, heisere Stimme, Kopfschmerzen, Sehstörungen, Müdigkeit, derbe Gesichtszüge. Der Verlauf ist schleichend, oft wird die Erkrankung daher erst spät bemerkt. Sie tritt typischerweise im frühen Erwachsenenalter auf. Die Ursache ist meist ein → Adenom der Hypophyse, das chirurgisch entfernt wird oder durch die Einbringung von radioaktiven Isotopen zerstört werden kann.

Aktinomykose (Strahlenpilzkrankheit): Der Erreger ist ein Bakterium, das sich in der normalen Flora der Mundhöhle befindet. Es wirkt erst schädigend, wenn es durch Verletzungen oder durch von Karies befallene Zähne in tiefere Gewebsschichten eindringt und sich dort unter Luftausschluß vermehren kann. Es bilden sich Fisteln und Abszesse. Die Infektion kann sich auch auf Knochen, Nervensystem, Lunge und Darm ausbreiten. Der Aktinomykose-Erreger ist auch auf Gräsern zu finden. Die Erkrankung ist sehr langwierig und wird mit hohen Dosen von Penicillin, das über eine längere Zeit verabreicht wird, behandelt.

Akupunktur: „Nadelstichmethode" der altchinesischen Medizin. Nach dieser Lehre stehen bestimmte Hautpunkte mit den Funktionen innerer Organe in Zusammenhang. Insgesamt gibt es etwa 800 Akupunkturpunkte, die sich auf symmetrisch angeordneten Leitlinien, den Meridianen, befinden. Die Nadeln können aus Gold, Silber oder Stahl sein und werden einige Millimeter tief, unterschiedlich lang (bis zu 30 Min.) in die Haut eingestochen. Es gibt auch Dauernadeln, z.B. zur Nikotinentwöhnung.

Akustisch: Das Gehör betreffend.

Akut: Plötzlich einsetzend, das Gegenteil von → chronisch.

Akzeleration: Beschleunigung der Wachstumsgeschwindigkeit bei Kindern. In den letzten 100 Jahren ist

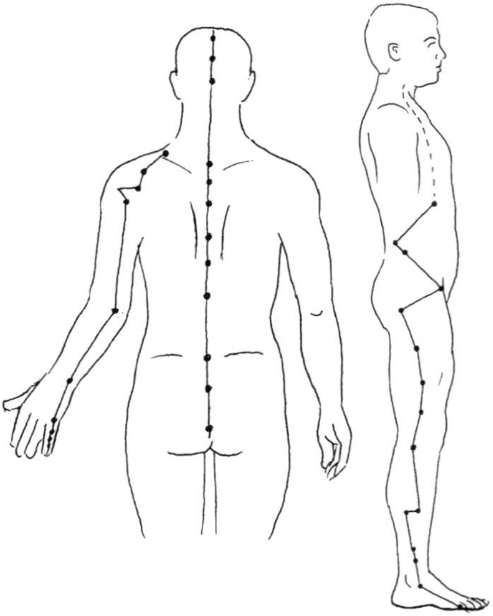

einige Akupunkturpunkte

in den Industrieländern ein um 1–2 Jahre verfrühter Eintritt in die Pubertät sowie eine Zunahme der Körperlänge um 5–10 cm beobachtet worden. Als mögliche Ursachen kommen die bessere medizinische Versorgung, hochwertigere Nahrung sowie der Wegfall von Kinderarbeit in Betracht.

Albinismus: Pigmentstörung der Haut, die auf einem erblichen Defekt beruht. Die Betroffenen haben weiße Haare, weiße Haut und eine rötliche Regenbogenhaut der Augen.

Albumine: Eiweißkörper. Wichtiger Bestandteil des Blutes.

Albuminurie (Proteinurie): Ausscheidung von Eiweiß im Harn (z.B. bei → Nierenerkrankungen).

Aldosteron: Hormon, das in der Nebennierenrinde produziert wird und den Wasserhaushalt sowie den Mineralstoffwechsel beeinflußt. Aldosteron fördert die Ausscheidung von Kalium und die Zurückhaltung von Natrium und Wasser im Körper. Beim Conn-Syndrom (→ primärer Hyperaldosteronismus), dessen Ursache ein → Adenom der Nebennierenrinde ist, findet eine übermäßige Aldosteronproduktion statt. Folgen sind: Erniedrigter Kalium- und erhöhter Natriumgehalt des Blutes, vermehrte Harnausscheidung, Bluthochdruck, Müdigkeit, Sehstörungen sowie EKG-Veränderungen. Wird zu wenig Aldosteron ausgeschieden, kommt es zu einem Verlust von Wasser und Natrium. → Aldosteronantagonisten.

Aldosteronantagonisten: Medikamente, die eine hemmende Wirkung auf die Produktion von → Aldosteron ausüben. Sie werden als Mittel gegen Bluthochdruck eingesetzt. → Diuretika.

Alimentär: Durch die Nahrung hervorgerufen.

Alkalisch (basisch): Basische Lösungen haben einen Ph-Wert über 7, saure von unter 7.

Alkaloide: Basische Substanzen, die starke Wirkungen auf das Nervensystem haben. Coffein, Nikotin, Chinin und Morphin gehören zu den Alkaloiden.

Alkaptonurie: Angeborener Enzymmangel, der dazu führt, daß die Aminosäuren Tyrosin und Phenylanalin nicht auf dem normalen Wege abgebaut werden können. Im Harn wird vermehrt Homogenitinsäure (= Alkapton) ausgeschieden. Dies erkennt man daran, daß er sich nach längerem Stehen grün-bläulich verfärbt. Die Stoffwechselkrankheit kann Wirbelsäulen- und Gelenkbeschwerden sowie schwarze Verfärbungen der Haut verursachen.

Alkohol: Der in alkoholischen Getränken enthaltene Äthylalkohol (C_2H_5OH) gehört zur großen Gruppe der Kohlenwasserstoffverbindungen. Alkoholhaltige Getränke sind z.B. Wein, Bier und Schnaps. Methylakohol ist giftig.

Alkoholembryopathie: Schwerste Schädigungen, die bei über 40% der Kinder auftreten, wenn die Mutter während der Schwangerschaft täglich 60 g oder mehr Alkohol konsumiert. Es kommt zu Tot- und Fehlgeburten, zu Intelligenzminderungen und Mißbildungen von Organen (oft handelt es sich um Herzfehler). Die Kinder bleiben in ihrer geistigen und körperlichen Entwicklung hinter Gleichaltrigen zurück.

Alkoholismus: Alkoholismus ist eine Suchtkrankheit, die sich durch exzessives Trinken mit der Folge von Gesundheitsstörungen und Problemen bei der Arbeit und im sozialen Umfeld auszeichnet. A. ist im Sinne der Reichsversicherungsordnung durch das Grundsatzurteil des Bundessozialgerichts vom 18.6.1968 als Krankheit anerkannt, wonach jeder Alkoholkranke einen gesetzlichen Anspruch auf eine Entziehungskur hat. Die Zahl der Alkoholkranken wird in Deutschland auf etwa eine halbe Million geschätzt. Die Krankheitsbilder, die durch chronische Alkoholzufuhr hervorgerufen werden, sind vielfältig: Am häufigsten betroffen sind Magen-Darm-Trakt, Herz, Blutbildung und Nervensystem. Zu den wichtigsten Krankheitsbildern gehören: Alkoholhepatitis, Leberzirrhose, Fettleber, Bauchspeicheldrüsenentzündung (chronisch und akut), Blutarmut, Magenschleimhautentzündung (Gastritis),

Nervenschädigungen, (alkoholtoxische Neuropathie), Gehirnschäden (Korsakow-Syndrom, Delirium, Demenz), Herzmuskelschaden (alkoholtoxische Myokardiopathie) sowie das Alkoholentzugssyndrom. Die kritische Alkoholmenge beträgt pro Tag 20 g für Frauen und 60 g für Männer. Wenn diese Grenze dauernd überschritten wird, muß damit gerechnet werden, daß sich in den nächsten 5–10 Jahren eine Leberzirrhose entwickelt. Als Anzeichen für A. gelten auch einige auffällige Verhaltensweisen, wie z.B. Gereiztheit, aggressives Verhalten, heimliches Trinken und das Verstecken von Flaschen, Weigerung zu essen, Ausreden beim Hinweis auf Alkoholgeruch, Gedächtnis- und Konzentrationsstörungen etc. Die Behandlung der Alkoholsucht erfolgt am besten in speziell dafür vorgesehenen Einrichtungen. Mit dem Entzug alleine ist es jedoch nicht getan. Sinnvoll ist eine zusätzliche Psychotherapie sowie die Begleitung durch Selbsthilfegruppen wie die „anonymen Alkoholiker", in denen auch Angehörige Unterstützung finden können, die häufig in die Rolle der „Co-Abhängigkeit" gedrängt werden. Unter Co-Abhängigkeit versteht man die (oft unbewußte) Duldung oder Unterstützung der Sucht durch Angehörige. Auch für Co-Abhängige gibt es Selbsthilfegruppen.

Alkoholvergiftung: Je nach zugeführter Alkoholmenge unterscheidet man vier Stadien der A.-vergiftung: Erregungs-, Schlaf-, Narkosestadium und schließlich das Stadium der Atemlähmung, das zum Tode führt.

Allergene: Unterschiedlichste Substanzen wie Pollen, Tierhaare, Hausstaub, Metalle, Nüsse, Chemikalien, Kosmetika, Waschpulver, Latex oder Medikamente können nach mehrmaligem Kontakt mit dem Abwehrsystem des Körpers eine Überreaktion oder allergische Reaktion auslösen. → Allergie

Allergie: Überempfindlichkeit gegenüber bestimmten → Allergenen. Aus noch nicht geklärten Gründen kommt es bei einigen Menschen zu überschießenden Reaktionen des Immunsystems auf normalerweise unschädliche Substanzen. Es werden mehrere Ursachen als Auslöser vermutet, darunter auch erbliche Faktoren. Nach Schätzungen sind in den Industrieländern etwa 20% der Bevölkerung von Allergien betroffen. Zur Diagnose dienen Haut- und Auslaßversuche. Typische allergische Erkrankungen sind Asthma, Heuschnupfen und Kontaktdermatitis. Erkrankt ein Mensch im Laufe seines

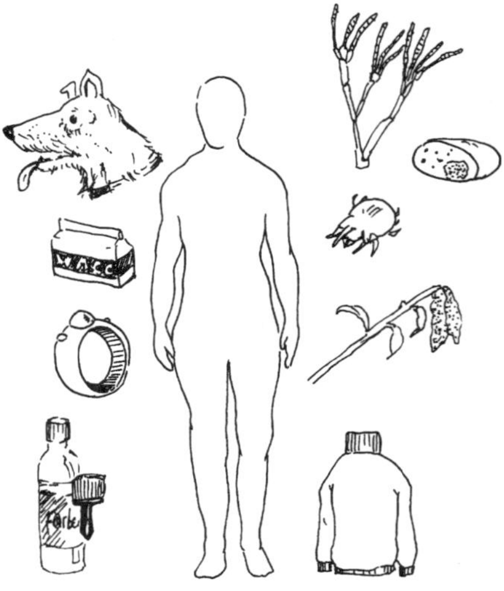

Allergene

Lebens an Heuschnupfen, so hat er ein erhöhtes Risiko, ebenfalls an Asthma bronchiale zu erkranken. Zur Behandlung von Allergien ist das Verfahren der → Hypo- oder auch Desensibilisierung gut geeignet, bei dem der Körper dem Allergen bewußt ausgesetzt wird und so eine Gewöhnung stattfindet. Damit kann auch die Wahrscheinlichkeit, daß eine neue Allergie auftritt, verringert werden.

Allgemeinmedizin: Die Weiterbildungszeit für die Zusatzbezeichnung „Allgemeinmediziner/in" beträgt nach der neuen gesetzlichen Regelung 4 Jahre. Das Gebiet der Allgemeinmedizin umfaßt die Erkennung und Behandlung aller Arten von Krankheiten. Ein besonderer Schwerpunkt liegt bei der Vorsorge und der Gesundheitsführung.

Alloplastik: Ersatz von körpereigenem Gewebe durch Fremdstoffe (Metall, Kunststoff), etwa bei Herzklappenersatz oder der Verwendung von Kunststoffprothesen.

Aloe: Der Saft wird aus Aloeblättern gewonnen und wirkt stark abführend und galletreibend. Sollte nicht über längere Zeit eingenommen werden, da unerwünschte Nebenwirkungen an Niere und Harnblase auftreten können.

Alopezie: Durch Haarausfall bedingte Kahlheit. Bei der Alopecia areata entstehen kreisrunde Kahlstellen am Kopf („kreisrunder Haarausfall"). Hier kann eine Behandlung mit cortisonhaltigen Salben erfolgversprechend sein. Wenn diese Methode versagt, kann eine Haartransplantation Abhilfe schaffen.

Alpha-Fetoprotein: Bluteiweiß, das normalerweise im Blut von Föten in höchster Konzentration vorkommt. Bei Erwachsenen kann es bei einem Lebertumor erhöht sein. Die Bestimmung im Blut der Schwangeren in der 16.–17. Schwangerschaftswoche oder im Fruchtwasser wird zur → Pränataldiagnostik einer → Spina bifida oder des → Down-Syndroms verwendet.

Alphastrahlen: Radioaktive Strahlen, die beim Zerfall des radioaktiven Helium-Isotops freiwerden. Alphastrahlung läßt sich bereits durch eine Materialdicke von 0,05 mm abschirmen. In Zellen können Alphastrahlen jedoch großen Schaden anrichten, da sie sehr stark → ionisierend wirken.

Altersfleck (Lentigo senilis): Harmlose, gelbbraune Flecken, die bei älteren Menschen im Gesicht und an den Streckseiten der Unterarme auftreten. Bei einer Farbveränderungen oder einer Vergrößerung sollte jedoch unbedingt ein Hautarzt aufgesucht werden, um ein → Melanom auszuschließen.

Alveole: Lungenbläschen. Die dünne Wand der Alveolen ist von einem

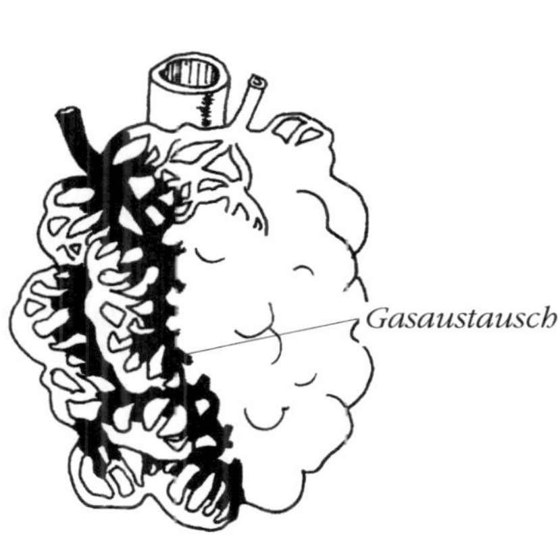

Alveole

feinen Gefäßnetz umgeben. Hier finden die Beladung der roten Blutkörperchen mit Sauerstoff sowie die Abgabe von Kohlendioxid in den Alveolarraum statt.

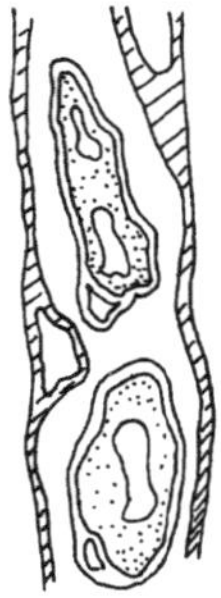

Alveolenwand

Alzheimer-Krankheit: Erkrankung des Gehirns, bei der Nervenzellen und deren Verbindungen absterben, außerdem kommt es zur Ablagerung von sog. senilen Plaques. Als Folge werden die Betroffenen zunehmend dement. Die Krankheit tritt meist nach dem 60. Lebensjahr auf. Schätzungsweise sind in den Industrieländern etwa 10% der Menschen über 60 Jahre betroffen, wobei Frauen etwas häufiger erkranken als Männer. Erste Anzeichen sind Konzentrationsschwäche und Verlust der Merkfähigkeit. Die Ursache ist nicht bekannt, entsprechend ist die Behandlung (Gabe von → Neuroleptika und → Antidepressiva) lediglich auf eine Milderung der Symptome ausgerichtet.

Amalgam: Legierung aus verschiedenen Metallen, unter anderem quecksilberhaltig. Wird immer noch überwiegend zur Füllung von Zähnen verwendet, obwohl der Gebrauch wegen der möglichen Vergiftungsgefahr nicht unumstritten ist. Die Belastung des medizinischen Personals, das mit Amalgam hantieren muß, ist jedoch wesentlich größer als die der Patienten selbst. Sicher ist eine Quecksilberbelastung der Babys, deren Mütter Amalgamplomben besitzen. Vorteile sind: hohe Verschleißfestigkeit, der günstige Preis und die einfache und schnelle Verarbeitung. Anzeichen einer leichten Quecksilbervergiftung können Bauch- und Kopfschmerzen sowie Schlafstörungen, Energielosigkeit und Muskelschwäche sein.

Amaurose: Völlige Erblindung.

Ambivalenz: Gleichzeitiges Vorhandensein zweier entgegengesetzter Gefühle, z.B. Liebe und Haß.

Ambulant: Eine ambulante Behandlung findet meist in der Arztpraxis statt, im Gegensatz zur stationären Behandlung im Krankenhaus.

Amenorrhöe: Ausbleiben oder Fehlen der monatlichen Regelblutung bei der Frau. Es gibt zwei Formen: 1. Primäre Amenorrhöe: Ausbleiben der ersten Regelblutung bis zum 18. Lebensjahr. Ursachen können Störungen des Gehirns sowie der Nebennierenrinde sein, anderenfalls können Entwicklungsstörungen der Geschlechtsorgane verantwortlich sein. Die genaue Ursache muß auf jeden Fall abgeklärt werden. 2. Sekundäre Amenorrhöe: Häufigere Form der A. Hier bleibt die Menstruation länger als 3 Monate während der Geschlechtsreife aus. Meist ist eine Störung der Sekretion des Hypothalamus, der Hypophyse, der Eierstöcke oder der Gebärmutter die Ursache. Selten ist ein Tumor in einem dieser Organe für die Amenorrhöe verantwortlich. In diesem

Fall muß dieser operativ entfernt werden, bei den anderen Störungen werden Hormone gegeben.

Ametropie: Fehlsichtigkeit. Stehen Achsenlänge und Brechkraft des Auges in einem Verhältnis zueinander, so daß die aus dem Unendlichen parallel ins Auge einfallenden Strahlen in einem vor oder hinter der Netzhaut liegenden Brennpunkt vereinigt werden, so wird von Fehlsichtigkeit gesprochen.

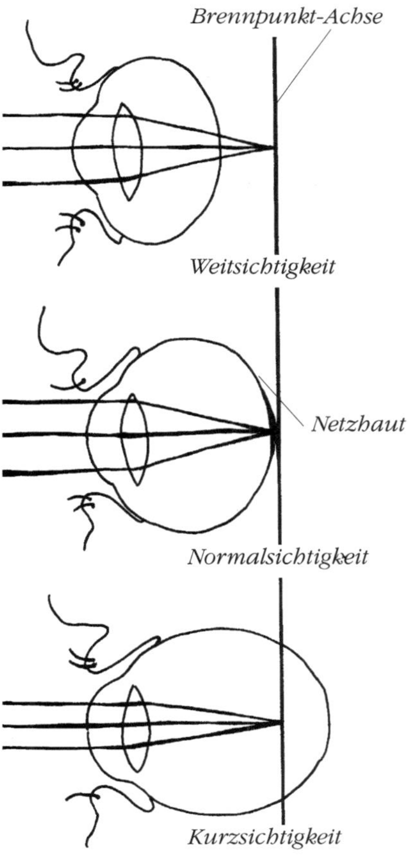

Ametropie (schematische Darstellung)

Aminosäuren: Die Bausteine der Eiweißkörper. Es sind 25 A. bekannt, davon gelten 10 als „essentielle" A., da sie im menschlichen Körper nicht selbst gebildet werden können und von außen zugeführt werden müssen. Die anderen 15 A. kann der Körper selbst produzieren, sie gelten als „nicht essentiell". Protein (Eiweiß) besteht aus Verbindungen von über 100 A.

Amnesie: Gedächtnislücke, die sich auf einen bestimmten Inhalt oder eine bestimmte Zeit bezieht. Meist tritt diese Lücke nach Störungen des Bewußtseins oder nach Psychosen auf. Bei einer → Gehirnerschütterung mit Ohnmacht tritt oft für den Zeitraum davor eine Gedächtnislücke auf, dies nennt man retrograde Amnesie.

Amnion: Innerste Schicht der Fruchthülle. → Geburt

Amnioskopie: Bei der Amnioskopie wird ein Rohr, an dem eine Lichtquelle angebracht ist, durch die Scheide in den Gebärmutterhals eingeführt. Dabei kann die Fruchtblase betrachtet werden, was wichtige Informationen über die Farbe und Menge des Fruchtwassers liefert. Die Gesundheit des Kindes ist in Gefahr, wenn das Fruchtwasser gelblich, grün oder braun verfärbt ist. Durch die Amnioskopie ist die Säuglingssterblichkeit deutlich zurückgegangen.

Amniozentese: Bei Verdacht auf Mißbildungen und Krankheiten des Fötus wird durch die Bauchdecke hindurch die Fruchtblase punktiert und etwas Fruchtwasser abgezogen, um es zu untersuchen.

Amöbenruhr: Eine Infektion des Darms mit Amöben (Einzeller)

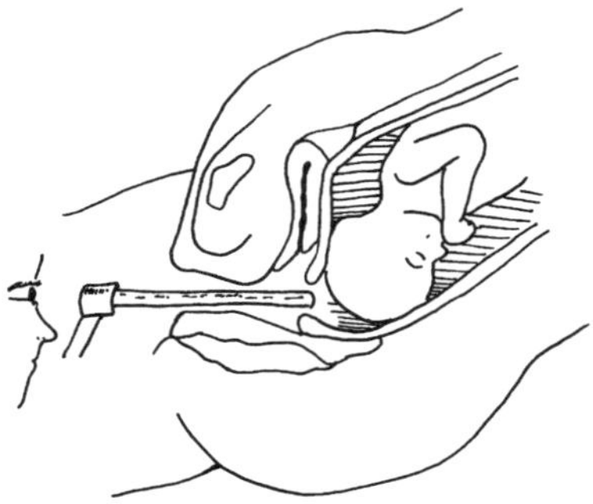

Amnioskopie

erfolgt durch verschmutztes Trinkwasser oder verunreinigte Nahrungsmittel. In tropischen Ländern beherbergen viele Menschen und Haustiere die Zysten, ohne selbst erkrankt zu sein, und dienen als Infektionsquelle. In Deutschland kommt die Krankheit häufig bei Kanalarbeitern vor. Symptome sind: fieberlose Durchfälle mit Schleim- und Blutbeimengungen sowie krampfartige Bauchschmerzen. Behandelt wird mit Chemotherapeutika.

Amphetamine: Wirken psychisch stark erregend, lassen das Gefühl von Müdigkeit verschwinden. Daher hohes Suchtpotential.

Ampicillin: Breitbandantibiotikum.

Amputation: Chirurgische Entfernung eines Körperteils. Eine Amputation kann bei schweren Erkrankungen wie Krebs, Gasbrand oder Gangrän notwendig sein. Oft kommt es zu sogenannten Phantomschmerzen, bei denen der eigentlich nicht mehr vorhandene Körperteil trotzdem Schmerzen verursacht. Außerdem können sich an Nerven, die an der Amputationsstelle durchtrennt wurden, Auftreibungen (Amputationsneurinome) bilden, die zu unerträglichen Schmerzen führen.

Amyloidose: Gewebszerfall, bei dem sich eine Form von Eiweiß (Amyloid) in das Gewebe einlagert. Das so veränderte Gewebe nimmt eine starre, glänzende Form an. Ursache für die Amyloidose sind verschiedene chronische Krankheiten. Am häufigsten betroffen sind: Niere, Milz, Leber.

Anabolika: Mittel, die insbesondere den Eiweißaufbau fördern. Es handelt sich um Hormone, die dem männlichen Geschlechtshormon Testosteron ähneln. Den Mißbrauch von Anabolika durch Sportler bezeichnet man als „Doping".

Anaerobier: Bakterienarten, die nur in der Abwesenheit von Sauerstoff leben können.

Anal: Den → After betreffend.

Analgetika: Substanzen, die schmerzstillend wirken. Morphin ist ein stark wirksames Schmerzmittel, das nur vom Arzt verschrieben werden kann. Salicylsäure, Pyrazolon- und Anillinabkömmlinge sind schwach wirksam; sie wirken gleichzeitig entzündungshemmend und fiebersenkend.

Anämie (Blutarmut): Verminderung der Zahl der roten Blutkörperchen (→ Erythrozyten) oder des Gehalts des Blutfarbstoffs (→ Hämoglobin). Für die Anämie gibt es folgende Entstehungsursachen: 1. Vermehrter Blutzerfall (Hämolyse): Der Abbau der roten Blutkörperchen übersteigt den Aufbau. Ursache hierfür kann entweder ein angeborener Defekt sein oder ein erworbener, wie → Malaria, → Vergiftungen durch Blei oder Arsen oder → Favismus. 2. Blutverlust: Durch innere oder äußere

Blutungen gehen dem Körper rote Blutkörperchen verloren. 3. Fehlerhafte Neubildung der Blutkörperchen oder des Blutfarbstoffs: Die roten Blutkörperchen werden ständig im Knochenmark neu gebildet. Bei Mangel an → Vitamin B_{12}, → Folsäure, Eiweiß oder → Eisen kann die Produktion von intakten Erythrozyten gestört sein. Symptome: Der Körper ist für seine Sauerstoffversorgung auf die roten Blutkörperchen bzw. das Hämoglobin angewiesen. Ein durch die Anämie verursachter Sauerstoffmangel macht sich durch Müdigkeit, Blässe, Kraftlosigkeit, Schwindel, Augenflimmern und Ohrensausen bemerkbar. Zusätzlich können Veränderungen an den Nägeln, Magen- und Darmbeschwerden, Haarausfall, Depressionen sowie Herzklopfen auftreten. Die Diagnose der Blutarmut wird anhand des → Blutbildes gestellt. Je nach Ursache wird entweder die Blutungsquelle beseitigt, oder es werden Eisenpräparate verabreicht. Verschiedene Anämieformen: *Eisenmangelanämie:* Zur Bildung des roten Blutfarbstoffs Hämoglobin wird Eisen benötigt. Das Eisen wird mit der Nahrung aufgenommen und im Zwölffingerdarm resorbiert. Ist dieser beispielsweise durch eine Operation ausgeschaltet oder findet eine zu schnelle Darmpassage statt, kann die Eisenaufnahme gestört sein. Auch können Wurmbefall oder Blutungen aus Magengeschwüren zu Eisenmangelzuständen führen. *Renale Anämie* (ren = Niere): Bei Erkrankungen der Niere kann die Produktion des Hormons Erythropoetin, welches die Blutbildung fördert, gestört sein. *Folsäuremangelanämie:* Die Folsäure gehört zur Gruppe der B-Vitamine. Sie kommt in Hefe, Leber, Obst und vielen Blattgemüsearten vor. Folsäuremangel kann auf einseitiger Ernährung oder Darmkrankheiten beruhen und führt zu Blutarmut. *Vitamin-B_{12}-Mangelanämie* (Perniziöse Anämie): Vitamin B_{12} (Cobalamin) ist an der Bildung der → Erbsubstanz (DNS) beteiligt. Liegt ein Mangel vor, so ist die Blutbildung stark beeinträchtigt. Vitamin B_{12} ist ausschließlich in tierischen Nahrungsmitteln enthalten, daher können bei strengen Vegetariern Mangelzustände auftreten. Cobalamin kann vom Körper nur verwertet werden, wenn es sich im Magen an den → Intrinsic factor bindet. Dieser wird in der Magenschleimhaut gebildet. Bei einer Schädigung der Schleimhaut durch eine chronische Entzündung, wie sie beispielsweise bei Alkoholikern oft vorkommt, kann der Intrinsic factor nicht in ausreichendem Maße gebildet und daher auch kein Vitamin B_{12} aufgenommen werden. Anzeichen eines Vitamin-B_{12}-Mangels sind: Gelbe Farbe des Gesichts sowie lackiert aussehende Zunge, Mißempfindungen an Händen und Füßen, Konzentrationsschwäche, Antriebsarmut, Muskelschwäche. Die Behandlung besteht in der Injektion von Vitamin B_{12}. *Hämolytische Anämien:* Bei diesen Anämieformen ist die Lebensdauer der roten Blutkörperchen aufgrund meist genetisch bedingter Baufehler herabgesetzt. Die *Kugelzellanämie* zeichnet sich dadurch aus, daß die Erythrozyten dicker und kleiner sind als normal. Sie werden vermehrt von der → Milz „aussortiert“, was die Anämie zur Folge hat.

Abhilfe kann durch eine Entfernung der Milz möglichst vor dem 6. Lebensjahr geschaffen werden. Der *Thalassanämie* (Mittelmeeranämie) liegt ein genetischer Defekt im Bauplan des Blutfarbstoffs zugrunde, der bewirkt, daß das Eisen nicht in genügendem Maße eingebaut wird. Die *Sichelzellanämie* ist unter der afrikanischen Bevölkerung weit verbreitet. Auch hier liegt ein genetischer Defekt im Bauplan des Blutfarbstoffs vor. Hämolytische Anämien können ebenfalls durch Autoimmunkrankheiten oder Vergiftungen ausgelöst werden. Des weiteren können Anämien durch Krebserkrankungen entstehen.

Anamnese: Vorgeschichte der Krankheit, beruhend auf Angaben des Kranken selbst.

Anaphylaktischer Schock: → Anaphylaxie

Anaphylaxie: Überempfindlichkeitsreaktion bei Einnahme von bestimmten Eiweißstoffen. Der anaphylaktische Schock, der die schwerste Verlaufsform darstellt, kann tödlich verlaufen.

Anästhesie: Empfindungslosigkeit gegenüber Schmerz-, Berührungs- und Temperaturreizen. Durch die Gabe von → Narkotika und → Muskelrelaktantien wird ein schlafähnlicher Zustand des Patienten herbeigeführt, bei dem das Bewußtsein zeitweilig ausgeschaltet ist, keine Schmerzen empfunden werden und die Skelettmuskulatur erschlafft. Die Entdeckung der Äthernarkose durch den Zahnarzt William T. G. Morton im Jahre 1846 revolutionierte die Medizin. Die Möglichkeit des schmerzfreien Eingriffs eröffnete der Chirurgie völlig neue Möglichkeiten. Heutzutage sind die gebräuchlichsten Narkosemittel: Halothan, Methoxyfluran, Lachgas (Stickoxydul) und Enfluran, die über Narkoseapparate über die Lunge verabreicht werden. Injektionsnarkotika werden in eine Vene gespritzt. Sie leiten die Narkose ein. Um während der Operation störende Muskelreflexe auszuschalten, werden zusätzlich Mittel zur Entspannung der Muskeln gegeben, die sich vom indianischen Pfeilgift → Curare ableiten.

Anastomose: 1. Natürliche Verbindung zwischen Lymph-, Blutgefäßen oder Nerven; 2. Operativ angelegte Verbindung von Hohlorganen (z.B. Vene-Arterie, Darm-Darm, Magen-Darm usw.) → Shunt.

Anatomie: Lehre vom Bau der Körperteile, die von Andreas Vasal (1514–1564) begründet wurde. Die A. ist das Grundlagenfach der Medizin, da nur bei genauer Kenntnis des Aufbaus und der Funktion der Organe deren Erkrankungen verstanden werden können. Die Histologie beschäftigt sich mit dem mikroskopischen Feinbau des Gewebes.

Androgene: Sammelbegriff für die männlichen Geschlechtshormone. Sie beeinflussen die Ausbildung der Geschlechtsorgane, außerdem bewirken sie eine Steigerung des Eiweißaufbaus, des Knochenwachstums, des Muskelaufbaus und der Talgdrüsenfunktion. Das wichtigste Androgen ist das Testosteron, welches vom Hoden, der Nebennierenrinde und in kleinen Mengen auch von den Eierstöcken produziert wird. Androgene werden hauptsächlich zur Behandlung von Entwicklungsstörungen der männlichen Geschlechtsorgane eingesetzt.

Androgynie: Gleichzeitiges Bestehen von männlichen und weiblichen Merkmalen in einem menschlichen Körper.

Andrologie: Männerheilkunde, beschäftigt sich mit Funktionsstörungen der männlichen Geschlechtsorgane, besonders in Bezug auf Zeugungsunfähigkeit und Potenzstörungen. Bei der andrologischen Untersuchung wird eine Sexualanamnese erhoben, der Körperbau beurteilt sowie die Funktion der Geschlechtsorgane überprüft.

Anenzephalie: Schwerste Fehlbildung des Kopfes, die mit einer Häufigkeit von 1:1.000 Lebendgeborenen auftritt. Hierbei fehlen das Schädeldach sowie wesentliche Teile des Gehirns.

Aneosinophilie: Fehlen einer bestimmten Gruppe von weißen Blutkörperchen, den → eosinophilen Granulozyten. Tritt häufig bei → Infektionskrankheiten auf, insbesondere bei → Typhus.

Anergie: Psychisch bedingte Energielosigkeit.

Aneurysma: Ausweitung eines Blutgefäßes aufgrund erworbener oder angeborener Veränderungen der Gefäßwand. Angeborene Aneurysmen sind besonders im Bereich der → Hirnbasisarterien häufig, die beim Zerreißen schwere → Hirnblutungen verursachen können. Als Ursache für erworbene Aneurysmen kommen → Arteriosklerose, → Syphilis, → rheumatisches Fieber oder Entzündungen der Innenhaut der Arterien, sogenannte → Arteritiden in Betracht. Die Diagnose wird durch Abhorchen der Gefäße, → Ultraschall, → Computertomographie oder Röntgen gestellt. Die Behandlung besteht in einer operativen Entfernung und Überbrückung des geschädigten Gefäßabschnitts.

Anfallsleiden: → Epilepsie

Angina (lat. angere: „erdrosseln", „verengen"): Allgemein für Erkrankung mit beklemmendem Enge-Gefühl. Meist ist damit eine Entzündung der Gaumenmandeln (→ Tonsillitis) gemeint, die mit geschwollenen und geröteten Mandeln, geschwollenen Lymphknoten am Hals, einer belegten Zunge, hohem Fieber, Schluckschmerzen und Schüttelfrost einhergeht. Später können gelbe Stippen auf den Mandeln auftreten. Bei Verdacht auf eine Mandelentzündung muß unbedingt ein Arzt aufgesucht werden. Die → Diphterie kann ähnliche Symptome verursachen. Ursache für eine Entzündung der Mandeln ist meistens eine Infektion mit → Streptokokken, die unbedingt antibiotisch behandelt werden sollte, da sonst Nachfolgekrankheiten wie rheumatisches Fieber, Herzmuskelentzündung, Nierenentzündung, Mittelohrentzündung sowie Nebenhöhlenentzündung auftreten können. Bei wiederholten Mandelentzündungen werden diese operativ entfernt (Tonsilektomie).

Angina pectoris (Herzanfall): Anfallsweise auftretender Herzschmerz, der in seiner Ausprägung sehr unterschiedlich sein kann. Oft wird der Schmerz als drückend, brennend oder zusammenschnürend empfunden. Die Intensität reicht von leichten Schmerzen bis zu einem unerträglichen Vernichtungsgefühl. Die Dauer beträgt einige, höchstens 15 Minuten. Bei länger anhaltenden Schmerzen muß an einen Herzinfarkt gedacht werden. Das Schmerz-

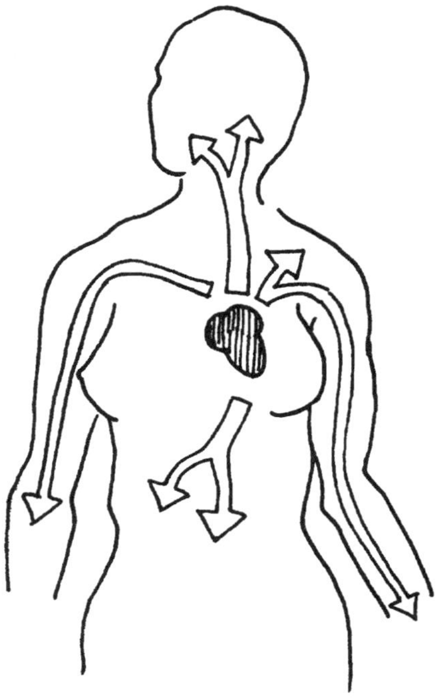

Ausstrahlung des Schmerzes bei Angina Pectoris

gefühl entsteht hinter dem Brustbein und strahlt in die linke oder beide Schultern, sowie in Arme, Nacken, Kinn, Oberbauch und manchmal auch in die Zähne aus. Der Betroffene leidet unter einem starken Angstgefühl, Atemnot, Übelkeit und Schwitzen. Der Anfall kann durch psychische Faktoren, körperliche Anstrengung oder Klimaveränderungen ausgelöst werden. Durch die Einnahme von → Nitroglycerin können die Schmerzen oft schlagartig behoben werden, was bei einem Herzinfarkt nicht der Fall ist. Ein Angina-Pectoris-Anfall ist die Folge eines Mißverhältnisses zwischen dem Sauerstoffbedarf des Herzmuskels und der Sauerstoffzufuhr durch die Herzkranzgefäße (→ Koronarien). Ursache ist meist eine koronare Herzkrankheit (KHK). Hierbei sind die Herzkranzgefäße durch Arteriosklerose verengt und können dem Herzen deshalb nicht mehr ausreichend Blut zuführen. Es kann auch sein, daß sich die Herzkranzgefäße verkrampfen und die Blutzufuhr aus diesem Grund nicht mehr ausreichend ist (vasospastische Angina pectoris). Für die Entstehung von Koronarerkrankungen sind verschiedene Risikofaktoren wie Übergewicht, Rauchen, Bluthochdruck, Zuckerkrankheit sowie Erhöhung der Blutfettwerte bekannt. Neuerdings werden ebenfalls Infektionen mit → Chlamydien als Risikofaktor für die Entstehung von Arteriosklerose diskutiert. Die Diagnose der Koronaren Herzkrankheit wird mit Hilfe des EKG, der → Koronarangiographie oder der → Herzszintigraphie gestellt. Behandelt wird mit → Betablockern, → Calziumantagonisten und → Nitraten, die entweder einzeln oder in Kombination verschrieben werden. Bei fortgeschrittener Erkrankung kommt ein chirurgischer Eingriff zur Beseitigung der Enge der Koronargefäße (→ Bypass, → Angioplastie) in Betracht.

Angina tonsillaris: Entzündung der Gaumenmandeln, die mit hohem Fieber, Schluckschmerzen, Schüttelfrost, Rachenbrennen, belegter Zunge, Mundgeruch und Kopfschmerzen einhergeht. Die Lymphknoten am Hals sind schmerzhaft und geschwollen, der Schmerz strahlt oft bis in die Ohren aus. Später erscheinen auf den Mandeln gelbe Flecken oder Stippchen. Ursache ist meistens eine Infektion mit Streptokokken. Es sollte unbedingt der Rat eines Arztes hinzugezogen werden, da Folgekrankheiten wie Nebenhöhlenentzündung, Nierenentzündung, Herzmuskelentzündung und rheumatisches Fieber auftreten können. Behandlung: Antibiotaika, schmerzstillende Mittel, desinfizierende Lutschtabletten, feuchte Halswickel, weiche oder flüssige Kost.

Angio-: Die Blutgefäße betreffend.

Angiographie: Darstellung der Blutgefäße im Röntgen nach Einspritzung von Kontrastmittel. Meistens werden so Arterien in ihrem Verlauf beurteilt, es können aber auch Lymphgefäße (Lymphographie) oder Venen (Phlebographie) sichtbar gemacht werden. Durch dieses Verfahren lassen sich Verschlüsse, Ausweitungen, Neubildungen oder Verlagerungen von Gefäßen nachweisen.

Angiokardiographie: Darstellung des Herzens und seiner großen Gefäße mittels Röntgenkontrasttechnik. Die Kontrastmittel werden über einen feinen Schlauch durch eine Arterie oder Vene in die linke Herzkammer gespritzt, wo sie mit einem Röntgengerät sichtbar gemacht werden, das Serienaufnahmen macht. So kann die Funktion der Herzkammern und Herzklappen beurteilt werden.

Angiom: Gutartige Geschwulst eines Gefäßes. → Hämangiom.

Angioplastie: Verfahren der Gefäßchirurgie zur Beseitigung von Gefäßverschlüssen, bei dem das Gefäß durch einen Ballonkatheter aufgedehnt wird.

Angstneurose: → Neurose, bei der gehäuft Zustände ängstlicher Erwartung auftreten, die sich auch in Panikatacken äußern können. Ursachen für die Entstehung können sein: Überforderungssituationen, Verlassenheitsängste, unbewußte seelische Konflikte, sexuelle Probleme. Die Angst kann sich auf Situationen, Gegenstände oder Krankheiten beziehen. Eine besondere Form der Angstneurose stellt die → Herzphobie dar.

Ankylose: Vollständige Gelenkversteifung, die meist auf eine Schrumpfung der Gelenkkapsel bei → Arthritis zurückzuführen ist.

Anomalie: Normabweichung.

Anorexie (Magersucht): Eßstörung, → Magersucht.

Anosmie: Vollständiges Fehlen des Geruchssinns.

Antazida: Mittel zur Behandlung von Magen- sowie Zwölffingerdarmgeschwüren und Entzündungen der Magenschleimhaut. Sie wirken, indem sie überschüssige Magensäure neutralisieren (z.B. Magnesiumoxid, Aluminiumsalze oder Calciumverbindungen). Bikarbonat oder Natron sollten wegen der ungünstigen Nebenwirkungen nicht mehr verwendet werden.

Anthrakose Kohlenstaublunge, → Lungenkrankheiten.

Anthropologie: Kunde vom Menschen in seinem ganzen Wesen.

Anthroposophische Medizin: Heilkunst nach den Lehrsätzen der von Rudolph Steiner (1861–1925) begründeten Anthrosophie.

Anthropozoonosen: Infektionskrankheiten, die vom Tier auf den Menschen übertragen werden (z.B. → Q-Fieber, → Tollwut, → Milzbrand usw.).

Antiallergika: Medikamente zur Behandlung von Allergien, z.B. → Corticosteroide oder → Antihistaminika.

Antiandrogene: Künstlich hergestellte Mittel, welche die Wirkung der → Sexualhormone aufheben. Sie werden bei einem als zu stark empfundenen Sexualtrieb (z.B. bei Sexualstraftätern) oder einer sexuellen Frühreife im Kindesalter (→ Pubertas praecox) angewandt.

Antiarrhythmika: Medikamente zur Behandlung von → Herzrhythmustörungen, z.B. Lidocain, Ajmalin, Proccainamid, Chinidin usw. Sie dürfen nur unter strenger ärztlicher Kontrolle eingenommen werden, da sie eine Zahl von unerwünschten Wirkungen hervorrufen können.

Anti-Baby-Pille: Umgangssprachliche Bezeichnung für oral eingenommene, empfängnisverhütende Mittel. → Kontrazeptiva.

Antibiotika: Sammelbegriff für künstlich hergestellte oder aus bestimmten Schimmelpilzsorten gewonnene Stoffe, die Bakterien abtöten oder deren Wachstum hemmen. Es gibt verschiedene Gruppen von Antibiotika mit verschiedenen Wirkungsbereichen. Die Wirkungsmechanismen sind: 1. Hemmung des Aufbaus der Bakterienzellwand (z.B. Penicilline, Cephalosporine) 2. Unterdrückung der Herstellung der Bakterien-Erbsubstanz (z.B. Nalidixinsäure) 3. Hemmung des Aufbaus der bakterieneigenen Eiweißstoffe (z.B. Aminoglykoside, Tetracycline) 4. Beeinflussung der Durchlässigkeit der Bakterienzellmembran (z.B. Polymyxine). Bakterien entwickeln ständig Resistenzen (Abwehrkräfte) gegen Antibiotika, deshalb sollten diese konsequent eingenommen werden, damit sichergestellt wird, daß wirklich alle Keime im Körper abgetötet werden. Nach Möglichkeit sollte getestet werden, ob die Erreger auch wirklich gegen das eingesetzte Antibiotikum empfindlich sind. Hierzu wird ein Antibiogramm angefertigt. Nebenwirkungen von Antibiotika können sein: Reizungen des Magen-Darm-Traktes, Allergien, Schockzustände, Schädigungen von Leber, Blut, Nieren und Nerven. Häufig treten nachfolgend Pilzinfektionen auf, da die normale Bakterienflora der Schleimhäute gestört ist.

Anticholinergika: Substanzen, welche die Wirkung des Überträgerstoffs → Acetylcholin unterdrücken.

Antidepressiva: Stimmungsaufhellende und antriebssteigernde Medikamente, die vorwiegend zur Therapie bei organisch bedingten → Depressionen eingesetzt werden. Nebenwirkungen können in Form von Mundtrockenheit, Zittern und Herzrhythmustörungen auftreten. Sie sollten immer unter ärztlicher Kontrolle eingenommen werden, da aufgrund der antriebssteigernden Wirkung oftmals Selbstmordgefahr (→ Suizid) besteht.

Antidiabetika: Blutzuckersenkende Mittel zur oralen Einnahme bei → Diabetes mellitus.

Antidiarrhoika: Gegen Durchfall eingesetzte Medikamente, die wirken, indem sie z.B. die Darmbewegung hemmen (Loperamid). Sie sollten nicht über einen längeren Zeitraum eingenommen werden.

Antidot: Gegen ein bestimmtes Gift wirksames Gegenmittel, z.B. Atropin bei einer Vergiftung mit dem Insektizid E 605.

Anti-D-Prophylaxe: Durch Gabe von Antikörpern, die gegen das D-Immunglobulin gerichtet sind, wird verhindert, daß eine rhesus-negative Mutter Antikörper gegen die bei der Geburt eingeschwemmten roten Blutkörperchen ihres rhesus-positiven Kindes entwickelt. Sonst besteht die Gefahr, daß bei einer erneuten Schwangerschaft das Kind von den Anti-D-Antikörpern der Mutter angegriffen würde (→ Morbus haemolyticus neonatorum).

Antiemetika: Medikamente gegen Erbrechen und Übelkeit.

Antiepileptika (Antikonvulsiva): Mittel zur Behandlung der Epilepsie. Sie setzen die Erregbarkeit der Hirnrinde herab, wodurch sie der Entstehung von epileptischen Anfällen vorbeugen.

Antigen: Stoff, den der Organismus als fremd erkennt und gegen den er Antikörper herstellt. Es wird zwischen Vollantigenen (Enzymen, Bakterien, Hormonen, Fremdeiweißen, Bakteriengiften) und Halbantigenen oder Haptenen (z.B. Arzneimitteln) unterschieden.

Antihistaminika: Substanzen, die gegen das bei allergischen Reaktionen (→ Heuschnupfen), Insektenstichen und der Reisekrankheit freigesetzte → Histamin wirksam sind. Antihistaminika haben eine beruhigende Wirkung, weshalb sie am besten vor dem Zubettgehen eingenommen werden sollten. Die Fahrtüchtigkeit kann herabgesetzt sein. Eine neue Gruppe von Antihistaminika stellen die H_2-Rezeptor-Antagonisten dar. Sie hemmen die Produktion von Magensäure und werden beispielsweise beim Magengeschwür eingesetzt.

Antihypertensiva: Blutdrucksenkende Arzneimittel. Dazu gehören Betablocker (z.B. Propranolol), ACE-Hemmer (z.B. Minodixil), Diuretika (z.B. Furosemid) und Kalziumantagonisten (z.B. Verapamil).

Antikoagulantien: Blutgerinnungshemmende Substanzen. Sie vermeiden die Bildung von Thrombosen und werden bei längerer Bettruhe, nach größeren Operationen und nach Eingriffen am Herzen sowie bei bestimmten Herzrhythmustörungen eingesetzt. Am häufigsten werden sog. Vitamin-K-Antagonisten (z.B. Marcumar) und Heparin (als Injektion) verwendet. Zur Kontrolle der richtigen Dosierung muß regelmäßig die Gerinnung überprüft werden. → Thrombose, → Embolie.

Antikonvulsiva: → Antiepileptika.

Antikörper: Bestimmte Eiweißkörper, die sich im Blut befinden und die von den → Plasmazellen und → Lymphozyten gebildet werden, wenn Fremdstoffe in den Körper eindringen. → Antigene. Diese werden dann von bestimmten Antikörpern „markiert" und von anderen spezialisierten Zellen unschädlich gemacht. Es gibt fünf verschiedene Sorten von Antikörpern: *IgA:* Sind auf den Schleimhäuten der Atmungs- und Verdauungsorgane für die Abwehr von Bakterien und Viren verantwortlich. *IgD:* Die Funktion ist noch nicht geklärt. *IgE:* Lösen bei allergischen Reaktionen die Freisetzung von → Histamin aus. *IgG:* Sind für die lang andauernde Immunantwort verantwortlich und können als einzige Antikörper die Plazenta passieren. Sie sind daher für den Immunschutz von Neugeborenen von großer Bedeutung. *IgM:* Sie sind an der Frühphase der Immunabwehr beteiligt.

Antikörpermangelsyndrom: → Agammaglobulinämie.

Antimykotika: Medikamente zur Behandlung von Pilzinfektionen. Sie können als Tabletten eingenommen werden oder in Form von Salben aufgetragen werden.

Antiphlogistika: Medikamente mit entzündungshemmender Wirkung, z.B. → Acetylsalicylsäure.

Antipyretika: Fiebersenkende Mittel.

Antirheumatikum: Substanz zur Behandlung rheumatischer Erkrankungen.

Antithrombotika: Mittel zur Vorbeugung und Behandlung von Thrombosen. → Antikoagulantien, → Fibrinolytika.

Anurie: Abfall der Produktion von Harn auf unter 100 ml pro Tag. Ursachen können sein: Nierenerkrankungen, Blutdruckabfall, Herzschwäche, beidseitige Nierensteine. Komplikation: Urämie (Harnvergiftung).

Anus: → Darmausgang.

Aorta (Hauptschlagader): Größte Arterie des Körpers. Entspringt aus der linken Herzkammer. Von ihr zweigen alle anderen großen Arterien ab. Am Übergang des Herzens zur Aorta liegt die Aortenklappe, die eine Art Ventil darstellt. Während sich das Herz zusammenzieht (Systole) und das Blut in den Körper strömt, ist die Aortenklappe geöffnet. Während der darauf folgenden Erschlaffung des Herzmuskels (Diastole) ist die Klappe geschlossen. So wird verhindert, daß das Blut in die linke Herzkammer zurückströmt. Bei der Aortenklappenstenose öffnet

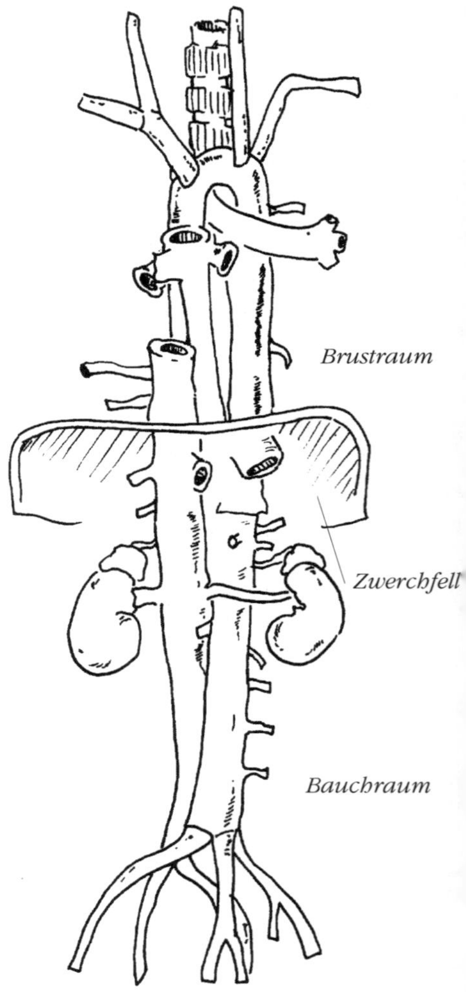

Aorta

sich die Klappe nicht genügend, und das Herz muß gegen einen erhöhten Widerstand arbeiten, was zur → Hypertrophie des Herzmuskels führt. Bei der Aortenklappeninsuffizienz schließt sich die Aortenklappe nicht richtig. Als Aortenaneurysma bezeichnet man eine Aussackung der Gefäßwand, die reißen kann, was zu einer tödlichen inneren Blutung führen kann. → Aneurysma.

Apallisches Syndrom: Ausfall der Hirnrinde (→ Bewußtseinsverlust) bei Erhaltung der vegetativen Funktionen (Kreislauf, Atmung, Reflexe). Ursachen können Verletzungen oder Entzündungen des Gehirns, Arteriosklerose der Gehirnarterien, Vergiftungen, Narkosezwischenfälle oder längerer Herzstillstand sein.

Apathie: Teilnahmslosigkeit, die nach Schockzuständen, bei schweren → Depressionen oder bei → Schizophrenie vorkommen kann.

Apgar-Schema: Punkteschema, nach dem die Vitalität des Neugeborenen 1,5 und 10 Minuten nach der Geburt bewertet wird. Es werden Atmung, Herzfrequenz, Muskelspannung, Reflexe und die Hautfarbe beurteilt. Eine Punktzahl von 10 entspricht dem Normalbefund. 5 Punkte und weniger bedeuten für das Kind eine akute Lebensgefahr, eine Punktzahl zwischen 6 und 9 erfordert erhöhte Aufmerksamkeit. 70% der Neugeborenen erreichen nach dem Schema 7 Punkte und mehr.

Aphasie: Sprachstörung, deren Ursache in einem Funktionsverlust höherer Gehirnfunktionen liegt. Häufige Ursachen sind: Schlaganfall, Tumoren und Durchblutungsstörungen des Gehirns. Man unterscheidet zwischen sensorischer, motorischer, amnestischer und einer globalen Aphasie.

Aphonie: Stimmlosigkeit, die auf Funktionsstörungen des Kehlkopfes zurückzuführen oder psychisch bedingt ist.

Aphrodisiaka: Mittel zur Steigerung des Geschlechtstriebs.

Aphten: Entzündungen der Mundschleimhaut. Die eigentliche Ursache ist ungeklärt, meist treten sie familiär gehäuft auf.

Apnoe: Atemstillstand.

Apoplex: → Schlaganfall.

Appendizitis („Blinddarmentzündung"): Entzündung des Wurmfortsatzes (Appendix). Typische Zeichen sind starke Schmerzen im rechten Unterbauch, Übelkeit, Erbrechen und Fieber. Oft fühlt sich die Bauchdecke hart an (sog. Abwehrspannung). Die operative Entfernung des Appendix kann oft lebensrettend sein, da es zu einem Durchbruch der Entzündung in die Bauchhöhle kommen kann, der zur oft tödlich verlaufenden Bauchfellentzündung führt.

Appetit: Verlangen nach Nahrungsaufnahme, das von vielen Faktoren (z.B. Sinneseindrücke, Drüsensekretion, Magenbewegung) beeinflußt wird.

Appetitzügler (Anorektika): Mittel zur Hemmung des Appetits bei Übergewicht. Sie dürfen nur unter strenger ärztlicher Kontrolle eingenommen werden, da schwere Nebenwirkungen auftreten können. Andere Maßnahmen zur Gewichtsreduktion sind den Appetitzüglern vorzuziehen.

Apraxie: Unfähigkeit, bestimmte Bewegungsabläufe auszuführen (z.B. Haare kämmen). Ursache sind Hirnschäden.

Arbeitsmedizin: Teilgebiet der Medizin, das sich mit den Wechselbeziehungen zwischen Arbeit, Beruf und Gesundheit und insbesondere mit arbeitsbedingten Gesundheitsschäden befaßt.

Arboviren (**Ar**thropod-**bo**rne-viruses): Gruppe von Viren, die durch Arthropoden (z.B. Stechmücken, Zecken) übertragen werden und Krankheiten wie → Denguefieber, → Gehirnhautentzündungen und → Gelbfieber verursachen.

Areflexie: Fehlen von normalen Reflexen.

Arm: Der knöcherne Aufbau des Arms besteht aus dem Oberarmknochen, dessen oberes Ende zusammen mit der Gelenkpfanne des Schulterblattes das Schultergelenk bildet. Es ist das beweglichste Gelenk des menschlichen Körpers. Am unteren Ende des Oberarmknochens befinden sich zwei Gelenkflächen, die mit den beiden Unterarmknochen, der Elle und der Speiche, das Ellenbogengelenk bilden. Die Speiche (Radius) befindet sich auf der Daumenseite und ist mit der Elle (Ulna) gelenkig verbunden. Diese befindet sich an der Kleinfingerseite. Das Skelett der Hand besteht aus Handwurzelknochen, Mittelhandknochen und Fingerknochen. Die Blutversorgung des Arms mit seinen zahlreichen Muskeln

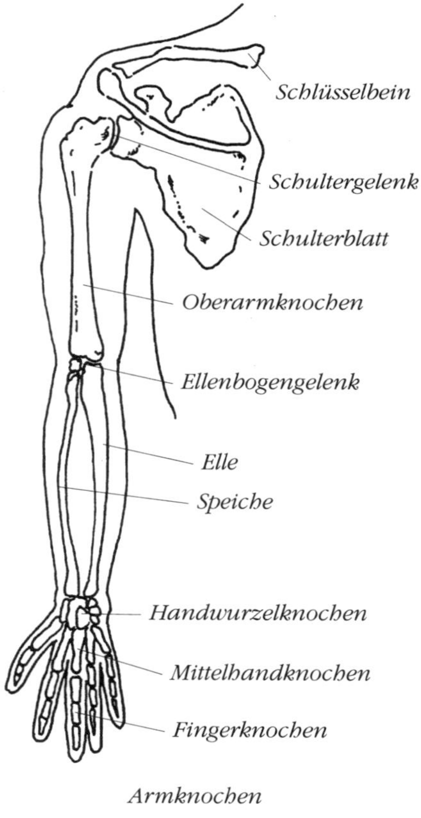

Armknochen

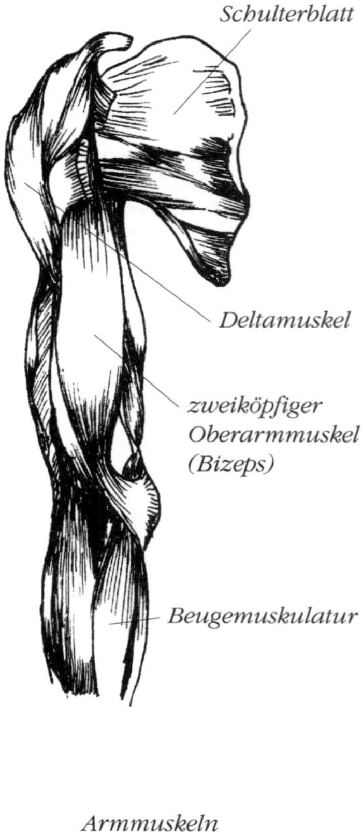

Armmuskeln

wird durch die Armschlagader (Arteria brachialis) gewährleistet, die sich in die Ellen- und Speichenschlagader (Arteria radialis und Arteria ulnaris) aufzweigt. Die drei Hauptnerven des Arms, die aus dem Plexus brachialis entstammen, sind der Ellennerv (Nervus ulnaris), der mittlere Nerv (Nervus medianus) und der Speichennerv (Nervus radialis). Die Beschädigung dieser Nerven (z.B. bei Unfällen) kann Lähmungen der Muskeln sowie Empfindungsstörungen zur Folge haben.

Arrythmie: Unregelmäßige Herztätigkeit. Die Diagnose erfolgt über das → Elektrokardiogramm. Eine A. kann ein Hinweis auf eine → Herzerkrankung sein. → Herzrhythmusstörungen.

Artefakt: Durch die Aufbereitung eines Präparates bedingte künstliche Veränderung, die zu falschen Beurteilungen führen kann. Beispielsweise können rote Blutkörperchen durch Eintrocknung platzen und so unter dem Mikroskop krankhaft aussehen. Die Kenntnis möglicher Artefakte ist wichtig, da sonst falsche Diagnosen gestellt werden können.

Arterie: Blutgefäß, das vom Herzen wegführt. Arterien sind dicker und elastischer als Venen. Sie bestehen aus drei verschiedenen Wandschichten, die von innen nach außen mit Intima, Media und Adventitia bezeichnet werden.

Arterielle Verschlußkrankheit: Häufigste Erkrankung der Arterien, deren Ursache in über 80% der Fälle die Arteriosklerose darstellt. Jeder fünfte mit einer arteriellen Verschlußkrankheit stirbt innerhalb von fünf Jahren, meist an einem Herzinfarkt. Risikofaktoren sind: → Fettstoffwechselstörungen, Rauchen, → Bluthochdruck und → Zuckerkrankheit. Man unterscheidet vier Stadien: Stadium I: Bei der Untersuchung werden Veränderungen festgestellt, es bestehen aber keine Symptome. Stadium II: Nach einer Gehstrecke von etwa 100 bis 300 m tritt ein Belastungsschmerz auf. Stadium III: Der Schmerz tritt auch in Ruhe auf. Stadium IV: Nekrose (Wundbrand). Die Behandlung erfolgt durch eine Ausschaltung der Risikofaktoren, sofern dies möglich ist, sowie in der Verordnung von → Antikoagulantien

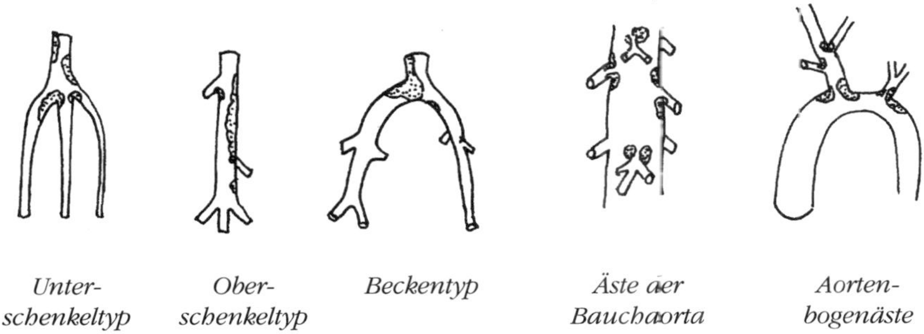

Arterielle Verschlüsse

(zur Verbesserung der Fließeigenschaften des Blutes) und → Gehtraining. Die Stadien III und IV stellen eine absolute Indikation zur Operation (→ Bypass-OP, → Angioplastie) dar.

Arterienverkalkung: → Arteriosklerose.

Arteriole: Übergang zwischen Arterie und → Kapillare.

Arteriosklerose: Wichtigste Erkrankung in den Industriestaaten. Die Arterien verhärten und verdicken sich durch Umbauprozesse der Innenwand, außerdem kommt es zur Einengung der Lichtung, wobei es auch zum vollständigen Verschluß kommen kann. Durch Einlagerung von Cholesterin in die Wand des Blutgefäßes entwickeln sich sogenannte Plaques, die den Blutstrom behindern. In den beengten Herz- oder Hirnarterien bilden sich leicht Blutpfröpfe, die dann zu einem Herzinfarkt oder einem Schlaganfall führen können. Die wichtigsten Risikofaktoren, die die Entstehung der Arteriosklerose fördern, sind Rauchen, Zuckerkrankheit (Diabetes mellitus), Bluthochdruck (Hypertonie) und Fettstoffwechselstörungen (Hypercholesterinämie).

Arteritiden: → Arteritis.

Arteritis: Entzündungen der Innenwand (Intima) der Arterien. Sie führen zu heftigen Schmerzen und Fieber.

Arthritis: Gelenkentzündung, die mit Schmerzen und Schwellung einhergeht. Kann durch Infektionen oder als Begleitreaktion bei anderen Erkrankungen auftreten. Für die Arthritis gibt es je nach Verlaufsform verschiedene Ursachen: 1. Chronische Polyarthritis (cP): Dieser

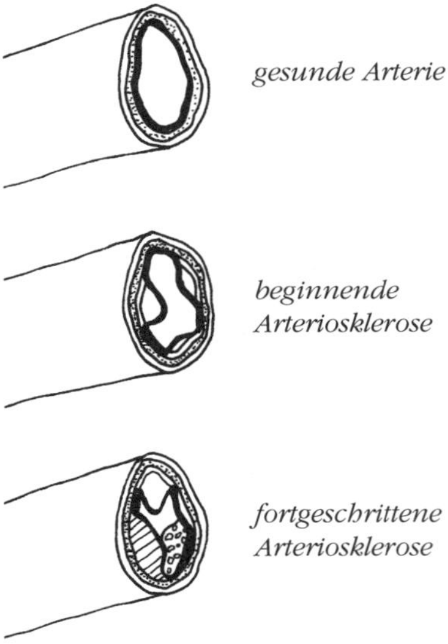

Arteriosklerose

Gelenkerkrankung, an der dreimal soviel Frauen wie Männer leiden, liegen wahrscheinlich immunologische Prozesse zugrunde, die möglicherweise durch einen bestimmten Erreger ausgelöst werden. Die Gelenkschmerzen sind morgens besonders ausgeprägt. Vorwiegend sind die kleinen Gelenke (Hand-, Finger-, Fuß- und Zehengelenke) betroffen. Außerdem kommt es zu Symptomen wie dem Gefühl der allgemeinen Schwäche, Fieber, Appetitmangel und Gewichtsverlust. Durch die Zerstörung des Knorpels und der Knochen kommt es zu typischen Deformierungen wie einer seitlichen Abwinklung der Finger. Die Laborbefunde ergeben oft eine beschleunigte → Blutsenkung sowie den Nachweis von sogenannten →

Rheumafaktoren. Zur Behandlung werden → Corticosteroide und → Antirheumatika eingesetzt, zusätzlich kommen physikalische und chirurgisch-orthopädische Methoden zur Anwendung. 2. Infektiöse Arthritis: Wird durch Erreger verursacht, die durch Verletzungen oder auf dem Blutweg in die Gelenkkapsel eintreten. Das Gelenk ist schmerzhaft, gerötet und geschwollen. Oft werden der Gelenkknorpel und Teile der Gelenkkapsel zerstört, so daß es in seiner Funktion stark eingeschränkt ist. Meistens wird das Gelenk durch einen Schienenverband ruhiggestellt. 3. Rheumatisches Fieber (akuter Gelenkrheumatismus): Hier ist die Ursache eine Infektion mit Streptokokken der Gruppe A (Bakterien) bei Scharlach oder Mandelentzündung. Sie sondern giftige Stoffe ab, auf die der Körper nach einigen Wochen allergisch reagiert, was zu rheumatischen Gelenkveränderungen führen kann. Symptome sind plötzlich einsetzendes Fieber sowie Schwellung und Rötung der Gelenke (meist Knie-, Hüft-, Schulter-, Hand-, und Ellenbogengelenk). Die Streptokokkeninfektionen können ebenfalls Herzerkrankungen verursachen. Deshalb ist ihre konsequente Behandlung mit Antibiotika extrem wichtig.

Arthroplastik: Gelenkersatz. Künstliche Gelenke werden aus Plastik oder Metall hergestellt.

Arthrose (Arthrosis deformans): Erkrankung der Gelenke, bei der der Gelenkknorpel durch Verschleiß zugrunde geht und die ungeschützten Knochenflächen gegeneinander reiben. Teilweise wird das Knochengewebe abgebaut, außerdem kommt es zu Knochenwucherungen. Dies hat zur Folge, daß Schmerzen entstehen und die Bewegung eingeschränkt wird. Außerdem verdickt sich die Gelenkkapsel, und die Gelenkflüssigkeit verschwindet, wodurch das Gelenk trocken wird. Ursache für die Arthrose können Entzündungen der Gelenke, Stoffwechselstörungen (→ Gicht), Verletzungen sowie einseitige Überlastung bei Übergewicht oder durch Sport und Beruf sein. Besonders häufig sind die Knie- und Hüftgelenke und die kleinen Gelenke der Lendenwirbelsäule betroffen. Anzeichen einer Arthrose sind Steifheit und Spannungsgefühl nach längerer Ruhepause. Nach Bewegung verschwinden diese wieder. Wenn das Gelenk sehr stark geschädigt ist,

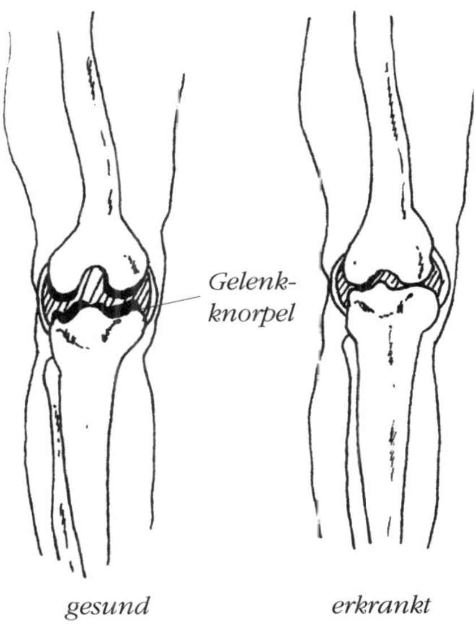

Arthrose

kommt es auch zu Belastungsschmerzen. Die Behandlung einer Arthrose hat eine Entlastung des Gelenks zum Ziel. Allgemeine Maßnahmen sind: Gewichtsreduktion bei Übergewicht, Vermeidung von Kälte, leichte krankengymnastische Übungen. Die medikamentöse Behandlung verfolgt das Ziel, die Schmerzen und Entzündungen zu beseitigen (→ Analgetika, → Antiphlogistika) sowie den Knorpelstoffwechsel so zu beeinflussen, daß der Abbau des Knorpels gestoppt wird. Physikalische Maßnahmen wie Wickel, Bäder und Elektrotherapie sowie orthopädische Hilfsmittel (Einlagen, Bandagen) gehören ebenfalls zur Behandlung. Als letzte Möglichkeit stehen Korrekturoperationen oder der Gelenkersatz (→ Arthroplastik) zur Verfügung.

Arthroskopie: Spiegelung der Gelenke mit einem → Endoskop. Sie ist zur genauen Diagnose und Operationsvorbereitung unentbehrlich. Meist wird die Untersuchung in lokaler Narkose durchgeführt. Zuvor wird das Gelenk zur besseren Darstellung mit Gas aufgefüllt.

Arzneimittelexanthem: Rötungen der Haut und der Schleimhaut, die als allergische Reaktion auf bestimmte Medikamente (z.B. Penizilline, Sulfonamide, Barbiturate, Salicylate usw.) auftreten. Die Einnahme der Medikamente sollte bei dem Auftreten von allergischen Reaktionen sofort abgebrochen werden.

Arzneimittelgelbsucht: Medikamente, die die Gallesekretion stören, führen zu einem Anstieg des → Bilirubins und somit zu einer Gelbsucht

Arzneimittelnebenwirkungen: Jedes Arzneimittel hat neben erwünschten Wirkungen auch unerwünschte, sogenannte Nebenwirkungen. Am häufigsten betroffen sind Magen-Darm-Trakt, Herz und Kreislauf, Blut und blutbildende Organe, Leber, Nieren, Nervensystem und die Haut. Jedoch sind die meisten Nebenwirkungen wie Kopfschmerzen, Übelkeit, Müdigkeit und Hautausschläge harmlos. Schwerwiegende Zwischenfälle kommen relativ selten vor. Dennoch müssen bei der Behandlung immer Nutzen und Risiko sorgfältig gegeneinander abgewogen werden.

Arzneimittelunverträglichkeit: Durch Arzneimittel ausgelöste Allergie, die zahlreiche Organe betrifft, sich aber in 80% der Fälle an der Haut und den Schleimhäuten äußert. Betrifft vor allem Penizilline, Sulfonamide und Röntgenkontrastmittel. Tritt wenige Minuten bis Stunden nach der Einnahme auf. Neben Rötung und Anschwellung der Schleimhaut über Blutdruckabfall kann der Verlauf bis zum tödlichen Multiorganversagen gehen.

Asbestose (Asbeststaublunge): Durch die Einatmung von Staub, der Asbestfasern enthält, kommt es zu einem bindegewebig-narbigen Umbau des Lungengerüsts, bei dem das Lungengewebe schrumpft. Diese Veränderungen führen zu einer Behinderung der Sauerstoffaufnahme in den Lungenbläschen, außerdem vergrößert sich das Herz (→ Cor pulmonale). Die Anzeichen sind Luftnot, trockener Husten mit Auswurf (kann Asbestfasern enthalten) und Schwäche. Die Asbestose kann dem Lungenfellkrebs (Pleuramesotheliom) vorausgehen. Die Diagnose wird unter anderem anhand von Röntgenaufnahmen des Brustkorbs oder durch Computertomographie gestellt.

Ascaris: Spulwurm, dessen geschlechtsreife Form im Dünndarm des Menschen lebt. Die befruchteten Eier des Weibchens gelangen ins Freie und werden über verunreinigtes Trinkwasser, Gemüse usw. mit der Nahrung aufgenommen. Die Larven verlassen die Darmwand, gelangen auf dem Blutweg in die Leber und anschließend in die Lunge. Von dort aus wandern sie wieder in den Darm, wo sie sich innerhalb von 6–8 Wochen zur Geschlechtsreife entwickeln. Die Wurmeier können im Stuhl mikroskopisch nachgewiesen werden.

Asepsis: Weitgehende Keimfreiheit der ärztlichen Instrumente, die mit Wunden usw. in Berührung kommen, sowie der Hände des medizinischen Personals. Sie soll Wundinfektionen verhindern. Die vollständige Keimfreiheit bezeichnet man als → Sterilität.

Askorbinsäure: Vitamin C (→ Vitamine).

Aspergillose: Infektion des abwehrgeschwächten Organismus mit dem im allgemeinen ungefährlichen Schimmelpilz *Aspergillus fumigatus*. Meistens werden die Lunge, das Zentralnervensystem oder der Magen-Darm-Trakt befallen, seltener auch Leber, Herz oder Haut.

Aspermie: Fehlen des Samenergusses beim Mann trotz Orgasmus. Dies kann durch eine Funktionsstörung der Nerven bedingt sein, welche die Geschlechtsorgane durchziehen.

Asphyxie: Wörtl.: Aufhören des Pulsschlags. Gemeint ist der Atemstillstand bei Herz-Kreislaufversagen, Verlegung der Atemwege oder Atemlähmung. Sie führt zu Sauerstoffmangel und stellt eine Notsituation dar, bei der wiederbelebt werden muß.

Aspiration: Ansaugen von Flüssigkeit oder Gas. Im engeren Sinne das Eindringen von Blut oder Mageninhalt in die Atemwege bei fehlendem Hustenreflex, z.B. bei Bewußtlosen. Die Folge kann eine Lungenentzündung sein.

Aspirin®: Substanzname (eingetragenes Warenzeichen) für → Acetylsalicylsäure.

Asthenie: Schnelle Ermüdbarkeit, Kraftlosigkeit, Schwäche.

Astheniker: Typus mit schmalem Körperbau (Einteilung der Körperbautypen nach dem Psychiater Ernst Kretschmer).

Asthma: Anfallsweises Auftreten von Atemnot infolge einer Verengung der Bronchien, die durch eine → Überempfindlichkeitsreaktion der Atemwege hervorgerufen wird. Das Asthma bronchiale stellt eine der häufigsten chronischen Erkrankungen dar; es betrifft ungefähr 4–5%

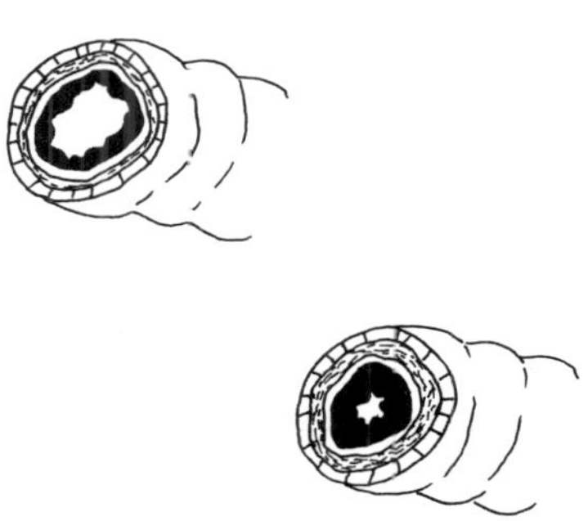

Verengung der Atemwege bei Bronchialasthma

der Bevölkerung. Kennzeichen sind Krämpfe der Bronchialmuskulatur, Schleimhautschwellung und eine übermäßige Schleimproduktion. Als Ursache kommen entweder eine allergische Reaktion auf Staub, Pollen usw., Infektionen, Anstrengung, die Einnahme von entzündungshemmenden und schmerzlindernden Medikamenten → Antiphlogistika (Acetylsalicylsäure) oder chronische berufliche Belastung durch Substanzen wie z.B. Mehlstaub in Frage. Behandelt wird mit → Beta-2-Sympathomimetika, → Theophyllin (zur Entspannung der Bronchialmuskulatur), Cortisonsprays (Hemmung der Entzündungsreaktion), sowie → Antiallergika. Unterstützend können bestimmte Atemtechniken anhand von krankengymnastischen Übungen erlernt werden. Auch eine Kur in einem günstigen Klima (Hochgebirge oder Meer) wirkt sich günstig auf den Verlauf der Krankheit aus. Als Herzasthma bezeichnet man das anfallsweise (besonders nächtliche) Auftreten von Luftnot bei Herzkranken. Durch die ungenügende Pumpleistung des linken Herzens staut sich das Blut rückwärts bis in die Lunge, wodurch die Luftnot entsteht. Die Betroffenen sitzen nachts aufrecht im Bett und haben einen starken Husten mit oft blutigem Auswurf.

Astigmatismus (Stabsichtigkeit): Meist angeborene abnorme Wölbung der Hornhaut des Auges, die dazu führt, daß die parallel einfallende Lichtstrahlen nicht punktförmig gebündelt werden können. Dies hat zur Folge, daß das Bild auf der Netzhaut unscharf und auseinandergezogen ist. Korrigiert wird der Fehler mit Zylindergläsern oder Kontaktlinsen.

Asymptomatisch: Ohne Krankheitserscheinungen.

Asystolie: Herz-Kreislauf-Stillstand durch fehlende Kontraktion des Herzens. Ursache können Herzinfarkt, Herzrhythmusstörungen, Stoffwechselstörungen oder Unterkühlung sein. Der Zustand erfordert eine sofortige Wiederbelebung.

Aszites (Bauchwassersucht): Ansammlung von Flüssigkeit in der freien Bauchhöhle. Der entzündliche Aszites wird durch eine Entzündung in der Bauchhöhle, z.B. eine Bauchfellentzündung, verursacht. Die Ursachen können ebenfalls eine Stauung bei Leberzirrhose, Tumoren des Magen-Darm-Trakts, Herz- oder Nierenerkrankungen sein sowie eine Ansammlung von Lymphflüssigkeit bei Abflußstörungen. Die Diagnose wird anhand der wiederholten Messung des Bauchumfangs, des Ultraschalls des Bauchs und durch Beklopfen der Bauchwand gestellt. Therapiert wird mit Medikamenten (→ Diuretika: Spironolacton, Furosemid), die die Wasserausscheidung fördern. Außerdem kann in schweren Fällen Flüssigkeit durch Punktion abgelassen werden.

Ataxie: Störung des Zusammenspiels der Muskeln bei Bewegungsabläufen. Die Ursache können Erkrankungen des Kleinhirns bzw. der Nervenbahnen oder des Rückenmarks (z.B. bei → Multipler Sklerose) sein. Weiterhin kann die Störung durch eine Schädigung des Gleichgewichtsorgans oder des Großhirns verursacht sein.

Atelektase: Lungenabschnitt, der nicht belüftet wird, da die Wände der Lungenbläschen eingefallen sind. Diese Störung kann entweder angeboren sein oder durch eine Verlegung der Bronchien durch Schleim, Lymphknoten oder Tumoren entstehen.

Atemfrequenz: Zahl der Atemzüge pro Minute. Sie ist vom Lebensalter abhängig. Beim Neugeborenen beträgt sie in Ruhe etwa 50, beim sechs Jahre alten Kind 25 und beim Erwachsenen 16 bis 20 Atemzüge pro Minute.

Atemlähmung: Ausfall der Atemtätigkeit. Ursache kann eine Schädigung des Atemzentrums sein, das sich in einem Teil des Hirnstamms, der → Medulla Oblongata, befindet (z.B. bei Blutungen oder Tumoren dem Bereich). Ferner kann eine Lähmung der Atemmuskulatur (z.B. bei → Myasthenia gravis pseudoparalytica, Poliomyelitis) vorliegen. Auch die Einnahme von → Muskelrelaktantien oder ein Fremdkörper können die Luftwege blockieren. Da die Erfolgsaussichten einer Reanimation von der Dauer des Atemstillstands abhängen, ist es wichtig, daß die lebensrettenden Maßnahmen (Freimachen und Freihalten der Atemwege, → Atemspende, ggf. Herzmassage) so schnell wie möglich begonnen werden.

Atemnot (Dyspnoe): Störung der Atmung, die mit dem Gefühl der Beklemmung und des Lufthungers einhergeht. Die Atemarbeit ist erhöht, entweder weil die Bronchiolen etwa durch Krämpfe verengt sind oder weil die Dehnbarkeit der Lunge eingeschränkt ist. Eine akute Atemnot tritt auf bei → Asthma, → Lungenembolie, → Lungenödem, → Pneumothorax, → Schlaganfall, Verlegung der Atemwege durch Fremdkörper, Stoffwechselleiden sowie Vergiftungen. Eine chronische Atemnot findet man allgemein bei Erkrankungen der Lunge und des Herzens.

Atemspende: Notfallmaßnahme bei einer → Reanimation bei Atemstillstand. Zuerst werden die Atemwege frei gemacht, indem eventuell vorhandene Fremdkörper ausgeräumt werden. Dann werden der Kopf nach hinten überstreckt und das Kinn angehoben. Entweder wird die eigene Ausatemluft durch die Nase eingeblasen (Mund-zu-Nase-Beatmung), wobei der Mund zugehalten werden muß, oder durch den Mund (Mund-zu-Mund-Beatmung), wobei die Nase verschlossen wird. Die Frequenz der Atemspende sollte beim Erwachsenen ungefähr 12–15 pro Minute betragen. Beim Säugling sollten die Frequenz höher und das Volumen kleiner sein. Die Wirksamkeit der Atemspende wird durch den Blick auf den Brustkorb geprüft, der sich heben und senken sollte.

Atherom (Grützbeutel): Talggefüllte Zysten im Bereich der Haarfollikel.

Ätiologie: Lehre von den Krankheitsursachen.

Atlas: Erster Halswirbel. Nach dem Gott A. benannt, der nach der griechischen Mythologie das Himmelsgewölbe auf seinen Schultern trägt.

Atmung: Austausch von Sauerstoff und von Kohlendioxid durch den Organismus. Die äußere Atmung besteht darin, daß die Lunge im Wechsel von Ein- und Ausatmung belüftet wird. Die feinen Haargefäße der Lunge transportieren das Blut zu der Wand der Lungenbläschen, wo von den roten Blutkörperchen Sauerstoff aufgenommen und Kohlendioxid abgegeben wird. Unter innerer oder Zellatmung versteht man einen chemischen Prozeß, bei dem unter Verbrauch von Sauerstoff und Abgabe von Kohlendioxid Energie gewonnen wird.

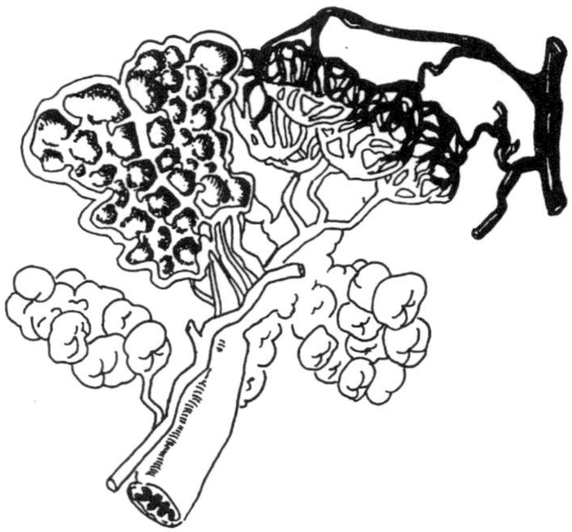

Atmung / Lungenbläschen

Atom: Kleinste, mit chemischen Methoden nicht zerlegbare Einheit eines Stoffs, besteht aus einem positiv geladenen Kern und einer negativ geladenen Elektronenhülle. Kann mit physikalischen Methoden noch in → Elementarteilchen aufgespalten werden.

Atonie: Fehlende Gewebsspannung, Schlaffheit.

Atopie: (Wörtl.: Seltsamkeit), Bezeichnung für eine auf genetischen Faktoren beruhende Neigung zu allergischen Erkrankungen wie dem allergischen Asthma bronchiale oder dem → atopischen Ekzem.

Atopisches Ekzem: Durch eine Überempfindlichkeitsreaktion hervorgerufener Hautausschlag. Wahrscheinlich ist die Erkrankung erblich bedingt, sie wird aber auch durch äußere Einflüsse (Umwelt, Streß, Klima usw.) beeinflußt. Meist tritt sie im frühen Kleinkindalter in Form von Juckreiz, Rötung, Schuppung und Nässen auf. Die Haut ist durch eine Unterfunktion der Schweiß- und Talgdrüsen trocken und glanzlos. Die Erkrankung verschwindet oft um das 30. Lebensjahr. Behandlung: Symptomatisch mit entzündungshemmenden Medikamenten, Cortison und teerhaltigen Pasten sowie Aufenthalt am Meer oder in den Bergen.

Atovaquon: Bei HIV-Erkrankten verwendetes Mittel zur Bekämpfung von Infektionen mit → Toxoplasmose oder → Pneumocystis-carinii-Erregern.

Atresie: Angeborener Verschluß von Körperöffnungen oder Hohlorganen (Darm, Speiseröhre usw.).

Atrichie: Angeborenes Fehlen der Behaarung.

Atrium: Vorhof, z.B. vom Herzen.

Atrophie: Ernährungsmangel, Verkleinerung oder Rückbildung eines Organs. Kann durch mangelnde Nährstoffzufuhr, fehlende Betätigung eines Muskels oder Schädigung der zuführenden Nerven entstehen.

Atropin: Alkaloid, das in Nachtschattengewächsen (Solanazeen) vorkommt, wie z.B. in der Tollkirsche (Atropa belledonna), im Stechapfel (Datura stramonium) oder im Bilsenkraut (Hyoscamus niger). Wird in der Augenheilkunde eingesetzt, um die Pupille weit zu stellen (→ Augenhintergrundspieglung). Weitere Wirkungen sind: Hemmung der Speichel- und Schweißsekretion, Erweiterung der Bronchien, Hemmung der Darmaktivität, Lösung von Krämpfen in Blase und Darm sowie Anregung der Herztätigkeit. Eine Atropinvergiftung äußert sich in trockenen Schleimhäuten, weiten, lichtstarren Pupillen, geröteter Haut, Fieber, Ruhelosigkeit, Halluzinationen, Herzrasen. Im späten Stadium kann es auch zum Koma kommen.

Audiometrie: Verfahren zur Prüfung der Hörfunktion durch den Hals-Nasen-Ohren-Arzt. Das Hörvermögen wird mit Hilfe von elektroakustischen Hörmeßgeräten (Audiometer) geprüft und graphisch dargestellt (Audiogramm).

Auge: Das Sehen ist einer unserer fünf Sinne. Es ermöglicht uns die schnelle, hochempfindliche und hochauflösende Wahrnehmung unserer Umwelt in einem sehr weiten Bereich zwischen unmittelbarer Nähe und unendlicher Entfernung. Licht wird dabei durch den angepaßten dioptrischen Apparat auf den Netzhäuten beider Augen fokussiert und von den dort gelegenen Photosensoren in elektrische Impulse umgewandelt. Die hier abgebildeten zweidimensionalen Bilder werden schon in der Netzhaut in ihre Teilinformationen wie Form, Farbe und Bewegung zerlegt, um dann wiederum im Gehirn zu einem dreidimensionalen Bild zusammengesetzt zu werden, das uns das räumliche Sehen erst ermöglicht. Die Augenbewegungen ermöglichen es uns hierbei, den wahrnehmbaren Bereich extrem schnell zu erweitern. Umgerechnet bewegen sich die Augen bei Folgebewegungen mit einer Geschwindigkeit von ca. 400 km/h und schneller. Anatomisch wird das Auge vom annähernd kugelförmigen Augapfel (Bulbus

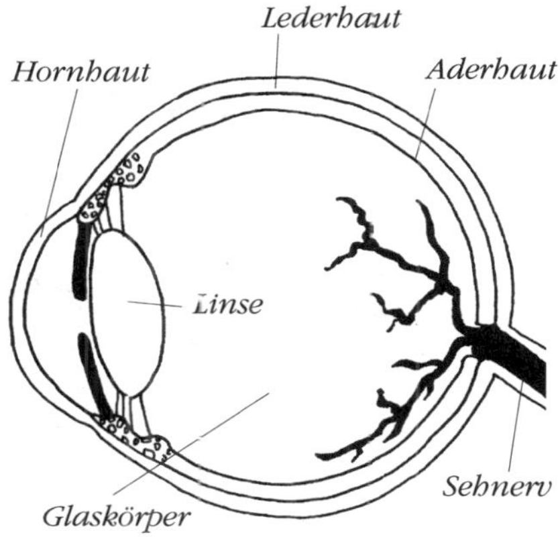

Auge

oculi) mit einem Durchmesser von ca. 2,4 cm und dem Nervus opticus gebildet. Zusammen mit seinen Anhangsgebilden (Augenmuskeln, Faszien der Augenhöhle, Augenlider, Bindehaut und Tränenapparat) bilden sie das Sehorgan, das in der knöchernen Orbita gelegen ist. Sichtbar ist vom Augapfel nur die weiße, derbe Lederhaut (Sklera) und die klare leicht vorgewölbte Hornhaut (Kornea), hinter der sich die Regenbogenhaut (Iris) befindet, welche wiederum die Pupille begrenzt. Betrachtet man die Iris aus der Nähe, so fallen einem neben der erstaunlichen Farbvielfalt viele kleine Fasern auf. Bei diesen Fasern handelt es sich um feinste Muskelfasern, die die Weite der Pupille und somit den Lichteinfall auf die Netzhaut (Retina) regulieren. Hinter der Iris findet sich die Linse, die je nach Entfernung eines Gegenstands durch unterschiedliche Wölbung ein scharfes Abbild dieses Gegenstands auf die Netzhaut projiziert. Hinter der Lin-

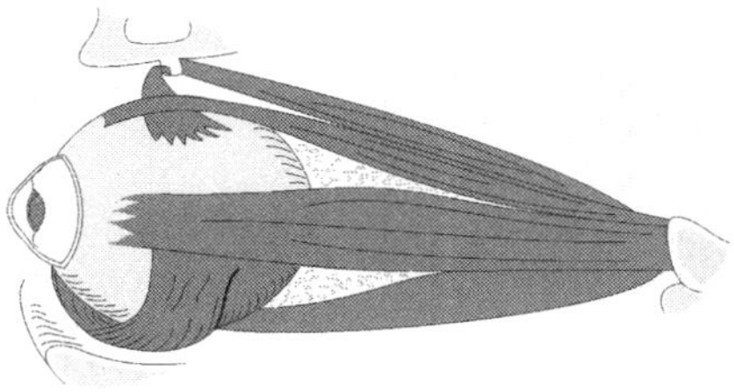

Augenmuskulatur

se liegt der Glaskörper, eine gallertartige Masse, die zum größten Teil aus Wasser besteht. Zusätzlich lassen sich nun noch die vordere und die hintere Augenkammer beschreiben. Die vordere Augenkammer liegt hinter der Hornhaut und wird nach hinten von der Regenbogenhaut begrenzt. In sie hinein (durch die Pupille hindurch) strömt das Kammerwasser, das in der von der Hinterfläche der Iris und der Vorderfläche der Linse gebildeten hinteren Augenkammer produziert wird.

Augenhintergrundspiegelung: Die Untersuchung des Augenhintergrundes liefert dem Arzt wichtige Informationen bei Erkrankungen wie → Zuckerkrankheit, Arteriosklerose und Nierenkrankheiten.

Auskultation: Abhorchen der Töne und Geräusche, die im Körper entstehen (Atem-, Darm- und Herzgeräusche), meist mit einem Stethoskop.

Ausschlag: Ausschläge der Haut und Schleimhäute können wichtige Hinweise auf verschiedene Krankheiten liefern, z.B. → Masern, → Windpocken, → Scharlach, → Röteln. Ein Hautausschlag kann sich in Form von Knoten, Pusteln, Quaddeln oder Bläschen äußern.

Autoimmunkrankheiten (Autoaggressionskrankheiten): Krankheiten, bei denen sich die natürliche Abwehr des Körpers gegen sich selbst richtet. Normalerweise richten sich die vom Körper gebildeten → Antikörper gegen körperfremde Strukturen. Durch einen noch nicht vollständig bekannten Mechanismus können sie sich jedoch auch gegen Gewebe und Zellen des Körpers (wie z.B. die Bildung von Antikörpern gegen die körpereigene Erbsubstanz bei → Lupus erythematodes) wenden. Zu den Autoimmunkrankheiten werden verschiedene Haut-, Muskel-, Leber-, Blut-, Nieren- und Gefäßkrankheiten gezählt. Die Therapie der Autoimmunerkrankungen erfolgt durch Medikamente, die die Abwehrstärke des Körpers vermindern. Nur so kann der selbstzerstörerische Prozeß aufgehalten werden. Außerdem werden zur Entzündungshemmung Cortisone eingesetzt. In schweren Fällen müssen die betroffenen Organe transplantiert werden.

Autointoxikation: Sebstvergiftung durch Abbauprodukte des eigenen Körperstoffwechsels, wie bei Nieren- oder Leberversagen.

Autonomes Nervensystem (vegetatives Nervensystem): → Nervensystem.

Autopsie: Eröffnung einer Leiche zur Feststellung der Todesursache (= Obduktion).

Autosomen: Der Mensch besitzt insgesamt 46 → Chromosomen, davon 22 Autosomenpaare und 2 Geschlechtschromosomen (XY bzw.

XX). Auf den A. sind alle nicht das Geschlecht betreffenden Eigenschaften festgelegt.

Autosuggestion: Beeinflussung von seelischen und körperlichen Prozessen durch „Selbstüberredung".

Autotransfusion: Bezeichnung für die Verteilung von Blut aus den Beinen zum Herzen. Dabei werden die Beine angehoben und der Kopf tief gelagert.

Avitaminose: Durch schlechte Ernährung bedingte Mangelerscheinung. Kommt hauptsächlich in Entwicklungsländern bei Kindern vor.

AVK: Abkürzung für arterielle Verschlußkrankheiten.

Axillarislähmung: Lähmung des Axillarisnervs, der den Deltamuskel des Armes innerviert. Dadurch kann der Arm nicht mehr über die Horizontale gehoben werden, außerdem kommt es zu Empfindungsstörungen im Oberarm. Häufige Ursache ist eine → Schultergelenksluxation.

Ayurveda: Aus dem Sanskrit stammende Bezeichnung (Ayur = langes Leben, Veda = Wissen) für eine alte, im Nordwesten Indiens beheimatete Gesundheitslehre. Sie unterteilt die wichtigsten Zustandsformen der irdischen Natur (Doshas) in Kapha (beständig, kalt, feucht), Pitta (leicht, heiß, leuchtend) und Vata (trocken, veränderlich, kalt). Die Entstehung von Krankheiten wird als Ungleichgewicht der Doshas bzw. als Ablagerung von Schlacken (Ama) interpretiert. Therapiert wird mit Physiotherapie, verschiedenen pflanzlichen Zubereitungen und Spezialdiäten.

Azeton: Farblose Flüssigkeit mit obstartigem Geruch. Entsteht beim Fasten oder bei Stoffwechselkrankheiten wie → Diabetes mellitus (Zuckerkrankheit). Azetonartige Verbindungen können in der Atemluft oder im Urin auftreten (Azetonurie).

Azetylcholin: Überträgerstoff des vegetativen Nervensystems.

Azidität: Säuregrad, wird durch die Konzentration von Wasserstoffionen bestimmt.

Azidose: „Übersäuerung" des Blutes mit Abfall des → pH-Wertes unter 7,36. Die Anhäufung von sauren Stoffwechselprodukten im Körper kann durch unzureichende Atmung entstehen (respiratorische Azidose) bzw. durch die vermehrte Zufuhr von Säuren oder den Verlust von Basen (bei Durchfall) (metabolische Azidose).

Azoospermie: Fehlen reifer, beweglicher Spermien im Sperma.

Azyklisch: Nicht periodisch auftretend.

A

B

Babinski-Reflex: Nach dem Pariser Neurologen Joseph Francois Babinski (1857–1932) benannter Reflex, zu dessen Auslösung am Außenrand des Fußes entlanggestrichen wird. Normalerweise biegen sich die Zehen dabei nach unten. Werden die Großzehe jedoch nach oben gebogen und die restlichen Zehen auseinander gespreizt, so ist der Reflex „positiv", also krankhaft. Bei Säuglingen ist der Reflex in den ersten Lebensmonaten normalerweise positiv.

Bäderheilkunde: Wissen von den Heilquellen und ihrer Verwendung in der Medizin zur Behandlung von Krankheiten. Badekuren helfen besonders bei chronischen und degenerativen Erkrankungen. Der Kreislauf wird angeregt, und die Gelenke werden entlastet.

Bakterien: Einzellige Kleinstlebewesen. B. kommen in Kugel-, Stäbchen- oder Schraubenform vor und sind zwischen einem und 20 Tausendstel Millimeter lang und ein bis zwei Tausendstel Millimeter dick. Bakterien, die nur in Anwesenheit von Sauerstoff leben können, nennt man „Aerobier", solche, die in Abwesenheit von Sauerstoff leben, nennt man „Anaerobier". Die krankmachende Wirkung von Bakterien geht von ihren giftigen Absonderungen (Toxinen) aus, die entweder direkt ausgeschieden werden (Exotoxine) oder durch den Zerfall der Bakterien in den Körper gelangen (Endotoxine). Zur Bestimmung von verschiedenen Bakterien macht man sich die Tatsache zunutze, daß sie unterschiedlich eingefärbt werden können. Die Gramfärbung ist die am häufigsten gebrauchte Methode. Bei der Anfertigung einer Kultur werden die Bakterien auf verschiedenen Nährböden gezüchtet, was zwischen 24 Stunden und einer Woche dauern kann. Meist wird hierbei auch geprüft, welche Antibiotika die Bakterien angreifen (sog. „Resistenzbestimmung"). B. befinden sich überall in unserer Umwelt. Auch der menschliche Körper ist von Bakterien übersät. Die meisten sind jedoch völlig harmlos, einige sind sogar für den Körper unverzichtbar. So produzieren z.B. einige Darmbakterien Vitamin K, das zur Produktion der → Gerinnungsfaktoren in der Leber benötigt wird. Durch eine Antibioti-

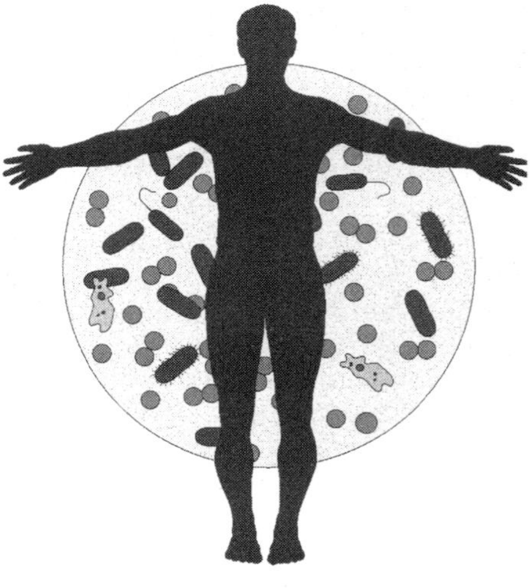

Bakterien - ein Teil unseres Lebens

katherapie können Störungen der normalen Darmflora auftreten.
Bakterienruhr (Shigellose, Dysenterie): Die durch giftbildende Ruhrbakterien (Shigella dysenteriae Gruppe A) ausgelöste Erkrankung des Darms tritt in zwei Verlaufsformen auf: die toxische B. beginnt mit plötzlichem Fieber, Appetitlosigkeit, Abgeschlagenheit, Durchfall mit Schleim- und Blutbeimengungen, Erbrechen und Bauchschmerzen bis zu Koliken. Der massive Wasser- und Mineralverlust und die Einschwemmung von Bakteriengiften führt zu Austrocknung und Kreislaufkollaps. Die leichtere Verlaufsform beginnt mit Fieber, Erbrechen und Durchfall, die toxischen Erscheinungen sind weniger ausgeprägt, Kreislaufversagen ist selten. Komplikationen können aufgrund von Darmdurchbrüchen entstehen (→ Bauchfellentzündung), weiterhin können Gelenkschmerzen als allergische Spätreaktion auf die Bakterientoxine auftreten (→ Reiter-Krankheit). Die Prognose ist bei den leichten Verlaufsformen günstig, bei den schwereren Verläufen beträgt die Sterblichkeit 3–10%.
Bakteriologie: Wissenschaft von den Bakterien, als deren Begründer der deutsche Wissenschaftler Robert Koch (1843–1910) sowie der französische Wissenschaftler Louis Pasteur (1822–1895) gelten.
Bakteriophagen: Viren, die sich in Bakterien vermehren. Sie werden in der Mikrobiologie zur Typisierung von bestimmten Bakterienstämmen gebraucht.
Bakteriostase: Eigenschaft einiger → Antibiotika zur Eindämmung des Bakterienwachstums ohne deren Abtötung. → Bakterizid.
Bakteriurie: Nachweis von Bakterien im normalerweise sterilen Harn. Ab einer Zahl von etwa 100.000 Keimen pro ml Mittelstrahlurin muß eine Harnwegsinfektion angenommen werden. Behandelt wird diese mit Antibiotika.
Bakterizid: Bakterienabtötend.
Balanitis („Eicheltripper"): Entzündung der Eichel und meist auch der Vorhaut des Penis. Die Entstehung wird durch Diabetes mellitus gefördert. Die B. kann durch folgende Ursachen entstehen: Bakterien und Viren oder andere Erreger, Vorhautverengung, bei der durch ständige Reibung eine mechanische Verletzung und somit eine Eintrittspforte für Erreger aller Art entsteht, Verwendung von reizenden Desinfektionsmitteln, bestimmte Geschlechtskrankheiten, mangelnde oder übertriebene Hygiene. Eichel und Vorhaut sind durch die entzündlichen Prozesse gerötet und geschwollen. Auf den geröteten Hautstellen werden weißliche Flecken sichtbar. Je nach Ursache der Entzündung können auch Bläschen auftreten. Entzündungen, die durch Erreger verursacht werden, die beim Geschlechtsverkehr übertragen werden, können durch die Verwendung von Kondomen verhindert werden. Da immer mit Ansteckungsgefahr gerechnet werden muß, sollte bei den ersten Veränderungen des Penis sofort ein Arzt aufgesucht werden. Die Behandlung richtet sich nach der Krankheitsursache. U.U. muß auch die Geschlechtspartnerin mitbehandelt werden.
Baldrian (Valeriana officinalis): Pflanzliches Mittel zur Behandlung von Schlaflosigkeit und allgemeiner Nervosität.

Balggeschwulst: → Atherom.
Balint-Gruppe: Nach dem Psychoanalytiker Michael Balint (1896–1970) benannte Selbsterfahrungsgruppe für Ärzte und medizinische Hilfsberufe, die die Besserung des Arzt-Patienten-Verhältnisses zum Ziel hat.
Balkan-Grippe: → Q-Fieber.
Ballaststoffe: Unverdauliche Bestandteile pflanzlicher Nahrung: Zellulose, Pektin, Keratin usw. Sie regen durch ihr Volumen die Darmbewegung an und beschleunigen den Transport des Darminhalts. Täglich sollten 60–100 g B. aufgenommen werden, um eine normale Funktion der Verdauung zu gewährleisten. Ein Mangel an B. führt zu chronischer → Verstopfung sowie zum → Reizdarm und vermutlich auch zu Darmkrebs. Gute Ballaststofflieferanten sind Obst, Gemüse, Vollkornbrot und Weizenkleie. Beim Verzehr von Weizenkleie muß unbedingt auf reichliche Wasserzufuhr geachtet werden.
Ballengroßzehe: Umgangssprachliche Bezeichnung für die Abweichung der Großzehe im Grundgelenk in Richtung des kleinen Zehs (= Hallux valgus). Ursachen können zu enge Schuhe bzw. Gelenkrheumatismus sein.
Ballonkatheter: → Katheter aus Kunststoff, an dessen Ende sich ein mit Luft oder Flüssigkeit zu füllender Ballon befindet. Wird in der Herzchirurgie verwendet.
Balneologie: → Bäderheilkunde.
Bandage: Stützverband.
Bänderriß: Durch Gewalteinwirkung auf ein Gelenk zerreißen ein oder mehrere Bänder. Anzeichen sind: Schmerzen, Schwellung und

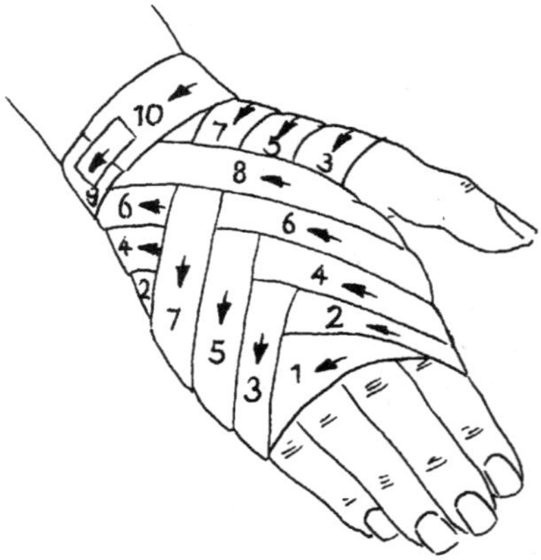

Bandage

Bluterguß sowie eine Fehlstellung des Gelenks. Bei einer Zerrung genügt es, das betreffende Gelenk ruhigzustellen, bei einem kompletten Riß muß jedoch operiert werden.
Bandscheibe: Die Wirbelsäule besteht aus 24 einzelnen Wirbeln, zwischen denen sich je eine Bandscheibe (Discus intervertebralis) befindet. Die B. bestehen aus einem bindegewebigen und knorpeligen

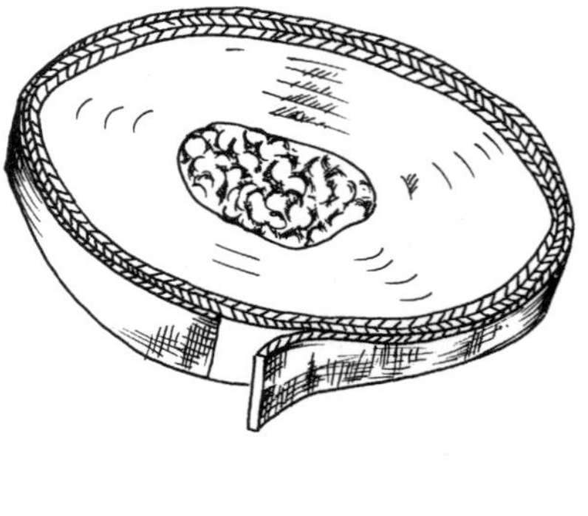
Bandscheibe

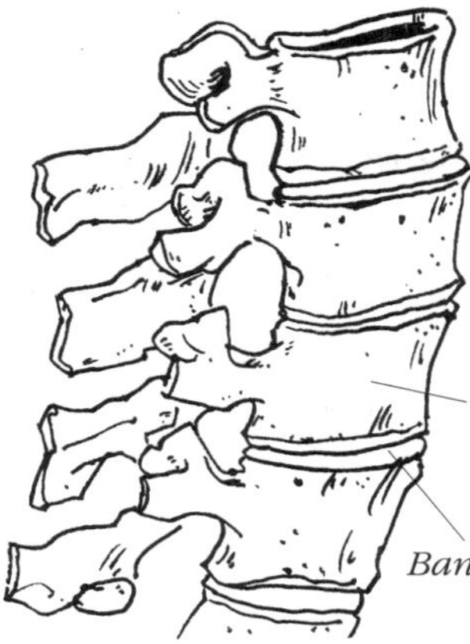

Lage der Bandscheiben

äußeren Ring (Annulus fibrosus) und einem gallertartigen Kern (Nucleus pulposus). Die Bandscheiben haben die Funktion eines elastischen Puffers, der Stöße und Zusammenstauchungen abfedert.

Bandscheibenvorfall (Bandscheibenprolaps): Durch Risse im äußeren bindegewebigen Ring (Annulus fibrosus) tritt Gewebe des Gallertkerns nach außen. Je nach Schweregrad der Vorwölbung können die Symptome verschieden stark ausgeprägt sein. Typisch sind nach mechanischen Belastungen auftretende Schmerzen, die durch die Zusammenquetschung von Wurzeln der Rückenmarksnerven entstehen (Wurzelkompressionssyndrom). Die Symptome können von Empfindungsstörungen, Ameisenkribbeln und „Einschlafen" im betroffenen Bereich bis zu Lähmungen und Bewegungseinschränkungen reichen. Eine gefürchtete Komplikation ist die → Querschnittslähmung. Die Behandlung richtet sich nach der Schwere der Symptomatik. In einigen Fällen sind Bettruhe, Wärme und später Krankengymnastik (eventuell auch Schmerzmittel) ausreichend. Besteht die Gefahr, daß die Nervenwurzel abstirbt, oder kommt es zusätzlich zu Problemen beim Wasserlassen, so wird eine Operation angestrebt.

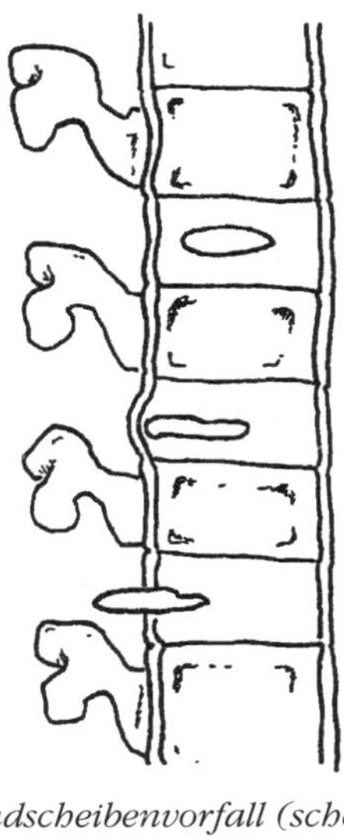

Bandscheibenvorfall (schematisch)

Bandwürmer: Menschen können von Schweine-, Rind- oder Fischbandwürmern befallen werden. Es handelt sich dabei um Plattwürmer, die Längen bis zu 10 Metern erreichen können, mit Kopf (Skolex), Saugnäpfen, Haken, Hals und Gliederkette (Strobila) ausgestattet sind und häufig einen Rüssel (Rostellum) besitzen. Sie sind Zwitter und besitzen keinen Darmtrakt. Die Nahrungsaufnahme erfolgt passiv durch Diffusion, d.h. der Wurm nimmt die im menschlichen Darm vorhandene Nahrung durch seine Haut auf. Die Entwicklung verläuft in Zyklen. Durch die Verunreinigung von Weideland mit verseuchtem Menschenkot kommt es zur Aufnahme von Bandwurmeiern durch Rinder (beim Rinderbandwurm). Diese (bzw. Schweine oder Fische) werden zu Zwischenwirten, da sich in ihrer Muskulatur sogenannte Finnen (Zystizerken) entwickeln, die eine Zwischenstufe des Bandwurms darstellen. Bei dem Verzehr von rohem infizierten Rindfleisch gelangen die Finnen in den Darm des Menschen. Hier reifen sie zu ausgewachsenen Bandwürmern heran. Mit dem Stuhl werden einzelne Glieder des Wurmes ausgeschieden, die wie Nudelstücke aussehen. Symptome des Wurmbefalls können Bauchschmerzen, unregelmäßiger Stuhlgang, Heißhunger, Vitaminmangel oder Kopfschmerzen sein. Oft bleiben diese Symptome jedoch aus, und der Befall bleibt lange Zeit unerkannt. Die Diagnose wird anhand von Eiern im Stuhl gestellt, die unter dem Mikroskop erkannt werden können. Mit den verfügbaren Medikamenten können die Würmer wirksam beseitigt werden. Nach drei Monaten sollte eine Kontrolle auf Eier im Stuhl erfolgen. → Hundebandwurm.

Bangsche Krankheit: → Brucellose.

Barbiturate: Abkömmlinge der Barbitursäure, die als Schlafmittel, → Antiepileptika sowie als Narkotika Verwendung finden. Es besteht ein hohes Abhängigkeitspotential sowie die Gefahr einer Vergiftung, z.B. bei Selbstmordversuchen. Bei Verdacht einer Überdosis muß sofort eine Einweisung ins Krankenhaus erfolgen.

Bariumbrei (Bariumsulfat): Röntgenkontrastmittel zur Darstellung von Magen und Dünndarm bzw. Dickdarm.

Barotrauma: Durch plötzliche Veränderung des Luftdrucks verursachte Verletzung von Organen, z.B. Trommelfellruptur bei Tauchern, Fliegern oder Bergsteigern. → Caissonkrankheit.

Bartflechte: Durch Bakterien (meist Staphylokokken) oder Hautpilze (Trichophyten) verursachte Entzündung der Haarwurzeln im Bartbereich. Es bilden sich Pusteln und Knötchen, die zur Bildung von Abszessen führen können. Oft hinterlassen diese nach ihrer Abheilung Narben. Die Behandlung erfolgt je nach Ursache der Erkrankung entweder mit Antibiotika oder mit Pilzmitteln (Griseofulvin).

Bartholinische Drüsen: Nach dem dänischen Anatomen Caspar Bartholin (1655–1738) benannte Drüsen, die im unteren Drittel der großen Schamlippen liegen und mit ihrem Schleim den Scheideneingang anfeuchten.

Bartholinitis: Entzündung der Bartholinischen Drüsen. Durch eine Verstopfung der Drüsenausgänge können die Drüsen anschwellen, und es kann sich ein Abszeß bilden. Auslöser können folgende Erreger sein: Neisseria gonorrhoeae, Staphylokokkus aureus sowie Escherichia coli. Die Behandlung erfolgt ggf. mit Antibiotika oder mit einer chirurgischen Eröffnung der Zyste.

Basaliom: Mittelgradig bösartiger Tumor der Haut, der meist im Gesicht und an anderen lichtexponierten Stellen auftritt. Der Tumor wächst langsam und bildet keine Tochtergeschwülste. Die Behandlung besteht in der operativen Entfernung des Tumors, zusätzlich kann eine Bestrahlung sinnvoll sein.

Basaltemperatur: Temperatur, die jeden Tag sofort nach dem Aufwachen gemessen wird und zur Bestimmung des Eisprungs dient. Einen Tag nach dem Eisprung steigt die Temperatur um ca. 0,4–0,6 °C aufgrund der Progesteronausschüttung an. Vom dritten Tag nach der Temperaturerhöhung bis zum Eintritt der nächsten Menstruation ist mit Unfruchtbarkeit zu rechnen.

Basedowsche Krankheit: Durch drei Symptome gekennzeichnetes Krankheitsbild „Merseburger Trias": Vergrößerung der Schilddrüse, Beschleunigung des Herzschlags (Tachykardie) sowie Hervortreten des Augapfels (Exophthalmus). Die Ursache für die Krankheit ist eine Überfunktion der Schilddrüse (→ Hyperthyreose), die wahrscheinlich als Folge einer → Autoimmunkrankheit auftritt.

Bauch (Abdomen): Der Bauch befindet sich zwischen Brust und Becken und besteht aus Bauchwand, Bauchhöhle und den Baucheingeweiden. Die obere Begrenzung bildet eine quer verlaufende Muskelplatte, das Zwerchfell. Bauchraum und Beckenraum gehen ineinander über. Vorne liegen die Bauchwandmuskeln, hinten wird die Bauchhöhle durch die Lenden- und Rückenmuskeln sowie durch die Wirbelsäule begrenzt. Im linken Oberbauch befindet sich der Magen, darunter befindet sich die Milz. Im mittleren Oberbauch sitzt die Bauchspeicheldrüse Die Leber befindet sich rechts oben. In der Mitte des Bauchraums liegt der 6 m lange Dünndarm, der vom etwa 2 m langen Dickdarm umrahmt wird.

Bauchfell (Peritoneum): Das Bauchfell ist eine dünne nerven- und gefäßreiche Haut, die die Innenwand der Bauchhöhle auskleidet und die meisten Bauchorgane umhüllt.

Bauchfellentzündung: Breitet sich eine Entzündung im Bauchraum aus, so kann auch das Bauchfell betroffen sein. Ursache können der Durchbruch eines Magen- oder Darmgeschwürs mit Übertritt von Magen- oder Darminhalt in den Bauchraum sowie ein eitriger Wurmfortsatz sein. Eine Entzündung des Bauchfells kann auch als Folge von unsachgemäß durchgeführten Operationen auftreten. Da das Bauchfell mit zahlreichen Nerven versorgt ist, ist die Entzündung besonders schmerzhaft. Sie stellt einen lebensbedrohlichen Zustand dar, der mit Kreislaufversagen und einer Darm-

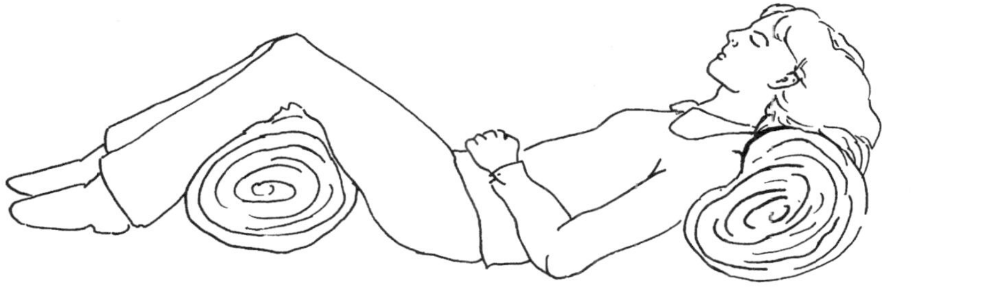

Entspannende Lage bei Bauchschmerzen

lähmung (paralytischer Ileus) einhergehen kann. Außerdem können die Bauchorgane aufgrund von Narbenbildungen verkleben. Meist tritt hohes Fieber zusammen mit Schüttelfrost und einer Pulsbeschleunigung auf.

Bauchhöhlenschwangerschaft: Schwangerschaften außerhalb der Gebärmutter können entweder in einem der Eileiter auftreten, in einem Eierstock oder in der Bauchhöhle. Charakteristisch sind einseitige wehenhafte Schmerzen im Unterleib. Die Diagnose kann durch Ultraschall gestellt werden.

Bauchspeicheldrüse (Pankreas): Die hinter dem Magen liegende Drüse wiegt etwa 100 g und ist 14–18 cm lang, 9 cm breit und 3 cm dick. Sie produziert Fermente zur Verdauung von Fetten, Kohlehydraten und Eiweiß, außerdem bildet sie die Hormone Insulin und Glukagon, die den Blutzuckerspiegel regulieren.

Bauchspeicheldrüsenentzündung (Pankreatitis): Häufigste Ursache einer Bauchspeicheldrüsenentzündung ist der Alkoholmißbrauch, an zweiter Stelle stehen Gallensteine. Die akute B. äußert sich in einem starken, in den Rücken ausstrahlenden Oberbauchschmerz, der plötzlich einsetzt und lange anhält. Außerdem können Übelkeit, Erbrechen, Fieber, Blähungen und eine Lähmung des Darms auftreten. Es kann schnell zu einem Kreislaufkollaps, Nierenversagen, Störungen im Mineralhaushalt sowie der Atmung kommen. Der Zustand ist lebensbedrohlich und erfordert eine sofortige Einweisung ins Krankenhaus. Bei der akuten Pankreatitis liegt eine Selbstverdauung des Pankreasgewebes vor, die durch den Übertritt von → Verdauungsenzymen in die Pankreasgänge ausgelöst wird. Die Behandlung besteht in absoluter Nahrungskarenz, Bekämpfung der

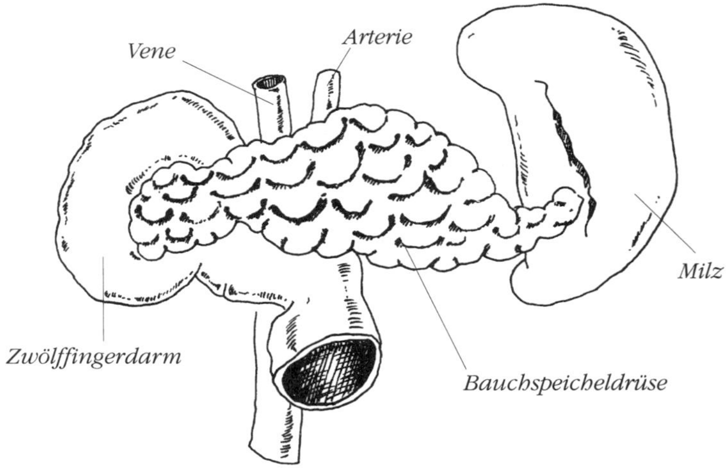

Bauchspeicheldrüse

Schmerzen sowie der Therapie des Kreislaufversagens. Die chronische Pankreatitis entwickelt sich schleichend oder entsteht aus einer akuten Entzündung heraus. Hierbei können die Schmerzen im Oberbauch, die typischerweise bis unter den linken Rippenbogen ausstrahlen, stundenweise anhalten und mit Erbrechen einhergehen. Darüber hinaus gibt es auch Verläufe ohne Schmerzen. Hierbei ist lediglich die Verdauung gestört, so daß es zu Blähungen, Gewichtsverlust und zum Absetzen von Fettstühlen kommt. Durch die Gabe von Pankreasenzymen können die Verdauungsstörungen behandelt werden. In jedem Fall sollte ein → Bauchspeicheldrüsenkrebs ausgeschlossen werden.

Bauchspeicheldrüsenkrebs (Pankreaskarzinom): Diese Krebsform tritt überwiegend bei Männern auf. Die höchste Wahrscheinlichkeit zu erkranken liegt zwischen 50 und 60 Jahren. Sie bildet früh Tochtergeschwülste in den umliegenden Lymphknoten, Lunge und Leber. Im Anfangsstadium macht diese Erkrankung so gut wie keine Beschwerden, weshalb die Diagnose oft erst spät gestellt wird. Später treten Oberbauchschmerzen auf, die in den Rücken ausstrahlen, zusätzlich bestehen Gewichtsverlust und eine gelbliche Hautfarbe. Die Diagnose kann anhand von Ultraschall oder Endoskopie gestellt werden. Die Therapie besteht in der Entfernung des Pankreas, oft werden jedoch nur die Symptome behandelt, da die Prognose eher ungünstig ist.

Bauchspiegelung: → Laparoskopie.

Bauchwassersucht: → Aszites.

Bauhinsche Klappe: Durch Schleimhaut gebildete Klappe, die an der Mündung des Dünndarms in den Dickdarm sitzt und verhindert, daß Darminhalt vom Dickdarm in den Dünndarm fließen kann.

BCG-Impfung: Tuberkuloseschutzimpfung mit dem BCG-Impfstoff, die jedoch in Deutschland nicht mehr empfohlen wird.

Bechterewsche Krankheit (Spondylarthritis ankylopoetica): Entzündliche Erkrankung der Wirbelsäule, die chronisch verläuft und bei der wahrscheinlich auch erbliche Faktoren sowie Infekte eine Rolle spielen. Die schmerzhafte Entzündung sowie die knöcherne Versteifung der Wirbelsäule beginnt meist am Darmbein-Kreuzbein-Gelenk und schreitet nach oben fort. Die Schmerzen treten meist zwischen 4 und 5 Uhr morgens auf und bessern sich nach dem Aufstehen. Häufig tritt eine rheumatische Regenbogenhautentzündung (Iritis) als Begleiterscheinung auf. In fortgeschrittenem Zustand ist die Wirbelsäule vollkommen versteift, und es bildet sich ein Buckel mit Vornüberneigung des Kopfes. Im Röntgenbild ist typischerweise eine Bambusform der Wirbelsäule zu erkennen. Die Therapie beschränkt sich auf Krankengymnastik und die Verabreichung von antirheumatischen Mitteln.

Becken: Das Becken befindet sich zwischen dem Bauch und den Beinen. Das knöcherne Becken besteht aus dem Kreuzbein, dem Steißbein und den beiden Hüftbeinen. Zum Hüftbein gehören drei miteinander verwachsene Knochen, das Schambein, das Darmbein und das Sitz-

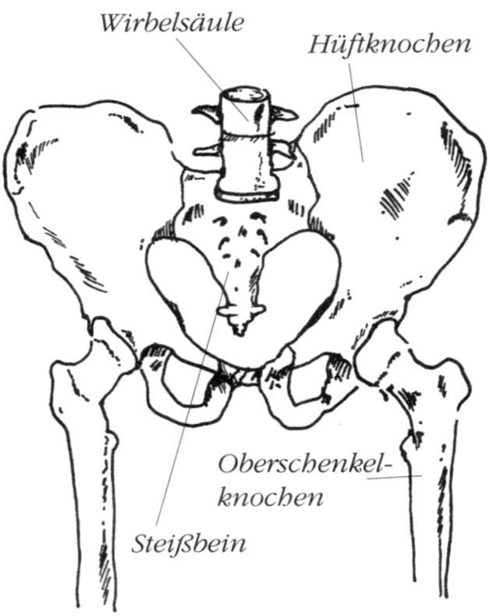

Becken

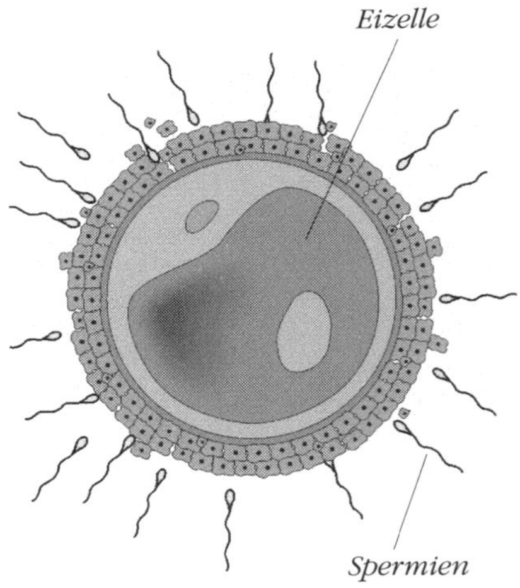

Befruchtung

bein. Die beiden Schambeine sind an der Schamfuge knorpelig miteinander verbunden. Das Becken weist charakteristische Geschlechtsunterschiede auf. Das weibliche Becken ist kleiner und weiter als das männliche.

Beckenendlage: Bei etwa drei Prozent aller Schwangerschaften bzw. Geburten besteht diese Lage des Kindes, bei der nicht zuerst der Kopf des Kindes geboren wird, sondern das Beckenende oder der Fuß vorausgehen.

Beckenschiefstand: Kann Ursache von hartnäckigen Rückenschmerzen sein, hervorgerufen durch die Fehlanlage einer Beckenhälfte, wirkliche oder scheinbare einseitige Beinverkürzung oder durch eine fixierte Skoliose.

Befruchtung: Vereinigung der weiblichen Eizelle mit einer Spermazelle zur befruchteten Eizelle. Dabei mischen sich das mütterliche und väterliche Erbgut. Bis zur Geburt des Kindes vergehen normalerweise 270 Tage.

Bein: Das Bein besteht aus Oberschenkel, Unterschenkel und Fuß. Der Oberschenkelknochen (Femur) ist der stärkste Knochen des Körpers

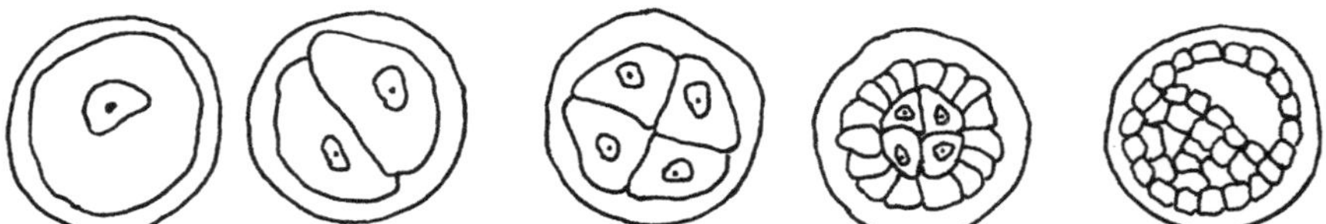

Zellteilung nach der Befruchtung

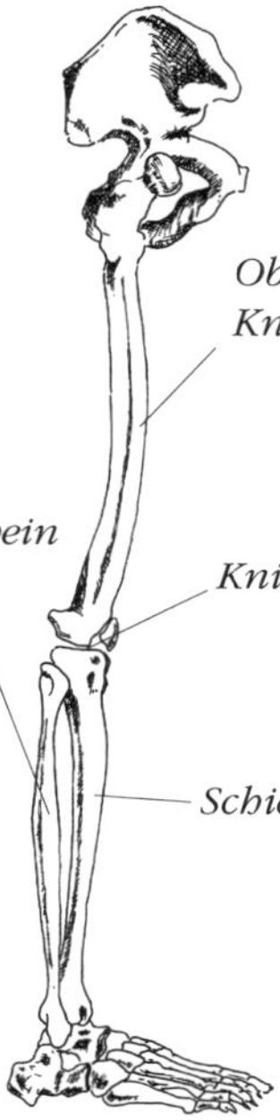

Knochen des Beins

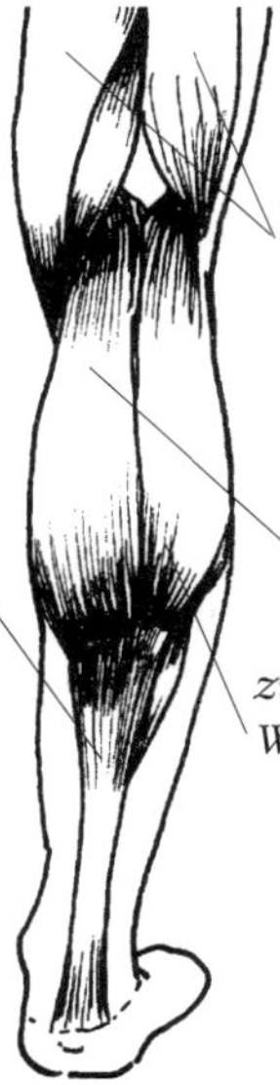

Muskeln des Beins

und über einen Gelenkkopf mit der Pfanne des Hüftbeins verbunden (Hüftgelenk). Die beiden Knochen des Unterschenkels sind das Schienbein (Tibia) und das Wadenbein (Fibula). Das Kniegelenk wird von den unteren Gelenkknorpeln des Oberschenkelknochens und dem Schienbein gebildet; dazwischen liegen die aus Faserknorpel bestehenden Menisken. Von vorne wird das Kniegelenk von der Kniescheibe geschützt, die Stabilität wird durch die Seiten- und Kreuzbänder gewährleistet. Der innere Fußknöchel wird vom unteren Ende des Schienbeins gebildet, der äußere von dem Wadenbein. Der Fuß besteht aus der Fußwurzel, dem Mittelfuß und den fünf Zehen. Die Fußwurzel wird von sieben verschiedenen Knochen gebildet: von Sprung-, Fersen-, Kahn-, Würfel- und den drei Keilbeinen. Die Beweglichkeit des Beins wird durch zahlreiche Muskeln ermöglicht. Die Blutversorgung wird von der großen Oberschenkelschlagader (Arteria femoralis) gewährleistet. Die tiefen Venen sammeln das Blut und münden in die große Schenkelvene (Vena femoralis), die oberflächlichen in der Vena saphena magna. Die beiden größten Nervenstränge, die die Haut und die Muskulatur des Beines versorgen, sind der Ischiasnerv und der Oberschenkelnerv (Nervus femoralis).

Beingeschwür („offenes Bein"): Entsteht meist am Unterschenkel als Folge von → Venenerkrankungen.

Beinkrämpfe: Treten meist in Form von Wadenkrämpfen aufgrund von Durchblutungsstörungen oder Überanstrengung auf.

Belastungs-EKG: Aufzeichnung eines → Elektrokardiogramms während oder nach körperlicher Anstrengung.

Benigne: Gutartig (insbesondere bei Tumoren gebräuchlich).

Benommenheit: Leichte Bewußtseinstrübung mit Schläfrigkeit, Orientierungslosigkeit und verlangsamtem Denken.

Benzinvergiftung: Durch Trinken von Benzin oder Einatmen von Benzindämpfen ausgelöste Vergiftung, die zu Erregungszuständen, Krämpfen, Atemlähmung und Bewußtlosigkeit führen kann. Der Betroffene sollte sofort an die frische Luft gebracht werden. Eine chronische Benzinvergiftung äußert sich in Appetitlosigkeit, Übelkeit und Gedächtnisstörungen.

Benzpyren: U.a. in Zigarettenrauch vorkommende Kohlenwasserstoffverbindung, die krebserzeugend wirkt.

Bergkrankheit (Höhenkrankheit): Mit zunehmender Höhe nimmt der Luftdruck stetig ab. Aus diesem Grund ist der Sauerstoffgehalt in der eingeatmeten Luft geringer, was ab einer Höhenregion von etwa 4.000 Metern zu Schlafstörungen, Kopfschmerzen, Antriebslosigkeit, Übelkeit, Erbrechen, Atemnot, → Lungenödem (mit Husten und blutigem Auswurf), → Hirnödem, Halluzinationen, Schwindel und zum Koma führen kann. Ferner können Netzhautblutungen im Auge auftreten. Meistens treten die Anzeichen der Höhenkrankheit 6–8 Stunden nach Erreichen der neuen Höhe auf und dauern bis zu 72 Stunden an. Die wichtigste Vorsichtsmaßnahme zur Vermeidung solcher Erscheinungen ist ein langsamer Aufstieg. Ein frühes Warnzeichen sind Anschwellungen (Ödeme) der Hände und der Füße.

Beriberi: Vitaminmangelzustand, der früher in Ostasien weitverbreitet war. Ausgelöst wird er durch Mangel an Vitamin B_1 (Thiamin), der auf die fast ausschließliche Ernährung mit poliertem Reis zurückzuführen ist. Anzeichen sind Muskelschwäche, Lähmungen, Herz-Kreislaufschwäche, Schwellungen und Wassersucht. Nahrungsmittel, die Vitamin B_1 enthalten, sind: Hefe, Weizenkleie, Linsen, Vollkorn, Nüsse usw.

Berufskrankheiten: Durch die Berufskrankheitenverordnung (BKVO) ist in der Bundesrepublik Deutschland die gesetzliche Unfallversicherung auf bestimmte Berufskrankheiten ausgedehnt worden. Die Erkrankungen treten gehäuft bei bestimmten Berufsgruppen auf und stehen mit der ausgeübten Tätigkeit in einem ursächlichen Zusammenhang. Es werden sechs verschiedene Kategorien unterschieden: 1. durch chemische Stoffe (z.B. Blei, Quecksilber, Schwefelwasserstoff, Pestizide, Benzol, Säuren) verursacht, 2. durch physikalische Einwirkungen wie Druck, Lärm oder Strahlen verursacht, 3. durch Parasiten (z.B. Tropenkrankheiten) oder Infektionen verursachte Schäden, 4. Hauterkrankungen, 5. durch mechanische Einwirkung verursacht, 6. Erkrankungen der Lunge und des Rippenfells aufgrund von eingeatmetem Staub (Quarzstaub → Silikose).

Berufsunfähigkeit: Nach der Rentenversicherungsordnung (RVO) ist in der Bundesrepublik Deutschland jeder Versicherte berufsunfähig, der aufgrund von Krankheit in seiner körperlichen oder geistigen Leistungsfähigkeit auf weniger als die

Hälfte eines körperlich und geistig Gesunden mit vergleichbarer Ausbildung und ähnlichen Kenntnissen und Fähigkeiten abgesunken ist.

Beruhigungsmittel (Sedativa): Zu den Psychopharmaka gehörende Medikamente, die zu einer Herabsetzung der Erregbarkeit führen. Sie dürfen nur auf ärztliche Anordnung genommen werden, da bei längerer Einnahme eine Suchtgefahr besteht. Besonders in Kombination mit der Einnahme von Alkohol besteht eine eingeschränkte Fahrtüchtigkeit sowie erhöhte Unfallgefahr am Arbeitsplatz und zu Hause.

Besamung: → Befruchtung.

Beschneidung: Aus religiösen oder medizinischen Gründen praktizierter Eingriff, bei dem bei Männern die Vorhaut des Penis teilweise entfernt wird. Bei beschnittenen Männern tritt der Peniskrebs weniger häufiger auf, außerdem erkranken ihre Sexualpartnerinnen weniger häufig an Gebärmutterkrebs. Die B. von Frauen wird immer noch als Ritual in Teilen Afrikas durchgeführt. Dabei wird die Klitoris entfernt, in manchen Fällen auch die Vagina bis auf ein Austrittsloch für den Harn zugenäht. Abgesehen vom hohen Gesundheitsrisiko bedeutet dieser Eingriff, daß die Frauen keine Freude mehr an ihrem Sexualleben empfinden können.

Bestrahlung: Anwendung von Röntgen-, Gamma- oder Betastrahlen in der Absicht, einen Krankheitsherd (bösartiger Tumor) zu zerstören. Bei der internen Bestrahlung wird der Krankheitsherd von innen mit Radiojod bestrahlt.

Beta-2-Sympathomimetika: Beta-1-Mimetika wirken auf das Herz (erhöhen den Pulsschlag, die Schlagkraft und die Überleitungsgeschwindigkeit). Beta-2-Mimetika führen an der glatten Muskulatur zur Erschlaffung (Wehenhemmung usw.).

Betablocker (Betarezeptorenblokker): Arzneimittel, die die Betarezeptoren (am Herzen und an Blutgefäßen) blockieren, so daß die Überträgerstoffe Adrenalin und Noradrenalin nicht mehr „andocken" können. Diese Hormone werden in Streßsituationen vermehrt ausgeschüttet. Dabei kann es zu einem Ungleichgewicht kommen. Dies führt zu einem Anstieg des Blutdrucks und der Pulsfrequenz. Betarezeptorenblocker wirken verlangsamend auf die Herzfrequenz und verbessern die Leistungskraft des Herzmuskels (bei geringerem Sauerstoffverbrauch). Sie werden bei Bluthochdruck (→ Hypertonie), Erkrankungen der Herzgefäße (→ Koronare Herzkrankheit) sowie bei Herzrhythmusstörungen eingesetzt. Bei → Asthma bronchiale dürfen sie nicht verwendet werden. Sie sollten immer nur unter ärztlicher Kontrolle eingenommen werden. Ein plötzliches Absetzen der Medikamente kann unerwünschte Wirkungen auf das Nervensystem haben.

Betastrahlen: Radioaktive Strahlung, die aus im → Betatron künstlich beschleunigten Elektronen besteht.

Betatron: Gerät zur Strahlenbehandlung von Tumorpatienten.

Betäubung: → Anästhesie.

Betazellen: 1. Immunzellen, 2. Hormonproduzierende Zellen der Bauchspeicheldrüse (Insulinproduktion), 3. Hormonproduzierende Zellen des Hypophysenvorderlappens (TSH).

Bettnässen (Enuresis): Das bei Kleinkindern häufige nächtliche Bettnässen wird als Enuresis nocturna bezeichnet. Bis zum Ende des zweiten Lebensjahres hat ein Kind noch keine Kontrolle über die Blasenentleerung. Oft kann es bis zum 5. Lebensjahr dauern, ehe die Erziehung zur Sauberkeit erfolgreich ist. Kommt es jedoch jenseits dieses Alters zum Bettnässen, ist ärztlicher Rat vonnöten. Selten sind organische Störungen die Ursache. Meist handelt es sich vielmehr um psychische Probleme wie Verlustängste oder gestörte Elternbeziehungen. In der Behandlung sollte auf die Ängste des Kindes eingegangen werden. Bestrafungen und Bloßstellen des Kindes führen lediglich zu einer Verschlimmerung bzw. Verlagerung des Problems.

Bewegungsapparat: Zum B. des menschlichen Körpers gehören: Knochen, Gelenke, Muskeln, Sehnen und Bänder. Das Knochengerüst trägt den Körper. Durch dieses werden die Weichteile geschützt und die Extremitäten stabilisiert. Durch gelenkige Verbindungen erlangt das Skelett Beweglichkeit. Aufgrund dieser Beweglichkeit wird das Knochengerüst mit den Gelenken als passiver Bewegungsapparat bezeichnet. Der aktive Bewegungsapparat wird durch Muskeln, Sehnen und Bänder gebildet.

Bewußtlosigkeit: Eine kurze Bewußtlosigkeit wird als Synkope, eine längere als Koma bezeichnet. Die Ursachen können vielfältig sein und müssen durch einen Arzt, gegebenenfalls durch eine Einweisung ins Krankenhaus geklärt werden.

Bewußtseinsverlust: → Bewußtlosigkeit.

Beziehungswahn: Wahnsymptom, das bei Psychosen auftritt und sich in einer krankhaften Ichbezogenheit äußert. Sämtliche Vorgänge in der Umgebung werden auf die eigene Person bezogen.

Bifurkation: Gabelung (z.B. der Luftröhre in die rechte und linke Hauptbronchie).

Biguanide: → Antidiabetika.

Bikuspidalklappe: Klappe zwischen linkem Herzvorhof und linker Kammer.

Bilharziose (Schistosomiasis): Durch in den Tropen und Subtropen vorkommenden Saugwürmer hervorgerufene Krankheit. Auf der ganzen Welt sind ca. 200 Millionen Menschen erkrankt. Befallen sind beim Menschen in erster Linie Harnblase, Harnwege, Leber und Darm. Manchmal sind auch Milz und Lunge betroffen. Die Larven (Zerkarien) befinden sich in zahlreichen Süßwasservorkommen und werden durch Trinken aufgenommen oder dringen beim Baden durch die Haut und verursachen einen juckenden Hautausschlag. Nach 4–7 Wochen tritt Fieber auf, das 1–4 Wochen anhält. Ein Befall der Nieren und der Harnwege äußert sich in folgenden Symptomen: häufiges Wasserlassen, gesteigerter Harndrang, Blut im Urin. Bei Befall des Dickdarms bestimmen Übelkeit, Erbrechen, Verstopfung und Durchfälle das Krankheitsbild.

Bilirubin: Gelb-braun-rötlicher Gallenfarbstoff und Zerfallsprodukt des Hämoglobins, das hauptsächlich in der Leber gebildet wird. Es entsteht beim Abbau von roten Blutkörperchen. Bei erhöhter Bilirubinkonzentration im Blut (Hyperbilirubinämie)

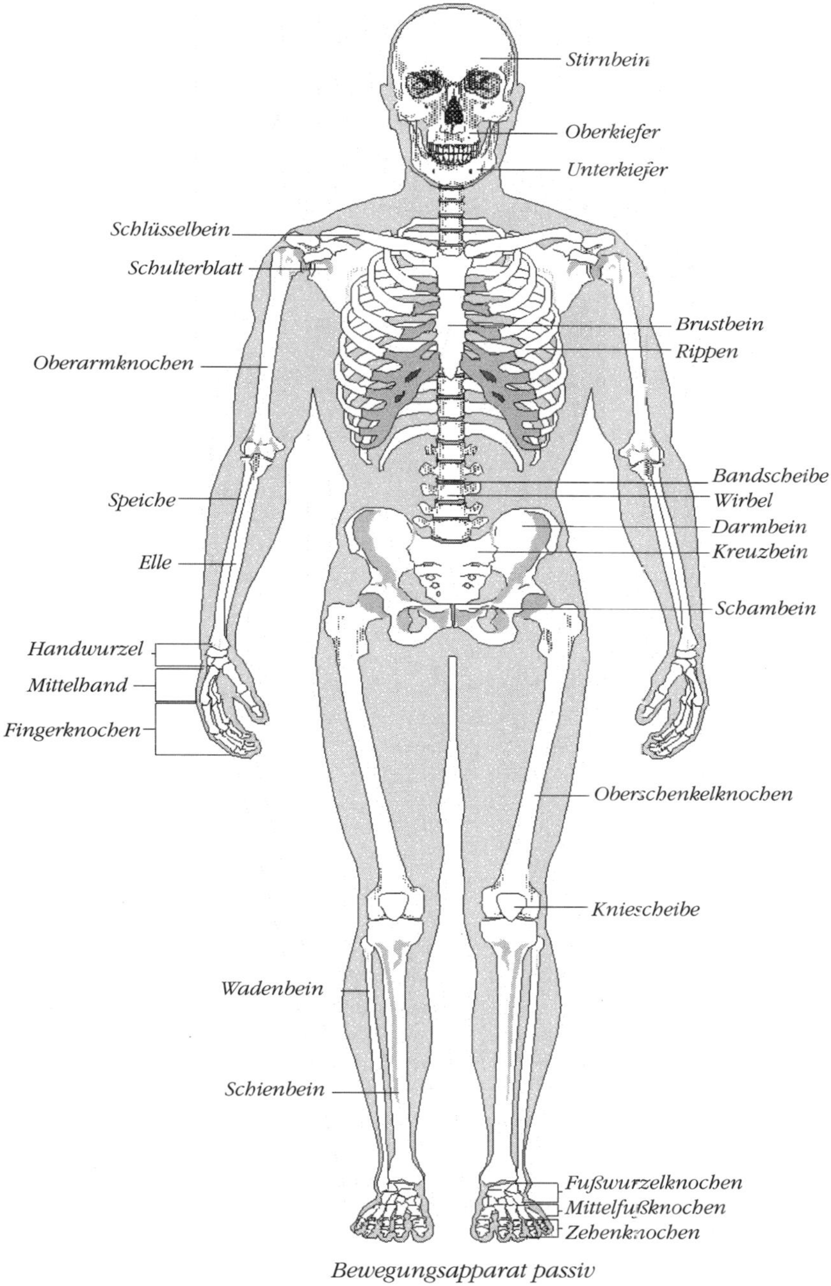

Bewegungsapparat passiv

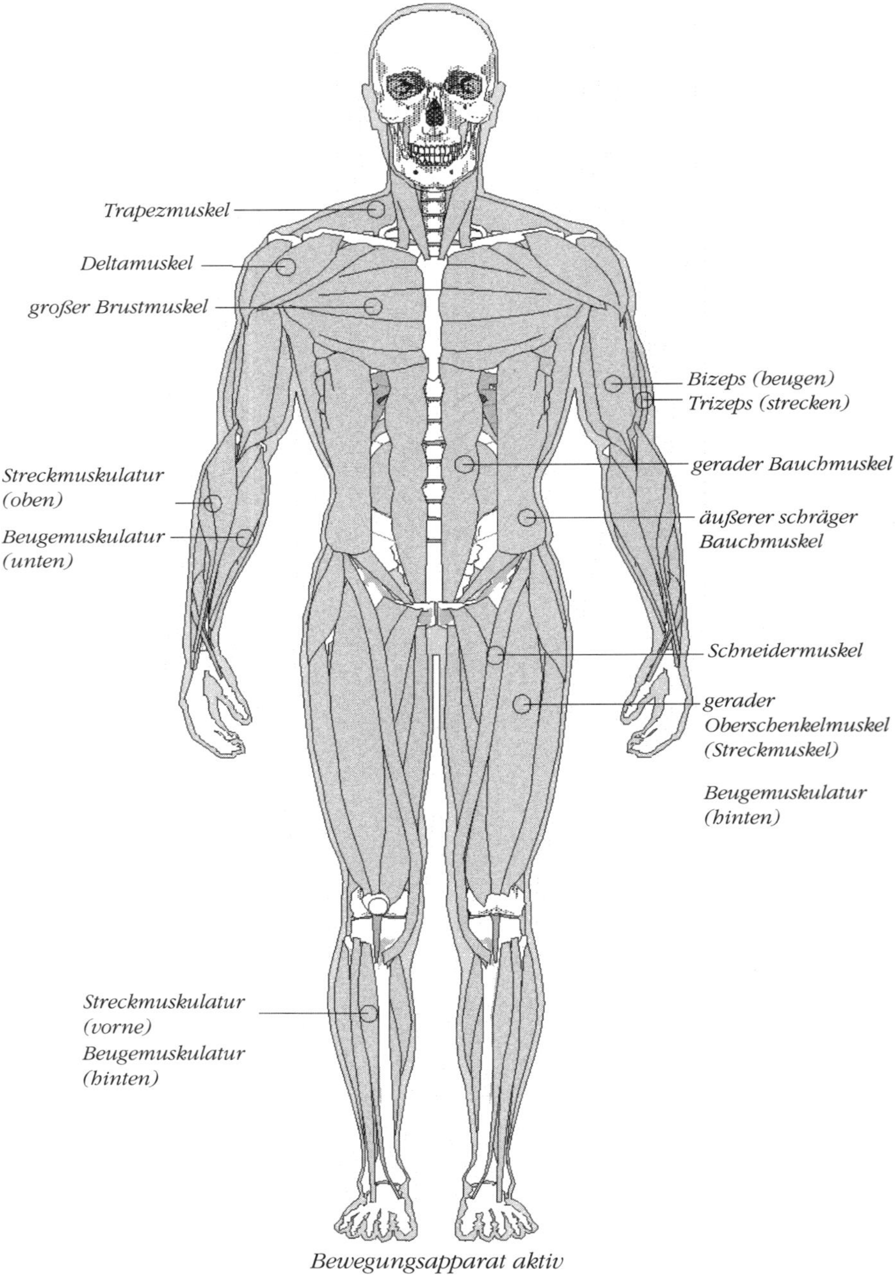

Bewegungsapparat aktiv

entsteht eine Gelbsucht (Ikterus). Bei Neugeborenen tritt dieses Phänomen in Form einer leichten Gelbsucht fast immer nach der Geburt als Folge eines gesteigerten Abbaus von roten Blutkörperchen auf. Beim Morbus haemolyticus neonatorum kommt es meist aufgrund einer Blutgruppenunverträglichkeit zwischen Mutter und Kind zu einer massiven Anreicherung von Hämoglobin im Blut. Das Bilirubin wird auch in den Nervenzellen des Gehirns angereichert, was zu einer Schädigung führen kann (Kernikterus, Bilirubin-Enzephalopathie).

Bilirubinurie: Nachweis von → Bilirubin im Harn, der bierbraun gefärbt ist.

Billroth-Operation: Nach dem deutschen Chirurgen Christian Albert Theodor Billroth (1829–1894) benanntes Operationsverfahren zur Behandlung des Magen- und Zwölffingerdarmgeschwürs.

Bindegewebe: Gehört zum Stützgewebe des Körpers. Es verbindet Gewebe und Organe zum Organismus. Es hat zahlreiche Stoffwechselfunktionen und ist für die Regulation des Wasserhaushalts von großer Bedeutung.

Bindehautentzündung (Konjunktivitis): Eine Entzündung der Bindehaut des Auges äußert sich in Brennen, Jucken, Fremdkörpergefühl, Lichtscheu, Tränen, Rötung und Schwellung. Als Ursachen kommen Infektionen (z.B. mit Gonokokken, Chlamydien, Trachom, Syphillis oder Tuberkulose) oder die Einwirkung von physikalischen Faktoren (Staub, Fremdkörper, Säuren) in Betracht.

Binokular: Mit beiden Augen.

Biofeedback: (engl. Feedback = Rückkopplung) Anhand von Licht- und Tonsignalen sollen unwillkürliche Körperfunktionen wie Puls oder Blutdruck beeinflußt werden.

Biopsie: Am Lebenden entnommene Gewebeproben, die zur Aufklärung von Krankheiten mikroskopisch untersucht werden.

Biorhythmus: Viele Lebensvorgänge wie z.B. der Wach-Schlaf-Rhythmus laufen in periodischen Intervallen ab. Sie werden durch eine „innere Uhr“ gesteuert. Beim Menschen befindet sich diese in einem Teil des Zwischenhirns, dem Hypothalamus. Die Körpertemperatur, der Puls, die Ausschüttung der meisten Hormonen sowie diverse andere Stoffwechselvorgänge unterliegen ebenfalls tageszeitlichen Schwankungen. Einige Biorhythmen betreffen auch das körperliche oder psychische Befinden und verlaufen in größeren Intervallen, z.B. jahreszeitenabhängig (Winterdepressionen).

Biotin: Vitamin H.

Blähungen: Übermäßige Gasbildung im Darm wird als Flatulenz bezeichnet. Sie kann bei chronischen Erkrankungen (z.B. Leberzirrhose) oder bei Luftschlucken (→ Aerophagie) auftreten.

Bläschenausschlag (Herpes simplex): Tritt meist an den Lippen, seltener auch an den Geschlechtsteilen auf. Gruppiert auftretende Bläschen, die etwa nach zwei Wochen austrocknen und abheilen. Erreger ist das Herpes-simplex-Virus (HSV). HSV Typ I verursacht im die Bläschenbildung vor allem im Bereich der Mundschleimhaut (Herpes labialis), HSV Typ II vor allem im Bereich der Genitalien (Herpes genitalis). Behandelt wird mit Salben, die

B

die Virusvermehrung hemmen (Virustatika), z.B. Zovirax.

Blasenentzündung (Zystitis): Oft in Kombination mit einer Harnwegsinfektion auftretende Infektion der Harnblase. Anzeichen sind: Brennen beim Wasserlassen, häufiger Harndrang und das Entleeren kleiner Harnmengen (Pollakisurie). Außerdem ist ein Druckgefühl und Brennen hinter dem Schambein typisch. Eine Blasenentzündung wird meist durch bakterielle Erreger wie Escherichia coli verursacht, die sich normalerweise im Darm befinden. Es besteht die Gefahr einer (durch die Harnleiter) aufsteigenden Infektion, die das Nierenbecken mit erfaßt und auf das Nierengewebe übergreift → Nierenentzündung. Die Diagnose wird anhand der klinischen Symptomatik und der Untersuchung des Urins gestellt.

Blasenkrebs: Häufige Krebserkrankung des Urogenitaltrakts. Das Verhältnis Männer:Frauen beträgt 4:1. Das Haupterkrankungsalter liegt zwischen 50 und 80 Jahren. Ein wichtiges Krankheitszeichen ist das Auftreten von Blut im Urin (Hämaturie). Einige chemische Substanzen, insbesondere Aniline, werden für die Entstehung von Blasenkrebs mitverantwortlich gemacht. Bei Arbeitern in farbstoff- und chemieverarbeitenden Betrieben, die mit solchen Substanzen Kontakt haben, ist der Anillinkrebs eine anerkannte Berufskrankheit. Außerdem ist bekannt, daß bestimmte Blasenkrebsformen bei Rauchern gehäuft auftreten. Die Diagnose erfolgt für gewöhnlich anhand von Blasenspiegelung, Röntgenuntersuchungen und mikroskopischen Untersuchungen des Urins.

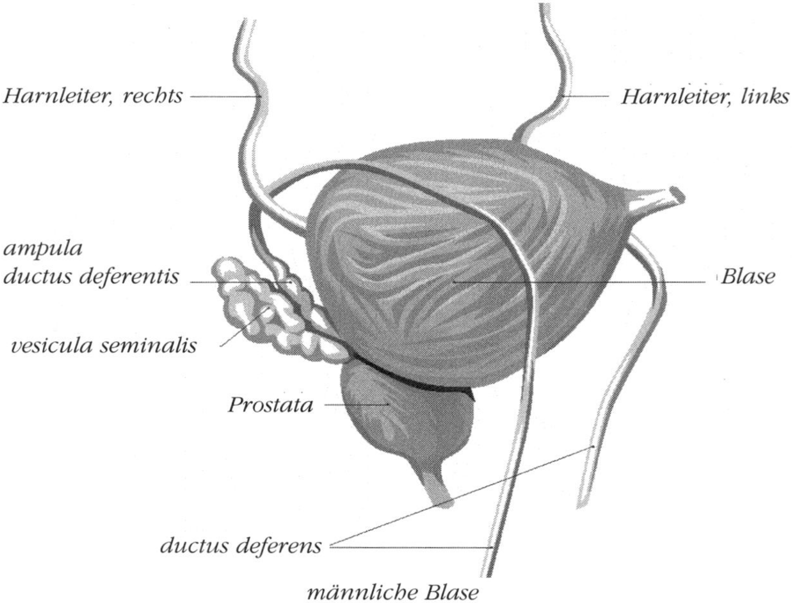

männliche Blase

Blasenschwäche (Harninkontinenz): Blasenschwäche ist eine weitverbreitete Krankheit, die zu 80% Frauen betrifft. Sie ist charakterisiert durch unkontrollierten Harnabgang in der Nacht und am Tage. Tritt der unkontrollierte Harnabgang bei körperlichen Anstrengungen (Heben, Springen, Pressen, Husten usw.) auf, so spricht man von Blasenschwäche. Die Ursachen für eine Blasenschwäche sind zahlreich: Schwächung des Schließmuskels durch Erschlaffung des Gewebes im Alter, Schwangerschaft und Geburt, erblich bedingte Muskelschwäche, häufige Infektionen der Harnwege, Streß, Krankheiten, die zu einer Rückenmarksverletzung geführt haben, so daß die nervale Versorgung der Blase oder des Schließmuskels unterbrochen ist, Medikamente, Prostataerkrankungen bei Männern, angeborene Fehlbildung der Harnblase. Eine Blasenschwäche ist nicht heilbar. Die Behandlung mit Medikamenten oder gar Operationen ist fragwürdig. Vorbeugende Maßnahmen sind: spezielle Gymnastik nach Geburten, die zur Stärkung der stark gedehnten Beckenmuskeln beiträgt. Blasentraining: Zunächst wird jede Stunde die Blase entleert. Hat man das Gefühl, daß die Blase nicht vollständig entleert ist, dann steht man auf, lehnt sich zurück und versucht es erneut. Geht in der Zeit zwischen den Toilettengängen kein Urin ab, kann man die Intervalle auf zwei Stunden ausdehnen. Beckenbodentraining: Dieses Training sollte unter fachlicher Anleitung durchgeführt werden. Wichtig ist, daß das Training über mindestens 6 Monate konsequent durchgeführt wird, da andernfalls der Effekt recht gering bleibt. Ist die Ursache der Blasenfunktion durch angeborene Fehlbildungen der Harnblase bedingt, kann eine Operation hilfreich sein.

Blasensprung: Riß der Fruchtblase mit Austritt von Fruchtwasser.

Blässe: Blasse Haut kann durch Anämien, Nierenkrankheiten, Vergiftungen, Infektionskrankheiten, Krebs oder Wurmerkrankungen hervorgerufen werden. Akut kann sie durch Kreislaufversagen oder Kälte entstehen.

Blattern (Pocken): Früher gehörten die Pocken zu einer der gefürchtetsten Krankheiten. Unter hohem Fieber und starken Kreuzschmerzen entwickeln sich auf dem ganzen Körper stark juckende, mit heller Flüssigkeit gefüllte Pusteln, die – bei gutem Ausgang der Krankheit – sehr auffällige Narben hinterlassen. Seit 1977 kann die Krankheit durch die weltweite Impfkampagne der WHO als ausgerottet betrachtet werden.

Blausucht (Zyanose): Auf einer Unterversorgung des Körpers mit Sauerstoff beruhende bläuliche Verfärbung der Haut. Die Ursache für die mangelnde Sauerstoffsättigung ist meist eine Erkrankung des Herzens und/oder der Lunge. Durchblutungsstörungen und Kälteeinwirkungen kommen ebenfalls in Betracht. Bei angeborenen Herzfehlern ist die Blausucht oft besonders stark ausgeprägt.

Bleivergiftung (Saturnismus): Anzeichen einer akuten Bleivergiftung sind: Übelkeit, Erbrechen, Durchfall, Leibschmerzen und Atemnot. Häufiger ist die chronische Bleivergiftung, die meist durch eine berufliche Exposition mit Bleistaub oder Bleidämpfen, z.B. beim Schleifen von Bleilegierungen oder beim Schweißen von Metallteilen entsteht. Die Folge ist ein verstärkter Abbau von roten Blutkörperchen. Anzeichen einer chronischen Vergiftung sind: Schleichender Beginn mit Müdigkeit, Kopfschmerz an den Schläfen, Schwindel, Schwäche, Verstopfung, Appetitlosigkeit, blaßfahle Haut, Schrumpfnieren, Übelkeit und Brechreiz. Es kann auch zu einem Temperaturanstieg sowie kolikartigen Schmerzen kommen. Ein schwarzblauer Saum am Zahnfleisch sowie eine Anämie sind weitere Hinweise auf ein Bleivergiftung. Lähmungserscheinungen können ebenfalls auftreten.

Blenorrhöe: 1. (Allg.): Eitrige Absonderung der Schleimhaut, 2. Bindehautentzündung, hervorgerufen durch Bakterien (z.B. bei Neugeborenen durch Gonokokken („Tripper") ausgelöst).

Blickfeld: Nach beiden Seiten, oben und unten sichtbarer Raum.

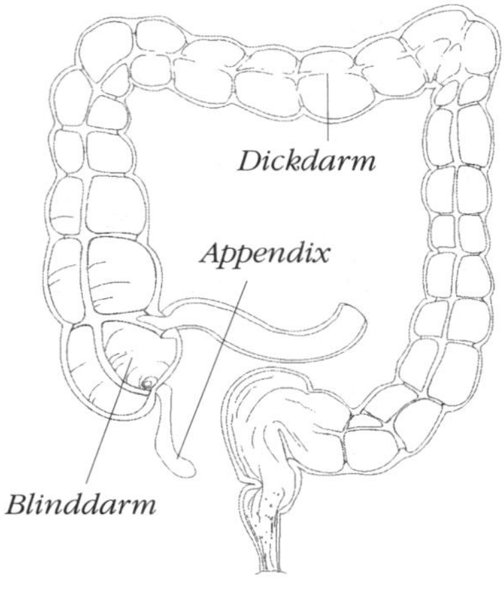

Blinddarm

Blinddarm (Zökum): Ende des Dickdarms, welches seitlich mit dem Dünndarm verbunden ist. Von ihm geht der Wurmfortsatz ab (Appendix), der oft fälschlich als Blinddarm bezeichnet wird.

Blinddarmentzündung: → Appendizitis.

Blinder Fleck: Stelle auf der Netzhaut, an der der Sehnerv (Nervus opticus) austritt. Hier befinden sich weder Stäbchen noch Zäpfchen, deshalb ist diese Stelle für Licht unempfindlich.

Blindheit: Weitgehende Verminderung der Sehkraft, die entweder angeboren oder erworben ist. Die vollständige Blindheit wird als Amarose bezeichnet.

Blut: Das Blut besteht aus Zellen und Plasma (Flüssigkeit) und kreist durch die Gefäße. Es ist für viele wichtige Funktionen des Körpers vonnöten. Bei den Blutzellen unterscheidet man zwischen roten und weißen Blutkörperchen. Das Plasma setzt sich aus Wasser, Eiweißen, Fettverbindungen, Salzen, Nährstoffen und Stoffwechselprodukten zusammen. Die roten Blutkörperchen (Erythrozyten) transportieren Sauerstoff im Körper, indem sie ihn an den roten Blutfarbstoff, das Hämoglobin, binden. Im Gewebe wird der Sauerstoff abgegeben. Umgekehrt wird dort das Stoffwechselprodukt Kohlendioxid gebunden und in den Lungen wieder abgegeben. Insgesamt hat der Mensch ungefähr 20 bis 30 Billionen roter Blutkörperchen. Sie werden im Knochenmark gebildet und haben eine Lebenszeit von etwa 120 Tagen. Die weißen Blutkörperchen (Leukozyten) unterteilt man in zwei Gruppen: die Granulozyten (Körnerzellen) und die Lymphozyten. 75% der weißen Blutkörperchen sind Granulozyten. Sie werden je nach ihrer Anfärbbarkeit weiter in drei Gruppen eingeteilt: Die eosinophilen, basophilen und neutrophilen Granulozyten. Sie stellen eine Art von Freßzellen dar, die in Gewebe eindringen und Bakterien und andere Fremdkörper aufnehmen und zerstören können. Die Lymphozyten sind für die Abwehr des Körpers notwendig. Die Blutplättchen (Thrombozyten) sind an der Blutstillung beteiligt. Bei Krankheiten kann sich die Zusammensetzung der Blutbestandteile ändern. Eine wichtige Untersuchung ist die Blutsenkungsgeschwindigkeit (BSG). Bei Entzündungen ist sie beispielsweise beschleunigt. Das Blutbild gibt Auskunft über das Aussehen und die Anzahl der roten und der weißen Blutkörperchen. Die Blutgruppenzugehörigkeit ist für Transfusionen entscheidend, da Abstoßungsreaktionen vermieden werden müssen. Das AB0-System unterscheidet vier verschiedene Blutgruppen: Gruppe 0, A, B und AB. Es gibt noch andere Systeme zur Unterscheidung der Blutgruppen, z.B. das Rhesussystem.

Blutarmut: → Anämie.

Blutbild: Bei dieser Untersuchung werden die roten und weißen Blutkörperchen sowie die Blutplättchen und die Retikolozyten ausgezählt. Verschiebungen der Anteile dieser Zellgruppen können wichtige diagnostische Hinweise liefern, z.B. spricht eine Erhöhung der weißen Blutkörperchen für einen Infekt.

Blutdruck: Der in den Herzkammern und Blutgefäßen herrschende

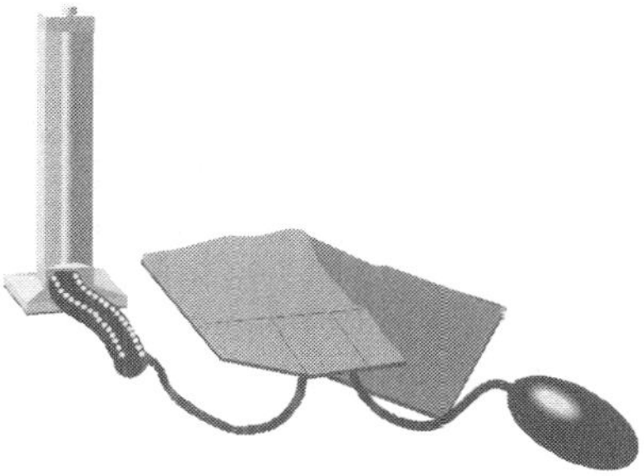

Blutdruckmeßgerät

arterielle Druck. Er ist abhängig von der Pumpleistung des Herzens und dem Gefäßwiderstand. Der Blutdruck wird in Millimetern Quecksilbersäule angegeben (mmHg). Der systolische Druck gibt Auskunft über die Druckverhältnisse während der Austreibungsphase des Herzens, der diastolische über den während der Entspannungsphase. Die Normwerte sind altersabhängig. So beträgt der Blutdruck bis zum 10. Lebensjahr normalerweise 90/60 mmHg, im Alter von 30–40 Jahren etwa 125/85 mmHg und über 60 Jahren 150/90 mmHg. Bei systolischen Werten über 160 mmHg spricht man von überhöhtem Blutdruck (Hypertonie). Die Hypertonie ist eine sehr verbreitete Zivilisationskrankheit. Jeder 5. Mensch über 40 Jahren leidet an erhöhtem Blutdruck. Bei älteren Menschen ist der Druck oft erhöht, weil die Gefäßwand starr ist (→ Arteriosklerose). Die genauen Gründe dafür sind jedoch oft nicht bekannt, in diesem Fall spricht man von essentieller Hypertonie. Nur in 5–10% der Fälle ist die Ursache für den Hochdruck bekannt. In diesen Fällen spricht man von sekundären Formen. Als Ursachen kommen vor allem Nierenerkrankungen oder hormonelle Veränderungen (→ Phäochromozytom, Nebennierenerkrankungen) in Betracht. Bluthochdruck ist einer der wichtigsten Risikofaktoren für Schädigungen am Gehirn (→ Schlaganfall), Herzen (→ Erkrankungen der Herzkranzgefäße), der Nieren und des Augenhintergrunds. Anzeichen eines Bluthochdrucks können Kopfschmerzen, Schwindelgefühl und Ohrensausen sein. Zur Behandlung werden außer der angestrebten gesunden Lebensführung auch Medikamente (Antihypertensiva) eingesetzt. Von einem erniedrigten Blutdruck (Hypotonie) spricht man, wenn der systolische Druck unter 100 mmHg liegt. Anzeichen sind Müdigkeit, Konzentrationsschwäche, allgemeine Leistungsschwäche. Insbesondere im Stehen kommt es oft zu Beschwerden. Bei schweren Formen können auch kurzzeitige Ohnmachtsanfälle auftreten. Meist braucht ein erniedrigter Blutdruck jedoch nicht behandelt zu werden, die Lebenserwartung ist sogar oft erhöht.

Blutegel (Hirudo medicinalis): In der alten Heilkunde verwendetes Tier aus der Klasse der Ringelwürmer. Die Tiere wurden z.B. zur Behandlung von Krampfadern eingesetzt.

Bluterbrechen (Hämatermesis): Die häufigsten Ursachen für Bluterbrechen sind: Speiseröhrenkrampfadern (Oesophagusvarizen), Magengeschwüre (Ulcus ventriculi), sowie das Zwölffingerdarmgeschwür (Ulcus duodeni). Darüber hinaus kann das Blut auch aus dem Nasen-Rachen-Raum oder der Lunge stammen. Blut, das mit der Magensäure Kontakt hatte, sieht aus wie Kaffeesatz. Bei Bluterbrechen sollte sofort ein Arzt verständigt werden.

Bluterguß: „Blauer Fleck", der dadurch entsteht, daß Blut nach einem Stoß, einer Prellung oder Zerrung ins Gewebe übertritt. Nach einer anfänglichen Rötung färbt sich der Fleck blau und später grün-gelblich.

Bluterkrankheit (Hämophilie): Bei Blutern gerinnt das Blut wesentlich langsamer als bei Gesunden; sie müssen sich daher vor jeder Verletzung hüten. Die Erkrankung ist selten; sie betrifft einen von 4.000 Jungen. Mädchen erkranken nie, da die Krankheit über das mütterliche X-Chromosom vererbt wird. Da Frauen im Gegensatz zu Männern zwei X-Chromosome besitzen, können sie mit ihrem gesunden X-Chromosom das „kranke" ausgleichen. Es werden zwei Formen der Hämophilie unterschieden: Bei der Hämophilie A liegt eine angeborene Aktivitätsminderung des Faktors VIII vor, bei der Hämophilie B ist der Faktor IX vermindert. Diese Faktoren spielen bei der → Blutgerinnung eine wichtige Rolle. Je nach Ausprägung der Krankheit unterscheidet man zwischen schwerer, mittelschwerer und leichter Hämophilie. Treten im Alltag häufig bedrohliche Blutungen auf, spricht man von schwerer Hämophilie. Mildere Formen machen sich erst bei größeren Verletzungen und operativen Eingriffen bemerkbar.

Blutersatzflüssigkeiten: Plasmaexpander werden zum raschen Ersatz von Blutverlusten gegeben, wenn keine Echtblut-Transfusion möglich ist.

Blutfarbstoff: → Hämoglobin.
Blutfette: → Fettstoffwechselstörungen.
Blutgasanalyse: Messung von Sauerstoff, Kohlendioxid und pH-Wert im Blut.
Blutgefäße: → Arterie.
Blutgerinnung: An der Gerinnung des Blutes sind mehr als 30 verschiedene Substanzen beteiligt. Sie sind Teil einer komplizierten „Gerinnungskaskade". Die Grundzüge der Blutgerinnung sind wie folgt: Bei einer Verletzung des Gefäßes kommt es an der betroffenen Stelle zum Zerfall von Blutplättchen und zur Freisetzung bestimmter Stoffe aus dem umliegenden, verletzten Gewebe. Dies Stoffe und die zerfallenen Blutplättchen aktivieren nun eine Gerinnungssubstanz, die Thrombokinase, die ihrerseits den Gerinnungsfaktor Prothrombin in seine aktive Form (Thrombin) umwandelt. Das Thrombin wiederum wandelt das inaktive Fibrinogen in seine aktive Form, Fibrin, um. Fibrin ist ein Eiweißstoff, der im Gebiet der Gefäßverletzung ein Netzwerk feiner Fäden spinnt. In diesem Netz verfangen sich Blutzellen, die aus dem Blutgefäß austreten. So entsteht innerhalb kurzer Zeit eine zusammenhängende Kruste, der Wundschorf, unter dessen Schutz sich dann die Wunde durch Neubildung von Zellen wieder schließt. Störungen der Gerinnung können an vielen Punkten der Kaskade auftreten. Sie sind entweder angeboren (→ Bluterkrankheit) oder erworben (→ Leberzirrhose). Bei einem Mangel an Stoffen, die die Gerinnung hemmen (wie Protein C und Protein S), treten gehäuft Venenthrombosen auf, man spricht in diesen Fällen von einer Thrombophilie.
Blutgruppen: → Blut.
Blutharn (Hämaturie): Der Nachweis von roten Blutkörperchen im Urin kann ein wichtiges Anzeichen für zahlreiche Harnwegserkrankungen, sein. Es kann sich um Entzündungen, Tumoren oder Verletzungen handeln. Der Befund sollte auf jeden Fall abgeklärt werden.
Bluthochdruck: Ab einem systolischen Wert von über 140 und einem diastolischen Wert von über 90 mmHg spricht man nach der Definition der WHO von Bluthochdruck. In den meisten Fällen ist die Ursache unbekannt (primärer Bluthochdruck). Weiterhin kommen folgende Ursachen in Betracht: hormonelles Ungleichgewicht, Medikamente, Hirntumoren, Schwangerschaft, Arteriosklerose. Je nach Schweregrad können verschiedene Organe (vor allem Herz, Niere, Gehirn und Augenhintergrund) geschädigt werden. Anzeichen sind: Schwindel, Kopfschmerzen, Sehstörungen, oft treten aber auch gar keine Symptome auf. Der Blutdruck sollte unbedingt mehrmals gemessen werden, ein einzelner Wert sagt noch nichts aus. Behandlung: blutdrucksenkende Medikamente, Reduktion des Kochsalzverbrauchs und des Körpergewichts (bei Übergewicht), Ausdauersportarten (Schwimmen, Radfahren).
Blutkonserve: Mit gerinnungshemmenden Mitteln versetztes Blut in verschiedenen Aufbereitungsformen (Vollblut, Erythrozytenkonzentrat). Unter kühlen Bedingungen (bei 4 °C) ist es bis zu mehreren Wochen haltbar.

Blutkörperchen: → Blut.

Blutkreislauf: Über die beiden Hohlvenen (Vena cava superior und Vena cava inferior) fließt das sauerstoffarme Blut aus dem Körper zuerst in den rechten Vorhof und dann in die rechte Kammer des Herzens. Von hier gelangt es über die Lungenarterien in die Lungen, wo Sauerstoff aufgenommen und Kohlendioxid abgegeben wird. Über die Lungenvenen fließt das Blut in den linken Vorhof und weiter zur linken Kammer zurück. Die Aorta (große Körperschlagader) geht von der linken Herzkammer ab und versorgt den ganzen Körper mit Blut. Die Arterien, die von der Aorta abgehen, teilen sich in immer kleinere Arterien, bis sie in die sog. Haargefäße (Arteriolen) übergehen. Sie sind für die roten Blutkörperchen durchlässig. Im Gewebe findet die Sauerstoffabgabe bzw. Kohlendioxidaufnahme statt. Das Blut sammelt sich wieder in den Venen und gelangt zum rechten Vorhof des Herzens zurück.

Blutkultur: Bei dieser Untersuchung wird das Blut in eine Nährlösung gegeben und bebrütet. In bestimmten Zeitabständen wird die Kultur auf das Wachstum von Bakterien und Pilzen untersucht.

Blutplasma: → Blut.

Blutplättchen (Thrombozyten): → Blut.

Blutsenkungsgeschwindigkeit (BSG): Untersuchungsmethode, bei der die Sedimentationsgeschwindigkeit, d.h. die Absenkgeschwindigkeit der roten Blutkörperchen festgestellt wird. Hierzu wird das Blut in Röhrchen mit gerinnungshemmenden Mitteln gegeben. Eine erhöhte BSG kann ein Hinweis für eine Entzündung sein.

Blutserum: Gelblich gefärbter, wäßriger Bestandteil des Blutes, der von Blutkörperchen und Thrombozyten befreit ist.

Blutstuhl (Meläna): Blut im Stuhl kann auf verschiedene Erkrankungen hinweisen. Wenn das Blut frisch aussieht, stammt es aus dem unteren Verdauungstrakt, wenn es schwärzlich gefärbt ist, aus den oberen Abschnitten. Ursachen können ent-

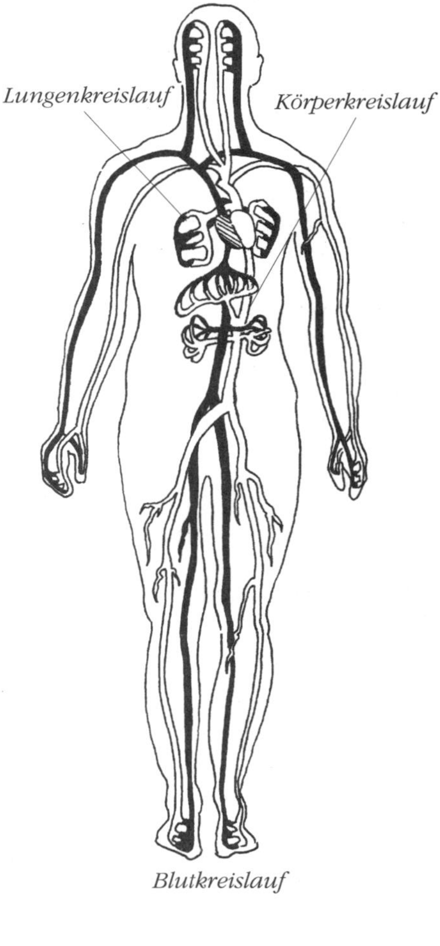

Blutkreislauf

zündliche Darmerkrankungen, Tumoren oder Hämorrhoiden sein.

Bluttransfusion: Übertragung von (Voll-)Blut nach starken Blutverlusten (Verletzungen, Operationen) in Form von Blutkonserven (als Infusion).

Blutung: → Erste Hilfe.

Blutungszeit: Test zur Feststellung der Funktionstüchtigkeit der Blutplättchen (Thrombozyten). Es wird ein kleiner Stich in den Finger gesetzt, und die Zeit wird gemessen, bis die Blutung aufhört.

Blutverdünnung: Umgangssprachlich ist damit eine durch Medikamente herbeigeführte Gerinnungshemmung (Antikoagulantien) gemeint. Unter Hämodilatation versteht man den Einsatz von Blutersatzflüssigkeiten (Plasmaexpander) zur Behandlung von Durchblutungsstörungen.

Blutvergiftung: Umgangssprachlich für eine Entzündung der Lymphbahnen (Lymphangitis). Manchmal auch für → Sepsis gebraucht.

Blutwäsche: → Dialyse.

Blutzucker: Der normale Gehalt an Traubenzucker (Glucose) im Blut beträgt 70–120 mg/dl. Liegt der Wert darüber, spricht man von einer Hyperglykämie, darunter spricht man von einer Hypoglykämie.

Boecksche Krankheit (Sarkoidose): Seltene Krankheit unbekannter Ursache, die nahezu jedes Organ in Form von entzündlichen Infiltraten befallen kann. In 90% der Fälle ist die Lunge betroffen. Weitere Symptome können sein: Lymphknotenschwellungen und Veränderungen von Milz, Haut, Augen, Knochen, Herzen und Nervensystem. Die Diagnose wird anhand eines Computertomogramms (CT) der Lunge gestellt. Behandelt wird mit entzündungshemmenden Mitteln.

Borrellien: Schraubenförmige Bakterien, die unter anderem Erreger der → Borrelliose sind.

Borrelliose (Lyme-Krankheit): Durch einen Zeckenbiß übertragene Bakterien (Borrelia burgdorferi). Nach 10 Tagen bis zu mehreren Wochen kann sich an der Bißstelle eine ringförmige Rötung ausbilden (Erythema chronicum migrans). Hinzu kommen grippeartige Symptome, Nackensteife und hohes Fieber. Die Diagnose wird durch eine Untersuchung von Rückenmarksflüssigkeit bestätigt. Behandelt wird mit Antibiotika. Wird die Krankheit nicht frühzeitig erkannt und entsprechend behandelt, kann es zu schweren Folgeschäden kommen. Es können Gelenkbeschwerden und Schädigungen des Herzens und des Nervensystems auftreten. Eine Schutzimpfung gegen diese Erreger gibt es nicht, deshalb ist lange Kleidung bei Waldspaziergängen der einzig wirksame Schutz.

Botulismus: Durch Bakterien (Clostridium botulinum) verursachte Lebensmittelvergiftung. Die Bakterien wachsen in faulenden Fleisch- und Gemüsekonserven und bilden Gase (Vorsicht bei Konserven, deren Deckel nach außen vorgewölbt ist!). Das Gift kann nur durch 15-minütiges Erhitzen bei 100 °C zerstört werden. Die von den Bakterien abgesonderten Gifte wirken lähmend auf das Zentralnervensystem. Erste Symptome sind Lähmungen der Augenmuskeln und Beschwerden beim Schlucken. Nach etwa einer Woche tritt der Tod durch Herz-Kreislauf-

Versagen ein. Die Behandlung erfolgt mit einem Botulinusserum als Gegenmittel. Bei einigen Erkrankungen (z.B. Augenlidkrampf) wird das Botulinustoxin in geringer Dosierung örtlich gespritzt, wodurch es für mehrere Wochen zur Entspannung des Muskels kommt.

Bradykardie: Verlangsamung des Herzschlags auf Werte von unter 55 Schlägen pro Minute.

Brand (Nekrose, Gangrän): Örtlich begrenzter Gewebstod. Zum Absterben des Gewebes kommt es, wenn die Blutzufuhr unterbrochen wird (durch Verletzungen oder Verengung der Gefäße). Findet zusätzlich eine Besiedlung mit Fäulnisbakterien statt, spricht man von „feuchtem" Brand. Nekrosen entstehen oft bei Diabetikern oder bei Rauchern (→ Arteriosklerose). Bei bettlägrigen Patienten entstehen bei schlechter Pflege oft Drucknekrosen (Dekubitus), wenn sie lange auf derselben Körperstelle liegen.

Brandblasen: Sie entstehen bei → Verbrennungen der Haut. Sie sind charakteristisch für Verbrennungen zweiten Grades.

Brechdurchfall: → Durchfall.

Brechkraft: Die Brechkraft des Auges wird in Dioptrien (dpt) gemessen. Sie ist umgekehrt proportional zur Brennweite f des optischen Systems in Metern. Je kleiner also die Brennweite, d.h. der Abstand des Brennpunktes vom brechenden Medium, desto größer die Brechkraft.

Bronchialasthma: → Asthma.

Bronchialkarzinom (Lungenkrebs): Bösartiger Tumor der Bronchien. Er ist bei Männern über 40 die häufigste Krebsform. In letzter Zeit erkranken auch immer mehr Frauen. Ein Zusammenhang zum Zigarettenrauchen ist eindeutig bewiesen. Die ersten Anzeichen äußern sich in ständigem Husten (chronische Bronchitis) mit oft blutigem Auswurf. Das Bronchialkarzinom hat eine schlechte Heilungsrate, da es schnell Tochtergeschwülste bildet.

Bronchien: Die Luftröhre gabelt sich in Höhe des 3. und 4. Brustwirbels in die beiden Hauptbronchien, die sich in der Lunge in immer kleiner werdende Bronchien und schließlich in die Bronchiolen aufzweigen. Die Innenwand der Luftröhre und die der großen Bronchien ist mit kleinen Flimmerhärchen ausgekleidet, deren Bewegung nach oben gerichtet ist. So kann der bei einer Bronchitis gebildete Schleim aus der Lunge abtransportiert werden.

Bronchitis: Entzündung der Bronchialschleimhaut. Es gibt eine akute Form, der meist eine Virusinfektion zugrunde liegt. Sie geht mit Fieber, Halsschmerzen, Kopfschmerzen und Husten (zunächst trocken, später mit schleimig-eitrigem Auswurf) einher. Von einer chronischen Bronchitis spricht man, wenn das Krankheitsbild über Jahre immer wieder auftritt. Oft entwickelt sich bei einer chronischen Bronchitis auch ein Lungenemphysem. Hierbei sind die Lungenbläschen (Alveolen) erweitert. In diesem Fall besteht eine chronisch obstruktive Lungenkrankheit. Bei der chronischen Bronchitis ist das Bronchialsekret vermehrt und zähflüssiger. Im Laufe der Erkrankung nimmt die Atemnot zu. Als Folge der chronischen Bronchitis kann eine Herzschwäche auftre-

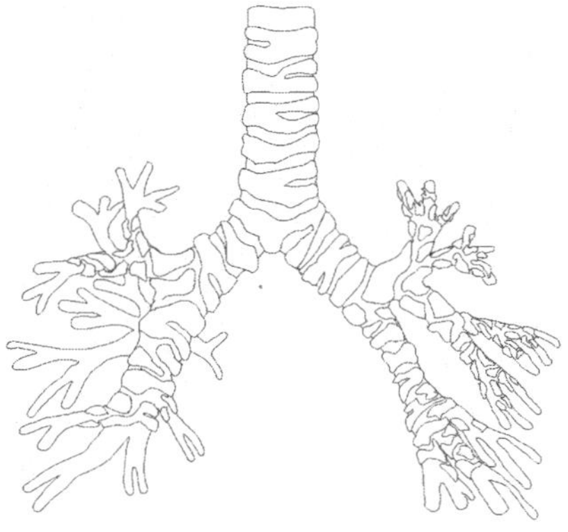

Bronchien

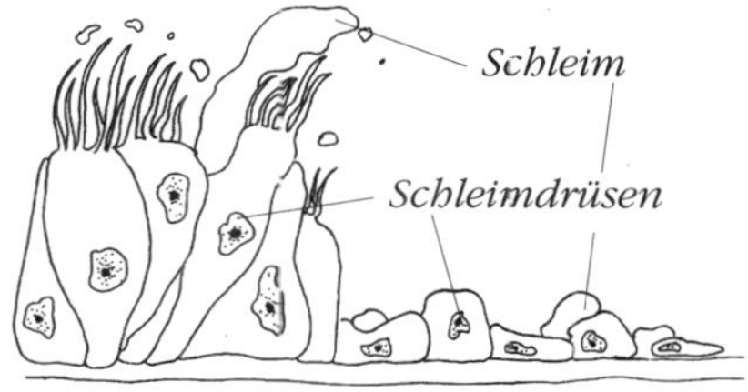

ten. Ursachen für die Krankheit sind: Rauchen, berufliche Belastungen durch Stäube sowie Virusinfektionen.

Bronchoskopie: Mit Hilfe des Bronchoskops (ein biegsames Rohr mit Optik und Beleuchtung) können die Luftröhre und die größeren Abschnitte des Bronchialsystems betrachtet werden.

Bronzehautkrankheit: → Addison-Krankheit.

Broteinheit: 1 BE = 12 g Kohlenhydrate = eine dünne Scheibe Brot. Einheit zur Errechnung der Energiezufuhr bei Diabetes mellitus (Zuckerkrankheit).

Brucellosen: Vor allem Rinder und Ziegen werden von bestimmten Erregern (Brucellen) befallen, die durch Milch und Milchprodukte sowie durch direkten Kontakt zu den Tieren auf Menschen übertragen werden können. Brucellosen treten vorwiegend bei Bauern, Metzgern und Tierärzten auf. Die bekannteste Brucellose ist die Bangsche Krankheit, die vom Rind auf den Menschen übertragen wird. 2–6 Wochen nach der Ansteckung tritt Fieber bis zu 39 °C auf, außerdem schwellen Lymphknoten, Milz und Leber an. Das Fieber senkt und erhöht sich periodisch, was eine wellenhafte Fieberkurve ergibt. Die Erkrankung kann sich über mehrere Monate hinziehen. Die Betroffenen klagen über Müdigkeit und rheumaähnliche Beschwerden. Komplikationen können durch Bakterienansiedlungen in den Herzklappen, Venen, im Nervensystem und in der Ohrspeicheldrüse auftreten. Die Behandlung erfolgt nach dem Erregernachweis im Blut mit Antibiotika. Das Maltafieber wird durch eine andere Brucellenart verursacht. Sie wird von Ziegen auf Menschen übertragen und verläuft ähnlich wie die Bangsche Krankheit.

Bruch: 1. Eingeweidebruch (Hernie): Beim Leistenbruch (Inguinalhernie) treten die Eingeweide unter der Haut bis in den Hodensack vor (=Hodenbruch). Eine andere Art von Leistenbruch stellt der Schenkelbruch dar. Hier schieben sich die Eingeweide an der Stelle, an der die Blut- und Lymphgefäße aus dem Bauch- und Beckenraum zum Oberschenkel ziehen, in Richtung Oberschenkel vor. Eine weitere Schwachstelle der Bauchwand, an der ein Bruch passieren kann, stellt der Bauchnabel dar. Hier wölben sich durch die Nabelnarbe Eingeweide vor (Nabelbruch oder Umbilikalhernie). Bei Zwerchfellbrüchen dringen Eingeweide durch Schwachstellen oder schon vorhandene Öffnungen in die Brusthöhle ein. Komplikationen von Hernien können sich ergeben, wenn der Bruchsack mit den Eingeweiden verwächst oder wenn Entzündungen im Bruchsack auftreten. Außerdem kann der Bruchsack auf Organe drücken und diese so schädigen. Weiterhin besteht die Gefahr der Einklemmung (Inkarzeration), bei der sich der Bruchring zusammenzieht, der Bruch jedoch außen bleibt und dadurch abgeschnürt wird. Die Blutversorgung kann so stark beeinträchtigt werden, daß Teile der eingeklemmten Organe absterben. Ist der Darm betroffen, kann dies zu einem Darmverschluß (Ileus) führen. Bei der Behandlung von Hernien versucht man, soweit möglich, den Bruch zurückzuverlagern und die Bruchpforte zu verschließen. 2. → Knochenbruch.

Brustdrüse (Mamma): Die weibliche Brust besteht aus 15 bis 20 Lappen (Drüsengewebe) und ebenso vielen Milchgängen, die an der Brustwarze (Mamille) münden. Während der Schwangerschaft nimmt das Organ an Größe zu. Nach der Geburt schießt die Milch ein.

Brustdrüsenentzündung (Mastitis): Entzündung der Brust, bei der Keime (meist Staphylokokken) durch kleine Risse, die durch das Stillen verursacht wurden, in das Zwischendrüsengewebe eindringen. Die Entzündung ist meist auf einen

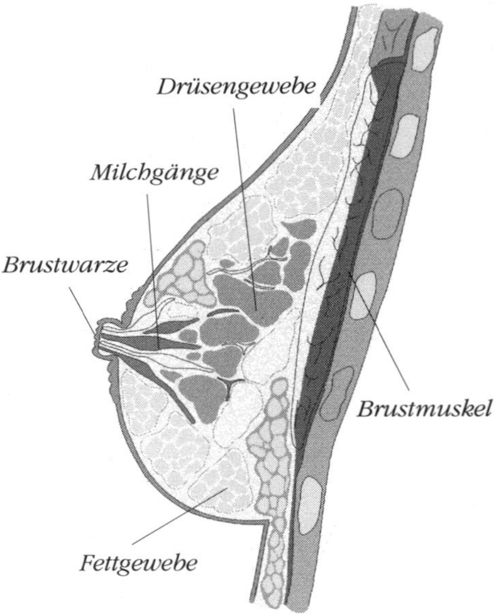

Brustdrüse

keilförmigen Abschnitt begrenzt. Sie tritt in der Regel in der 2.–4. Woche nach der Entbindung auf. Als erstes Zeichen tritt Fieber auf, später kommen Schüttelfrost und Schwellungen der Lymphknoten der Achselhöhle auf der gleichen Seite hinzu. Zur Vermeidung einer solchen Entzündung muß stets auf Sauberkeit geachtet werden.

Brustkorb (Thorax): Der Brustkorb besteht aus den 12 Wirbeln der Brustwirbelsäule, den 12 Rippen und dem Brustbein. Er umhüllt die Brusthöhle mit ihren Organen (Lungen, Herz, Mittelfellraum, Thymus, Blutgefäße, Speiseröhre, Nerven). Das Zwerchfell trennt die Brust- von der Bauchhöhle.

Brustkrebs (Mammakarzinom): Der Brustkrebs stellt bei Frauen die häufigste Krebserkrankung dar: Jede 15.–20. Frau leidet irgendwann in

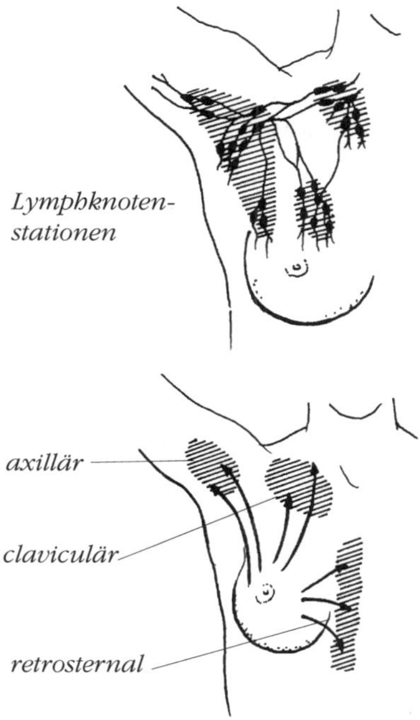

Brustkrebsausbreitung

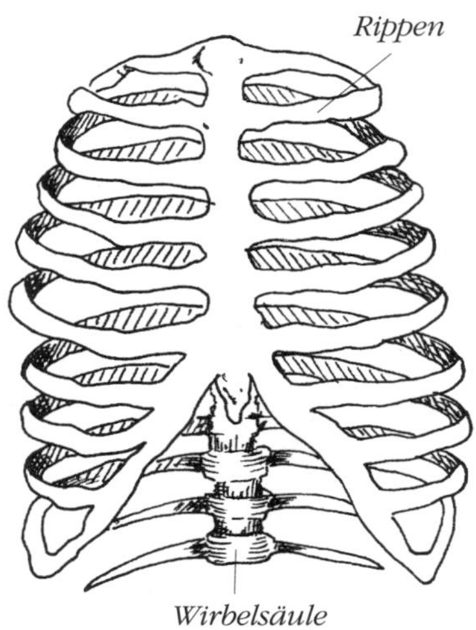

Brustkorb / Thorax

ihrem Leben an dieser Krebsform, jeder 5. Krebsbefall bei Frauen beruht auf Brustkrebs. Das Haupterkrankungsalter liegt zwischen 40 und 60 Jahren. Besonders gefährdet sind: Frauen mit Fällen von Brustkrebs in der nächsten Verwandtschaft (Mutter, Schwester), Frauen ohne Kinder, die nie gestillt haben, Frauen über 40 Jahren, Frauen mit spätem Aufhören der Regelblutung (nach dem 50. Lebensjahr), Frauen mit gutartigen Krebserkrankungen. Frauen mit Brustkrebs einer Seite haben ein 5 mal höheres Risiko, daß sie auf der anderen Seite auch Krebs bekommen.

Bulimie (Eß-Brechsucht): Krankhaft gesteigertes Hungergefühl. Nach Anfällen von Heißhunger, in denen die Patientinnen große Mengen an hochkalorischer Nahrung zu sich nehmen, erbrechen sie aus Angst vor Gewichtszunahme das Gegessene wieder. Oft findet auch ein Mißbrauch von Abführmitteln statt. Meist sind die betroffenen Frauen zwischen 15 und 30 Jahre alt.

Bursitis: → Schleimbeutelentzündung, meist durch Überanstrengung oder Verletzungen ausgelöst.

Bypass: Operativ angelegte Überbrückung des Blutstroms einer verengten oder ganz verschlossenen Arterie. Das überbrückende Gefäß nennt man Bypass („Umgehung"). Man verwendet dazu meist eine kleine Beinvene des Patienten oder ein künstliches Gefäß.

B-Zellen: → Betazellen.

C

Caecum: → Blinddarm.

Caissonsche Krankheit (Taucherkrankheit): Diese Erkrankung tritt auf, wenn sich gelöster Stickstoff im Blut als Gaspartikel nicht wieder löst und so zu Gefäßverschluß führt. Hierzu sind Druckabfall nach Aufenthalt in Überdruck oder bei Höhenaufenthalt (Fliegen ohne Druckausgleich) nicht unbedingt notwendig. Anzeichen: Schwindel, eventuell Euphorie und neuropsychologische Störungen, Lähmungen, Empfindungsstörungen, Herz-, Kreislauf- und Atembeschwerden sowie Gelenkschmerzen. Behandlung: Sofortige Rekompression in einer Überdruckkammer.

Calcitonin: Schilddrüsenhormon, welches den Kalziumspiegel im Blut senkt und damit dem → Parathormon entgegenwirkt.

Calziumantagonisten: Medikamente, die zur Behandlung von Bluthochdruck sowie koronarer Herzkrankheit eingesetzt werden. Sie hemmen den Einstrom von Calzium in die Zellen des Herzmuskels. Dadurch kommt es zu folgenden Wirkungen: Erweiterung der Herzkranzgefäße, Dämpfung der Arbeit des Herzmuskels, Verlangsamung der Erregungsbildung im Herzen.

Candida albicans: Sproßpilz, der Haut und Schleimhäute befällt.

Candidiasis (Soor): Befall der Haut, Schleimhaut und der inneren Organe mit Hefepilzen. Normalerweise sind diese harmlos, sie können sich jedoch bei Abwehrschwäche ungehemmt vermehren.

Cannabis: Rauschmittel. Aus dem Harz der Hanfpflanze wird Haschisch, aus den getrockneten Blättern Marihuana gewonnen.

Cartilago: Knorpel.

CEA (carcinoembryonales Antigen): Eiweiß im Blut, dessen Konzentration z.B. bei Magenkrebs erhöht sein kann.

Chagas-Krankheit: In Mittel- und Südamerika verbreitete Krankheit. Sie wird durch den Blut- und Zellparasiten Trypanosoma cruzi hervorgerufen, der durch den Stich von Raubwanzen von Wildtieren auf den Menschen übertragen wird. Es kommt zu Fieber, Lymphknoten-, Milz- und Leberschwellungen sowie zu einer Entzündung des Herzmuskels. Eine schwere Komplikation ist das Herzversagen.

Chalazion (Hagelkorn): Entzündung am Auge mit einer etwa erbsengroßen Schwellung. Sie wird durch einen Sekretstau und Infektion der Meibomschen Drüsen am Auge verursacht.

Cheilitis (Lippenentzündung): Als Ursache kommen bakterielle Infektionen oder Pilzbefall in Betracht. Häufig ist starke Sonneneinstrahlung Grund für Entzündung der Lippen.

Chemotherapie: Behandlung von Infektionskrankheiten oder Krebserkrankungen mit chemischen Substanzen. Der Begriff wurde von dem deutschen Chemiker und Pharmakologen Paul Ehrlich (1854–1915) geprägt, der 1910 das erste Chemotherapeutikum gegen Syphillis einführte (Salvarsan).

C

Cheyne-Stokes-Atmung: Zu- und Abnahme der Atemtiefe mit längeren Atempausen. Ursache ist eine Schädigung des Atemzentrums als Anzeichen unmittelbarer Lebensgefahr. Häufig liegen Durchblutungsstörungen des Gehirns, Vergiftungen oder eine Herzschwäche vor.

China-Restaurant-Syndrom: Überempfindlichkeitsreaktion auf Mononatrium-L-Glutamat, das in der chinesischen Küche häufig als Geschmacksverstärker eingesetzt wird. Etwa 15 Minuten nach dem Verzehr größerer Mengen dieser Substanz kommt es zu Kopfschmerzen, Schweißausbrüchen und Herzschmerzen.

Chinidin: Weißes Pulver, das aus der Chininrinde gewonnen wird und einen bitteren Geschmack besitzt. Früher wurde es bei Fieber und als Malariamittel eingesetzt. Es wirkt entzündungshemmend und wehenerregend.

Chiropraktik: Durch bestimmte Handgriffe (= manuelle Therapie) wird versucht, Fehlstellungen der Gelenke der Wirbelsäule zu beheben und dadurch auch die Schmerzen zu lindern. Ein beliebtes Anwendungsgebiet ist der → Bandscheibenschaden. Vor der Durchführung der Chirotherapie muß jedoch sichergestellt werden, daß keine Wirbelerkrankungen vorliegen, die sich durch die Behandlung verschlechtern könnten.

Chirurgie: Fachgebiet der Medizin, das die Erkennung von chirurgischen Erkrankungen sowie ihre operative Behandlung umfaßt. Es gliedert sich in mehrere Teilgebiete (Herz-, Unfall-, Neuro- und Transplantationschirurgie, Urologie usw.)

Chlamydien: Bakterienähnliche Mikroorganismen, die sich nur innerhalb lebender Zellen vermehren können. Sie lösen verschiedene Krankheitsbilder aus, darunter die Papageienkrankheit (Chlamydia psittaci), das Trachom (Chlamydia trachomatis) und die Geschlechtskrankheit Lymphogranuloma inguinale.

Chloroform: Flüchtige, süßlich riechende Flüssigkeit, die früher als Narkotikum verwendet wurde. Heute wird die Substanz wegen der gefährlichen Wirkungen auf Kreislauf, Herz, Leber und Nieren nicht mehr benutzt.

Cholagoga: Galletreibende Mittel, die die Produktion von Gallenflüssigkeit in der Leber anregen oder den Galleabfluß aus der Gallenblase und den Gallenwegen fördern. Zu ihnen gehören: Kümmel, Anis, Fenchel, Artischocke, Löwenzahn, Rosmarin, Ringelblume und Schafgarbe.

Cholangiographie: Darstellung der Gallenblase und der Gallengänge mit Röntgenkontrastmittel. Diese Untersuchung wird bei Verdacht auf Gallensteine oder andere Anomalien durchgeführt.

Cholangiopathien: Erkrankungen der Gallenwege.

Cholangitis: Entzündung der Gallenwege, meist durch einen durch einen Tumor oder Stein bedingten Verschluß. Häufig ist auch die Gallenblase betroffen. Anzeichen sind Fieber, Schüttelfrost und eine vorübergehende Gelbfärbung der Haut (→ Ikterus).

Cholasma: Flächenhafte, gelbbraune, scharf begrenzte Flecken im Gesicht, die durch Hormonveränderungen, Kosmetika oder Medikamente verursacht werden können. Cholasmen sind während der Schwangerschaft besonders häufig. Nach der Geburt des Kindes bilden sie sich wieder zurück. Schilddrüsenüberfunktion (→ Basedowsche Krankheit), Einnahme der Anti-Baby-Pille und Leberschäden können ebenfalls die Ursache eines Cholasmas sein.

Choledochus: Galleableitender Gang, der an der Vaterschen Papille in den Zwölffingerdarm mündet. Er geht aus dem Gallenblasengang (Ductus cysticus) und dem Lebergang (Ductus hepaticus communis) hervor.

Choledochuskarzinom: Seltener Tumor im Gallengangsystem.

Cholelithiasis: → Gallensteinleiden.

Cholelitholyse: Auflösung von Gallensteinen bestimmter Zusammensetzung durch Medikamente (funktioniert nur bei Gallensteinen mit hohem Cholesterinanteil).

Cholera: Im vorigen Jahrhundert führte diese meldepflichtige Erkrankung zu weltweiten Epidemien. Heute tritt sie vor allem in Teilen Asiens und Afrikas auf. Die Ansteckung mit den Choleraerregern, den Choleravibrionen, erfolgt über infiziertes Trinkwasser oder Nahrungsmittel. Nach etwa 3–5 Tagen treten Durchfälle und Erbrechen auf. Die Durchfälle sind reiswasserartig und schmerzlos. Durch den großen Wasser- und Mineralstoffverlust kommt es schnell zu Austrocknungserscheinungen (spitzes Aussehen, heisere Stimme, starker Durst, Schwäche, Krämpfe, wenig bis gar keine Harnausscheidung). Die Sterblichkeitsrate beträgt 30–50%. Erstes Ziel der Behandlung muß der Ausgleich des Wasser- und Mineralstoffhaushalts sein. Zusätzlich werden Antibiotika verabreicht.

Cholesteatom (Perlgeschwulst): Gutartige, aus verhornendem Plattenepithel hervorgehende Geschwulst im Bereich der weichen Hirnhäute. Das Cholesteatom des Mittelohrs führt zu einer fortschreitenden Zerstörung der umliegenden Knochen und muß operativ entfernt werden.

Cholesterin: Fettstoff, der zusammen mit anderen Fetten die Blutfette bildet. Das Cholesterin wird zum Teil in der Leber gebildet, zum Teil wird es durch die Nahrung aufgenommen. Es ist ein lebenswichtiger Stoff, der am Aufbau der Zellen beteiligt ist. Weiterhin wird es zur Bildung von Hormonen, Gallensäuren und Provitamin D benötigt. Für den Transport im Blut wird das Cholesterin an Eiweißkörper gebunden, zusammen mit den Triglyzeriden entstehen die sog. Lipoproteine. Man unterscheidet Lipoproteine niedriger Dichte (low density lipoprotein = LDL) von solchen hoher Dichte (high density lipoprotein = HDL). Das LDL trägt zur Entstehung von → Arteriosklerose bei, das HDL hat dagegen eine schützende Wirkung auf die Gefäße. Die Cholesterinwerte sollten nicht über 220 mg/dl liegen, über 260 mg/dl ist eine Behandlung angezeigt. Der LDL-Wert sollte unter 150 mg/dl liegen, der HDL-Wert ist zwischen 50 und 60 mg/dl im Normalbereich.

Cholezystitis: → Gallenblasenentzündung.

Chondrom: Gutartige Geschwulst des Knorpelgewebes. Meist sind Ellenbogen-, Schulter- oder Hüftgelenk betroffen.

Chondrosarkom: Bösartige Geschwulst der unteren und oberen Extremitäten.

Chorea (Veitstanz): Erbliche Erkrankung, die meist zwischen dem 30. und 50. Lebensjahr auftritt und mit plötzlich einsetzenden unwillkürlichen Bewegungen der Extremitäten einhergeht. Ursache ist eine Schädigung bestimmter Gehirnregionen. Manchmal ist die Störung nur auf die Gesichtsmuskulatur beschränkt. Der Muskeltonus ist auffallend schlaff. Es treten psychische Störungen (Antriebsstörungen, Halluzinationen, Wahnvorstellungen) auf, die schließlich in einer Demenz münden.

Chorionzottenanalyse: Schwangerschaftsuntersuchung. Bei dieser Untersuchung werden zwischen der 8. und der 10. Schwangerschaftswoche mit einem durch die Scheide und den Muttermund in die Gebärmutter eingeführten Kunststoffkatheter von der äußeren Haut des Eis Chorionzotten entnommen. Hiervon wird eine Zellkultur angelegt, von der man nach einigen Tagen eine Chromosomenanalyse zur Feststellung von Chromosomenanomalien macht. Die Rate von Fehlgeburten beträgt bei dieser Methode 3,5–4%.

Chromatin: Substanz, die in allen Zellkernen enthalten ist und aus DNS (Träger der Erbsubstanz) sowie Eiweißen besteht.

Chromosomen: Schleifenförmige Bestandteile jedes Zellkerns, auf denen die Träger der Erbanlagen (Gene) reihenförmig angeordnet sind. Die Kernschleifen bestehen aus Chromatin, das wiederum aus Nukleinsäuren (→ DNS) aufgebaut ist. Jede Körperzelle des Menschen besteht aus einem Satz von 46 Chromosomen. Die Ei- und Spermienzelle haben jeweils nur 23 Chromosomen. Bei der Vereinigung der beiden Zellen entsteht wieder ein vollständiger Chromosomensatz.

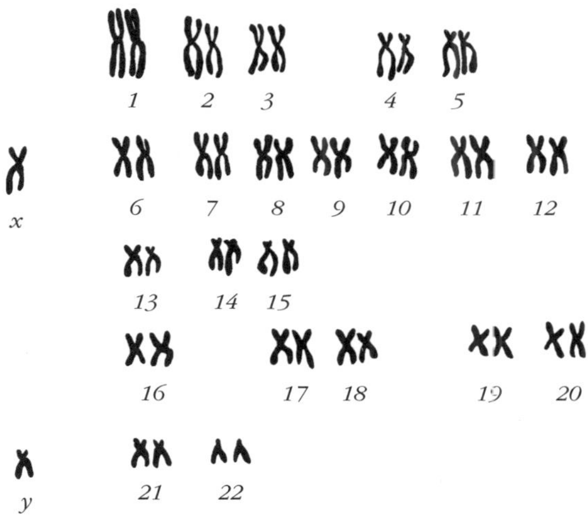

Chromosomensatz

Chromosomenaberrationen: Abweichungen von der normalen Chromosomenzahl oder -struktur. Sie führen zu bestimmten Erkrankungen. So liegt beispielsweise bei der Trisomie 21 ein zusätzliches Chromosom vor. Das dadurch verursachte Krankheitsbild ist unter dem Begriff Down-Syndrom bekannt. Heutzutage sind über 1.300 verschiedene Erbkrankheiten bekannt, die auf einem Defekt einzelner Gene beruhen.

Chromosomenanalyse: Verschiedene → Chromosomenaberrationen lassen sich bereits unter dem Lichtmikroskop erkennen. Die Untersuchung einzelner Gene bedarf jedoch aufwendigerer Untersuchungen.

Chronisch: Langsam verlaufend, von langer Dauer. Gegensatz: Akut (plötzlich einsetzend).

Chronobiologie: Rhythmik der Lebensvorgänge des Organismus.

Chronotrop: Positiv chronotrope Medikamente bewirken eine Zunahme, negativ chronotripe eine Abnahme der Herzfrequenz.

Chymotrypsin: Eiweißspaltendes Verdauungsenzym, das in der Bauchspeicheldrüse produziert wird und im Darm in die aktive Form umgewandelt wird. Eine unzureichende Funktion der Bauchspeicheldrüse kann mit einem Chymotrypsin-Stuhltest erkannt werden.

Claudicatio intermittens: Immer wieder auftretendes Hinken aufgrund einer Mangeldurchblutung der Beinmuskulatur beim Gehen (→ Arteriosklerose, Schaufensterkrankheit).

Clavicula: Schlüsselbein, liegt zwischen Brustbein und Schulterblatt und ist mit beiden gelenkig verbunden.

Clearance: Eliminierung einer Substanz aus dem Blut durch die Niere. Es wird die Menge an Blutplasma angegeben (in ml), die in einer bestimmten Zeit durch die Nieren von einer Substanz befreit wird. Die Clearance gibt Auskunft über die Nierenfunktion. Meist wird die Kreatinin-Clearance angegeben. Hierzu muß der Patient 24 Stunden lang seinen Urin sammeln; außerdem wird eine Blutprobe abgegeben.

Cocain (Kokain): Ursprünglich wurde das aus der Kokapflanze gewonnene Cocainhydrochlorid zur örtlichen Betäubung eingeführt. Heute ist diese Verwendung eher selten. Es unterliegt wegen der großen Gefahr des Mißbrauchs, die von der euphorisierenden Wirkung herrührt, der Betäubungsmittelverordnung.

Codein: Husten- und schmerzdämpfende Substanz, die dem Morphin ähnelt. Wird auch in Drogenersatzprogrammen verwendet.

Coffein (Koffein): In Kaffe und Tee enthaltene Substanz, die anregend auf die Gehirnrinde sowie auf Atmung und Kreislauf wirkt. Koffein wirkt beschleunigend auf die Herzfrequenz sowie anregend auf die Nierentätigkeit. Außerdem werden die Blutgefäße erweitert. Bei chronischem Mißbrauch kann es zu Zittern, innerer Unruhe, Herzklopfen oder -rasen, Nervosität und Schlafstörungen kommen.

Colchizin: Aus dem Samen der Herbstzeitlosen gewonnene Substanz, die zur Behandlung der Gicht eingesetzt wird.

Colitis ulcerosa: Chronische Entzündung des Dickdarms, die meist nur einzelne Abschnitte befällt. Anfallsfreie Zeiten wechseln sich mit akuten Krankheitsschüben ab. Zu Beginn werden 20–30 blutige Stühle pro Tag abgesetzt, die von kolikartigem Schmerz und eventuell Fieber begleitet werden. Begleiterscheinungen sind Müdigkeit, Blutarmut, Appetitlosigkeit, Gewichtsabnahme und Schwäche. Im Laufe der Erkrankung bilden sich Narben und Schrumpfungen. Bei einem Durchbruch des Darms kann es zu einer lebensbedrohlichen Bauchfellentzündung kommen. Eine weitere Komplikation ist das Megakolon, eine Aufweitung des Dickdarms. Besteht der Verdacht auf eine Colitis ulcerosa, sollte in regelmäßigen Abständen eine Rekto- und Koloskopie durchgeführt werden, um früh bösartige Veränderungen zu erkennen. Das Risiko, an Dickdarmkrebs zu erkranken, nimmt mit der Dauer der Erkrankung zu. Eine Ausheilung der Krankheit ist nicht zu erreichen, mit bestimmten Mitteln kann jedoch ein günstiger Einfluß auf den Verlauf der Erkrankung genommen werden. Das Mittel der Wahl ist das Mesalazin, das in Form von Tabletten und Einläufen erhältlich ist. Bei akuten Schüben können zusätzlich → Corticosteriode gegeben werden. In schweren Fällen ist eine Aufnahme ins Krankenhaus erforderlich. Wenn eine bösartige Entartung festgestellt wird, ist die operative Entfernung des Dickdarms einschließlich des Enddarms, manchmal mit Anlage eines künstlichen Afters, notwendig.

Collum: Hals.

Combustio: Verbrennung.

Commotio cerebri (Gehirnerschütterung): Traumatisierung des Gehirns durch eine Verletzung oder einen Sturz. Es treten Kopfschmer-

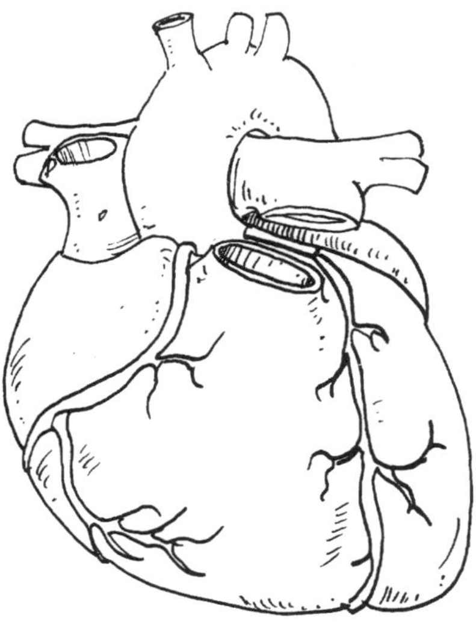

Herz v. vorne

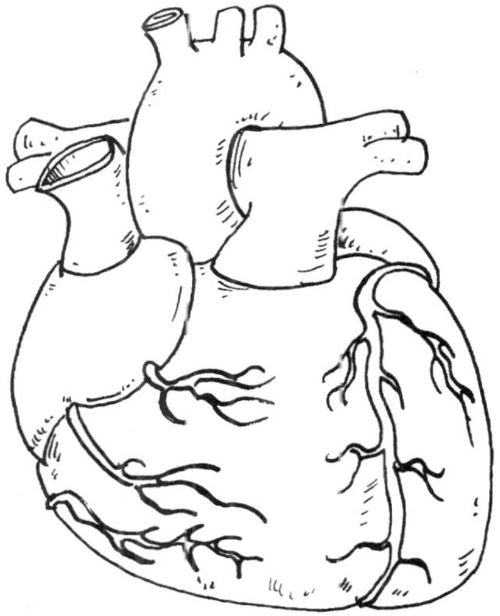

Herz v. hinten

zen, Übelkeit, Brechreiz (eventuell Erbrechen) und Bewußtseinsstörungen auf. z.B. patieller Gedächnisverlust zum Zeitpunkt kurz vor der Verletzung. Bei diesen Anzeichen sollte unbedingt Bettruhe eingehalten werden.

Computertomographie: → Tomographie.

Conn-Syndrom (primärer Hyperaldosteronismus): Vergrößerung der Nebennierenrinde durch Zellvermehrung oder einen Tumor mit einer Überproduktion von Aldosteron. Diese fördert die Ausscheidung von Kalium. Die sich aus dem Kaliummangel (→ Hypokaliämie) ergebenden Symptome sind: Bluthochdruck, Muskelschwäche und Durchfall.

Contusio cerebri: Hirnprellung. Anzeichen: Bewußtseinsstörung bis zum Koma, Pupillenstarre, Störung der Atmung und Temperaturregulation usw. Behandlung: intensivmedizinische Überwachung, eventuell Beatmung.

Cor bovinum: „Ochsenherz". Bei schwerer Insuffizienz ist das Herz stark vergrößert.

Cor pulmonale: Bei chronischen Lungenerkrankungen, die zu einer Drucksteigerung im Lungenkreislauf führen, vergrößert sich durch die Rückstauung die rechte Herzseite. Die Betroffenen leiden unter starker Atemnot.

Cor: Herz.

Corpus luteum (Gelbkörper): Zellgebilde, das sich im Eierstock der Frau nach jedem Eisprung bildet und das Hormon → Progesteron bildet. Wenn das Ei nicht befruchtet wird, bildet es sich zurück. Tritt jedoch eine Schwangerschaft ein, so sondert der Gelbkörper während der ganzen Schwangerschaft sein Hormon ab.

Cortex (Rinde): Meist ist damit die Hirnrinde gemeint.

Corticosteroide: Von der Nebenniere gebildete Steroidhormone (Glucocorticoide, Mineralocorticoide) und Medikamente, die diesen Hormonen ähneln.

Cortisol: Zu den Glucocorticoiden gehörendes Hormon der Nebennierenrinde. Die Glucocorticoide nehmen unter anderem Einfluß auf den Eiweiß- und Kohlenhydratstoffwechsel. Das als Medikament eingesetzte Cortison hat eine entzündungshemmende und immununterdrückende Wirkung, die vor allem bei der Transplantation von Organen erwünscht ist. Außerdem wird Cortison bei Unterfunktion der Nebennierenrinde eingesetzt (→ Addison-Syndrom). Nebenwirkungen sind: Zurückhaltung von Wasser und Kochsalz im Gewebe (was zu Aufschwemmungen führt), Blutdruckerhöhungen, Appetitsteigerung (dadurch Gewichtszunahme), Knochenbrüchigkeit, Infektionsanfälligkeit.

Costa: Rippe.

Coxa: Hüfte.

Coxsackieviren: Gruppe von Enteroviren, die Herzmuskelentzündung (Myokarditis), Hodenentzündung (Orchitis) und Gehirnhautentzündung (Meningitis) hervorrufen können.

Credé-Prophylaxe: Maßnahme zur Vorbeugung des Augentrippers bei Neugeborenen. Ihnen wird eine 1%ige Silbernitratlösung in jedes Auge geträufelt.

Crohnsche Krankheit (Enteritis regionalis): Entzündung der Darmwand unbekannter Ursache, die schubweise und chronisch verläuft. → Morbus Crohn.

Cunnilingus: Orale Stimulation der äußeren weiblichen Geschlechtsorgane.

Curare: Indianisches Pfeilgift, das aus Extrakten von Lianen gewonnen wird und eine Muskellähmung herbeiführt, wenn es direkt in die Blutbahn gelangt.

Cushing-Syndrom: Stoffwechselstörung, die auf einer Überproduktion des Nebennierenrindenhormons Cortisol beruht. Diese kann entweder durch einen Nebennierentumor oder einen Tumor der Hirnanhangsdrüse (→ Hypophyse) verursacht sein, bzw. durch eine längere Einnahme von → ACTH oder → Corticosteroiden. Die medikamentös bedingte Form ist die häufigste. Anzeichen sind: Vollmondgesicht, Übergewicht (nur am Körperstamm, die Extremitäten sind dünn), Akne, Büffelnacken, Knochenschmerzen, psychische Veränderungen, Zuckerkrankheit, → Osteoporose, rötliche Hautstreifen. Beim Vorhandensein von Tumoren werden diese operativ entfernt. Bei den durch Medikamente ausgelösten Formen muß die Corticoid-Dosis langsam abgebaut werden, sonst droht die Gefahr eines Cortison-Entzugssyndroms bei Streß oder Operationen.

D

Damm: Bereich (bestehend aus Haut und Muskel) zwischen dem After und den äußeren Geschlechtsteilen.

Dammriß: Einreißen des Dammes während der Geburt. Man unterscheidet drei Schweregrade: Dammriß 1. Grades: Die Scheide ist kurz eingerissen, der Damm höchstens bis zur Mitte. 2. Grades: Die Dammuskulatur ist bis zum Schließmuskel eingerissen. 3. Grades: Der gesamte Damm ist eingerissen, einschließlich des Schließmuskels und eventuell des Mastdarms. Solche Verletzungen müssen immer genäht werden.

Dammschnitt (Episiotomie): Schnitt zur Vermeidung eines Dammrisses. Nach der Geburt wird er wieder zugenäht.

Dammschutz: Handgriff bei der Geburtshilfe zur Vorbeugung eines Dammrisses beim Durchtreten des kindlichen Kopfes.

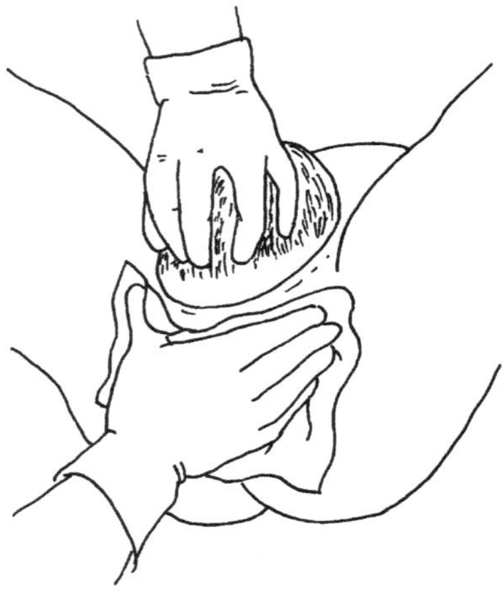

Dammschutz

Darm: Der menschliche Darm ist ein langer Schlauch, der innen mit einer Schleimhaut ausgekleidet ist und dessen Wand aus mehreren Muskelschichten besteht. Die Muskeln dienen zur Durchmischung des Darminhaltes mit Verdauungssäften und zu dessen Weiterbeförderung. Man unterteilt den Darm in drei Abschnitte: Dünndarm, Dickdarm und Mastdarm. Der etwa 4 m lange Dünndarm beginnt am Magenausgang und mündet am Dickdarm. Hier erfolgt der wesentliche Teil der Verdauung: Die Nährstoffe werden von Enzymen in vom Körper aufnehmbare Endstufen gespalten. Der etwa 1,5 m lange Dickdarm umrahmt den Dünndarm. Er besteht aus dem Blinddarm (Caecum) mit dem Wurmfortsatz (Appendix) und dem Grimmdarm (Colon). Der ungefähr 20 m lange Mastdarm (Rectum) geht in den Afterkanal über, der mit dem Afterschließmuskel endet.

Darmblutung: Blut im Stuhl kann Ausdruck verschiedener Darmerkrankungen sein. Wenn die Blutungsquelle in den oberen Anteilen des Verdauungstraktes liegt, ist der Stuhl schwarz gefärbt (Teerstuhl). Befindet sich hingegen die Blutungsquelle weiter in Richtung zum After, hat das Blut ein hellrotes, frisches Aussehen.

Darmeinlauf (Klistier): Der Darmeinlauf dient der Erweichung von Kot im Enddarm. Dazu wird ein Irrigator benutzt, über den körperwar-

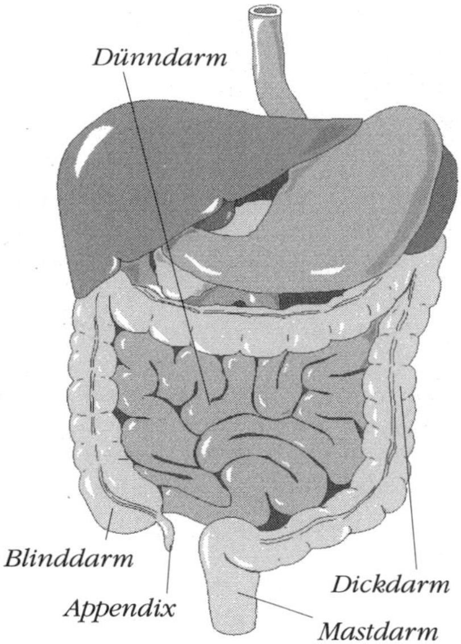

Darm

mer Kamillentee eingeflößt wird. Je größer die Einlaufmenge und je kälter die Flüssigkeit ist, desto mehr wird der Darm zur Abstoßung seines Inhaltes angeregt. Beim Erwachsenen beträgt das Einlaufvolumen ungefähr 1 l, beim Kind ½ l.

Darmentzündung: Man unterscheidet zwei Arten der Darmentzündung, je nachdem, wo sich diese befindet: Eine Enteritis spielt sich im Dünndarm ab, eine Kolitis im Dickdarm. Häufig sind die Dünndarm- und die Magenschleimhaut gleichzeitig von einer Entzündung betroffen, in diesem Fall spricht man von einer Gastroenteritis. Oft wird diese durch eine bakterielle Infektion ausgelöst. Die Bakterien (Shigellen, Salmonellen) sondern Giftstoffe (Toxine) ab, die die Schleimhaut reizen. Verschiedene Medikamente und Alkohol können ebenfalls eine Entzündung auslösen. Die leichteren Formen von Gastroenteritis gehen mit Fieber (bis 38,5 °C), breiig-wäßrigen Durchfällen, Übelkeit und Erbrechen einher. Meist sind sie von kurzer Dauer. Die schwereren Verlaufsformen können von blutigen Stühlen begleitet werden, außerdem kommt es zu Austrocknungserscheinungen. Hier sollte unbedingt ein Arzt zu Rate gezogen werden. → Morbus Crohn. Dickdarmentzündungen treten oft zusammen mit Dünndarmentzündungen auf (Enterokolitis): Dem Stuhl ist meist Schleim und Blut beigesetzt, außerdem bestehen krampfartige Durchfälle. Eine besondere Form der Dickdarmentzündung stellt die → Colitis ulcerosa dar.

Darmfistel: Kanal, der den Darm mit der Bauchwand oder benachbarten Organen verbindet. Darmfisteln sind angeboren bzw. die Folge von Krankheiten oder Verletzungen.

Darmgeschwür: → Darmkrebs, → Darmpolypen.

Darmkrebs: Dünndarmtumoren sind mit einem Anteil von 1,5% aller Tumoren des Magen-Darm-Trakts relativ selten. Tumoren des Dickdarms stehen bei Frauen an 3. Stelle aller Krebserkrankungen und bei Männern an 4. Stelle. Die 5-Jahres-Überlebensrate liegt bei 43%. Risikofaktoren sind: chronische entzündliche Darmerkrankungen (→ Colitis ulcerosa), → Darmpolypen, fettreiche Nahrung, zu wenig → Ballaststoffe, Konservierungsstoffe. Frühe Anzeichen sind: Blut im Stuhl, Änderungen der Stuhlgewohnheiten (Durchfall, Verstopfung, Wechsel zwischen beiden), Gewichtsverlust,

Bauchschmerzen, Leistungsabfall. Durch die Durchführung jährlicher Vorsorgeuntersuchungen soll gewährleistet werden, daß Tumoren frühzeitig erkannt werden, da die Chance einer erfolgreichen Behandlung mit der Dauer der Erkrankung abnimmt. Zu den Untersuchungen gehören die Austastung des Enddarms mit dem Finger durch den Arzt (die meisten Tumoren befinden sich nahe am Darmausgang), sowie der Test auf okkultes (mit dem Auge nicht erkennbares) Blut im Stuhl. Wird die Diagnose im beschwerdefreien Stadium gestellt, haben die Patienten eine Heilungschance von über 90%. Bei Verdacht auf Darmkrebs werden noch folgende Untersuchungen angeschlossen: Spiegelung des Enddarms (Rektoskopie) und des Dickdarms (Koloskopie) sowie eine Röntgenuntersuchung mit Kontrastmittel. Die Mehrzahl aller Darmkrebse geht aus Darmpolypen hervor, deshalb werden diese entfernt, falls sie bei der Darmspiegelung entdeckt werden.

Darmperforation: Riß der Darmwand, ausgelöst durch Geschwüre, Entzündungen oder Verletzungen. Meist hat eine Perforation des Darms eine akute Bauchfellentzündung (Peronitis) zur Folge, da Darminhalt in die Bauchhöhle gelangt. Deshalb stellt eine Darmperforation immer eine Notfallsituation dar.

Darmpolypen: Polypen sind breitbasige oder gestielte Vorwölbungen der Darmschleimhaut und machen 90% der gutartigen Geschwülste im Darm aus. Bei mehr als 100 Polypen spricht man von Polyposis coli. Die Häufigkeit der Polypen nimmt mit fortschreitendem Alter zu. Oft verursachen kleinere Darmpolypen keine Beschwerden. Größere Polypen neigen manchmal zu Blutungen, so daß Blut im Stuhl vorhanden sein kann. Auch eine vermehrte Schleimproduktion kann beobachtet werden. Werden Darmpolypen entdeckt, muß eine endoskopische Untersuchung durchgeführt werden, um bösartige Tumoren auszuschließen. Kommen in der Familie gehäuft Darmpolypen vor, die auch schon bösartig entartet sind, werden die Darmpolypen operativ entfernt, um einem sich möglicherweise entwickelnden Darmtumor vorzubeugen. Anschließend sollten regelmäßige ärztliche Kontrollen stattfinden.

Darmträgheit: → Obstipation.

Darmtuberkulose: Meist entsteht sie bei Erwachsenen als Folge einer offenen Lungentuberkulose, bei der Tuberkelbakterien verschluckt werden oder auf dem Blutweg in den Darm gelangen. Bei Kindern tritt sie als Folge des Verzehrs von infizierter Kuhmilch auf. Symptome sind: Gewichtsverlust, Fieber, Leistungsabfall, Durchfälle und Blähungen. Behandelt wird mit Tuberkulostatika.

Darmverengung (Darmstenose): Einengung des Darms, wodurch die Passage des Darminhalts behindert wird. Oft tritt sie als Folge von Operationsnarben oder Entzündungen auf, in einigen Fällen kann ein vollkommener Darmverschluß (Ileus) die Folge sein. Symptome sind: kolikartige Schmerzen, verstärkte Darmgeräusche, Blähungen, Aufstoßen, Übelkeit. Die Diagnose wird anhand von Röntgenuntersuchungen und Ultraschall gestellt. Einzige Behandlungsmöglichkeit ist eine Operation.

Darmverschluß (Ileus): Man unterscheidet einmal den mechanischen Ileus von einem reflektorischen Ileus. Eine mechanische Darmlähmung kann durch Verwachsungen nach Operationen, Tumoren oder durch Fremdkörper verursacht sein. Ein funktioneller oder reflektorischer Ileus stellt einen Krampfzustand des Darms dar. Er kann eine Reaktion auf Entzündungen, Vergiftungen oder Stoffwechselstörungen sein. Ein mechanischer Ileus ist ein akut lebensbedrohlicher Zustand, der in 70–80% der Fälle den Dünndarm betrifft. Anzeichen sind: Stuhlverhaltung, Übelkeit, Erbrechen, Auftreibung des Bauches, fehlende Darmgeräusche. Im fortgeschrittenen Stadium kann es zu Koterbrechen sowie zu einer Bauchfellentzündung kommen. Die Einnahme von Abführmitteln ist strikt untersagt. Die Diagnose wird durch eine Röntgenuntersuchung gesichert, Behandlungsform ist die Operation.

Dauerausscheider: Gesunde Personen, die nach einer Infektion mehr als 10 Wochen später immer noch Keime (→ Salmonellen, → Diphterie, → Typhus) über Harn, Stuhl, Auswurf usw. ausscheiden und andere infizieren können. Für diese Erkrankungen besteht Meldepflicht; Dauerausscheider sind von bestimmten Berufen ausgeschlossen.

DDT: Abk. für das Insektenvernichtungsmittel Dichlordiphenyltrichloräthan. Es hat durch seine weltweite Anwendung Eingang in die Nahrungskette erhalten. Es reichert sich im Fettgewebe an. In Deutschland ist der Einsatz von DDT praktisch in allen Bereichen verboten.

Debilität: Leichter Grad des Schwachsinns.

Defäkation: Stuhlentleerung.

Defibrillation: Beseitigung des Herzkammerflimmerns mit Hilfe von Medikamenten oder eines Defibrillators. Dieser besteht aus zwei Elektroden, die über dem Herzen angelegt werden und über die ein Stromstoß einer Stromstärke von 1 Ampère und 3/1000 Sekunden Dauer geschickt wird.

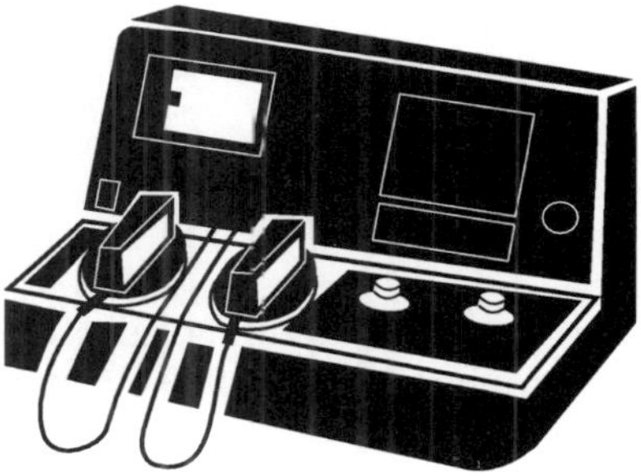

Defibrillator

Defloration: Entjungferung, Einriß des Jungfernhäutchens.

Degeneration: Entartung von Gewebe bzw. Abweichung von der Norm als Folge des Alterungsprozesses oder von Krankheiten. Bei der Arteriosklerose kommt es z.B. infolge von Bluthochdruck und anderen Risikofaktoren zur Degeneration der Arterienwand. Dabei verliert das normale Gewebe seine volle Funktionstüchtigkeit.

Dehydratation: Verlust des Körperwassers durch erhöhte Wasserabgabe über die Haut, Nieren und die Lunge oder bei Durchfallerkrankungen.

Dekompensation: Versagen bestimmter Körperfunktionen (Herz-, Nieren-, Leberfunktion), die vorher schon gestört waren und nicht mehr ausgeglichen werden können. Beispielsweise kann eine Herzschwäche über längere Zeit kompensiert werden, bei einer sich daraus entwickelnden Herzinsuffizienz kann das Herz abrupt versagen.

Dekontamination: Beseitigung einer Verunreinigung (Strahlen, Schmutz usw.).

Dekubitus (Druckbrand): Wundliegen bei lang bettlägrigen Patienten an Stellen, an denen Knochen eng an der Haut anliegen (Kreuzbein, Ferse). Schlecht sitzende Prothesen oder Gipsverbände können ebenfalls zu Druckgeschwüren führen. Das Ausmaß der Gewebeschädigung wird in Grade unterteilt: 1. Grad: umschriebene Rötung bei noch intakter Haut, 2. Grad: die Haut beginnt abzusterben, 3. Grad: die Hautschichten sind so weit abgestorben, daß Muskeln, Sehnen und Bänder sichtbar werden, 4. Grad: Haut- u. Gewebedefekt bis auf die Knochen. Durch folgende Maßnahmen kann einem Dekubitus vorgebeugt werden: Hautpflege und Hautschutz, Durchblutungsförderung durch abwechselnde Wärme- und Kältereize, Einreibung mit durchblutungsfördernden Mitteln, Massage der gefährdeten Stellen, Lagerung der Patienten auf Spezialmatratzen aus Silikongel oder Wassermatratzen, Abpolsterung der gefährdeten Körperteile oder Gliedmaßen (z.B. durch Gummiringe), regelmäßige Lageänderung (alle zwei Stunden) entsprechend eines speziellen Lagerungsplans. Dekubitus 1. Grades wird allein durch eine besondere Hautpflege mit durchblutungsfördernden Salben behandelt. Bei Dekubitus 2.–4. Grades muß die Wunde sorgfältig gesäubert werden. Ferner müssen entzündungshemmende Substanzen in die Wunde eingerieben werden, und die Wundränder müssen durch Salben und Tinkturen vor Wundsekret geschützt werden. Erst wenn diese Maßnahmen innerhalb von 3–4 Tagen nicht geholfen haben, werden die abgestorbenen Haut- und Gewebebereiche mit einem Skalpell entfernt und tiefe Wunden operativ oder durch ein Hauttransplantat verschlossen.

Delirium: Psychische Störung mit Bewußtseinseinschränkung, Verwirrtheit, Halluzinationen, Unruhezuständen, Wahnideen, örtlicher und zeitlicher Desorientierung, Schweißausbrüchen, manchmal auch Kreislaufversagen. Delirien können als Folge von Vergiftungen, Infektionskrankheiten, Fieber, Erschöpfungszuständen, Kopfverletzungen oder Urämie auftreten.

Delirium tremens (Säuferwahn): Delirium, das als Folge von langjährigem Alkoholmißbrauch auftritt und durch einen Alkoholexzeß oder einen Entzug von Alkohol ausgelöst wird. Die Betroffenen sind unruhig und zittrig; außerdem ist ihre Haut insgesamt gerötet, und sie verspüren einen starken Durst. Das Vollbild beginnt mit einem epilepsieähnlichen Krampfanfall, gefolgt von einem Anstieg der Temperatur (38 °C), Schlaflosigkeit, Schwitzen, Zittern, Halluzinationen und Orientierungslosigkeit. Unbehandelt endet das Delirium tremens meist nach einigen Tagen mit einer Schlafphase, die bis zu 30 Stunden andauern kann. In einigen Fällen endet es aufgrund von Kreislaufversagen tödlich, deshalb sollte die Behandlung bzw. ein Entzug unbedingt im Krankenhaus durchgeführt werden.

Dellwarze (Molluscum contagiosum): Durch Viren hervorgerufene Warzenart, die sehr ansteckend ist. Sie wird etwa erbsengroß und weist in der Mitte eine Delle auf.

Demenz: Verlust von geistigen Fähigkeiten. Als Ursache kommen Arteriosklerose der Hirnarterien, → Schlaganfall, schwere Infektionskrankheiten, Kopfverletzungen, Psychosen, → Epilepsie sowie die Alzheimersche Krankheit in Betracht. Dabei sind besonders das logische Denken, die Urteilsfähigkeit und die Merkfähigkeit betroffen.

Denaturieren: Verändern der chemischen Struktur. Beispielsweise wird Eiweiß durch Erhitzen zur Gerinnung gebracht, d.h. die Molekülstruktur verändert sich.

Denguefieber: In den Tropen verbreitete Krankheit, die durch ein von einer bestimmten Stechmücke übertragenes Virus ausgelöst wird. Nach einer Inkubationszeit von 5–8 Tagen kommt es zu starkem Fieber, Muskel-, Kopf- und Gliederschmerzen, sowie zu einem flüchtigen Hautausschlag. Nach zwei Tagen fällt das Fieber ab, um nach zwei weiteren Tagen erneut anzusteigen. Eine medikamentöse Behandlung gibt es nicht; es sollte lediglich Bettruhe eingehalten werden. Todesfälle sind extrem selten.

Dens: (lat.) Zahn.

Depersonalisation: Gefühl, dem eigenen Ich und der Umwelt gegenüber entfremdet zu sein. Handlungen und Geschehnisse werden nicht mehr auf die eigene Person bezogen, sondern erscheinen traumhaft und willkürlich. Solche Zustände können in psychischen Streßsituationen auftreten oder Anzeichen für beginnende psychische Krankheiten sein (→ Neurose, → Psychose).

Depigmentierung: Verlust der Hautfärbung.

Depotpräparate (Retardpräparate): Medikamente, die lange wirken, indem sie den Wirkstoff verzögert freigeben.

Depression: Melancholische, gedrückte Stimmungslage mit Niedergeschlagenheit, Schlafstörungen und Antriebsarmut. Oft liegt eine Selbstmordgefährdung vor. Man unterscheidet drei Formen der Depression: Die endogene, psychogene und organische. Bei der endogenen Form liegt scheinbar kein äußerer Auslöser vor, als Auslöser wird eine Störung des Stoffwechsels im Gehirn angenommen. Die psychogene, reaktive oder neurotische Depression entsteht aufgrund von traumatischen Erlebnissen (Todesfall, Überforderungen in Beruf und Familie). Die organische (körperlich bedingte) Depression ist auf Ursachen wie Vergiftungen, Infektionen, hormonelle Störungen, Hirnhautentzündung, Kopfverletzungen oder → Arteriosklerose zurückzuführen. Die Behandlung ist je nach Ursache und Form der Depression unterschiedlich. Bei den reaktiven Formen ist eine Psychotherapie angezeigt, bei den endogenen Formen werden Antidepressiva eingesetzt. Diese steigern den Antrieb und wirken stimmungsaufhellend. Die Wirkung der

Medikamente setzt jedoch erst nach etwa drei Wochen ein. Bei organischen Depressionen steht die Behandlung der körperlichen Ursache im Vordergrund.

Deprivationssyndrom: (lat. deprivare = berauben). Gemeint ist eine Form des → Hospitalismus bei Kindern. Sie entwickeln aufgrund mangelnder Zuwendung körperliche und seelische Schäden (z.B. Neurosen usw.).

Derma: Haut.

Dermatitis (Hautentzündung): Entzündliche Erkrankungen der Haut können durch chemische Reizstoffe, Temperaturschwankungen, allergische Reaktionen, Sonne und radioaktive Strahlung ausgelöst werden. Der betroffene Hautbereich ist gerötet und geschwollen, außerdem besteht ein starker Juckreiz sowie Brennen und ein Hitzegefühl. Es treten verschiedene Erscheinungen wie Bläschen, Schuppen, Krusten usw. auf.

Dermatologe: Arzt für Haut- und Geschlechtskrankheiten.

Desensibilisierung: Unempfindlichmachen gegen allergieauslösende Stoffe (→ Allergene). Hierbei wird ein Extrakt des Allergens wiederholt in zuerst niedriger, dann in steigender Dosierung unter die Haut gespritzt. Dies hat zur Folge, daß der Körper nun nicht mehr so empfindlich wie vorher auf den Stoff reagiert. Diese Behandlung sollte nur

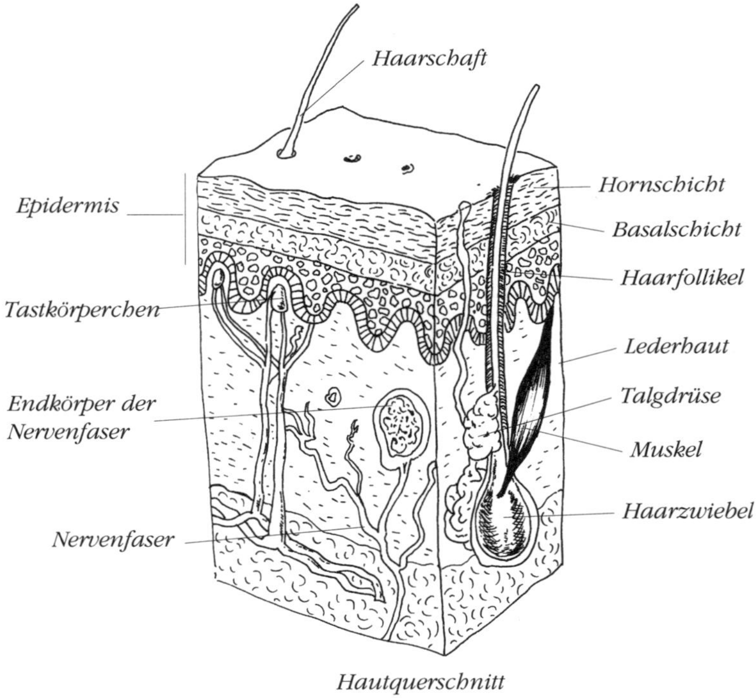

Hautquerschnitt

vom Arzt durchgeführt werden, da nach einer solchen Injektionen in seltenen Fällen Schockreaktionen auftreten können.

Desinfektion: Abtötung aller krankheitserregenden Keime durch Waschen (Kochen), Bestrahlung oder chemische Behandlung.

Desoxyribonukleinsäure (DNS; engl.: DNA): Die Desoxyribonukleinsäure liegt in jedem Zellkern vor. Sie trägt die genetische Information in den → Chromosomen. Die DNS besteht aus einem Zucker, vier organischen Basen und Phosphorsäure. Diese Moleküle sind so angeordnet, daß sie die Form einer spiralig verdrehten Strickleiter haben. Die Codierungen für die Gene setzen sich aus den vier verschiedenen Basen zusammen. Bereits der Austausch einer einzigen Base (Punktmutation) kann schwerwiegende Folgen haben. Viele Krankheiten beruhen auf solchen Mutationen.

Diabetes insipidus (Wasserharnruhr): Erkrankung, die auf einem Mangel an antidiuretischem Hormon (ADH) beruht. Das vom → Hypothalamus gebildete Hormon greift in der Niere an, indem es die Ausscheidung von Wasser hemmt. Beim Diabetes insipidus kann das ADH aufgrund eines Gehirntumors, eines Schädelhirntraumas, einer Gehirnhautentzündung o.ä. nicht gebildet werden. Als weitere Ursache kommt ein Defekt der Niere in Betracht, bei der die Rezeptoren für das ADH nicht darauf ansprechen. Dies kann durch chronische Nierenerkrankungen oder Medikamente verursacht sein. Anzeichen eines Diabetes insipidus sind: starker Harndrang, stark verdünnter, wasserähnlicher Harn, quälender Durst.

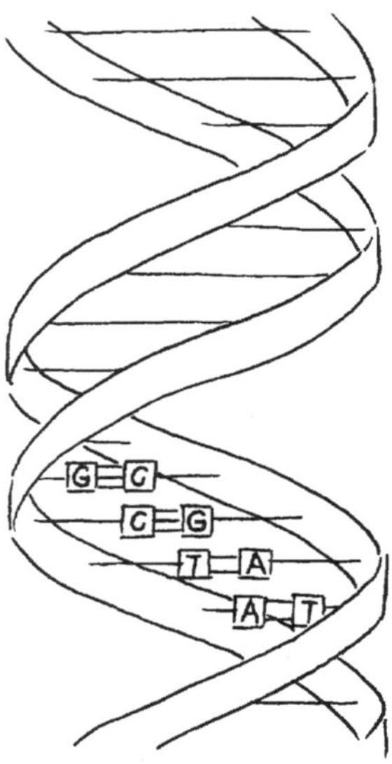

Modell einer DNS-Doppelhelix

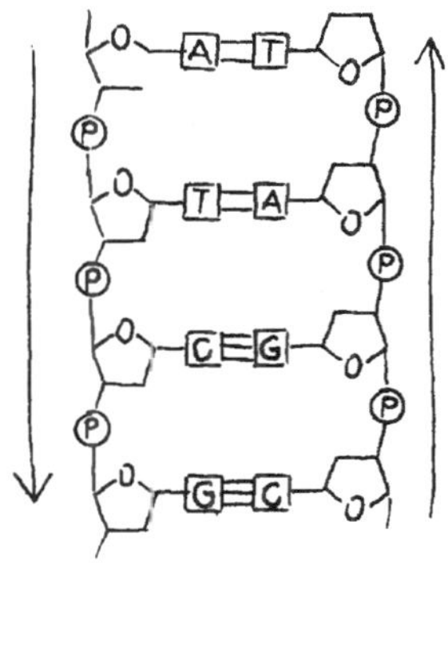

Molekülanordnung der DNS

Diabetes mellitus: → Zuckerkrankheit.
Diagnose: Erkennung der Krankheit durch körperliche Untersuchung, Erfragung der Vorgeschichte (Anamnese), Labortests und andere Untersuchungen. Die Feststellung der korrekten Diagnose ist Voraussetzung für eine wirksame Therapie.
Dialyse: Trennung von in Flüssigkeit gelösten Teilchen durch halb durchlässige Membranen, deren Poren für kleinere Teilchen durchlässig sind, nicht jedoch für Moleküle ab einer bestimmten Größe. Das Konzentrationsgefälle zwischen den beiden Membranen ist die treibende Kraft für den Durchtritt der Moleküle auf die Seite mit der geringeren Konzentration. Im medizinischen Sinne versteht man darunter die Reinigung des Blutes von bestimmten Stoffwechselprodukten. Die Dialyse wird bei Vergiftungen, sowie beim akuten und chronischen Nierenversagen angewendet.
Diarrhöe: Dünnflüssige Darmentleerungen, die mehrmals täglich stattfinden. Die häufigste Ursache für eine akute Diarrhöe sind Bakterieninfektionen. Der Gefahr der Entwässerung (→ Dehydratation) muß durch ausreichendes Trinken vorgebeugt werden. Chronische Durchfälle können bei → Darmentzündungen auftreten.
Diastole: Normale Erschlaffung des Herzens nach jeder Kontraktion.
Diastolisches Geräusch: Herzgeräusch, das beim Abhorchen während der → Diastole auftritt und auf eine Erkrankung hinweisen kann.
Diät: Von der normalen Ernährung abweichende Kost, die z.B. bei Zuckerkrankheit, Stoffwechselstörungen, Nieren- und Lebererkrankungen sowie nach bestimmten Operationen gegeben wird, um den Genesungsprozeß zu unterstützen, bzw. das Fortschreiten der Krankheit aufzuhalten.
Diathermie: Form der physikalischen Behandlung, bei der durch hochfrequente Wechselströme in bestimmten Körperabschnitten Wärme erzeugt wird. Dadurch werden die Muskelspannung herabgesetzt, Krämpfe gelöst und der Stoffwechsel angeregt.
Dickdarm: → Darm.
Dickdarmentzündung: → Colitis ulcerosa, → Crohn-Krankheit.
Dickdarmkrebs: → Darmkrebs.
Digestion: → Verdauung.
Digitale Subtraktionsangiographie (DSA): Untersuchungsverfahren zur Darstellung von Gefäßen (Arterien, Venen, Lymphgefäßen) mit Hilfe von Röntgenkontrastmittel.
Digitalis (Fingerhut): Giftige Pflanze, deren Inhaltsstoffe (Digitalisglykoside) die Kontraktionskraft des Herzmuskels stärken. Zu den halbsynthetisch hergestellten Präparaten gehören Digitoxin, Digoxin und die Lanatoside. Die Dosis muß strikt eingehalten werden, bei Überdosierungen kann es zu Herzrhythmusstörungen, Augenflimmern und Übelkeit kommen. Die Einnahme darf nur unter ärztlicher Kontrolle erfolgen.
Dilatation: Krankhafte Erweiterung, z.B. des Herzens, bei Bluthochdruck.
Dioptrie (dpt): Maßeinheit für die Brechkraft einer Linse.
Diphterie: Durch das Bakterium Corynebakterium diphtheriae hervorgerufene Infektion. Das Bakteri-

um wird durch Tröpfchen übertragen und verursacht an Nase, Rachen oder Kehlkopf weiße Beläge. Das durch das Bakterium abgesonderte Gift (Toxin) schädigt Herz, Nervensystem und Kreislauf. Vor der Entdeckung des Diphterieheilserums durch Emil von Behring im Jahre 1890 starben 30–50% der Erkrankten. Heutzutage ist die Krankheit dank der Impfung seltener geworden, wegen der nachlassenden Impfbereitschaft der Bevölkerung droht die Gefahr von Epidemien jedoch nach wie vor.

Diplegie: Doppelseitige Lähmung.

Diplopie: Doppeltsehen bei Brechungsfehlern der Augenlinse oder Augenmuskellähmungen.

Diskordant: Nicht übereinstimmend.

Disposition: Veranlagung, z.B. für eine bestimmte Krankheit.

Distal: Vom Rumpf weiter entfernte Körperteile.

Distorsion: → Verstauchung.

Diuretika: Harntreibende Substanzen, die zur Behandlung von Bluthochdruck, Ödemen (Wasseransammlungen) sowie der Herzschwäche eingesetzt werden.

Divertikel: Ausstülpung der Wand eines Hohlorgans (Darm, Harnleiter, Speiseröhre).

Divertikulitis: Entzündung eines Divertikels, meistens des Dickdarms. Symptome sind kolikartige Schmerzen im Unterleib sowie Unregelmäßigkeiten beim Stuhlgang. Eine Komplikationsgefahr ist der Durchbruch des Divertikels, bei dem es zur lebensgefährlichen Bauchfellentzündung kommt.

DNA: Engl. für DNS.

DNS: → Desoxyribonukleinsäure.

Döderleinsche Bakterien: Milchsäurebakterien, die auf der gesunden Schleimhaut der geschlechtsreifen Frau leben und krankheitserregende Keime abwehren. Sie bilden Milchsäure und verleihen dem Scheidensekret dadurch einen leicht sauren pH-Wert von etwa 4. Die meisten anderen Bakterien können in diesem Milieu nicht überleben. Ist die normale Bakterienflora der Scheide z.B. durch die Einnahme von Antibiotika gestört, kommt es zur Besiedlung mit schädlichen Keimen (oft Pilzen) und zum Ausfluß.

Dominant: Bei der Vererbungslehre gebrauchter Begriff. Dominant vererbte Eigenschaften treten im Gegensatz zu rezessiv vererbten auch dann auf, wenn die Anlage nur von einem Elternteil vererbt wird.

Doping: Unerlaubte Zufuhr von leistungssteigernden Medikamenten im Sport. Mit den Dopingmitteln wird versucht, Ermüdungserscheinungen zu unterdrücken, sowie das Selbstgefühl zu heben. Hierzu werden verschiedene Psychopharmaka verwendet (Cocain, Amphetamine usw.). Anabolika sind Substanzen, die den Muskelaufbau steigern. Die Einnahme von Dopingmitteln kann schwere körperliche Defekte zur Folge haben.

Doppeltsehen: → Diplopie.

Dorsal: Zum Rücken liegend bzw. hingewandt.

Dosis letalis: Tödliche Menge eines Medikamentes oder Giftstoffs (Abk. DL oder LD).

Dosisgrenzwerte: Gesetzlich festgelegte Höchstwerte z.B. bei beruflicher Strahlenexposition, die als für die Gesundheit unschädlich angesehen werden. Anhand von am

Körper getragenen Dosimetern kann die Einhaltung der Grenzwerte kontrolliert werden. Die Festlegung auf Höchstwerte ist wissenschaftlich umstritten, da theoretisch auch kleine Strahlungsmengen schädlich sein können.

Douglas-Abszeß: Eitrige Entzündung im Douglas-Raum (Einsenkung des Bauchfells zwischen Gebärmutter und Mastdarm). Ursache ist meist eine → Appendizitis oder eine Entzündung der → Adnexe. Symptome sind hohes Fieber und starke Schmerzen. Der Abszeß kann von der Scheide aus punktiert werden.

Down-Syndrom: Fälschlich auch als „Mongolismus“ bezeichnete erbliche Erkrankung. Das Chromosom Nr. 21 ist (anstatt zweimal) dreimal vorhanden, was eine Fehlentwicklung fast aller Organe und Gewebe zur Folge hat. Die Betroffenen leiden unter Minderwuchs, verminderter Intelligenz und allgemeiner Muskelschlaffheit. Weitere Merkmale sind: Schrägstellung der Augen, enge Lidspalten, kurzer, flacher Schädel, Stumpfnase, vergrößerte gefurchte Zunge, Mundspalte, rauhe Haut, kurze Finger, überstreckbare Gelenke und fleckige Gesichtsröte. Das Down-Syndrom tritt unter Neugeborenen mit einer Häufigkeit von 1:650 Geburten auf. Die Lebenserwartung ist sehr eingeschränkt: Ein Drittel der Kinder stirbt im 1. Lebensmonat, nur etwa ein Fünftel wird älter als 10 Jahre. Die Wahrscheinlichkeit, ein Kind mit Down-Syndrom zu gebären, steigt mit zunehmendem Alter der Mütter.

Drainage: Ableitung von Flüssigkeitsansammlungen, z.B. aus der Brust- oder Bauchhöhle oder aus Wunden mit einer Gummi- oder Glasröhre.

Drehschwindel: → Ménièresche Krankheit.

Droge: Ursprünglich Bezeichnung für getrocknete Pflanzen, die als Heilmittel dienten. Heute versteht man darunter natürliche und chemisch hergestellte Arzneimittel, im engeren Sinne suchterzeugende Substanzen.

Drogenabhängigkeit: → Arzneimittelabhängigkeit.

Druckluftkrankheit: Caissonsche Krankheit.

Druckverband: Straffer Verband, der blutstillend wirkt.

Drüse (Glandula): Organ, das Sekrete absondert. Talgdrüsen sind einzellig, die Bauchspeicheldrüse ist z.B. aus vielen Zellen aufgebaut. Exokrine Drüsen sondern ihre Sekrete durch Ausführungsgänge nach außen (Schweißdrüsen, Talgdrüsen, Harn- und Geschlechtsorgane) oder in innere Hohlräume (Bauchspeicheldrüse, Leber) ab. Endokrine Drüsen geben ihre Absonderungen (Hormone) ins Blut ab. Drüsen mit innerer Sekretion sind: Hypophyse, Schilddrüse, Thymus und die Nebennieren.

Drüsenfieber (Pfeiffersches Drüsenfieber, infektiöse Mononukleose): Durch das Epstein-Barr-Virus hervorgerufene Infektion, die von Mensch zu Mensch durch Tröpfchen oder Speichel (z.B. beim Küssen, daher auch „Kußkrankheit“ genannt) übertragen wird. Die Inkubationszeit beträgt 5–12 Tage. Die Erkrankung betrifft das gesamte Lymphsystem. Vorzugsweise sind Kinder und Jugendliche betroffen. Symptome sind: Müdigkeit, Leistungsminderung, Schwellung der Lymphknoten hinter den Ohren und im Nacken, Fieber bis 40 °C, Mandelentzündung, Augenbindehautentzündung, Leber- und Milzschwellung. Das Blutbild weist atypische weiße Blutkörperchen auf. Die akute Erkrankung dauert meist zwei bis drei Wochen, bis zur völligen Genesung können jedoch mehrere Wochen vergehen. Bei Schwellung der Milz darf keine Belastung erfolgen, da sonst die Gefahr eines Milzrisses besteht.

Ductus: Gang, Verbindungskanal.

Duftdrüsen: Duftdrüsen befinden sich im Bereich der Achseln, der Genitalien und des Anus. Wie auch die → Talgdrüsen münden die Duftdrüsen mit ihrem Ausführungsgang in die Haarwurzeln. Das Sekret dieser Drüsen ist gelblich-weiß und wird von den natürlicherweise auf der Haut vorkommenden Bakterien zu geruchsaktiven Substanzen abgebaut, so daß der typische Schweißgeruch entsteht. Beim Menschen sind diese Drüsen verkümmert. In der Tierwelt sind sie wesentlich stärker ausgeprägt und erfüllen Erkennungs- und Kommunikationsfunktionen.

Dumping-Syndrom: Symptomkomplex bei magenoperierten Menschen. Die Symptome treten nach einer kohlenhydrathaltigen Mahlzeit auf und äußern sich in Schwindelgefühl, Schwäche, Übelkeit, Brechreiz, Blässe, Herzklopfen, Durchfall und eventuell Ohnmacht. Durch die Einnahme mehrerer kleiner Mahlzeiten und eiweißreicher Kost kann den Beschwerden vorgebeugt werden.

Dünndarmerkrankungen: Erkrankungen des Dünndarms haben alle den Durchfall als Leitsymptom. Die Ursachen sind vielfältiger Natur: Bestimmte Krankheitserreger (Typhus, Paratyphus, Ruhr, Salmonellen) verursachen akute Erkrankungen des Dünndarms. Durch Wurmbefall oder eine Infektion des Darms mit Tuberkelbakterien kann es zu chronischen Dünndarmerkrankungen kommen. Die → Crohnsche-Krankheit ist eine nicht durch Erreger verursachte chronische Erkrankung des Dünndarms.

Duodenalgeschwür: → Zwölffingerdarmgeschwür.

Duodenalkarzinom: Zwölffingerdarmkrebs, → Darmkrebs.

Duodenum (Zwölffingerdarm): → Darm.

Dupuytren-Kontraktur: Erblich bedingte, vor allem bei Männern zwischen dem 4. bis 6. Lebensjahrzehnt auftretende Erkrankung des Bindegewebes, bei der die flächenförmige Sehne der Handinnenfläche schrumpft und dadurch eine Beugekontraktur des 3., 4. und 5. Fingers hervorgerufen wird. Meist treten die Beschwerden doppelseitig auf.

Dura mater: Harte Hirnhaut, umhüllt Gehirn und Rückenmark.

Durchblutungsstörungen: Die Mangeldurchblutung von Organen kann auf vielfältige Ursachen zurückzuführen sein: Entweder sind die Blutzufuhr durch die Arterien oder der Abfluß des Blutes durch die Venen behindert, was durch entzündliche Prozesse und degenerative Veränderungen der Gefäße (→ Arteriosklerose) bedingt sein kann, bzw. durch → Embolien, → Thrombosen oder Tumoren. → Arterielle Verschlußkrankheit.

Durchfall: → Diarrhöe.
Durchliegen: → Dekubitus.
Durst: Der tägliche Flüssigkeitsbedarf liegt bei etwa 1,5 Litern. Das Bedürfnis zu trinken wird von einer Struktur im Zwischenhirn angeregt, wenn das Blut und die Gewebsflüssigkeit zu sehr konzentriert sind.
Dysmelie: Fehlbildung der Gliedmaßen durch schädigende Einflüsse während der Schwangerschaft. Fehlt eine Gliedmaße vollständig, spricht man von Amelie.
Dysmenorrhöe: Während der → Menstruation auftretende Schmerzen, die verschiedene Ursachen haben können (Fehlentwicklung der inneren Geschlechtsorgane, hormonelle Störungen, psychische Probleme usw.). Auf jeden Fall sollte ein Arzt aufgesucht werden.
Dyspepsie: Verdauungsstörung im Säuglingsalter.
Dysphagie: Schluckstörung, die Schmerzen verursacht und bei Erkrankungen der Speiseröhre auftritt.
Dyspnoe: Atemnot.
Dystonie (vegetative): Umstrittener Begriff für eine Fehlregulation des vegetativen → Nervensystems ohne erkennbaren Grund. Betroffen sind meist: Kreislauf, Atmung und Verdauungstrakt. Häufige Beschwerden sind Kopfschmerzen, Übelkeit, Appetitlosigkeit, Blähungen und Blasenbeschwerden.
Dystrophie: Durch mangelhafte Ernährung hervorgerufene Störungen oder Veränderungen einzelner Organe oder des gesamten Organismus.
Dysurie: Beschwerden beim Wasserlassen wie Schmerzen, nur tropfenweises Wasserlassen, nächtlicher Harndrang usw. Tritt bei Erkrankungen der Harnwege, der Harnblase und der → Prostata auf.

E

E 605 (Parathion): Insektenvernichtungsmittel, das bei Aufnahme im Körper zu Vergiftungserscheinungen führt. Anzeichen sind: Kopfschmerzen, Schwindel, Pupillenverengung, Übelkeit, Erbrechen, Durchfall, Bewußtlosigkeit. → Erste Hilfe, → Vergiftungen.

Ebola-Fieber: Viruserkrankung, die erstmals 1976 in Zaire und im Südsudan aufgetreten ist und seitdem immer wieder Epidemien auslöst. 50 bis 90% der Erkrankten versterben. Erste Anzeichen der Infektion sind Kopfschmerzen, Fieber und Muskelschmerzen. Erbrechen, Durchfall, Hautausschläge, Nieren- und Leberschädigungen folgen. Die Viren sind in Blut, Urin und Samenflüssigkeit enthalten.

Echinokokkose: Durch Finnen des Hundebandwurms (Echinokokkus) hervorgerufene Krankheit. Die Finnen können verschiedene Organe befallen; meistens ist die Leber betroffen. → Bandwürmer.

Echoenzephalographie (EEG): Ultraschalluntersuchung, bei der das Gehirn durch den Schädelknochen hindurch geschallt werden kann. Das Verfahren dient zur Feststellung von Verlagerungen des Gehirns, die etwa bei Blutungen oder Tumoren auftreten können. Bei Schädel-Hirn-Verletzungen ist die Untersuchungsmethode eine wichtige Entscheidungshilfe bei der Frage, ob eine Operation notwendig ist oder nicht.

Echokardiographie: Ultraschalluntersuchung zur Darstellung der Herzstrukturen.

Echo-Viren: (Abk. für: Enteric Cytopathogenic Human Orphan = die Darmzellen des Menschen schädigende „Waisen"). Man bezeichnete diese Viren ursprünglich als Waisen, weil man sie nicht eindeutig identifizieren konnte. Heute steht fest, daß sie zu den Enteroviren (Darmviren) gehören. Sie kommen in Rachensekret, Blut, Rückenmarksflüssigkeit und Stuhl vor. Bisher konnten 32 Typen klassifiziert werden.

EEG: → Elektroenzephalographie.

Effloreszenz: „Hautblüte", → Ausschlag.

Eichel (Glans penis): Vorderster Teil des Penis.

Eichelentzündung: → Balanitis.

Eierstock: → Ovar.

Eierstockentzündung: Meist sind bei einer Eierstockentzündung auch der zugehörige Eileiter und das umgebende Bindegewebe betroffen. In diesem Fall spricht man von einer Adnexitis. Die Erkrankung beginnt oft mit einer Eileiterentzündung (Salpingitis). Die Entzündung ist meist aufsteigend, d.h. sie beginnt in der Scheide und erreicht über die Gebärmutter die Eileiter und die Eierstöcke. Manchmal kommt es auch vor, daß die Entzündung vom Wurmfortsatz auf die Eierstöcke übergreift. Die Krankheitserreger befinden sich in der Scheide und gelangen von dort aus in die Gebärmutter. Einige Erreger, wie z.B. Typhus oder Tuberkulosebakterien, verursachen über den Blutweg eine Eileiterentzündung. Anzeichen einer Adnexitis sind: Fieber, starke

Schmerzen, die sich zum Kreuz ausbreiten, schmerzhafte und unregelmäßige Monatsblutungen, Ausfluß sowie Verstopfung. Bei chronischen Entzündungen sind die Symptome nicht so stark ausgeprägt. Bei der Behandlung der Adnexitis muß auf strenge Bettruhe geachtet werden, außerdem werden Antibiotika und entzündungshemmende Medikamente verabreicht. Die Entzündung muß vollständig ausheilen, da sonst die Gefahr einer folgenden Unfruchtbarkeit besteht.

Eierstockgeschwülste (Ovarialtumoren): Jeder 3.–4. Ovarialtumor entartet bösartig. Häufig sind Frauen im Alter von 50 bis 60 Jahren betroffen. Da die Tumoren oft erst im fortgeschrittenen Stadium entdeckt werden, ist die Prognose meist nicht sehr gut. Keine echten Tumoren sind die sogenannten funktionellen Zysten: Sie entstehen durch eine Sekretansammlung in den Follikelbläschen vor dem Eisprung. Sie sind harmlos und bilden sich von selbst zurück. Dennoch sollten sie vom Frauenarzt kontrolliert werden. Die echten Eierstockzysten sind ebenfalls nicht bösartig. Sie treten meist einseitig auf und wachsen in die freie Bauchhöhle hinein. Sie werden vielfach erst bemerkt, wenn der Bauchumfang erheblich zugenommen hat. Sonst verursachen sie meist keine Beschwerden. Es können jedoch folgende Komplikationen auftreten: Die Zyste kann sich um ihren eigenen Stiel drehen. Durch die plötzliche Drosselung der Blutzufuhr kann es zu schlagartig einsetzenden Schmerzen und Schockzuständen kommen. Weiterhin kann die Zyste zerreißen, sich infizieren (selten) oder im kleinen Becken eingeklemmt werden (→ Douglas-Raum).

Eigelenk: Auch Ellipsoidgelenk. Die Gelenkkörper haben Eiform. Bewegungen um zwei Achsen sind möglich, so daß in diesem Gelenk gebeugt, gestreckt, seitlich abgehoben und wieder angezogen werden kann, wobei jedoch eine Rotationsmöglichkeit fehlt. Beispiel: Handgelenk.

Eileiter (Salpinx): Jeder Eierstock ist durch ein etwa 10 cm langes Rohr mit der Gebärmutter verbunden. Durch den Eileiter wird das reife Ei nach dem Eisprung in die Gebärmutter transportiert.

Eileiterentzündung (Salpingitis): Ist zusätzlich zum Eileiter auch der Eierstock entzündet, spricht man von einer → Adnexitis.

Eileiterschwangerschaft (Tubargravidität, Extrauteringravidität): Auf 100 Geburten kommt etwa eine Extrauteringravidität. Das im Eileiter befruchtete Ei kann sich statt wie normalerweise nur in der Gebärmutter auch im Eileiter oder in der freien Bauchhöhle ansiedeln (Bauchhöhlenschwangerschaft). Die Ursache hierfür ist eine Verhinderung des Eitransports durch Vernarbungen, Entzündungen oder Entwicklungsabnormalitäten. Entweder wird das Ei aus dem Eileiter in die Bauchhöhle ausgestoßen (Tubarabort), oder es bricht durch die Wand des Tubars hindurch (Tubarruptur). Beschwerden sind: Leichte Blutungen nach dem eigentlichen Termin der Menstruationsblutung, wehenartige einseitige Schmerzen. Eine Tubarruptur verläuft dramatischer: plötzlich auftretende Schmerzen, Brechreiz, Schock und eventuell

Ohnmacht machen die sofortige Einweisung ins Krankenhaus sowie eine Operation unumgänglich.
Eingeweidebruch: → Bruch.
Einlauf: → Darmeinlauf.
Einspritzung: → Injektion.
Eisen (ferrum): Chemisches Element, das vom Organismus in Spuren benötigt wird. Im roten Blutfarbstoff spielt es eine wichtige Rolle beim Transport von Sauerstoff. Es wird in Leber, Milz und Knochenmark gespeichert.
Eisenmangelanämie: → Anämie.
Eisenspeicherkrankheit: → Hämosiderose.
Eiter (Pus): Die Bildung von Eiter stellt eine Abwehrreaktion des Körpers gegen Erreger dar. Eiter besteht aus weißen Blutkörperchen, zerfallenem Gewebe und Serum. Eine Ansammlung von Eiter im Gewebe wird als Abszeß, in Körperhöhlen als → Empyem bezeichnet.
Eiterbeule: → Furunkel.
Eiterbläschen (Pustel): Bläschen auf der Haut, das mit Eiter gefüllt ist.
Eiweiß: Lebenswichtige Substanz, die als Baustein aller tierischen und pflanzlichen Zellen fungiert. Eiweiße

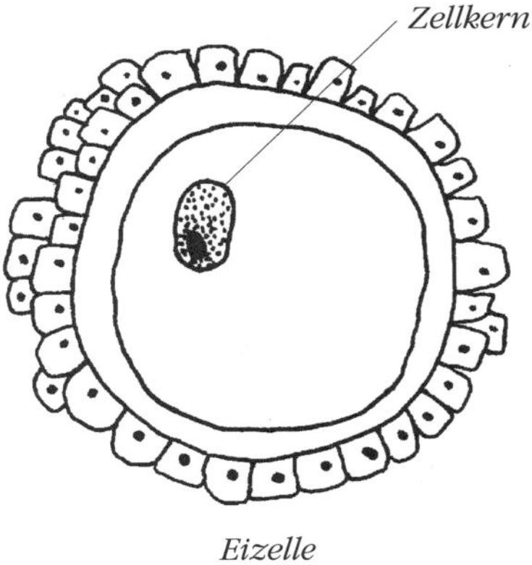

Eizelle

(Proteine) bestehen aus Aminosäuren. Kompliziertere Eiweiße (Proteide) enthalten zusätzlich Zucker, Phosphorsäure und Lipide. Eiweiße erfüllen im Körper verschiedene Aufgaben: Transport von Salzen, Metallen, Wasser, Medikamenten, Aufbau von Enzymen und Gewebe. Außerdem dienen sie der Infektabwehr und stellen eine wichtige Energiereserve dar.
Eizelle: Weibliche Keimzelle. → Geschlechtsorgane, weibliche.
Ejakulation: Samenerguß. Beim Orgasmus wird aus dem Penis reflektorisch Samenflüssigkeit ausgestoßen.
EKG: → Elektrokardiogramm.
Eklampsie: Krampfanfälle, die etwa in jeder 700. Schwangerschaft auftreten und eine schwere Bedrohung für Mutter und Kind darstellen. Über 80% der Betroffenen sind zum ersten Mal schwanger. Die Gefahr einer Eklampsie ist bei Mehrlingsschwangerschaften sechsmal häufiger als bei Einlingsschwangerschaften. Symptome der Eklampsie sind: Eiweißausscheidung im Harn als Ausdruck einer Schädigung der Nieren, Wassersucht sowie Bluthochdruck. Diese Symptome sind alle auf einen Krampfzustand der Gefäße zurückzuführen. Schwindel, Kopfschmerzen, Ohrensausen, Augenflimmern, Doppeltsehen, Übelkeit, Erbrechen und Druckgefühl im Oberbauch können Vorboten eines drohenden Krampfanfalls sein. Die Schwangere bekommt einen starren Blick und reibt sich auffallend häufig an der Nase und im Gesicht, dann setzen Zuckungen der Gesichtsmuskulatur sowie Krämpfe am ganzen Körper ein. Der Schwange-

E

ren tritt Schaum vor den Mund, die Atmung bleibt aus, und das Gesicht verfärbt sich dunkelblau. Oft kommt es zu Zungenbissen. Der Anfall dauert einige Sekunden bis zu einer Minute. Nach dem Anfall fällt die Schwangere in eine tiefe Bewußtlosigkeit. Die Patientin muß unbedingt im Krankenhaus behandelt werden. Es sollte eine strenge Bettruhe in Seitenlagerung eingehalten werden, da in dieser Stellung die Durchblutung der Gebärmutter am besten gewährleistet ist.

Ekzem: Entzündliche Veränderung der Haut, die mit Jucken, Schwellung, Rötung, Bläschenbildung, Nässen, Schuppen und Borkenbildung einhergeht. Oft bezeichnet man diese Erscheinungen auch als → Dermatitis.

Elektra-Komplex: Begriff der Psychoanalyse, der eine überstarke Bindung der Tochter an den Vater beschreibt. Elektra ist eine Figur der griechischen Mythologie, die den Mord an der Mutter plant, um den getöteten Vater zu rächen. → Ödipus-Komplex.

Elektroenzephalographie (EEG): Messung der elektrischen Aktivität des Gehirns mittels Elektroden und einem an ein Zeichengerät angeschlossenen Verstärker. Die Zellen des Gehirns produzieren ständig elektrische Ströme, die durch die Schädeldecke hindurch gemessen und graphisch dargestellt werden können. Das Verfahren dient zur Erkennung von Anfallsleiden und Gehirngeschwülsten.

Elektrokardiogramm: → Elektrokardiographie.

Elektrokardiographie (EKG): Messung der Herzströme. Jede Kontraktion des Herzens wird von elektrischen Strömen begleitet, die mit Elektroden abgeleitet und über Verstärkergeräte sichtbar gemacht werden können. Durch die Auswertung der so entstandenen Kurven kann der Arzt wichtige Rückschlüsse auf die Funktion des Herzens ziehen.

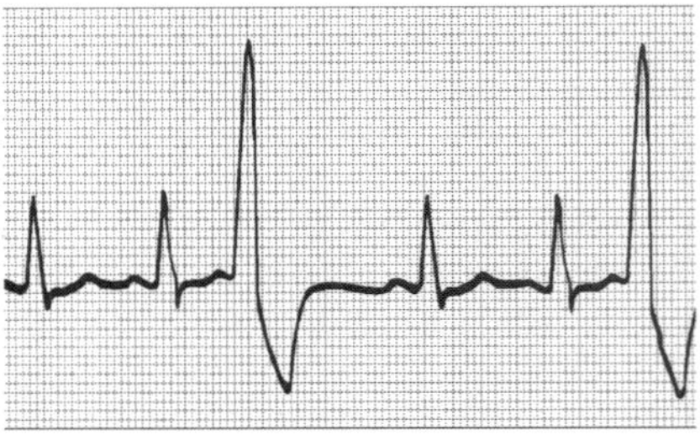

EKG-Kennlinie

Elektrokoagulation: Während einer Operation können über eine Knopfsonde blutende Gefäße durch hochfrequente Ströme zerstört werden.

Elektrolyte: Kochsalz zerfällt bei Lösung in Wasser in positiv geladene Natriumionen und negativ geladene Chloridionen. Dadurch wird das Wasser für elektrischen Strom leitfähig. Elektrolyte (darunter auch Kalium) übernehmen im Körper zahlreiche Funktionen wie die Regulation von Wasserhaushalt, Blutdruck, Erregbarkeit der Muskulatur und der Nervenzellen. Störungen im Elektrolythaushalt können bei Durchfällen, Erbrechen, starkem Schwitzen, Nierenschäden oder Hormonstörungen auftreten und Muskelkrämpfe sowie Herzrhythmusstörungen auslösen.

Elektromyogramm (EMG): Mißt die elektrischen Ströme bei Muskelbewegungen. Diese werden entweder über Oberflächenelektroden oder Nadelelektroden abgeleitet und aufgezeichnet. Veränderungen der Potentiale können auf verschiedene Erkrankungen der Muskeln Hinweise geben.

Elektronenbeschleuniger (Teilchenbeschleuniger): Zur Therapie von Tumoren eingesetztes Gerät, das energiereiche Elektronen aussendet.

Elektronenmikroskop: Mit diesem Gerät können kleinste Teilchen (→ Viren, Zellbausteine) mittels Elektronenstrahlen sichtbar gemacht werden. Das Elektronenmikroskop besitzt gegenüber dem Lichtmikroskop eine etwa 100.000mal stärkere Vergrößerungskraft.

Elektrophorese: Biochemische Methode zur Trennung von Stoffgemischen im elektrischen Gleichstromfeld. Für den medizinischen Bereich ist die Trennung der verschiedenen Serumeiweißkörper in Albumin, Alpha-, Beta- und Gammaglobuline von größter Bedeutung, da durch die Kenntnis ihrer Zusammensetzung wichtige Informationen über Krankheitsprozesse gewonnen werden können. Ein erweitertes Verfahren stellt die Immunelektrophorese dar. Hier erfolgt ebenfalls zunächst die elektrophoretische Auftrennung in Agargel, anschließend werden präparierte Antikörper hinzugegeben, die sich über eine Antigen-Antikörper-Reaktion mit bestimmten Antigenen verbinden.

Elektrotherapie: Verfahren, das zur Behandlung von Durchblutungsstörungen und Muskelverspannungen eingesetzt wird. Bei der Hochfrequenztherapie wird im Körper Wärme erzeugt. Diese bewirkt eine bessere Durchblutung und eine Steigerung des Stoffwechsels, was zur Entspannung der Muskulatur und zum vermehrten Abbau von Stoffwechselprodukten führt.

Elementarteilchen: Aus ihnen bauen sich der Atomkern und die Atomhülle auf. Ursprünglich waren sie als nicht mehr teilbare Bausteine der Materie definiert; inzwischen haben Physiker jedoch Methoden entwickelt, mit denen sie immer kleinere Elementarteilchen nachweisen können.

Elephantiasis (Pachydermie): Der Name der Krankheit rührt von der „elefantenhaften" Anschwellung einer Extremität infolge eines Lymphstaus. Dieser kommt häufig nach Operationen zustande, da geschrumpfte Narben die Lymphbahnen verlegen oder abknicken können. Durch die ständige Stauung der Gewebsflüssigkeit verdicken sich auch einzelne Gewebsschichten, so daß die betroffene Extremität wesentlich dicker als die gesunde ist. In den Tropen ist die Wurmart *Wuchereria bancrofti* verbreitet, die beim Baden durch die Haut des Menschen eindringt und mit dem Lymphstrom zu den Lymphknoten in der Leistengegend gelangt. Hier behindern die Würmer den Lymphabfluß und führen beim betroffenen Bein ebenfalls zum Krankheitsbild der Elephantiasis.

ELISA: Abk. für (engl.) enzyme-linked-immuno sorbent assay. Nachweisverfahren, bei dem der gegen den nachzuweisenden Stoff (Antigen) gerichtete Antikörper auf eine Trägersubstanz (z.B. Zellulose) aufgebracht ist. Beim Auftragen und der zu untersuchenden Probe verbinden sich die Antigene mit den Antikörpern. In einem weiteren Schritt werden → Enzyme hinzugegeben, die mit gegen die Antikörper gerichtete Antikörpern verbunden sind. Über → photometrische Bestimmungen kann der Anteil an gebundenen Enzymen festgestellt werden und so die Konzentration des Antigens in der Probe errechnet werden.

Ellenbogenverrenkung: Durch den Sturz auf den gestreckten Arm entstehen Verschiebungen der Unterarmknochen gegenüber dem Oberarmknochen, meist in Verbindung mit Rissen der Seitenbänder oder vollständigem Abriß von Bändern sowie Gefäß- und Nervenverletzungen und Knochenbrüchen. Die Therapie besteht in dem Zurückführen in die richtige Stellung (unter Narkose) und dem Ruhigstellen in einem Gipsverband. Bei Brüchen muß ggf. eine → Osteosynthese erfolgen, bzw. bei Bandrissen eine Naht derselben.

Embolie: Vorgang, bei dem sich Blutgerinnsel ablösen, im Blutkreislauf verschleppt werden und zur Verstopfung von Blutgefäßen führen. Nach Operationen ist eine Lungenembolie eine häufige Komplikation. Hierbei entwickelt sich, begünstigt durch die Bettlägrigkeit, eine Venenthrombose. Dieser Pfropf löst sich ab und wandert über den rechten Vorhof in die rechte Kammer des Herzens und von dort aus in die Lungenarterien, die dann verstopfen. Bei Rhythmusstörungen des Herzens oder Erkrankungen der Herzklappen können sich in der linken Kammer oder dem linken Vorhof des Herzens Blutgerinnsel bilden, die sich ablösen und über die Arterien ins Gehirn gelangen, in dem sie einen → Schlaganfall auslösen können. Embolien können auch durch Luft, Fett, Parasiten, Fruchtwasser oder Tumorzellen verursacht werden. Eine septische Embolie ist die Verschleppung von bakterienhaltigem Material aus einem Entzündungsherd, die zum Entstehen von weiteren Entzündungen führen kann.

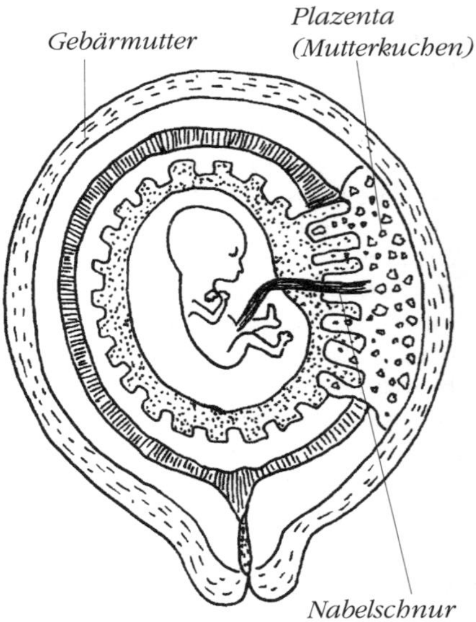

Embryo

Embryo: Mutterleibsfrucht in den ersten drei Schwangerschaftsmonaten.

Embryopathie: Schädigungen des Kindes im Mutterleib während der ersten drei Schwangerschaftsmonate. Diese können durch Infektionen (→ Zytomegalie, → Röteln, → Masern), Stoffwechselerkrankungen der Mutter (→ Schilddrüsenerkrankungen, Zuckerkrankheit), ungenügende Sauerstoffversorgung des

Embryos, Mangelernährung (Vitaminmangel), Röntgenstrahlen oder Medikamente (Thalidomid, Chinin, → Zytostatika) verursacht sein.
Emesis: → Erbrechen.
Emesis gravidarum: Erbrechen während der Schwangerschaft, wie es ungefähr bei etwa 70% der Schwangeren während der ersten vier Schwangerschaftsmonate vorkommt.
Emmetropie: Normalsichtigkeit. Stehen Achsenlänge und Brechkraft des Auges im richtigen Verhältnis zueinander, so daß die aus dem Unendlichen parallel ins Auge einfallenden Strahlen in einem auf der Netzhaut liegenden Brennpunkt vereinigt werden, so wird von Normalsichtigkeit gesprochen.
Emotion: Starkes Gefühl, Gemütsbewegung.
Empfängnis: → Befruchtung.
Empfängnisverhütung (Kontrazeption, Familienplanung): Die Zuverlässigkeit der Verhütungsmethode wird nach der Versagerquote beurteilt, d.h. die Zahl der ungewollten Schwangerschaften pro „100 Frauenjahre" (wenn 100 Frauen eine Methode jeweils 12 Monate lang

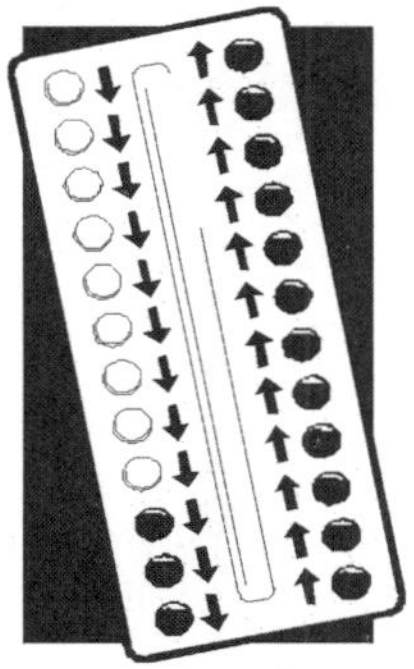

Anti-Baby-Pille

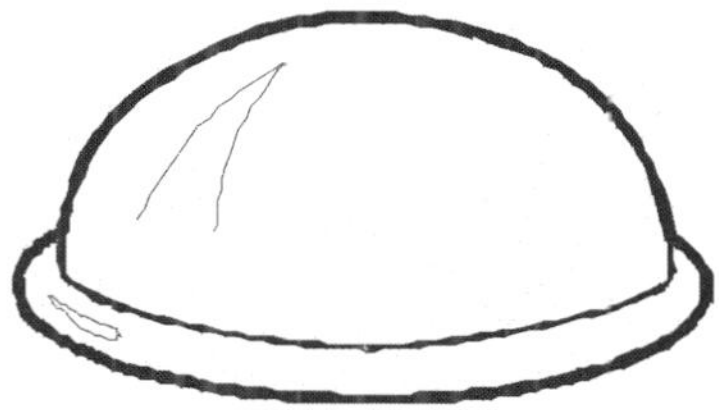

Diaphragma

anwenden = Pearl Index). Die am meisten verwendeten Methoden sind: 1. *Die Anti-Baby-Pille* (orale Kontrazeptiva): Sicherheit: Nahezu 100%. Die Pille unterdrückt durch die in ihr enthaltenden Hormone (meist Östrogen-Gestagen-Gemisch) den Eisprung. Zusätzlich verhindert sie die Entwicklung der Gebärmutterschleimhaut, so daß sie als „Eibett" untauglich ist. Weiterhin unterdrückt sie die Verflüssigung des im Gebärmutterhals befindlichen Schleims zum Zeitpunkt des Eisprungs, so daß die Samenfäden nicht in die Gebärmutter gelangen können. Die Sicherheit der Pille kann durch Durchfall oder Erbrechen innerhalb der ersten drei Stunden nach ihrer Einnahme gefährdet sein. Einige Medikamente können ebenfalls die Wirkung der Pille aufheben, z.B. das Epilepsiemittel Hydantoin, das Tuberkulosemittel Rifampicin sowie Barbiturate (Schlafmittel). Bei folgenden Vorerkrankungen ist von der Einnahme der Pille abzuraten: Bluthochdruck, Leberkrankheiten, schwere Zuckerkrankheit, hormonabhängige Tumoren (Lebertumoren, Brustkrebs), starkes Rauchen, früher aufgetretene Thrombosen, Herzinfarkt, Schlaganfall, Embolien. Beim Auftreten von

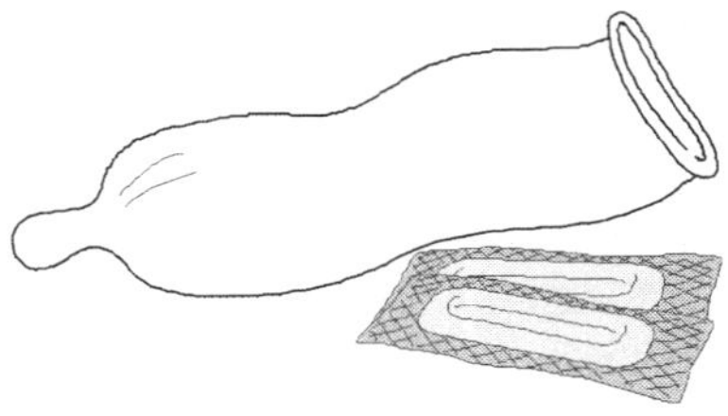

Kondom

Migräne, einer Thrombose, → Angina pectoris oder Herzinfarkt, Leberentzündung, Knoten in der Brust, Schwangerschaft, epileptischen Anfällen und langer Bettlägrigkeit muß die Pille sofort abgesetzt werden. Nach dem heutigen Stand der Wissenschaft erhöht die Pilleneinnahme das Krebsrisiko nicht, wohl aber das Risiko einer Herz-/Gefäßerkrankung, vor allem wenn die Frau raucht. Einige Frauen klagen während der Pilleneinnahme über Schlafstörungen, Müdigkeit, Reizbarkeit, Gewichtszunahme und Zyklusstörungen. Die Pille muß immer vom Arzt verschrieben werden und ist nicht als lebenslange Medikation anzusehen. Es gibt die Pille in unterschiedlichen Hormonzusammensetzungen, z.B. sogenannte Antiandrogen-Pillen, die auch gegen Akne wirken. 2. *Minipille*: Sie enthält nur geringe Mengen an Gestagen. Die Wirkung besteht nicht in der Hemmung des Eisprungs, sondern in der Verhinderung der Verflüssigung des Schleims am Gebärmutterhals, wodurch die Spermien am Eindringen in die Gebärmutter gehindert werden. Die Minipille wird vorrangig Frauen empfohlen, die östrogenhaltige Präparate nicht vertragen. Sie muß täglich zur selben Stunde eingenommen werden. 3. *Die 3-Monats-Spritze*: Sie wirkt genauso wie die Pille und ist genauso zuverlässig. Mit der Spritze erhält die Frau die Hormondosis für die nächsten drei Zyklen auf einmal. 4. *Die Pille am „Morgen danach“*: Sie enthält eine große Menge Östrogen und muß innerhalb von 48 Stunden nach dem sexuellen Kontakt eingenommen werden. Sie verhindert die Einnistung des befruchteten Eis in die Gebärmutter. Die Schwangerschaft wird mit 98%iger Sicherheit vermieden. Die „Abtreibungspille“ RU 486 ist in Deutschland noch nicht zugelassen. Sie blockiert die Wirkung des Gelbkörperhormons (→ Progesteron) und damit die Einnistung des befruchteten Eis in die Gebärmutter. 5. *Die „Pille für den Mann“*: Sie unterbindet die Produktion von Sperma und führt damit zu einer vorübergehenden Sterilität. Angesichts des geringen Interesses ist die Forschung auf diesem Gebiet sehr eingeschränkt, so daß sich dieses Präparat noch immer im Versuchsstadium befindet. 6. *Kondom (Präservativ)*: Schützt auch vor ansteckenden Geschlechtskrankheiten (AIDS!). Kondome haben den Vorteil, daß sie keinerlei Nebenwirkungen aufweisen und Männer

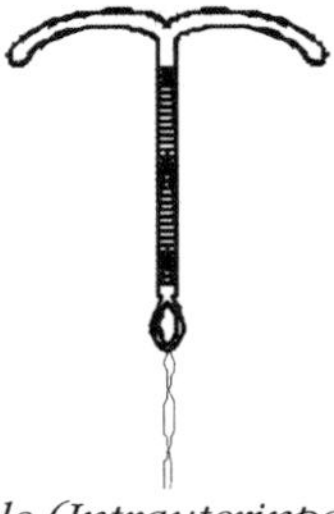

Spirale (Intrauterinpessar)

einen Teil der Verantwortung übernehmen können. 7. *Intrauterinpessar (Spirale):* In etwa genauso zuverlässig wie die Pille. Besteht aus mit Kupferdraht umwundenem Plastik. Es gibt auch gestagenhaltige Pessare. Das abgegebene Kupfer bzw. Gestagen verhindert die Einnistung des Eis in die Gebärmutter. Bei Verdacht auf Schwangerschaft, Eileiterentzündung, Gebärmuttermyom und Behandlung mit blutgerinnungshemmenden Mitteln darf kein Pessar angewendet werden. 8. *Scheidenpessar* (Scheidendiaphragma): Ist bei korrekter Anwendung zuverlässig. Es verhindert das Eindringen der Samenfäden in die Gebärmutter und muß genau angepaßt werden. Schon geringe Gewichtsschwankungen können zu einer ungenauen Anpassung führen. 9. *Chemische Verhütungsmittel*: Mittlere Zuverlässigkeit bei korrekter Anwendung. Sie werden in die Scheide eingeführt (Schaum-Spray) und töten die Spermien, weiterhin versperren sie den Eingang zum Muttermund. Um die Sicherheit zu erhöhen, sollte zusätzlich ein Kondom benutzt werden. 10. *Coitus interruptus (unterbrochener Geschlechtsverkehr)*: Diese Methode ist sehr unzuverlässig, da es auch schon vor dem Orgasmus zur Abgabe von Ejakulat kommen kann. 11. *Temperaturmethode*: Bestimmung der unfruchtbaren und fruchtbaren Tage anhand der Körpertemperatur nach der Methode von Knaus-Ogino. Die morgens gemessene Temperatur (Basaltemperatur) steigt 1–2 Tage nach dem Eisprung um 0,4–0,6 Grad an und bleibt bis zur nächsten Menstruation erhöht. Vom dritten Tag des Temperaturanstiegs an bis zur nächsten Blutung kann von einer Unfruchtbarkeit ausgegangen werden. Wenn die Methode konsequent angewandt wird, ist sie relativ zuverlässig. Die Temperatur muß immer zum gleichen Zeitpunkt im After gemessen werden und sorgfältig in eine Spezialkurve eingetragen werden. Krankheit muß mit berücksichtigt werden. 12. *Urinanalyse:* Ein neues System ist die Analyse des weiblichen Urins und Bestimmung der fruchtbaren und unfruchtbaren Tage durch kleine Minicomputer.

Emphysem: Aufblähung von Gewebe durch Luft. Beim Asthma bronchiale erweitern sich die → Alveolen, und es kommt zur Überblähung der Lungen → Lungenemphysem. Beim Hautemphysem kommt es zur Ansammlung von Luft unter der Haut nach einer Verletzung von lufthaltigen Organen (z.B. Lunge). Dringt durch Verletzungen, Entzündungen oder Tumoren Luft in die Bauchhöhle ein, spricht man von einem Mediastinalemphysem.

Empyem: Ansammlung von Eiter in einem Hohlorgan, z.B. in einer Gelenkhöhle, den Nasennebenhöhlen oder in der Gallenblase.

Endemie: Krankheit, die über einen längeren Zeitraum in einem Gebiet auftritt.

Endhirn (Telenzephalon): Bezeichnung für die beiden Großhirnhälften.

Endogen: Nicht durch äußere Einflüsse entstanden.

Endokard: Innere Haut des Herzens, kleidet die Herzkammern aus.

Endokarditis: Entzündung des Endokards, hervorgerufen durch bakterielle Infekte. Bevorzugt werden die Herzklappen befallen, später können sich daraus Herzklappenfehler ergeben. Symptome sind: Fieber, Pulsbeschleunigung, Herzrhythmusstörungen. Gefährlich ist die Bildung von → Embolien. Behandelt wird mit hochdosierten Antibiotikagaben, oft ist der operative Ersatz der Herzklappen erforderlich.

Endokrin: Auf die Sekretion der Hormondrüsen bezogen.

Endometriose: Wachstum von Gebärmutterschleimhaut (→ Endometrium) außerhalb der Gebärmutter (z.B. in Scheide, Harnblase, Eileiter usw.) bei geschlechtsreifen Frauen. Die gutartigen Wucherungen stehen, ebenfalls wie die Schleimhaut der Gebärmutter, unter dem Einfluß der Eierstockhormone und sind je nach Hormonspiegel einem ständigen Auf- und Abbau unterworfen. Symptome sind: Beschwerden beim Stuhlgang, beim Geschlechtsverkehr und bei der Menstruation, verstärkte Regelblutung. Im Eierstock bilden sich soge-

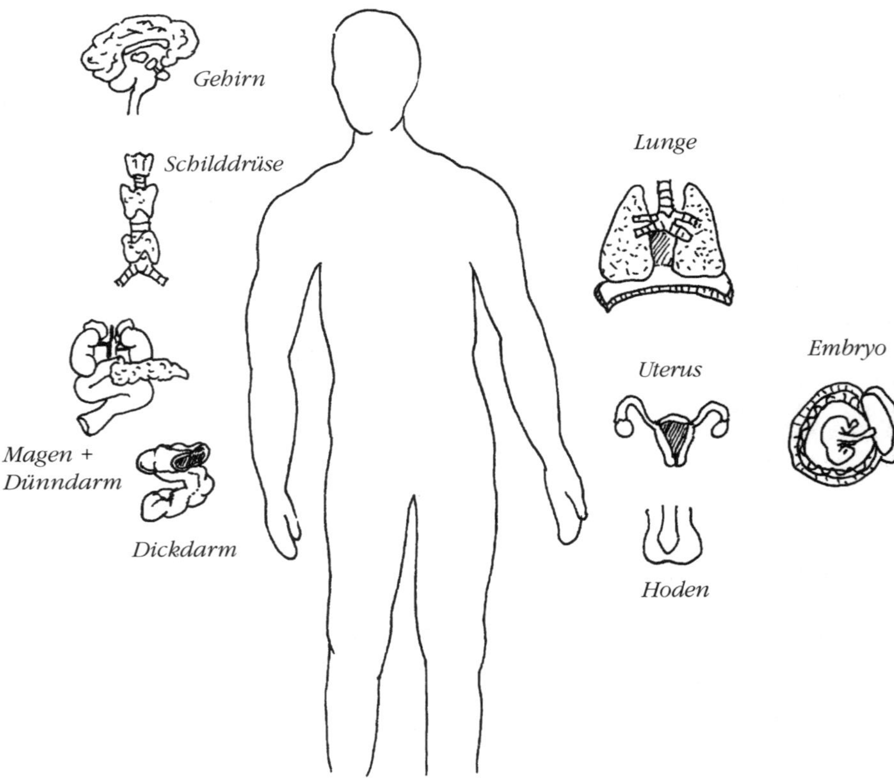

Endokrines System des Menschen (Hormondrüsen)

nannte „Schokoladen-“ oder „Teerzysten“. Beim Nachweis von Tumoren wird eine Operation angestrebt, sonst wird eine Hormonbehandlung durchgeführt (Anti-Baby-Pille).

Endometritis: Entzündung der Schleimhaut der Gebärmutter (→ Endometrium), meist verursacht durch aufsteigende Infektionen (bei Geburt, Menstruation, Operationen). Symptome einer akuten Endometritis sind: Hohes Fieber, Unterleibsschmerzen, schlecht riechender Ausfluß. Bei einem chronischen Verlauf treten nur geringe Beschwerden auf, manchmal verbunden mit Schmierblutungen. Behandelt wird mit Antibiotika, eventuell mit Hormonen. Komplikationen können in Form einer → Adnexitis, einer → Sepsis oder einer Bauchfellentzündung auftreten.

Endometrium: Schleimhaut der Gebärmutter.

Endophlebitis: Entzündung der innersten Haut einer Vene.

Endoprothese: Ersatzstück aus Metall, Keramik oder Plastik, das gegen ein erkranktes Körperteil ausgetauscht wird (Hüftkopf, Kniegelenk).

Endoskop: Gerät, das aus einer langen Röhre mit einer Lichtquelle und einem optischen System besteht und zur „Spiegelung“ von Körperhöhlen (Magen, Blase, Darm, Bauchhöhle usw.) benutzt wird. Es ist flexibel, damit es sich der Körperform anpassen kann, außerdem kann zusätzlich eine Kamera angebracht werden, um Aufnahmen der betreffenden Organe machen zu können. Weiterhin können durch den Schlauch hindurch winzige Instrumente (Zangen, Scheren, Messer usw.) eingeführt werden, um Probeentnahmen zu ermöglichen, bzw. kleinere Operationen durchzuführen („minimal-invasive-Chirurgie“).

Endothel: Innere Auskleidung der Blut-, Lymph- und Herzgefäße sowie der serösen Häute.

Endotoxine: Gifte, die durch den Zerfall von Bakterien frei werden.

Endotrachealnarkose (Intubationsnarkose): Bei dieser Narkoseform wird in die Luftröhre ein Tubus (Röhre aus Gummi oder Kunststoff) eingeführt, durch den das Narkosegemisch eingeleitet wird. Gleichzeitig wird der Patient über den Tubus beatmet.

Enges Becken: Mißverhältnis zwischen der Kopfgröße des Kindes und der Größe des mütterlichen Beckens. Möglicherweise kann es eine Indikation für einen Kaiserschnitt darstellen.

Englische Krankheit: → Rachitis.

Entartung: Eine maligne Entartung ist die Umwandlung von vorher gesunden Zellen in Krebszellen. → Degeneration.

Entbindung: → Geburt.

Enteritis necroticans: Schwere Entzündung der Dünndarmschleimhaut, wobei einzelne Abschnitte des Darms nicht mehr ausreichend durchblutet werden und infolge dessen absterben.

Enteritis: Dünndarmentzündung, auch Magen-Darm-Entzündung, ausgelöst durch Viren oder Bakterien.

Enteroanastomose: Operative Anlegung eines Verbindungsganges zwischen zwei Darmabschnitten, z.B. wenn ein Tumor entfernt wurde und ein Teil des Darms umgangen werden muß.

Enterobius vermicularis: Madenwurm. Dieser Darmparasit des Menschen besiedelt den untersten Dünndarm, den Dickdarm und den Blinddarm. Die erwachsenen Weibchen kriechen nachts aus dem After und legen in den Analfalten ihre Eier ab. Diese verursachen einen heftigen Juckreiz. Über den After-Finger-Mund-Weg (bzw. verunreinigte Wäsche, Nahrungsmittel etc.) findet eine Selbstinfektion statt. Die Larven schlüpfen im Darm und entwickeln sich nach drei Häutungen zu erwachsenen Würmern.

Enterogen: Vom Darm herrührend.

Enterokokken: Bakterien, die normalerweise im Darm vorkommen. Gelangen sie jedoch in andere Körperhöhlen, können sie schwere Infektionen hervorrufen (z.B. Blasenentzündungen oder Lungenentzündungen).

Enterokolitis: Dünn- und Dickdarmentzündung, verursacht durch Bakterien oder Viren.

Enterospasmus: Krämpfe der Darmmuskulatur.

Enterostomie: Durch eine Operation angelegter künstlicher Darmausgang.

Entjungferung: → Defloration.

Entropium: Einwärtsstülpung des Ober- oder Unterlides. Die Wimpern schleifen dabei ständig auf der Hornhaut, was zu Verletzungen und Entzündungen führt. Abhilfe kann durch eine Operation geschaffen werden.

Entwässerungsmittel: → Diuretika.

Entwurzelungsdepression: Bestimmte Form der Depression, die durch den Verlust der gewohnten Umgebung oder der gewohnten Lebensziele entsteht. Sie kommt häufig bei Arbeitsmigranten und Flüchtlingen vor.

Entziehungskur: Behandlung von Alkohol-, Medikamenten- oder Rauschgiftsucht unter ärztlicher Kontrolle.

Entzugssymptome: Auftreten von Angst, Depressionen, Schmerzen, Halluzinationen, Herzrasen, Schweißausbrüchen usw. beim Absetzen von regelmäßig eingenommenen Suchtmitteln (Alkohol, Heroin usw.).

Entzündung: Abwehrreaktion des Körpers, die mit Rötung, Schmerzen und Schwellung einhergeht.

Enuresis: → Bettnässen.

Enzephalitis: → Gehirnentzündung.

Enzym: Eiweißkörper, die zahlreiche chemische Reaktionen im Körper beschleunigen oder ermöglichen, ohne selbst an der Reaktion teilzunehmen.

Enzymopathie: Fehlt ein Enzym vollständig, wird es vom Körper in unzureichendem Maße gebildet, oder liegt ein Baufehler vor, kann dies die Ursache für ernsthafte Erkrankungen sein. Die Beschwerdebilder reichen von Schwachsinnigkeit über Blutkrankheiten bis zu Verdauungsstörungen. Die Enzymopathien können erworben oder angeboren sein.

Ephedrin: Blutdrucksteigernd, bronchialerweiternd und abschwellend wirkende Substanz.

Epheliden: → Sommersprossen.

Epidemie: Plötzliches Auftreten einer Infektionskrankheit in einem bestimmten Gebiet über einen gewissen Zeitraum.

Epidermolysis acuta toxica (Lyell-Syndrom): Blasige Ablösung der oberen Hautschichten, in den meisten Fällen ausgelöst durch Arzneimittelallergien.

Epididymis: → Nebenhoden.

Epididymitis: Entzündung der Nebenhoden. Meist entwickelt sich diese aus einer fortgeleiteten Entzündung der Prostata oder der Harnröhre.

Epigastrium: Oberbauch (Raum zwischen Rippenbogen und Bauchnabel).

Epiglottis: Kehldeckel.

Epikondylitis (humeri): Humerus = Oberarmknochen. Bezeichnung für den sog. Tennisellenbogen, der sich durch Schmerzen über dem Ellenbogengelenk bemerkbar macht. Er entsteht durch ständige Überbelastung und daraus resultierenden kleinen Einrissen der Sehne. Die wichtigste Maßnahme ist die Ruhigstellung des Armes.

Epilation: Enthaarung durch chemische oder elektronische Hilfsmittel.

Epilepsie: Durch eine abnorme Erhöhung der elektrischen Aktivität der Nervenzellen des Gehirns kommt es zu einem anfallartigen Auftreten von Muskelkrämpfen und Bewußtlosigkeit. Etwa 4–5 Menschen von 1.000 sind von einem epileptischen Leiden betroffen. Eine echte Epilepsie besteht nur dann, wenn die Anfälle wiederholt ohne erkennbare Anlässe auftreten. In einigen Fällen treten die Krampfanfälle einige Male am Tag auf, sie können aber auch nur wenige Male während des ganzen Lebens auftreten. Die Anfälle treten oft nachts im Schlaf, abends oder kurz nach dem Aufwachen auf. Meist beginnt die Epilepsie im Kindes- oder Jugendalter, sie kann sich aber auch erst im Erwachsenenalter zeigen. Sie kann durch Geburtsschäden oder Entwicklungsstörungen des Gehirns, durch Narben nach Gehirnverletzungen oder Hirnerkrankungen entstehen. Oft ist die Ursache aber auch unbekannt. Es gibt verschiedene Formen von epileptischen Anfällen. Ein großer Krampfanfall (Grand Mal) äußert sich, indem der Betroffene bewußtlos zu Boden stürzt, steif wird, mit den Armen und Beinen zuckt und mit geöffneten Augen starr blickt. Oft beißen sich die Patienten bei einem solchen Anfall in die Zunge und verlieren Urin. Nach dem Anfall verfallen die Kranken in einen festen Schlaf. Kleinere Anfälle (Petit Mal) äußern sich in plötzlichem Vorwärtsknicken von Kopf und Rumpf, Zuckungen und Dämmerattacken. Eine endgültige Diagnose kann mit Hilfe des → Elektroenzephalogramms gestellt werden. Heute gute Behandlungserfolge mit Medikamenten (Antikonvulsiva).

Epinephrin: → Adrenalin.

Epiphyse: 1. Drüse im Gehirn (Zirbeldrüse), die wahrscheinlich an der Steuerung von Biorhythmen beteiligt ist. 2. Abschnitt eines langen Röhrenknochens, der nahe am Gelenk liegt.

Episiotomie: → Dammschnitt.

Epistaxis: Nasenbluten.

Epithel: Deckzellenschicht.

Epitheliom: Vom Epithelgewebe ausgehender Tumor (gut- oder bösartig).

Epithelkörperchen: → Nebenschilddrüsen.

Epulis: Meist gutartige Zahnfleischgeschwulst, die durch dauernde mechanische Reizung entsteht.

Erbanlage: Die Gene sind die Träger der Erbinformation, die in den → Chromosomen lokalisiert sind.

Erbkrankheiten: Krankheiten, die familiär gehäuft auftreten (z.B. Bluterkrankheit).

E

Erbrechen: Entleerung von Mageninhalt durch die Speiseröhre und den Mund nach außen. Das Symptom Erbrechen kann vielfältige Ursachen haben: Verletzungen oder Erkrankungen des Gehirns, Störungen der Verdauungsorgane (Darm, Magen, Leber; Gallenwege, Bauchspeicheldrüse), Reizung des Gleichgewichtsorgans im Ohr, psychische Probleme, Schwangerschaft, Vergiftungen. Wichtigste Maßnahme bei Erbrechen ist die ausreichende Flüssigkeitszufuhr, da der Flüssigkeitsverlust groß ist. Weiterhin ist eine 24stündige Nahrungskarenz zu empfehlen. Später können Schwarztee, Salzstangen und Zwieback verzehrt werden.

ERC: **E**ndoskopische **r**etrograde **C**holangiographie, Verfahren zur Darstellung der Gallengänge und -blase durch Kontrastmittel.

Erfrierung: Durch die Einwirkung von Kälte können schwerste Schäden des Körpergewebes auftreten. Die Abkühlung des ganzen Körpers auf unter 20 °C führt schließlich zum Kältetod. Wie bei den Verbrennungen teilt man örtliche Erfrierungen in drei Schweregrade ein. Bei einer Erfrierung 1. Grades sind nur die obersten Hautschichten geschädigt. Die Haut erscheint zuerst bläulichweiß, später kommt es an der betreffenden Stelle zu einer Rötung. Bei einer Erfrierung 2. Grades bilden sich Blasen auf der Haut. Beim 3. Grad sind auch tiefere Hautschichten betroffen, so daß das Gewebe teilweise abstirbt. 4. Grad: Verlust eines gesamten Gliedes.

Erkältung: Durch Viren ausgelöste Erkrankung der oberen Luftwege mit Husten und Schnupfen, die oft in der kalten Jahreszeit auftritt. Typisch ist der Krankheitsbeginn mit Schnupfen, Niesen, Husten, Kratzen im Hals, Kopf- und Gliederschmerzen sowie allgemeiner Abgeschlagenheit und eventuell Fieber (bei Kindern häufiger). Der Katarrh der oberen Luftwege heilt normalerweise nach etwa 4–10 Tagen ohne weitere Behandlung wieder ab. Komplikationen können sich ergeben, wenn die Entzündung auf die Nasennebenhöhlen, das Mittelohr, die Bronchien oder die Mandeln übergreift. In diesen Fällen kommt es oft zu einer zusätzlichen Infektion mit Bakterien, die die Einnahme von Antibiotika notwendig machen kann. Andere Krankheiten wie Diphterie, Masern, Keuchhusten oder Influenza können wie eine gewöhnliche Erkältung beginnen und machen die Abgrenzung schwierig. Behandlung: Bei Fieber Bettruhe, reichlich Trinken (Lindenblütentee oder Holun-

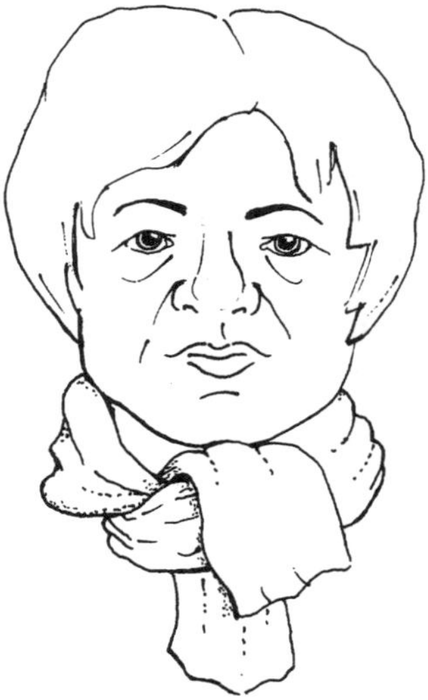

Erkältung

dertee), bei starkem Schwitzen Fleischbrühe, kalte Wadenwickel, heiße Milch mit Honig, heiße Zitrone. Tritt nach einigen Tagen keine Besserung ein, ist unbedingt ärztlicher Rat einzuholen.

Erosion: Schädigung der Haut oder Schleimhaut an der Oberfläche.

Erste Hilfe: Siehe Anhang

Erwerbsunfähigkeit: Wenn ein Versicherter infolge einer Erkrankung voraussichtlich in absehbarer Zeit nicht regelmäßig seiner Arbeit nachgehen können wird, gilt er als erwerbsunfähig.

Erysipel (Wundrose): Meist durch Streptokokken ausgelöste, ansteckende Entzündung der Haut einschließlich der Unterhaut, die sich über die Lymphbahnen ausbreitet und zu Schwellungen und starken Schmerzen führt. Die Erkrankung kann zu schweren Komplikationen in Form von Hirnhaut-, Nieren- oder Ohrenentzündungen führen und muß unbedingt ärztlich behandelt werden.

Erythem: Flächenhafte Rötung der Haut, die durch eine vermehrte Durchblutung verursacht wird.

Erythematodes: → Lupus erythematodes.

Erythropoese: Bildung der roten Blutkörperchen (Erythrozyten). Bei Säuglingen und Kleinkindern erfolgt die Bildung im roten Knochenmark, das sich in allen Knochen befindet, beim Erwachsenen nur noch in kleinen und platten Knochen sowie in den Epiphysen der Röhrenknochen.

Erythropoetin: Hormon, das die Bildung der roten Blutkörperchen anregt.

Erythrozyten: Rote Blutkörperchen, → Blut.

Escherichia coli: Bakterium, das zur normalen Darmflora des Menschen gehört und ein häufiger Erreger von Harnwegserkrankungen ist.

Eunuch: Kastrierter Mann. Aufgrund des Fehlens der Geschlechtshormone des Hodens kommt es zu Hochwuchs, einer hohen Stimme (Ausbleiben des Stimmbruchs), Unterentwicklung der sekundären männlichen Geschlechtsmerkmale (Bartwuchs, Behaarung) sowie zu einer Minderentwicklung der Muskulatur.

Euphorie: Gehobene Stimmung, Heiterkeit. Bei manchen Erkrankungen sind unangemessen euphorische Stimmungslagen zu beobachten, wie etwa bei → Multipler Sklerose, fortgeschrittener Tuberkulose, Drogensucht und manchen Hirnleiden.

Euthanasie: („sanfter Tod"). Unter Sterbehilfe versteht man z.B. die Verabreichung von stark wirksamen Medikamenten zur Schmerzstillung bei unheilbar Kranken oder das Abschalten von lebenserhaltenden Maschinen. Bei der aktiven Sterbehilfe wird dem Patienten geholfen, seinem Leben ein Ende zu setzen. Bei der passiven Sterbehilfe werden keine Maßnahmen zur Lebensverlängerung mehr getroffen. Die aktive Sterbehilfe ist immer noch stark umstritten, während die passive Sterbehilfe nicht mehr unter den Begriff „Euthanasie" fällt. Während des Nationalsozialismus in Deutschland wurde der Begriff Euthanasie mißbraucht, indem Menschen getötet wurden, deren Leben als „lebensunwert" angesehen wurde, wie z.B. psychisch Kranke.

Euthyreose: Normaler Funktionszustand der Schilddrüse (Überfunktion:

→ Hyperthyreose, Unterfunktion: → Hypothyreose).
Eutroph: Guter Ernährungszustand, Gegenteil: → Dystroph.
Exanthem: Ausschlag der Haut, tritt bei vielen Infektionskrankheiten auf, wie z.B. bei → Masern, → Scharlach, → Röteln usw.
Excudat: Ausschwitzung von Flüssigkeit aus Blut- und Lymphgefäßen, z.B. bei Entzündungen (entzündliches Excudat).
Exkretion: Ausscheidung.
Exogen: Von außen verursacht.
Exophthalmus: Hervortreten des Auges bei Blutungen oder Tumoren hinter dem Auge, Verletzungen, Entzündungen oder einer besonderen Form der Schilddrüsenerkrankung → Basedowsche Krankheit.
Expansiv: Verdrängend, meist bezogen auf das Wachstum von Tumoren.
Expectorantien: Medikamente, die das Abhusten von Schleim aus dem Bronchialbereich fördern.
Exposition: Ausgesetztsein von schädlichen Einflüssen (allergieauslösende Substanzen, Sonnenstrahlung usw.).
Exsikkose: Austrocknung des Organismus. Anzeichen sind: Rissige Zunge, schlaffer Hauttonus. Ursache können Durchfälle sowie vermehrtes Schwitzen usw. sein.
Extern: Äußerlich.
Extrahieren: Herausziehen, z.B. eines Fremdkörpers.
Extrasystole (Herzstolpern): Herzschlag, der zusätzlich außerhalb des normalen Rhythmus auftritt. → Herzerkrankungen.
Extremitäten: Die Arme werden als obere Extremitäten, die Beine als untere Extremitäten bezeichnet.
Extrovertiert: Nach außen gewandt, Gegenteil von → introvertiert.

F

Facialislähmung: Lähmung des Nervs, der die mimische Gesichtsmuskulatur versorgt (Nervus facialis). Bei der einseitigen Gesichtsmuskellähmung hängen an der betroffenen Seite Augenlid und Mundwinkel herab, die Lippen können nicht mehr gespitzt werden, und das Runzeln der Stirn gelingt nicht mehr. Oft treten zusätzlich Schmerzen im Bereich des Ohrs auf. Meist besteht eine gute Heilungschance.
Facies: Gesicht.
Fadenwürmer: → Wurmerkrankungen.
Fallotsche Tetralogie: Kombination von vier angeborenen Herzfehlern, die ca. 25% aller Herzmißbildungen ausmachen: 1. Defekt der Herzkammerscheidewand, der bewirkt, daß Blut von der linken in die rechte Herzkammer gelangt und so das Herz zusätzlich belastet wird. 2. Verengung der Klappe (Pulmonalklappe), die am Übergang von der rechten Herzkammer in die Lungenschlagader sitzt. 3. Vergrößerung (Hypertrophie) der rechten Herzkammer. 4. Verlagerung der Aortenwurzel (Abgang der Hauptschlagader) nach rechts, so daß die Aorta über dem Defekt der Herzkammerscheidewand reitet. Die Folgen sind des Herzfehlers sind: Erniedrigter Sauerstoffgehalt des arteriellen Blutes, erhöhter Druck in der rechten Herzkammer, verminderter Druck in der Lungenarterie: Anzeichen sind: Blausucht (Zyanose), Atemnot und schnelle Ermüdbarkeit, Episoden von Bewußtseinsverlust, Minderwuchs, Hockerstellung nach geringen Anstrengungen (fördert die Sauerstoffsättigung der Arterien). Die meisten Patienten sterben ohne Operation vor dem 25. Lebensjahr.
Farbensinnstörungen: Etwa 8% der Männer und 1% der Frauen leiden unter Farbensinnstörungen. Totale Farbenblindheit wird als Achromasie bezeichnet, oft liegen Rot-, Grün-, oder Blauschwäche vor, bei denen die Patienten die Farben miteinander verwechseln.
Farmerlunge: Durch Schimmelpilz von verfaultem Heu usw. verursachte fieberhafte Bronchitis, die als allergische Reaktion auftritt.
Faßthorax: Faßförmig verformter Brustkorb. Tritt typischerweise beim → Lungenemphysem auf.
Fasten: Nahrungskarenz aus religiösen Gründen oder zu medizinischen Zwecken (bei Erkrankungen des Magen-Darm-Traktes).
Favismus (Bohnenkrankheit): Erblich bedingter Enzymdefekt, der unter der Bevölkerung des Mittelmeerraumes verbreitet ist. Nach dem Verzehr von Saubohnen kommt es zu einem Abbau von roten Blutkörperchen, der zu lebensbedrohlichen Zuständen führen kann.
FCKW: Fluorchlorkohlenwasserstoffe.
Febril: Fieberhaft.
Fehlgeburt: → Abort.
Fehlsichtigkeit: → Ametropie.
Feigwarze: Bevorzugt im Bereich der Geschlechtsorgane und des Afters auftretende rötliche Papeln, die durch Papillomaviren hervorgerufen werden. Sie können blumen-

kohlartig auswachsen; dann werden sie als Riesenkondylome bezeichnet.

Fellatio: Stimulierung des Penis mit dem Mund. → Cunnilingus.

Feminisierung: Verweiblichung, die z.B. bei Männern unter Hormonbehandlung oder bei Leberzirrhose auftritt. Als testikuläre Feminisierung bezeichnet man eine Anomalie, bei der die Person einen männlichen Chromosomensatz sowie Hoden besitzt, jedoch ansonsten weiblich gebaut ist.

Femoral: Bezogen auf den Oberschenkel oder Oberschenkelknochen (Femur).

Fenchel: Wird gegen Blähungen eingesetzt.

Fersenschmerz: Ursache ist meist ein sog. Fersensporn, ein Fortsatz am Fersenbein, der ein- oder doppelseitig auftritt. Weiterhin kann auch eine Knochenhautentzündung eintreten.

Fertilisation: → Befruchtung.

Fetischismus: Sexuelle Erregung beim Anblick von bestimmten Gegenständen (Büstenhalter, Strümpfe, Schuhe etc.).

Fetopathie: Erkrankung des Kindes nach dem dritten Schwangerschaftsmonat.

Fettembolie: Nach komplizierten Brüchen oder Weichteilquetschungen können Fettröpfchen in die Blutbahn gelangen, was schwere Schockzustände auslöst. Anzeichen sind: Husten, blutiger Auswurf, Beschleunigung der Atmung, Unruhe. Der Zustand ist lebensbedrohlich und muß unbedingt notärztlich behandelt werden.

Fettgeschwulst (Lipom): Gutartige Hautgeschwulst, die vereinzelt oder gehäuft im Unterhautzellgewebe auftritt. Bei Beschwerden kann eine Operation erfolgen.

Fettleber: Bei verschiedenen Leberkrankheiten kommt es zu einer Ablagerung von Fett in die Leberzellen, wodurch die Funktion der Leber beeinträchtigt wird. Die Ursache für diese Krankheit ist in den meisten Fällen ein längerer Alkoholmißbrauch. Eine Fettleber kann aber auch entstehen durch: Vergiftungen mit Chemikalien und/oder Arzneimitteln, Übergewicht, kohlenhydratreicher Ernährung, angeborenen Fettstoffwechsel-Erkrankungen. Die Fettleber muß nicht mit Medikamenten behandelt werden außer bei der angeborenen Fettstoffwechsel-Störung. Meistens bildet sich die Fettleber durch eine Diät und Alkoholverzicht vollständig zurück. → Leberzirrhose.

Fettpille: → Xenical.

Fettstoffwechselstörungen (Hyperlipoproteinämien): Zunahme der Blutfette, die zum Teil mit der Nahrung zugeführt werden und zum Teil vom Körper selbst aufgebaut werden. Die Fette werden mit dem Blut zu den verschiedenen Geweben transportiert, wo sie der Energiezufuhr dienen oder zum Aufbau bestimmter Substanzen gebraucht werden. Eine Erhöhung der Blutfette stellt einen Risikofaktor für die Entstehung von → Arteriosklerose und ihrer Folgekrankheiten dar. Man unterscheidet erblich bedingte (primäre) Fettstoffwechselstörungen von erworbenen, die meist durch eine andere Grundkrankheit wie → Zuckerkrankheit, → Alkoholismus, → Leber-, Schilddrüsen- und Nierenerkrankungen, sowie durch die Einnahme verschiedener Medikamente

(→ Östrogene, Corticosteroide, → Diuretika) bedingt sind. Patienten, die an einer Fettstoffwechselstörung leiden, sollten Nahrungsmittel mit überwiegend gesättigten Fettsäuren (Butter, Öl, Sahne, Wurst, Fleisch, Käse, Eier, Nüsse, alle tierischen Fette, Kokosfett) meiden. Günstig auf den Cholesterinspiegel wirken sich hingegen Nahrungsmittel mit ungesättigten Fettsäuren aus (Sojaöl, Färberdistelöl, Baumwollsaatöl, Sonnenblumenöl und Maiskeimöl). Zusätzlich zur Ernährungsumstellung sollte auf reichlich Bewegung geachtet werden, sowie eventuell vorhandenes Übergewicht reduziert werden. Helfen diese Maßnahmen nicht, können fettsenkende Medikamente eingenommen werden (Lipidsenker). Knoblauchpräparate haben ebenfalls oft einen günstigen Einfluß auf die Blutfettwerte.

Fettstuhl: Tritt bei verschiedenen Erkrankungen der Leber, des Gallengangsystems und der Bauchspeicheldrüse auf.

Fettsucht: → Übergewicht.

Fetus (Fötus): Leibesfrucht in der Zeit nach dem dritten Schwangerschaftsmonat.

Fibrin: Eiweißstoff, der die erste Abdichtung von Wunden bewirkt.

Fibrinogen: Eiweißstoff, der bei der Blutgerinnung in → Fibrin umgewandelt wird.

Fibrinolyse: Durch das Enzym Plasmin können Fibringerinnsel im Körper aufgelöst werden. Dieses Verfahren wird z.B. nach Herzinfarkten angewandt. Durch die Gabe von → Fibrinolytika (Steptokinsae, Urokinase) können Thromben aufgelöst und so Blutgefäße wieder durchlässig gemacht werden.

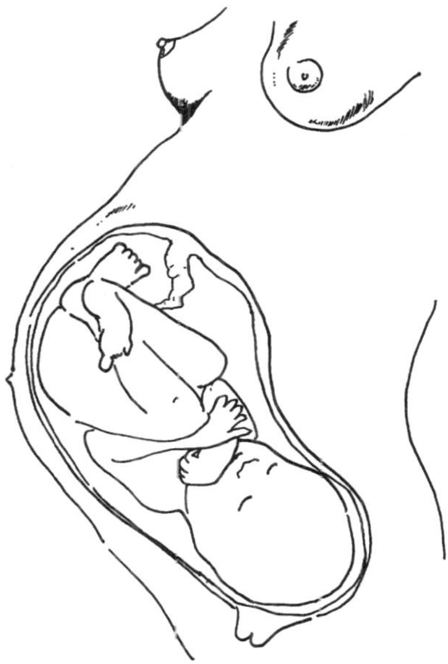

Fetus (Fötus)

Fibrinolytika: Eiweißstoffe, die das an der Blutgerinnung beteiligte Fibrin auflösen (Streptokinase, Urokinase) und bei der Behandlung von Thromben eingesetzt werden. → Fibrinolyse.

Fibrom: Gutartige Bindegewebsgeschwulst.

Fibromatose: Häufig in der weiblichen Brustdrüse und in der Prostata vorkommende Vermehrung von Bindegewebe.

Fibrosarkom: Bösartige Bindegewebsgeschwulst.

Fibrose: Bindegewebsvermehrung eines Organs (z.B. Lungenfibrose).

Fibularislähmung: Lähmung des Peroneusnervs durch eine Entzündung oder einen Unfall. Es kommt zu einer Spitzfußstellung.

F

Fieber: Die Körpertemperatur unterliegt individuellen und tageszeitlichen Schwankungen. Bei Frauen steigt die Temperatur nach dem Eisprung um etwa 0,5 °C an. Außerdem schwankt die Temperatur im Verlaufe des Tages um etwa 1 °C (zwischen 36,4 °C und 37,4 °C). Am Morgen ist die Temperatur am niedrigsten, am späten Nachmittag am höchsten. Fieber liegt bei einem Wert über 38,0 °C vor. Bei Temperaturen über 40 °C liegt eine akute Bedrohung für Herz und Kreislauf vor. Fieber über 41 °C kann bleibende Schäden des Gehirns verursachen. Fieber kann verschiedene Ursachen haben wie Infektionskrankheiten, Krebserkrankungen oder Erkrankungen des Zentralnervensystems.

Fieberkrämpfe: Bei Säuglingen und Kleinkindern kommt es bei Fieber nicht selten zu Krampfanfällen, da in diesem Alter die Reizschwelle des Zentralnervensystems noch sehr niedrig ist.

Filarien (Fadenwürmer): Durch Insekten auf den Menschen übertragene Parasiten. Sie kommen in den Subtropen und Tropen vor und führen zum Krankheitsbild der → Elephantiasis oder der → Flußblindheit.

Filzlaus: → Läuse.

Final: Am Ende (z.B. einer tödlichen Krankheit).

Fingerhut: → Digitalis.

Finne: Entwicklungsstadium von → Bandwürmern.

Fischbandwürmer: → Bandwürmer.

Fissur (Rhagade): Schmerzhafte Einrisse der Haut oder Schleimhaut.

Fistel: Röhrenförmiger Gang, der entweder angeboren oder erworben ist und zwischen zwei Organen oder zwischen einem Organ und der Körperoberfläche eine Verbindung herstellt. Oft entstehen Fisteln bei Entzündungen.

Fixation: Befestigung, z.B. die Wiederherstellung von Knochenbrüchen durch Schrauben, Drähte oder Platten.

Flatulenz: Blähungen.

Flechte: Umgangssprachliche Bezeichnung für verschiedene Formen von Hautausschlägen, bei denen eine Schuppen- und Krustenbildung stattfindet.

Fleckfieber (Flecktyphus): Durch Kleiderläuse übertragene Infektionskrankheit (Erreger: Rickettsien). Die Kleiderlaus saugt das Blut eines infizierten Menschen und scheidet nach etwa 5 Tagen die Erreger mit dem Kot aus, die dann vom Menschen über die Lunge (beim Einatmen) oder über die Haut aufgenommen werden. Anzeichen sind: Schwindel, Kopfschmerzen, hohes Fieber, Schlaflosigkeit, Husten, Bindehautentzündung. Nach einigen Tagen erscheinen auf der Haut (zuerst an Bauch und Schultern) rötliche Flecken, die später punktförmig bluten, außerdem treten Wahnvorstellungen und Angstzustände auf. Nach zwei Wochen klingen die Symptome ab, die völlige Genesung kann einige Monate dauern. Komplikationen sind: Nierenentzündung, Lungenentzündung, Thrombosen, → Nekrosen (Brand). Außer der Wahrung hygienischer Standards kann zur Vorbeugung der Erkrankung eine Schutzimpfung vorgenommen werden, die den Ausbruch der Krankheit zwar nicht verhindert, ihn jedoch wesentlich abschwächt.

Behandelt wird mit Antibiotika. Zu den durch Rikettsien hervorgerufenen Erkrankungen gehört ebenfalls das → Q-Fieber.

Fleischvergiftung: → Botulismus, → Salmonellen, → Lebensmittelvergiftung.

Fliegenpilz (Amanita muscaria): Giftiger Pilz, der nach Verzehr zu Halluzinationen, Krämpfen und Benommenheitszuständen führt.

Flöhe: Etwa 3 mm große Parasiten, die bei Mensch und Tier Blut saugen. An den Einstichstellen bilden sich juckende Quaddeln, die rasch wieder verschwinden.

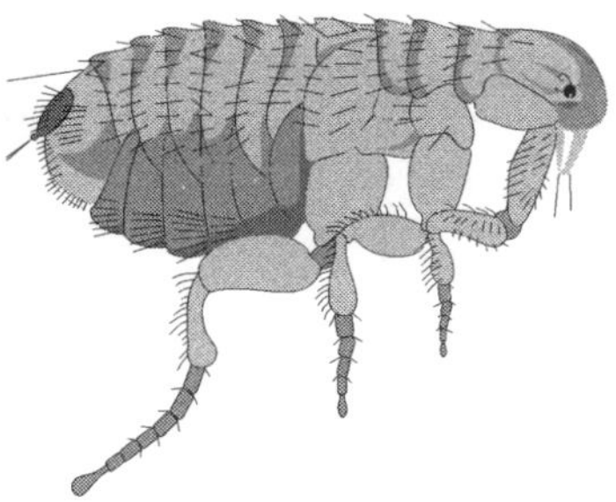

Floh

Fluor vaginalis: Ausfluß der weiblichen Scheide. Muß nicht unbedingt krankhaft sein, tritt er jedoch in Zusammenhang mit einer Rötung der Scheide, einem üblen Geruch sowie einem starken Juckreiz auf, so kann es sich um eine Infektion mit Bakterien oder Pilzen handeln, bzw. mit Trichmonaden oder Chlamydien. Eine Infektion wird durch eine Störung der normalen Bakterienflora begünstigt (→ Döderleinsche Bakterien). Diese kann durch die Einnahme von Antibiotika oder die Verwendung von Tampons hervorgerufen werden, bzw. durch aggressive Seifen.

Flußblindheit: → Onchozerkose.

Follikel: 1. Eierstockfollikel: Ein die Eizelle umgebendes Bläschen, das platzt, wenn die Eizelle reif ist. 2. Haarbalg (Wurzelscheide des Haars).

Follikelhormone: Von den Eierstockfollikeln gebildete weibliche Geschlechtshormone. Weiterhin werden sie während der Schwangerschaft vom → Gelbkörper und von der Plazenta gebildet. Die Hormone bewirken u.a. den Aufbau der Gebärmutterschleimhaut und das Wachstum der Brustdrüsen.

Follikelstimulierendes Hormon (FSH): Wird im Vorderlappen der Hypophyse gebildet und bewirkt bei der Frau das Wachstum und die Reifung des → Follikels im Eierstock.

Follikelzyste: Füllung eines Follikels mit Flüssigkeit, kann mehrere Zentimeter groß werden und verschwindet meist wieder von selbst.

Follikulitis: Durch Bakterien hervorgerufene Entzündung der Haarbälge in Form von geröteten Eiterpusteln.

Folsäure: → Vitamine.

Fontanelle: Natürliche Knochenlücken des kindlichen Schädels, die sich normalerweise zwischen dem zweiten und dritten Lebensjahr schließen.

Foramen: Loch.

Forensische Medizin: Gerichtliche Medizin.

Formaldehyd: Stechend riechendes Gas, das aus Holzgeist (Methylalkohol) gewonnen wird und in wäßriger Lösung als Desinfektionsmittel verwendet wird.

F

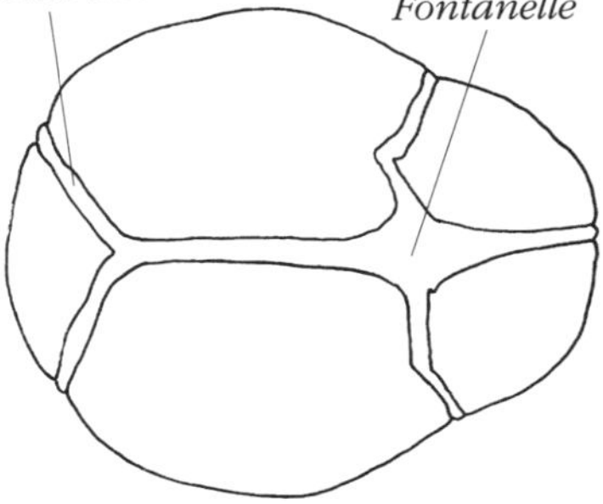

Schädel eines Kindes (v. oben)

Fraktur: → Knochenbruch.
Frauenheilkunde (Gynäkologie): Fachgebiet der Medizin (meist kombiniert mit Geburtshilfe), das sich mit den Erkrankungen der weiblichen Geschlechtsorgane sowie mit der Schwangerschaft und der Durchführung geburtshilflicher Operationen befaßt.
Freie Radikale: Aggressive Moleküle. Sie entstehen als Abfallprodukte unseres Stoffwechsels oder dringen, etwa als Umweltgifte, von außen in den Körper. Besonders Raucher sind den Attacken der F.R. ausgesetzt: bei einem Lungenzug strömen etwa 100 Billionen Freie Radikale in den Körper. Die hochreaktiven Teilchen schädigen die Zellhüllen und das empfindliche Erbmaterial. Durch solche Mutationen können normale Zellen entarten. Im schlimmsten Fall entsteht ein Tumor. Die Vitamine A, C, E und das Beta-Carotin sind ein wirksamer Schutz.
Frenulum: Bändchen, z.B. das Zungenbändchen.
Freßzellen (Phagozyten): Zum Abwehrsystem des Körpers gehörende Zellen, die Krankheitserreger und Fremdkörper aufnehmen und vernichten können. Es existieren zwei Gruppen von Freßzellen, die Makrophagen und die Granulozyten (→ Blut).
Frontal: Von der Stirnseite her.
Frostbeulen (Perniones): Eine Art chronischer Entzündung, die als Folge von Kälteschäden auftritt. Es handelt sich um bläulich verfärbte Schwellungen, die als Erfrierung ersten Grades angesehen werden können.
Fruchtwasser: Flüssigkeit, die das Kind im Mutterleib umgibt und dessen Flüssigkeitsbedarf deckt. Durch die Untersuchung des Fruchtwassers kann auf den Gesundheitszustand des Fötus geschlossen werden.
Frühgeburt: Jedes lebende Neugeborene, das mit einem Geburtsgewicht von 2.500 g oder weniger zur Welt kommt oder eine Schwangerschaftszeit von weniger als 37 Wochen hinter sich hat, wird als Frühgeborenes bezeichnet. Die Grenze der Lebensfähigkeit liegt bei etwa 600 g.
Frühreife (Pubertas preacox): Vor der Pubertät auftretende sexuelle Reifezeichen (bei Mädchen vor dem 8., bei Jungen vor dem 10. Lebensjahr).
Frühsommermeningoenzephalitis: → FSME.
Fruktose: Fruchtzucker.
Fruktoseintoleranz: Auf einem Enzymmangel beruhende gestörte Verwertung von Fruchtzucker im Körper, führt zu Durchfällen.
FSME: Durch ein von Zecken übertragenes Virus verursachte Erkrankung. Sie beginnt nach einer Inkubationszeit von etwa 7–10 Tagen mit

grippeähnlichen Symptomen; später wird auch das zentrale Nervensystem befallen (Gehirnhautentzündung). In etwa 1% der Fälle bleiben Schäden in Form von Lähmungen zurück. Seit 1976 gibt es einen wirksamen Impfstoff gegen das FSME-Virus.

Fugen: Fugen sind unbewegliche Knochenverbindungen. Der Gelenkspalt ist mit unterschiedlichem Material ausgefüllt. Dementsprechend werden verschiedene Fugen unterschieden: a) bindegewebige Fuge. Bei diesen Gelenken sind die beteiligten Gelenkenden durch straffes Bindegewebe verbunden. Beispiel: Schädelnähte, Zähne im Kiefer b) knorpelige Fuge. Hier sind die Knochenenden durch Knorpel verbunden. Beispiel: Gelenk, welches die beiden Beckenknochen miteinander verbindet. c) knöcherne Fuge. Hier ist der Gelenkraum durch knöchernes Material ausgefüllt. Beispiel: verknöcherte Zwischenwirbelscheiben des Kreuzbeins.

Furunkel: Unter einem Furunkel versteht man eine schwere bakterielle Entzündung des Haarbalgs. Durch diese Entzündung entsteht ein schmerzhafter, entzündlicher Knoten, der mit Eiter gefüllt ist. Erreicht das Furunkel ein bestimmtes Stadium, fließt dieser Eiter durch eine gebildete Öffnung ab. Entwickelt ein Patient mehrere Furunkel an verschiedenen Körperstellen, spricht man von einer Furunkulose. Fließen benachbarte Furunkel zusammen, entsteht ein → Karbunkel. Furunkel oder Karbunkel entstehen meist in Körperregionen, die durch vermehrte Schweißbildung oder Reibung beansprucht werden (z.B. Nacken, Achselhöhlen, Gesäß, Gesicht). Ein F. heilt in der Regel ohne Komplikationen ab. Es reift heran, bis sich der eitrige Inhalt durch eine Öffnung entleert. Dieser Reifungsprozeß kann durch heiße Umschläge, die mehrmals am Tag gewechselt werden sollten, beschleunigt werden. Ein großes Furunkel kann auch von einem Arzt durch einen kleinen Schnitt eröffnet werden, damit der Eiter abfließen kann. Tritt Fieber auf, sollte sofort ein Arzt aufgesucht werden. Ein Furunkel im Gesicht muß besonders vorsichtig behandelt werden, da unmittelbar unter der Haut feine Blutgefäße verlaufen, in die sich eventuell der Eiter entleeren könnte. Daher müssen Furunkel im Gesicht mit einer hohen Antibiotikagabe behandelt werden. Mechanische Maßnahmen wie Drücken oder Aufschneiden sind strengstens verboten!

Fuß: → Bein.

Fußgeruch: Fußgeruch ist sowohl für die Betroffenen, als auch für die Menschen in ihrer Umgebung unangenehm. Viele trauen sich aus Scham

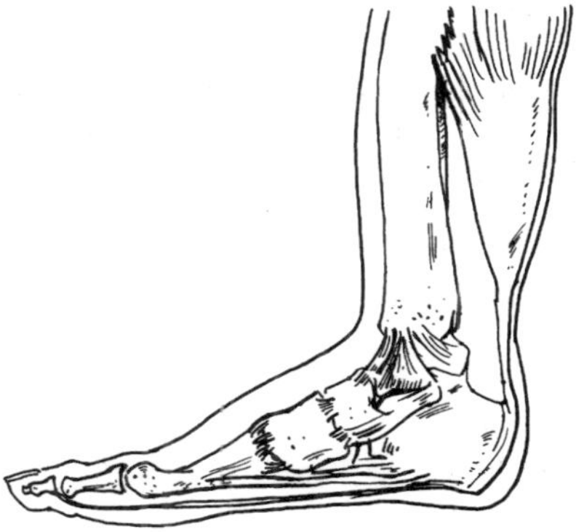

Fuß (seitlich)

F

nicht, jemanden nach den Ursachen und/oder nach Maßnahmen zu fragen. Im folgenden werden einige Tips genannt, die starken Fußgeruch mildern können: Gründliches Waschen: Dieser banal klingende Tip ist meistens der hilfreichste, da viele Betroffene durch zu seltene und flüchtige Waschungen Fußgeruch entwickeln. Es ist besonders wichtig, die Zwischenräume der Zehen gut abzutrocknen und Seifenreste vollständig zu entfernen. Wer unter Fußgeruch leidet, sollte im Laufe des Tages immer wieder die Füße waschen. Die Füße sollten trocken gehalten werden. Daher ist es ratsam, nach dem Waschen die Füße mit Fußpuder zu bestäuben. Die Verwendung von Antitranspirants speziell gegen Fußgeruch (in den Drogerien und Apotheken erhältlich) kann auch sehr hilfreich sein. Deodorants bekämpfen höchstens den Geruch, aber nicht die Transpiration, daher sind Antitranspirants mit Aluminiumchlorid-Hexahydrat eher zu empfehlen. Tragen Sie Strümpfe aus Naturfasern, denn diese können den Schweiß besser aufsaugen. Synthetische Stoffe führen zum einen dazu, daß mehr geschwitzt wird, und zum anderen, daß Fußgeruch sich leicht bildet, da der Schweiß nicht aufgesaugt wird. Manchmal kann es helfen, wenn zwei Socken übereinander getragen werden. Das hört sich zwar wie ein Widerspruch an, aber durch den Luftraum zwischen den Socken kommt es zu einem Kühleffekt. Am besten ist es, wenn Sie Baumwollsocken und darüber ein Paar aus Schurwolle tragen. Achten Sie auf Ihr Schuhwerk. Enge oder schmal geschnittene Schuhe sind prädestiniert zur Fußgeruchsentwicklung, da einmal das Schwitzen gefördert wird und zum anderen Bakterienvermehrungen unter diesen Bedingungen ideal stattfinden können. Fußbäder mit bestimmten Essenzen können dazu beitragen, den Fuß trocken zu halten und Schweißgeruch einzudämmen: Tee (Tannin trocknet aus), Salz, Tonerde, Natron oder Essig.

Fußpilz: In Form von heftig juckenden Bläschen auftretende Erkrankung, die schmerzhafte Wundflächen zurückläßt. Meist beginnt sie im Zwischenzehenraum und greift dann auf die Fußsohle über; die Entstehung von Schweiß verschlimmert die Beschwerden. Behandelt wird mit Antimykotika, die in Form von Salben, Cremes und Tabletten zugeführt werden können. Die Behandlung muß über einen längeren Zeitraum erfolgen, da die Pilze oft sehr hartnäckig sind.

G

Galaktagoga: Körpereigene Stoffe, die die Absonderung von Muttermilch anregen. Therapeutisch wird z.B. das Oxytocin bei Wehenschwäche und ungenügender Milchproduktion angewandt.

Galaktographie: Untersuchungsverfahren, bei dem das Milchgangssystem der Brust mit Kontrastmittel aufgefüllt wird.

Galaktorrhöe: Gesteigerter Milchfluß in der Wochenbettzeit bei Stillpausen oder außerhalb der Wochenbettzeit bei einigen Erkrankungen.

Galaktosämie (Galaktoseintoleranz): Erbliche Störung des Stoffwechsels, bei der Milchzucker (Galaktose) nicht abgebaut werden kann. Das Enzym, das die Galaktose normalerweise abbaut, fehlt dem Körper. Daher kommt es zu einer Anreicherung von Milchzucker im Organismus. Die Folgen sind u.a. Durchfall, Erbrechen, Wachstumsstörungen, Leberschädigung, Milzvergrößerung, Linsentrübung, Gelbsucht und Schwachsinn. Meist führt die Erkrankung unbehandelt schon in den ersten Lebenswochen zum Tode. Durch eine konsequente Diät (galaktosefreie Kunstmilch), die schon frühzeitig ansetzen sollte, können die Folgeschäden vermieden werden.

Galaktostase: → Milchstauung.

Galaktozele: Zyste, die bei Verschluß eines Milchgangs aufgrund einer Milchstauung entsteht.

Galenik: Wissenschaft von der Zubereitung von Arzneimitteln.

Gallenblasenentzündung (Cholecystitis): In über 90% der Fälle sind Gallensteine an der Entstehung der Entzündung beteiligt. Die Erreger (verschiedene Bakterien) können sich aber auch auf dem Blutweg ausbreiten und so zu einer Entzündung der Gallenwege und der -blase führen. Krankheitserscheinungen sind: Schmerzen im rechten Oberbauch (langsam ansteigend oder kolikartig), Appetitlosigkeit, Fieber, Übelkeit und Erbrechen, manchmal auch Gelbsucht. Behandelt wird die Entzündung mit Antibiotika und Schmerzmitteln.

Gallenblasenkarzinom: Bösartiger Tumor der Gallenblase, der bei Frauen fünfmal häufiger auftritt als bei Männern. Anzeichen sind: Gewichtsverlust, Blutarmut, Gelbsucht. Oft wird diese Krebsform jedoch wegen der spät einsetzenden Beschwerden erst spät erkannt.

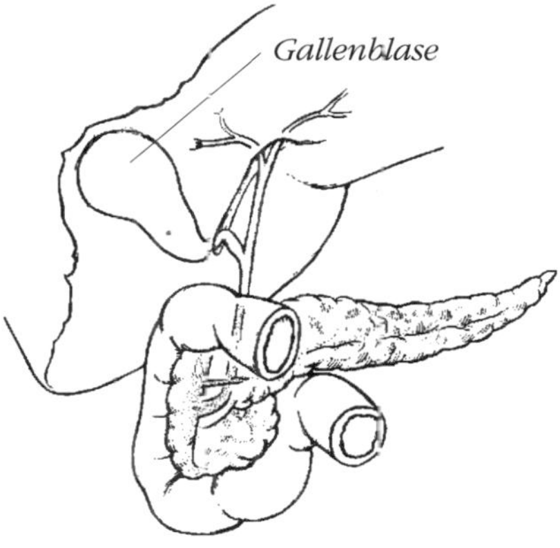

Gallenblase

Gallenblasenruptur: Bei Gewalteinwirkung von außen oder Entzündungen (→ Gallenblasenentzündung) kann es zum Einreißen der Gallenblase kommen.

Gallengangsatresie: Fehlen der Gallenwege (angeboren), was dazu führt, daß die von der Leber gebildete Galle nicht abfließen kann. Es kommt zu einem Stau der Galle, die dann ins Blut übertritt. Die Konzentration der Gallenfarbstoffe steigt im Blut an und verursacht eine Gelbsucht. Hier ist unbedingt eine Operation erforderlich, da es sonst zu einer Schädigung der Leber kommen kann.

Gallengangsverschluß: Durch einen Gallengangsverschluß kommt es zum Rückstau der kontinuierlich gebildeten Galle. Als Konsequenz tritt wasserlösliches → Bilirubin ins Blut über und wird als dunkel gefärbter Urin ausgeschieden. Ferner ist bei einem kompletten G. der Stuhl entfärbt, da keine Gallenfarbstoffe mehr in den Darm gelangen.

Gallensäuren: Bestandteile der Galle: Desoxycholsäure, Cholsäure, Chenodesoxycholsäure und Lithocholsäure. Sie sind wichtig für die Verdauung von Fett und die Anregung der Darmbewegungen. Außerdem fördern sie die Produktion von Galle in der Leber. Die vom Darm ausgeschiedenen Gallensäuren werden über den enterohepatischen Kreislauf wieder aufgenommen.

Gallensteinleiden (Cholelithiasis): Gallensteine können aus verschiedenen Substanzen (Kalk, Cholesterin, Gallenfarbstoff) zusammengesetzt sein. Sie treten einzeln oder gehäuft auf und haben meistens etwa die Größe von Erbsen. Frauen sind etwa doppelt so oft betroffen wie Männer. Typischerweise verursachen Gallensteine kolikartige Schmerzen, die vom rechten Rippenbogen aus in die rechte Schulterblattgegend ausstrahlen. Auslöser der Kolik ist meist eine Einklemmung des Gallensteines im Gallenblasengang. Sobald der Stein sich wieder gelöst hat, klingt die Kolik wieder ab. Der Genuß von Nahrungsmitteln wie Fett, Hülsenfrüchte, Eier oder Bohnenkaffee kann die Koliken auslösen. Gallensteine können mit Hilfe des Röntgens oder des Ultraschalls nachgewiesen werden. Oft kommt es zu einer chronischen → Gallenblasenentzündung, die zu einer Schrumpfung der Gallenblase führen kann. Leber und Bauchspeicheldrüse können ebenfalls in Mitleidenschaft gezogen werden. Gallensteine können auch mit an der Entstehung von Gallenblasenkrebs beteiligt sein (bei etwa 3% aller Gallensteinträger). Man strebt heutzutage eine frühzeitige Operation an. Diese erfolgt heute weitgehend → laparoskopisch, was den Krankenhausaufenthalt gegenüber der herkömmlichen Methode wesentlich verkürzt.

Gammaglobuline: Im Blut befindliche Eiweißkörper (auch Immunglobuline genannt), die die Funktion der Antikörper haben. Sie sind zur Diagnose von verschiedenen Infektionskrankheiten wichtig.

Gammastrahlung: Elektromagnetische Strahlung, die beim Zerfall von Atomkernen freigesetzt wird. Sie ist von sehr kurzer Wellenlänge und mit Röntgenstrahlen vergleichbar, hat jedoch eine höhere Energie und damit eine höhere Durchdringkraft.

In der Medizin finden Gammastrahlen zur Behandlung von bösartigen Tumoren Verwendung.

Ganglion: 1. Nervenknoten, Umschaltstellen der Nerven. 2. Überbein, eine prall mit einer gallertähnlichen Substanz gefüllte Zyste im Bereich einer Gelenkkapsel (häufig Handgelenk oder Kniekehle).

Gangrän: → Brand.

Gangstörungen: Sie beruhen entweder auf einer anatomischen Veränderung des Bewegungsapparates (Muskel-, Knochen- oder Gelenkschäden) oder einer Störung des Nervensystems (z.B. Kleinhirnerkrankungen, → Schlaganfall).

Gasbrand: Durch den Erreger Clostridium perfringens verursachte Infektionskrankheit. Clostridien sind Sporenbildner, die unter Sauerstoffausschluß gedeihen (anaerob). Die Gasbranderreger gelangen durch Wunden in den Körper und vermehren sich dort. Sie sondern einen Giftstoff ab, der eine Auflösung der roten Blutkörperchen bewirkt sowie einen örtlich begrenzten Gewebstod. Dadurch kommt es zur Zerstörung von Muskelgewebe. Die Erreger des Gasbrandes befinden sich überall: In der Erde, auf der Haut, in der Kleidung. Normalerweise kommt es jedoch nicht zur Vermehrung, da das Gewebe gut durchblutet und mit Sauerstoff versorgt ist. Nur an schlecht durchbluteten Stellen kann sich der Erreger vermehren (daher sind besonders Kriegs- und Unfallverletzte mit abgestorbenen Gewebspartien betroffen). Anzeichen sind: plötzlich auftretender starker Wundschmerz, leichtes Fieber, Pulsbeschleunigung, blaue Verfärbung der Lippen, blasse Hautfarbe, psychische Veränderungen. Der Wunde fehlen Anzeichen von entzündlichen Reaktionen; auf Druck stellt sich ein Knistern ein, und Gasblasen treten hervor. Auf der Haut um die Wunde herum treten kupferbraune bis grünliche Flecken auf. Die Muskulatur und die sie bedeckende Haut sterben ab. Die betroffene Gliedmaße

G

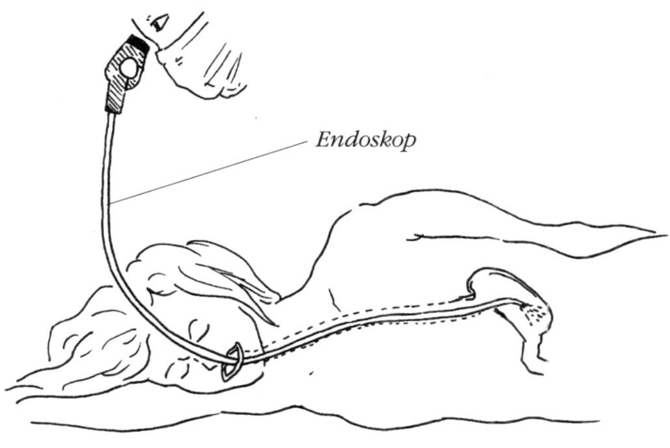

Gastroskopie / Magenspiegelung

stirbt rasch ab. Behandelt wird mit Sauerstoff unter Überdruck in einer Druckkammer.

Gastrektomie: Entfernung des ganzen Magens.

Gastritis: → Magenschleimhautentzündung.

Gastroenteritis: Magen-Dünndarm-Entzündung.

Gastrointestinal: Den Magen-Darm-Trakt betreffend.

Gastroskopie (Magenspiegelung): Untersuchungsverfahren, bei dem ein biegsamer Schlauch, an dem sich eine Lichtquelle und eine Optik befinden, über den Mund und die Speiseröhre in den Magen eingeführt wird. Die Methode erlaubt die Beurteilung der Magenwand sowie eventuell vorhandener Geschwüre oder Tumoren. Weiterhin können mit Hilfe des Gastroskops Gewebeproben zur weiteren Diagnostik entnommen werden.

Gaumen: Dach der Mundhöhle und gleichzeitig Trennwand zwischen Mund und Nasenhöhle. Der vordere Anteil wird als „harter" Gaumen bezeichnet, da er vom knöchernen Gaumenbein gebildet wird. Nach hinten schließt sich eine weiche Muskelplatte an, der sog. weiche Gaumen. Er endet in einer zipfelförmigen Ausstülpung, dem Zäpfchen (Uvula). Das Gaumensegel bildet seitlich jeweils zwei Falten, zwischen denen die Gaumenmandeln (Tonsillen) liegen. Beim Sprechen und Schlucken verschließt der weiche Gaumen die Nasenhöhle gegen den Rachenraum.

Gaumensegellähmung: Bei bestimmten Erkrankungen des Nervensystems sowie bei → Diphterie hängt das Gaumensegel schlaff herab, so daß das Schlucken erschwert ist. Teilweise tritt dabei auch Flüssigkeit aus der Nase aus.

Gebärmutter (Uterus): Der Uterus hat die Form einer Birne und liegt im kleinen Becken. Die Wand besteht aus einer dicken Schicht von

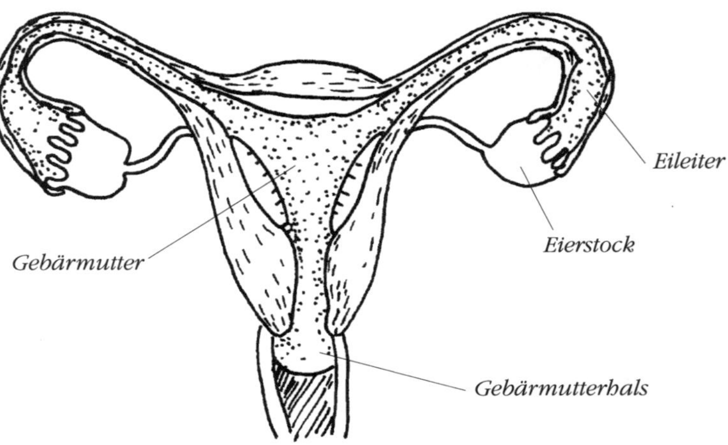

Gebärmutter

Muskelfasern. Man unterscheidet den Körper, den Hals und den Muttermund, der zapfenförmig in die Scheide hineinragt. Die Gebärmutter ist normalerweise etwa 8 cm lang, 5 cm breit und 3 cm dick. Der Bauchfellüberzug, der die Gebärmutter umhüllt, wird Perimetrium genannt, die Muskelschicht heißt Myomentrium und die Schleimhautauskleidung wird Endometrium genannt. Die Schleimhaut verändert sich während jedes Zyklus. Zunächst wächst sie, um die Aufnahme eines befruchteten Eis zu ermöglichen. Kommt es nicht dazu, wird sie nach etwa 28 Tagen während der Menstruationsblutung abgestoßen.

Gebärmutterentzündung: Meist ist die Schleimhaut der Gebärmutter von einer Entzündung betroffen. Nach dem Namen der Schleimhaut (Endometrium) wird sie als Endometritis bezeichnet. Ist die Schleimhaut des Gebärmutterhalses entzündet, spricht man von einem Zervikalkatarrh. Greift die Entzündung auf die Muskelschicht der Gebärmutter über, wird dies als Metritis bezeichnet. In den meisten Fällen entsteht die Gebärmutterentzündung, indem Keime von der Scheide aus aufsteigen. Anzeichen sind. Unterbauch- und Kreuzschmerzen, Menstruationsstörungen, Verstopfung und weißlicher Ausfluß (Fluor albus).

Gebärmuttergeschwülste: Die häufigsten aller Tumoren der Geschlechtsorgane sind die gutartigen Muskelgeschwülste der Gebärmutter (Myome). Ihr Wachstum hängt mit der Hormonproduktion der Eierstöcke zusammen. Nach den Wechseljahren bilden sich die Myome von selbst zurück. Die häufigsten Beschwerden sind: Menstruationsstörungen, Druckgefühl an den

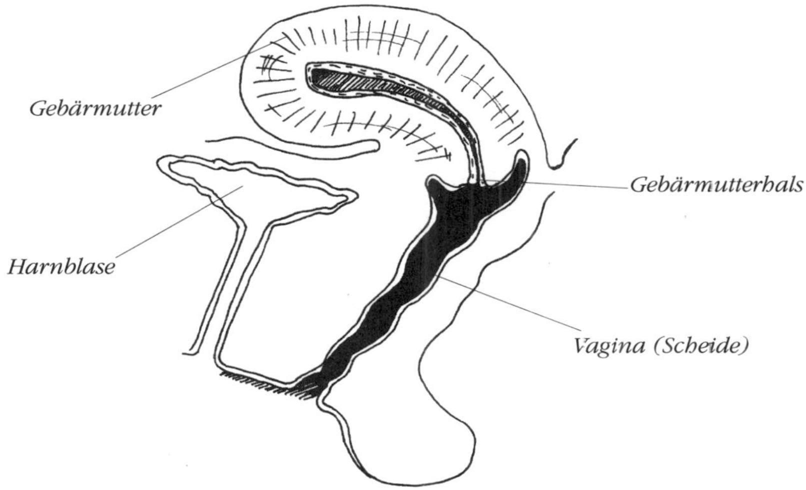

Gebärmutter (Seitenansicht)

Nachbarorganen (Blase, Kreuzbein, Darm) sowie Schmerzen unterschiedlicher Art. Gestielte Myome können sich plötzlich verdrehen und dramatische Symptome zeigen. Myome entarten sehr selten bösartig (in Sarkome). Kleinere Myome bleiben unbehandelt, bei größeren kann eine Strahlentherapie, eine Hormonbehandlung oder eine Operation notwendig sein. Die Operation hat den Vorteil, daß das entnommene Gewebe untersucht werden kann. Es gibt drei Gruppen von bösartigen Geschwülsten der Gebärmutter: Das Karzinom, das Sarkom und das Chorionepitheliom. Das Gebärmutterhalskarzinom (Zervixkarzinom) beginnt mit einer Entartung der Schleimhautzellen, von wo aus es in die Tiefe des Gebärmuttergewebes wächst und auf die Nachbarorgane übergreift. Frühsymptome treten in der Regel nicht auf, so daß die Vorsorgeuntersuchung das wichtigste Instrument zur Früherkennung des Zervixkarzinoms darstellt. Die dabei entnommenen Zellen („Abstrich") werden unter dem Mikroskop untersucht und erlauben eine zuverlässige Diagnose. Die Behandlung besteht in einer Radikaloperation mit Röntgennachbestrahlung und ggf. dem Einsatz von → Zytostatika. Der Gebärmutterkörperkrebs betrifft vor allem Frauen zwischen dem 6. und 7. Lebensjahrzehnt. Anzeichen sind unregelmäßige Blutungen, die schmerzfrei sind. Die Chancen einer Heilung sind meist recht gut, da erst spät Tochtergeschwülste gebildet werden. Das Gebärmuttersarkom, das oft durch Blutungen auffällt, ist fünfzigmal seltener als der Gebärmutterkrebs und kommt in jedem Lebensalter vor. Das Chorionepitheliom entsteht aus entarteten Zellen der Plazenta (Mutterkuchen) nach Geburten und Fehlgeburten. Es bildet frühzeitig Tochtergeschwülste und wächst sehr schnell. Die Behandlung erfolgt in Form einer Operation mit Nachbestrahlung.

Gebärmuttersenkung: Durch eine Erschlaffung der Bänder, die die Gebärmutter halten, sinkt die Gebärmutter nach unten, was zu Kreuzschmerzen führt. In einigen Fällen sinkt die Gebärmutter bis zwischen die Schamlippen der Scheide (Scheidenvorfall oder Prolaps). Manchmal kann die Senkung durch das Einlegen eines Stützrings behoben werden, meist wird jedoch operiert.

Gebärmutterverlagerung: Durch Erschlaffung der Beckenorgane oder durch Schrumpfungsprozesse von Narben, die durch Entzündungen entstanden sind, kann die Gebärmutter abknicken oder sich verlagern. Dies kann dazu führen, daß Schmerzen bei der Menstruation entstehen und Schwangerschaften frühzeitig abgebrochen werden. Man unterscheidet je nach Abknickrichtung: Vorwärtsknickung (Anteflexio), Vorwärtsneigung (Anteversio), Rückwärtsknickung (Retroflexio) und Rückwärtsneigung (Retroversio).

Gebärmutterzerreißung (Uterusruptur): Gefährlichste Verletzung bei einer Schwangerschaft oder Geburt. Kann durch äußere Gewalteinwirkung, z.B. bei einem Unfall, auftreten oder bei der Geburt des Kindes (Querlage). Die Uterusruptur ist für Mutter und Kind lebensbedrohlich. Der Zustand macht eine sofortige Operation unumgänglich.

Gebiß: Das vor dem bleibenden Gebiß erscheinende Milchgebiß besteht aus 20 Zähnen, wobei sich in jeder Hälfte des Ober- und Unterkiefers 2 Schneidezähne, 1 Eckzahn und 2 Mahlzähne befinden. Das bleibende Gebiß besteht aus 32 Zähnen. Jede Hälfte des Ober- und Unterkiefers trägt 2 Schneidezähne, 1 Eckzahn, 2 Backenzähne (Prämolaren) und 2 bis 3 Mahlzähne (Molaren). Jeder Zahn besteht aus einer Wurzel, dem Hals und einer Krone. Die Krone ist mit Zahnschmelz überzogen. Im Inneren des Zahns befinden sich Blutgefäße und Nerven. Der Zahn ist im Kiefer durch Zahnzement, Knochen und Bindegewebe befestigt (Parodontium). Erkrankungen dieses Halteapparates nennt man Parodontose.

Geburt: Die Wehen leiten die Geburt ein. Der Muttermund öffnet sich, das Kind tritt durch den Geburtskanal nach außen und wird geboren. Der Geburtskanal wird von Knochen, Muskeln und Bändern begrenzt und liegt im kleinen Becken. Die Scheide dehnt sich während des Geburtsvorganges auf. Das Kind muß sich während der Geburt drehen: Zuerst tritt es durch die querovale Beckeneingangsebene, dann durch die kreisförmige Beckenmittenebene und dann durch die längsovale Beckenausgangsebene. Der Kopf des Kindes hat den größten Umfang, deshalb ist er für die Geburt am wichtigsten. Der Arzt kann während der Geburt die → Fontanellen des kindlichen Schädels tasten, um die Lage des Kindes zu beurteilen. Es kann eine Schräg-, Längs- oder Querlage haben. Bei 99% der Geburten liegt eine Längslage vor. Das Kind liegt in dieser Lage entweder mit dem Kopf oder mit dem Becken in Richtung Muttermund. 96% der Kinder liegen bei der Geburt in der sog. Schädellage. Die umgekehrte Lage nennt man Beckenendlage. Die Eröffnung des Muttermundes nimmt während der Geburt die meiste Zeit in Anspruch. Das Kind kann den Geburtskanal erst passieren, wenn er auf ungefähr 10 cm erweitert ist. Die Austreibung des Kindes wird durch die Wehentätigkeit sowie durch die Bauchpresse unterstützt. Die Wehen beginnen als ein vom Kreuz ausgehendes Ziehen, das allmählich stärker wird. Jede Wehe dauert ungefähr 20 bis 30 Sekunden und kehrt zunächst in Abständen von 5 bis 10 Minuten wieder. Schließlich werden die Abstände zwischen den Wehen immer kleiner (2 Minuten). Wichtige Signale einer unmittelbar bevor-

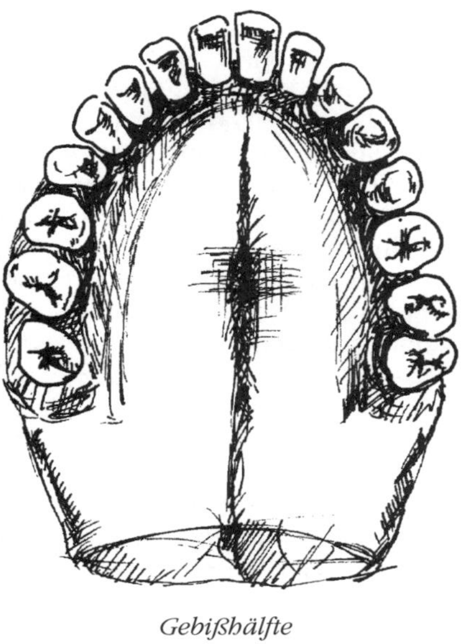

Gebißhälfte

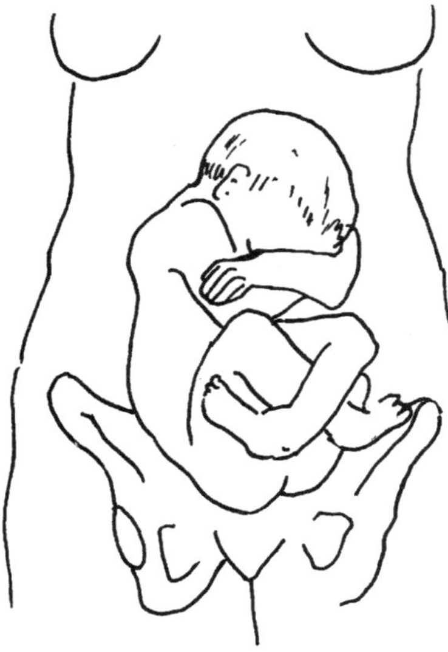

Steißlage

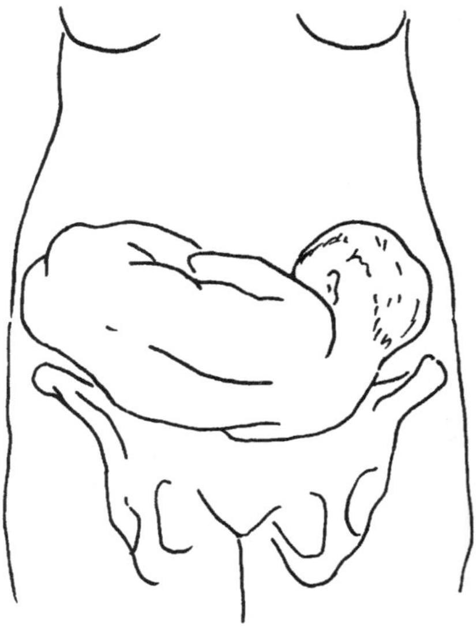

Querlage

stehenden Geburt sind: Ausfluß blutigen Schleims (Zeichnen), regelmäßige Wehentätigkeit, Blutung, Fruchtwasserabgang (Blasensprung), bzw. Überschreiten des errechneten Termins. Die Eröffnungsphase des Muttermundes dauert bei Erstgebärenden 5 bis 10 Stunden und bei Mehrgebärenden 2 bis 4 Stunden. Ihr schließt sich der Blasensprung an, hierbei kommt es zum Abgang von Fruchtwasser. Als Austreibungsperiode bezeichnet man die vollständige Eröffnung des Muttermundes bis zur Geburt. Wenn der Kopf in der Scheide sichtbar wird, wird auch der Beckenboden stark gedehnt. Um eine Überdehnung des Damms zu verhindern, wird oft vom Arzt ein kleiner → Dammschnitt durchgeführt. Die Austreibungsphase sollte nicht mehr als eine Stunde betragen. Bei Überschreitung dieser Zeit muß eine Zangen- oder Vakuumgeburt durchgeführt werden. Die Nachgeburtsperiode beginnt nach Beendigung der Austreibungsphase und endet mit dem Ausstoßen des Mutterkuchens (Plazenta). Nach der Austreibungsphase wird das Kind abgenabelt. Komplikationen bei der Geburt: Anomalien beim Kind: Der Kopf des Kindes kann im Verhältnis zum Geburtskanal zu groß sein, außerdem kann es zu abweichenden Stellungen des Kindes kommen: Querlagen, Beckenendlagen usw. können zu Komplikationen während der Geburt führen. Weiterhin können Anomalien des Geburtskanals oder der Wehentätigkeit (zu starke oder schwache Wehen) Ursache für Geburtskomplikationen sein. Die Plazenta kann auch zu Komplikation führen, sie kann sich vorzeitig lösen (Ablatio placentae), was zu starken Blutungen führt, oder sie kann dem Kind vorgelagert sein (Placenta

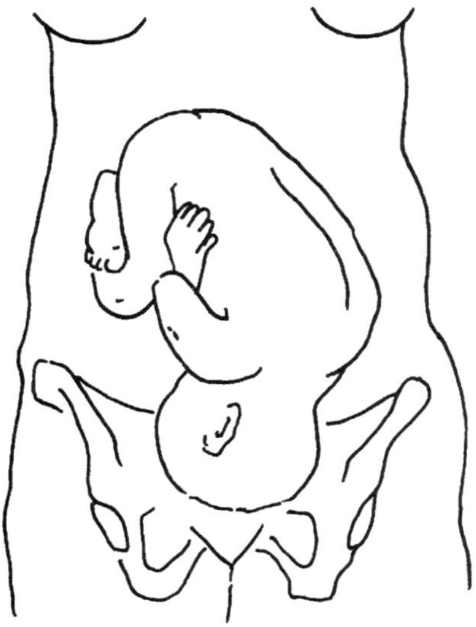

Hinterhauptslage

praevia). Außerdem kann es vorkommen, daß die Plazenta nicht in der Lage ist, das Kind ausreichend zu ernähren (Plazentainsuffizienz). Die Nabelschnur kann ebenfalls zu Störungen des Geburtsvorgangs führen: Sie kann verknotet sein oder das Kind so umschlingen, daß die Ernährung des Kindes nicht ausreichend gewährleistet ist. → Frühgeburt.

Geburtenkontrolle: → Empfängnisverhütung.

Geburtstermin: → Schwangerschaft.

Geburtstrauma: Schäden des Neugeborenen, die in Zusammenhang mit der Geburt stehen.

Gedächtnisstörungen: Sie betreffen meist stärker neuere Ereignisse als länger zurückliegende. Man bezeichnet diese Art von Gedächtnisstörung, die bei verschiedenen Erkrankungen des Zentralnervensystems vorkommt, als „Hypomnesie".

Gefäße: In ihnen fließt das Blut durch den Körper. Man unterscheidet Arterien und Venen. Außerdem gibt es Lymphgefäße, in denen die Lymphe transportiert wird.

Gefäßerkrankungen (Angiopathien): → arterielle Verschlußkrankheit, → Arteriosklerose, → Venenerkrankungen.

Gefäßprothese: Gefäßersatz aus künstlichem oder körpereigenem Material.

Gehirn: Das Gehirn des Erwachsenen gliedert sich in das Endhirn mit den beiden Großhirnhemisphären, das Zwischenhirn (hierzu gehören auch Hypothalamus und Hypophyse), das Mittelhirn, das Rautenhirn und das Nachhirn (mit der Medulla Oblongata). Das Gehirn ist wie das Rückenmark von drei Häuten umgeben. Der Zwischenraum ist mit Gehirn-Rückenmarksflüssigkeit gefüllt. → Nervensystem.

Gehirnabszeß: Ausgelöst wird der G., bei dem es zu einer Eiterablagerung im Gehirn kommt, meist durch Infektionen, die sich im Schädelbereich abgespielt haben und nachfolgend auf das Gehirn übergreifen konnten. Besondere Aufmerksamkeit sollte man daher folgenden Erkrankungen und deren erfolgreicher Therapie schenken, um einen Gehirnabszeß zu vermeiden: Entzündungen der → Nasennebenhöhlen (Sinusitis), Entzündungen des Ohres (→ Otitis), Endokarditis, Lungenentzündung (→ Pneumonie), Bronchiektasen. Ein G. kann die primäre Manifestation einer HIV-Infektion sein. Erreger eines solchen Abszesses, der sich v.a. im Großhirn, seltener Kleinhirn oder Hirnstamm ausbreitet, sind

G

häufig Bakterien (Staphylococcus aureus oder Streptokokken). Meist verläuft der infektiöse Prozeß ohne Fieberentwicklung, durch die Raumforderung kann es jedoch zu Hirndruckerhöhungen und möglicherweise zu einer Komprimierung des Gehirns kommen, wodurch dauerhafte Lähmungen verursacht werden können. Um die Infektion wirkungsvoll zu therapieren, sollten Antibiotika hochdosiert zum Einsatz kommen. Ggf. kann eine neurochirurgische Drainage erforderlich werden, die das Abfließen des Eiters in schweren Fällen ermöglicht. → Abszeß.

Gehirnblutung: → Schlaganfall.

Gehirnentzündung: Durch Infektionen oder Bakteriengifte verursachte Erkrankung des Gehirns. Anzeichen sind: Krämpfe, Brechreiz, Verwirrtheitszustände, Fieber, Bewußtseinstrübungen. Es handelt sich auf jeden Fall um eine ernstzunehmende Krankheit, die unbedingt ärztlicher Behandlung (im Krankenhaus) bedarf.

Gehirnerschütterung: → Commotio cerebri.

Gehirnflüssigkeit: → Liquor cerebrospinalis.

Gehirnkontusion: → Contusio cerebri.

Gehirnödem: Vermehrung des Flüssigkeitsgehalts im Gehirn aufgrund von Verletzungen oder entzündlichen Prozessen. Führt zu einer Steigerung des Hirndrucks und kann zu Quetschungen des Gehirngewebes führen.

Gehirnschlag: → Schlaganfall.

Gehirntumoren: Man unterscheidet bei Tumoren des Gehirns zwar ebenfalls zwischen gut- und bösartig, im Gehirn kann jedoch auch ein gutartiger Tumor schwere Folgen haben, da er verdrängend wächst,

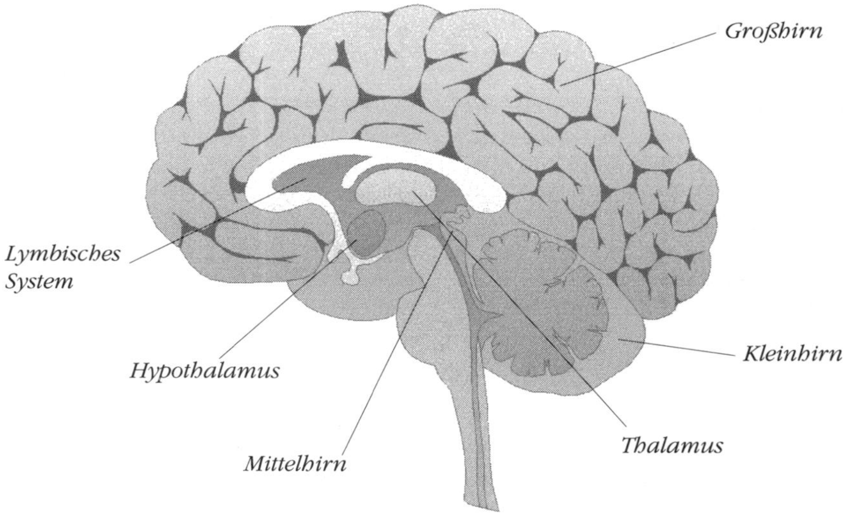

Gehirn

das Gehirn aber nicht ausweichen kann. Als primäre Hirntumoren bezeichnet man die vom Hirngewebe, dem Nervengewebe, den Hirnhäuten und der Hirnanhangsdrüse ausgehenden Geschwülste. Gliome gehen vom Hirngewebe aus, Meningiome von den Hirnhäuten, Neurinome von den Nervenfasern und Adenome von Drüsen, also in diesem Fall von der Hypophyse. Unter sekundären Hirntumoren versteht man Tumoren, die vom Knochen des Schädels ausgehen (Osteome und Chondrome), sowie Tochtergeschwülste anderer Tumoren. Vor allem Lungenkrebs führt häufig zu Metastasen im Gehirn. Anzeichen von Hirntumoren können sein: Drucksteigerungen im Gehirn, Veränderungen am Augenhintergrund (Stauungspapille), Krampfanfälle, Lähmungen, Seh-, Hör- und Empfindungsstörungen.

Gehör: → Ohr.

Gehörprüfung: → Audiometrie.

Gehstörungen: → Gangstörungen.

Geisteskrankheiten: → Psychosen.

Gelber Fleck: Gelbliche Stelle des Augenhintergrundes, Stelle des schärfsten Sehens.

Gelbfieber: Durch einen Virus ausgelöste tropische Infektionskrankheit (Vorkommen in Afrika, Mittel- und Südamerika). Der Erreger wird durch Mücken übertragen. Die Erkrankung beginnt mit plötzlich auftretendem hohen Fieber, Schüttelfrost, Kopfschmerzen in der Stirngegend, Erbrechen, Schmerzen im Oberbauch, Mundgeruch, belegter Zunge und einer Schwellung des Gesichts. Bei komplizierten Verläufen droht der Eintritt des Todes durch Nieren-, Leber- oder Kreislaufversagen. Außer einem guten Mückenschutz sollte als vorbeugende Maßnahme eine Schutzimpfung erfolgen.

Gelbkörper: → Corpus luteum.

Gelbsucht (Ikterus): Die Gelbfärbung der Haut, Schleimhaut und der Skleren der Augen ist ein Symptom, das bei verschiedenen Erkrankungen der Leber und der Gallenwege auftreten kann. Die Gelbfärbung entsteht, indem die normalerweise mit der Galle in den Darm abgegebenen Gallenfarbstoffe sich im Blut anreichern und ins Gewebe abgegeben werden. Der Ikterus ist am besten an den Skleren der Augen (weiße Lederhaut) zu sehen. Der Stuhl ist nur schwach gefärbt; bei einem schweren Ikterus ist er grauweiß und meist übelriechend. Außerdem leiden die Betroffenen unter starkem Hautjucken.

Gelbsucht, epidemische: → Hepatitis.

Gelbsucht der Neugeborenen: Leichte Gelbfärbung der Haut Neugeborener, die zwischen dem 3. und 5. Lebenstag auftritt und sich wieder von selbst zurückbildet. Sie tritt etwa bei der Hälfte aller Neugeborenen als Unreifezeichen der Leber auf. Besteht die Gelbsucht schon seit Geburt, oder dauert sie länger als zwei Wochen an, können ernsthafte Erkrankungen der Leber und der Gallenwege sowie hämolytische Erkrankungen (dabei werden die roten Blutkörperchen zerstört) die Ursache sein. → Rhesusinkompatibilität.

Gelenk (Articulatio): Bewegliche Knochenverbindungen, die unterschiedlich aufgebaut sein können: Oft ist ein Knochenende pfannenförmig, das andere kopfförmig abge-

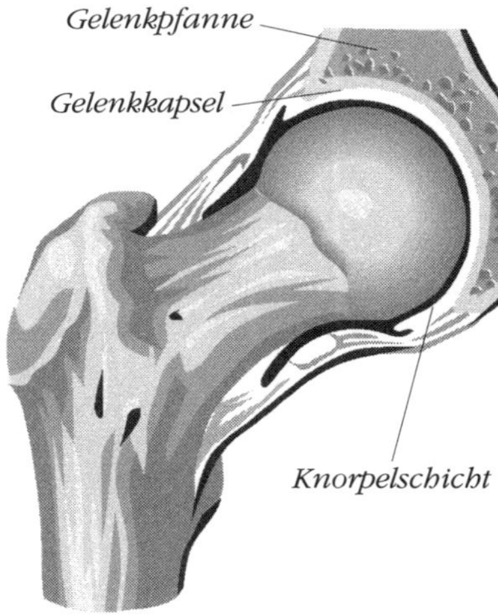

Kugelgelenk

rundet. Beide Knochenenden sind mit einer Knorpelschicht überzogen. Das Gelenk wird von einer bindegewebigen Kapsel umgeben und von Bändern verstärkt. In der Gelenkkapsel befindet sich Gelenkschmiere, die sog. Synovia. Es gibt entzündliche (Arthritis) und degenerative (Arthrosis deformans) Gelenkerkrankungen. → Arthrose, → Gicht, → Gelenkrheumatismus.

Gelenkentzündung: → Arthritis.

Gelenkerguß: Anreicherung von Flüssigkeit in der Gelenkkapsel. Das Gelenk schwillt an, Bewegungen lassen sich nur noch unter Schmerzen durchführen. Ist die Flüssigkeit in dem Gelenk klar, spricht man von Hydrathros, bei einem eitrigem Erguß von Pyarthros. Das Gelenk kann zur Entlastung punktiert werden. → Arthritis.

Gelenkrheumatismus: → Arthritis.

Gelenkverschleiß: → Arthrose.

Gemini: → Zwillinge.

Gene: Träger der Erbinformation. Sie befinden sich auf den → Chromosomen.

Genese: Entstehung von Krankheiten.

Genetik (Erblehre): Die Genetik befaßt sich mit dem Übertragungsmechanismus erblicher Merkmale. Zur Zeit wird besonders die Erblichkeit verschiedener Krankheiten erforscht.

Genickstarre: → Meningitis.

Genitalien: → Geschlechtsorgane.

Genotyp: Erbanlagen eines Organismus.

Gentechnologie: Durch die Veränderung der Erbanlagen von einfachen Lebewesen (z.B. Bakterien) können neue Impfstoffe und Arzneimittel entwickelt werden, sowie Nahrungsmittel mit veränderten Eigenschaften (z.B. erhöhte Resistenz gegen Schädlinge) hergestellt werden.

Geomedizin: Dieses Forschungsgebiet befaßt sich mit der geographischen Verteilung von Krankheiten. Ein Schwerpunkt ist die Bekämpfung von Seuchen und Epidemien.

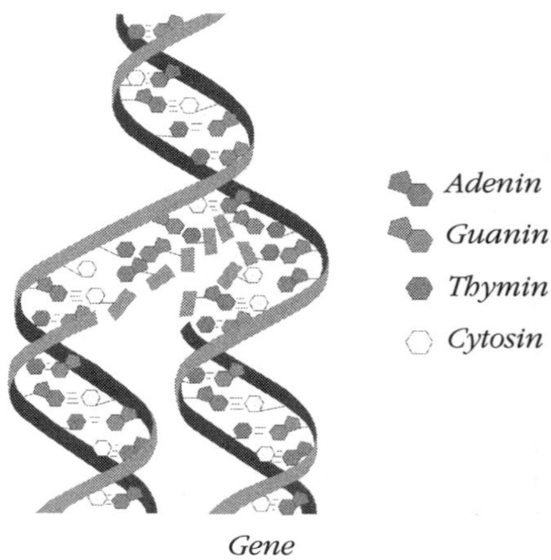

Gene

Geriatrie: Lehre von den Krankheiten des Alters.
Geriatrika: Medikamente zur Verbesserung des Wohlbefindens älterer Menschen.
Gerinnungsfaktoren: → Blutgerinnung.
Gerstenkorn (Hordeolum): Entzündung einer Talgdrüse des Augenlides.
Geschlechtsorgane (männliche): *Innere Geschlechtsorgane:* Hoden, Nebenhoden, Prostata, Samenleiter. In den Hoden (Testes) werden die Samenzellen und die männlichen Geschlechtshormone gebildet. Der Nebenhoden besteht aus zahlreichen Kanälchen, die vom Hoden kommen. Sie speichern die im Hoden produzierten Spermien, die beim Samenerguß über den Samenleiter in die Harn-Samen-Röhre befördert werden. Die Prostata hat die Größe einer Kastanie und wiegt etwa 20 g. Die Harn-Samen-Röhre (gehört zu den äußeren Geschlechtsorganen) verläuft durch die Prostata, weshalb es bei Wucherungen der Prostata zu Beschwerden beim Wasserlassen kommen kann. *Äußere Geschlechtsorgane:* Der Penis besteht aus drei Schwellkörpern. An der Spitze befindet sich die Eichel, die von der Vorhaut umgeben ist. Bei der Erektion fließt Blut in die Schwellkörper, das nicht zurückströmen kann. Bei der Ejakulation entleert sich der Samenspeicher des Nebenhodens.
Geschlechtsorgane (weibliche): Man unterteilt die Geschlechtsorgane in innere und äußere. Die inneren Geschlechtsorgane bestehen bei der Frau aus den beiden Eierstöcken und den Eileitern, der Gebärmutter und der Scheide. Die

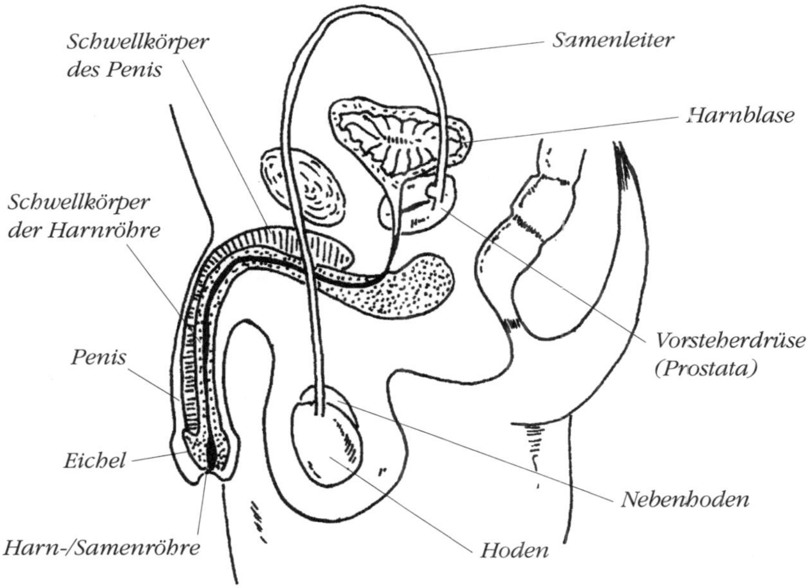

männliche Geschlechtsorgane

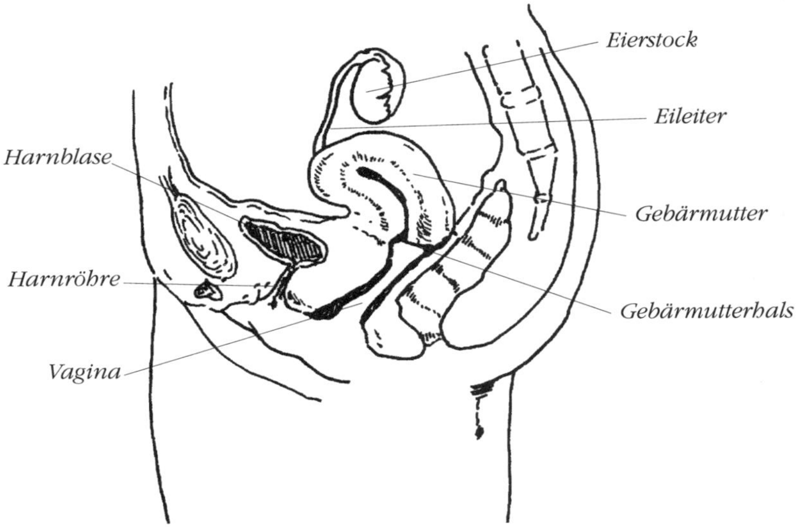

weibliche Geschlechtsorgane

äußeren Geschlechtsorgane bestehen aus den Schamlippen und der Klitoris. Dies sind die primären G. Die weiblichen Brüste gehören zu den sekundären Geschlechtsmerkmalen. *Innere Geschlechtsorgane:* Die Eierstöcke sind paarig angelegt und etwa 3 cm lang, 2 cm breit und 1 cm dick. Hier werden die Eizellen gebildet. Sie sind im Eierstock von den sog. Primärfollikeln umgeben, die sich zur Zeit der Geschlechtsreife vergrößern und sich zu den sog. Grafschen Follikeln entwickeln. In jedem Ovar befinden sich etwa 200.000 Follikel, zusammen sind es also 400.000, wovon etwa nur 400 zur vollen Ausreifung kommen. Der Eisprung wird dadurch hervorgerufen, daß ein Grafscher Follikel aufgrund einer Vermehrung seines Flüssigkeitsgehaltes platzt (Follikelsprung). Daraufhin wird das Gelbkörperhormon gebildet (Corpus-luteum-Hormon), das dafür sorgt, daß das Ei in der Gebärmutter bleibt, falls es befruchtet wird. Außerdem wird die Reifung eines weiteren Follikels angeregt. → Gebärmutter (Uterus). *Äußere Geschlechtsorgane:* Die äußeren Geschlechtsorgane werden als Vulva bezeichnet. In den Scheidenvorhof münden vorne die Harnröhre und hinten die Scheide. Er wird von den beiden kleinen und großen Schamlippen umgeben. Die Klitoris liegt oberhalb der Vereinigungsstelle der beiden kleinen Schamlippen. Sie enthält zahlreiche Schwellkörper und Nervenenden.

Geschlechtsreife (Pubertät): Sie setzt bei Mädchen etwa mit 12 Jahren, bei Jungen etwa mit 13 Jahren ein. Die Keimdrüsen (Eierstöcke bzw. Hoden) nehmen ihre Tätigkeit der Hormonproduktion auf, es kommt zur Ausbildung der sekundären Geschlechtsmerkmale.

Geschmacksorgan: Auf der Zunge befinden sich etwa 1.500 bis 2.000 Geschmacksknospen. Diese enthalten Sinneszellen, die die Geschmacksreize an das Gehirn weiterleiten, wo sie verarbeitet werden. Die Geschmacksempfindungen „sauer" und „salzig" werden hauptsächlich an den Zungenrändern, „süß" an der Spitze der Zunge und „bitter" am Zungengrund empfunden.

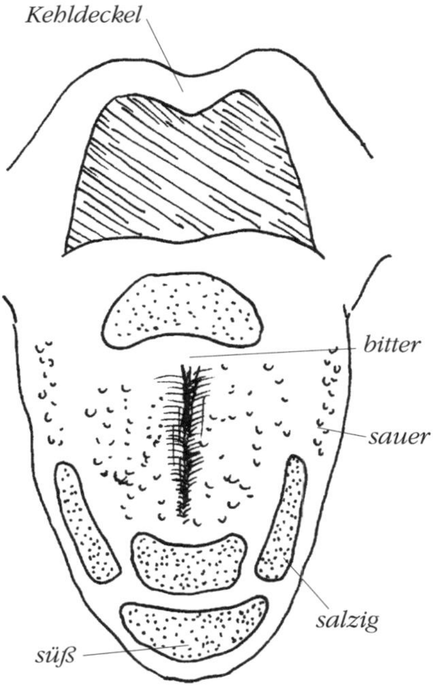

Zunge

Geschwulstkrankheiten (Tumoren): Man unterscheidet gut- und bösartige Geschwülste. Gutartige Tumoren können sich aus fast allen Gewebsformen entwickeln. Bei der Bezeichnung der Geschwulstart wird meist wird die Endung „-om" an das Wort für das Ausgangsgewebe gehängt. Hier einige Beispiele: *Fibrome* entwickeln sich aus dem Bindegewebe. Sie wachsen langsam und können sehr groß werden. Sie entstehen an Sehnen, an Überzügen von Muskeln und an der Haut. Sie können auch vom Brustgewebe, der Gebärmutter und den Eierstöcken ausgehen. *Myome* gehen vom Muskelgewebe aus. Sie kommen besonders oft in der Gebärmutter vor. *Hämangiome* gehen von Blutgefäßen aus. Sie können gefährlich werden, da sie starke Blutungen verursachen können. *Lipome* sind Geschwülste, die vom Fettgewebe ausgehen. *Adenome* gehen von Drüsengewebe aus. Sie kommen beispielsweise in der Schilddrüse, der Hirnanhangsdrüse und dem Eierstock vor. Bösartige Geschwülste, auch „maligne Tumoren" genannt, entstehen durch eine ungehemmte Teilung der Zellen. Bösartige Tumoren dringen in gesundes Gewebe ein und zerstören es durch ihr aggressives Wachstum. Außerdem besitzen sie die Eigenschaft, in anderen Bereiche des Körpers Tochtergeschwülste abzusiedeln. Als *Karzinome* bezeichnet man bösartige Tumoren, die von Epithelzellen ausgehen. Sie kommen an der Haut und Schleimhaut (z.B. Darmschleimhaut, Blasenschleimhaut) vor. *Sarkome* sind bösartige Geschwülste des Bind- und Stützgewebes. *Osteosarkome* bezeichnen bösartige Neubildungen der Knochen, *Fibrosarkome* des Bindegewebes, *Myosarkome* des Muskels, *Chondrosarkome* des Knorpels usw. Die *Leukämien* sind Erkrankungen des blutbildenden Systems.

G

Geschwür: → Ulcus.
Gesichtsfeld: Bereich, der mit unbewegtem Auge überblickt werden kann. Wird bei der augenärztlichen Untersuchung bestimmt (Perimetrie).
Gesichtslähmung: → Facialislähmung.
Gesichtsrose: → Erysipel.
Gestagene: Weibliche Sexualhormone, die bei der Entstehung und Erhaltung der Schwangerschaft eine wichtige Rolle spielen. Das wichtigste Gestagen ist das Progesteron (Gelbkörperhormon), das in der Plazenta, im Eierstock, in der Nebenniere und auch im Hoden gebildet wird.
Gestose: → Eklampsie.
Gicht (Arthritis urica): Störung des Harnsäurestoffwechsels, bei dem es zum Anstieg der Harnsäurekonzentration im Körper kommt (normalerweise sollte sie unter 6 mg/ dl liegen). Etwa 2–3% der Bevölkerung leiden an dieser Erkrankung. Die Harnsäure kristallisiert aus und wird vor allem im Gelenkknorpel, den Gelenkkapseln, den Schleimbeuteln, den Sehnenansätzen und in den Nieren abgelagert. Männer sind 10 bis 20 mal häufiger von der Gicht betroffen als Frauen. Der Erkrankungsgipfel liegt zwischen dem 40. und 60. Lebensjahr. Ein akuter Gichtanfall äußert sich in einem plötzlichen Anschwellen eines Gelenks unter heftigen Schmerzen. In über der Hälfte der Fälle ist das Großzehengrundgelenk betroffen. Die chronische Gicht betrifft mehrere Gelenke. Die Anfälle erstrecken sich über einen längeren Zeitraum. Zwischen den Anfällen können die Betroffenen völlig beschwerdefrei sein. Bösartige Geschwülste können ebenfalls eine Erhöhung des Harnsäurespiegels bewirken. Diese Form der Gicht bezeichnet man als *sekundär*.
Gierkesche Krankheit: → Glykogenose.
Gigantismus: Riesenwuchs.
Gingiva: Zahnfleisch.
Gingivitis: Zahnfleischentzündung. → Parodontose.
Glandula: Drüse.
Glans: Eichel. → Geschlechtsorgane (männliche).
Glasknochenkrankheit: → Osteogenesis imperfecta.
Glaskörper: Durchsichtiger Körper im Auge, der zwischen Linse und Netzhaut gelegen ist und aus Gallerte mit bis zu 98% Flüssigkeit besteht.
Glaukom (Grüner Star): Plötzlich auftretende Augenkrankheit, die zur Erblindung führen kann und deren Ursache eine Erhöhung des Augeninnendruckes ist. Ein akuter Glaukomanfall äußert sich in einer plötzlichen Sehstörung, mit Rötung und Schmerzen des Auges, verbunden mit Kopfschmerzen, Übelkeit und Erbrechen. Das Auge ist blaurot verfärbt, die Hornhaut gräulich getrübt, die Pupillen sind weit, und das Auge ist steinhart. Die Pupille schimmert graugrün, deshalb der Name „grüner Star". Ein Glaukomanfall stellt einen ärztlichen Notfall dar, da das Auge durch den Druckanstieg bleibende Schäden erleiden kann.
Gleichgewichtsstörungen: → Schwindel.
Glia: (gr. Leim). Die Glia füllt im Gehirn die Räume zwischen den Nervenzellen aus und bildet die Nervenumhüllungen.

Gliedmaßen: → Extremitäten.

Glomerulonephritis: Seltene, aber lebensbedrohliche Krankheit. Die genauen Ursachen sind noch nicht geklärt. Man vermutet, daß folgende Faktoren die Krankheitsentstehung begünstigen: Antigen-Antikörper-Komplexe, die sich an die Zellen der Nierenkörperchen lagern und eine Selbstzerstörung der Nierenzellen hervorrufen; abgelaufene Infektionen (Mumps, Windpocken, Angina, Hepatitis). Das Beschwerdebild ist abhängig von der Krankheitsursache. So finden sich bei Entzündungen der Nierenkörperchen durch immunologische Prozesse folgende Symptome: Blässe, Beeinträchtigung des Wohlbefindens, Zeichen der Überwässerung: Wasseransammlungen unter der Haut (Ödeme), Luftnot, Bluthochdruck sowie eine verminderte Harnmenge. Am Ende der Krankheit tritt meist eine Nierenschwäche ein, die schließlich zum Tode führt. Diese Art der Nierenkörperchenentzündung ist recht selten und betrifft meist Männer zwischen dem 2. und 4. Lebensjahrzehnt. Behandelt wird die akute G. durch hohe Dosen von Steroiden und einer konsequenten Immunsuppression. Betroffene, die an einer durch eine abgelaufene Infektion verursachten Entzündung der Nierenkörperchen erkrankt sind, leiden an folgenden Symptomen: Wasseransammlungen unter der Haut, besonders im Gesicht (erkennbar an geschwollenen Lidern), rötlich-brauner Verfärbung des Urins (Blut im Urin), Rückenschmerzen, Kopfschmerzen, allgemeiner Abgeschlagenheit, erhöhtem Blutdruck (durch Überwässerung) sowie vermindertem Harnvolumen. Therapiert wird diese Krankheit durch: Bettruhe, salz- und eiweißarme Kost, antibiotische oder antivirale Medikamente (je nach Erreger) und kontrollierte Flüssigkeitsaufnahme (keine Blasen- oder Nierentees!). Die chronische G. verläuft in einigen Fällen aufgrund der schweren Komplikationen innerhalb von 5 Jahren tödlich. Andere Formen wiederum können gänzlich geheilt werden. Erste Anzeichen der Krankheit können in jedem Lebensalter auftreten. Am häufigsten beginnt sie jedoch zwischen dem 10. und 40. Lebensjahr, wobei Männer häufiger betroffen sind als Frauen. In den meisten Fällen beginnt die Krankheit schleichend. Die Betroffenen klagen über: Kopfschmerzen (durch den erhöhten Blutdruck), Wasseransammlungen unter der Haut (besonders im Gesicht), rötliche Färbung des Urins, erhöhten Blutdruck, Müdigkeit und Abgeschlagenheit. Therapiert wird symptomatisch, da auch hier die genauen Ursachen der Krankheit nicht ausreichend bekannt sind: Blutdrucksenkung durch Medikamente, kontrollierte Flüssigkeitszufuhr, um die Überwässerung zu mildern, eiweißarme und salzarme Kost, um die Wasseransammlungen im Körper nicht zu fördern, manchmal Verabreichung von cortisonhaltigen Medikamenten, um die Entzündungen schneller abheilen zu lassen.

Glossa: Zunge.

Glossitis: Zungenentzündung.

Glossospasmus: Zungenkrampf.

Glottisödem (Kehlkopfödem): Durch Infektionen, Tumoren, Insektenstiche oder allergische Reaktionen verursachte Schleimhautschwellung im Bereich des Kehlkopfes. Es besteht hohe Erstickungsgefahr.

Glotzauge: → Exophthalmus.

Glukagon: Von dem Inselorgan der Bauchspeicheldrüse produziertes Hormon, das den Blutzuckerspiegel erhöht und den Fettstoffwechsel sowie die Wasserausscheidung fördert. Beim Abfall des Blutzuckerspiegels durch Hunger oder eine Überdosis Insulin steigt der Glukagonspiegel an. Bei einem Anstieg des Blutzuckerspiegels sinkt der Glukagonblutspiegel.

Glukokortikoide: → Corticosteroide.

Glukose: Traubenzucker.

Glukosurie: Ausscheidung von glukosehaltigem Harn. → Zuckerkrankheit.

Glykogen: Tierische Stärke, die in der Leber und der Muskulatur des Menschen gespeichert ist.

Glykogenose: → Glykogenspeicherkrankheit.

Glykogenspeicherkrankheit: Die auch als Glykogenose bezeichnete Erkrankung wird durch einen erblichen Enzymdefekt verursacht. Es findet eine krankhafte Speicherung von Glykogen in der Leber, der Niere und dem Herzen statt, was zu einer Vergrößerung der Organe führt. Es gibt verschiedene Formen der Erkrankung, wovon Typ I (Gierke-Krankheit) die am weitesten verbreitete ist. Die betroffenen Kinder haben ein dickes „Puppengesicht“, haben wenig Appetit und sind minderwüchsig. Wiederholt auftretende Zustände von Unterzuckerung führen zu Bewußtseinsstörungen. Die Behandlung besteht in einer konsequenten Diät, bei der die aufgenommene Nahrung zu zwei Dritteln aus Kohlenhydraten bestehen soll und zu einem Drittel aus Eiweiß. Die Nahrung sollte möglichst wenig Fett enthalten. Es sollen mehrmals am Tag kleinere Mahlzeiten eingenommen werden.

Glykolyse: „Verbrennung“ von Glukose im Körper. Hierbei wird Energie frei.

Gonaden: Keimdrüsen, → Geschlechtsorgane.

Gonadotrop: Auf die Keimdrüsen einwirkend.

Gonokokken: Erreger des Trippers (Neisseria gonorrhöe).

Gonorrhöe: → Tripper.

G-Punkt: (engl. G-Spot) Gräfenberg-Punkt, von vielen Nervenenden durchzogene Stelle etwa 5 cm innerhalb der → Vagina zur Bauchdecke hin.

Grafscher Follikel: → Geschlechtsorgane (weibliche).

Gram-Färbung: Von dem deutschen Bakteriologen Hans Christian Gram (1853–1938) entwickeltes Verfahren zur Färbung von Bakterien. Man unterscheidet grampositive von gramnegativen Bakterien.

Grand mal: → Epilepsie.

Granulom: Entzündliche Wucherung des Gewebes.

Granulozyten: Weiße Blutkörperchen → Blut.

Graue Substanz: Die graue Substanz umhüllt im Rückenmark die weiße Substanz, im Gehirn wird sie von der weißen Substanz umgeben. Sie enthält Nervengewebe, die weiße Substanz enthält Markscheiden.

Grauer Star: → Katarakt.

Gravidität: → Schwangerschaft.

Grindflechte (Impetigo): Bakterielle Infektion der Oberhaut. Der Erreger ist entweder Staphylococcus aureus oder Streptokokken. Die G. beginnt mit Blasenbildungen. Die Blasen platzen auf und verwandeln sich zu honiggelben Krusten. Die betroffene Hautstelle ist durch den Entzündungsprozeß gerötet. Diese Hautveränderungen sind begleitet von Juckreiz. Es sollte allerdings so wenig wie möglich gekratzt werden, da sich sonst die Krankheit immer weiter ausbreitet. In den meisten Fällen ist die Gesichtshaut um den Mund herum betroffen. Kinder leiden besonders im Sommer an dieser Erkrankung, da sie oft beim Spielen im Sandkasten von Kind zu Kind übertragen wird. Die G. heilt normalerweise durch die Verwendung von antibiotischen Salben und durch Reinigungsbäder mit Seife folgenlos ab. In besonders schweren Fällen kann der gesamte Körper betroffen sein und somit ein lebensbedrohlicher Zustand entstehen. Ferner können die Erreger eine Nierenentzündung verursachen und zu Lymphknotenentzündungen führen. Handtücher, Kleidungsstücke etc. von kranken Patienten sind streng von denen gesunder Menschen zu trennen, damit eine Weitergabe der Erreger verhindert wird.

Grippe: → Influenza.

Großhirn: → Nervensystem.

Grüner Star: → Glaukom.

Gürtelrose: → Zoster.

Guthrie-Test Routinetest, der bei Neugeborenen zur Feststellung einer Phenylketonurie (Enzymmangelkrankheit) angewandt wird.

Gynäkologie: → Frauenheilkunde.

Gynäkomastie: Vergrößerung der Brustdrüsen beim Mann, hervorgerufen durch hormonelle Störungen, Medikamente usw.

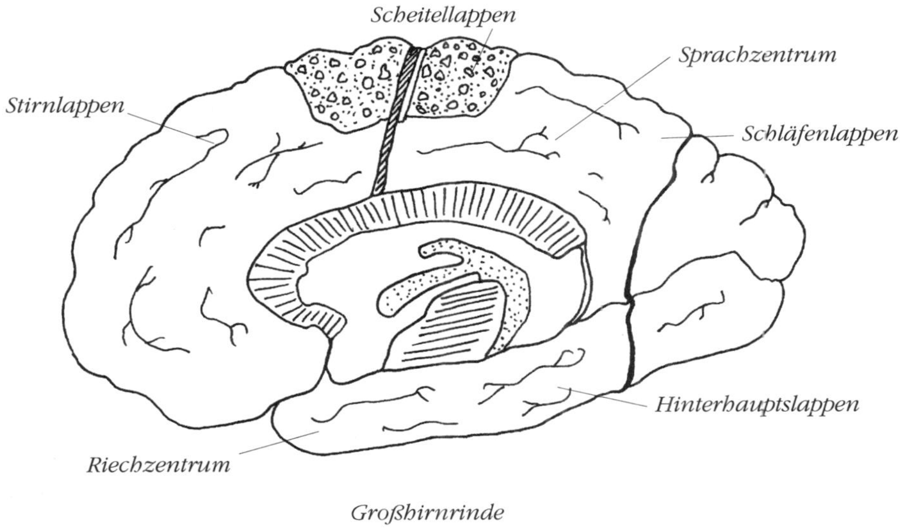

Großhirnrinde

H

H_2-Blocker: Antihistaminika.
H_2-Rezeptor-Antagonisten: → Antihistaminika.
Haar: Haare sind Hautanhangsgebilde. In der Embryonalentwicklung wird im 4. Monat das sog. Flaumhaar (Laguno) gebildet. Dieses Haar ist dünn, kurz, nicht gefärbt und hat seine Wurzeln in der 2. Hautschicht (Korium). Im 6. Monat der Embryonalentwicklung wird dieses Flaumhaar durch das Wollhaar (Vellus) ersetzt. Es ist etwas grober in seiner Struktur und weist eine minimale Färbung auf. Bei Frauen bleibt dieser Haartyp auf ca. 65% der Hautoberfläche erhalten. Auf der übrigen Hautfläche, bei Männern auf nahezu der gesamten Körperoberfläche, wird im Rahmen der Entwicklung dieses Haar durch das sog. Terminalhaar ersetzt. Terminalhaare sind länger, dicker und gefärbt. Ihre Wurzeln reichen bis in die dritte Schicht der Haut (Subkutis). Sie unterscheiden sich in Abhängigkeit von unterschiedlichen Regionen in Länge, Dicke und Gestalt. Sonderformen dieses Haars sind: Kopfhaare (Capilli), Wimpern (Ciliae), Augenbrauen (Superciliae), Nasenhaare (Vibrissae), Haare des Ohres (Tragi), Schamhaare (Pubes), Barthaare (Barbae), Haare der Achselhöhle (Hirci). Das Haar besteht aus Haarmark und Haarrinde, wobei nur dicke Haare über Haarmark verfügen. Es steckt in einer Haarwurzelscheide (Haarbalg). Die Haarfarbe wird wie bei der Haut durch spezielle Zellen (Melanozyten) gebildet. Im Alter gehen diese Zellen zugrunde, so daß die nachwachsenden Haare ihre Farbe verlieren und dadurch erst grau und dann weiß werden. Das Wachstum der Haare ist bei jedem Menschen etwas unterschiedlich. In der Regel aber wächst das Kopfhaar ca. 1 cm pro Monat. Die Wachstumsgeschwindigkeit kann nicht durch Medikamente oder andere Präparate beschleunigt werden. Ferner werden auch keine von außen zugeführten Vitamine und

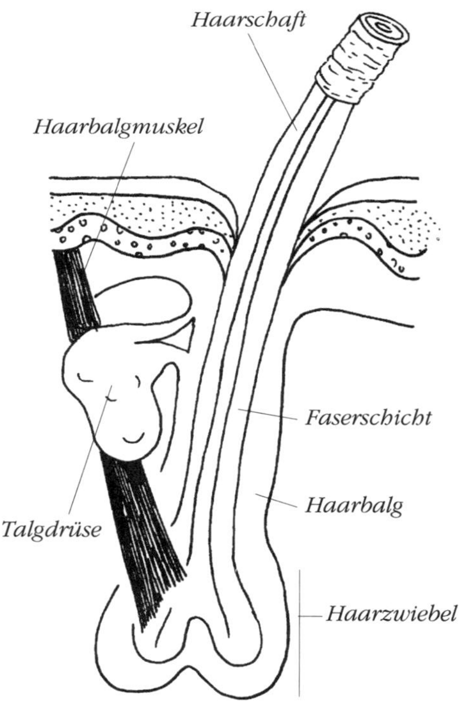

Haar

Nährstoffe von den Haaren aufgenommen. Eine vernünftige Haarpflege kann nur aus regelmäßigem Waschen und Vermeidung von chemischen Eingriffen (Dauerwelle oder Färben) bestehen.

Haarleukoplakie: Form der → Weißschwielenkrankheit. Die H. wurde zum ersten Mal im Zusammenhang mit AIDS beobachtet. Man findet haarähnlich geformte, weiße Beläge am Zungenrand oder an der Zungenunterseite, die vermutlich durch eine Infektion mit dem Epstein-Barr-Virus verursacht werden. Die Verhornungen der Schleimhaut heilen in der Regel nach Wochen bis Monaten spontan ab. Sollte dies nicht der Fall sein, werden die Beschwerden durch antivirale Medikamente gelindert. Da das Vorliegen einer Haarleukoplakie ein Hinweis auf eine HIV-Infektion sein kann, sollte unbedingt ein Arzt aufgesucht werden. Haarleukoplakien bei HIV-Infizierten treten meist einige Monate bis Jahre vor der Erkrankung am Vollbild AIDS auf.

Habituell: Gewohnheitsmäßig, wiederholt auftretend.

Haemophilus („blutliebend"): Stäbchenförmige Bakterien (gramnegativ), die nur auf Nährböden gedeihen, die Blut enthalten.

Haftschalen: → Kontaktlinsen.

Hagelkorn: → Chalazion.

Hakenwurmkrankheit: → Ankylostomiasis.

Halbseitenlähmung: → Lähmungen.

Halbwertszeit: Zeit, in der die Hälfte eines radioaktiven Stoffes zerfallen ist.

Hallux valgus: Abknickung der Großzehe zur Kleinzehenseite hin. Häufig ist diese Deformität mit einem Spreizfuß kombiniert. → Überbein

Halluzination: Täuschung der Sinneswahrnehmung, die alle Sinne betreffen kann und bei endogenen Psychosen, Vergiftungen usw. vorkommt.

Halsentzündung: → Angina.

Halslymphknotenschwellung: Anschwellungen der Halslymphknoten können von Entzündungen verursacht sein, können aber auch Anzeichen für Absiedelungen von bösartigen Geschwülsten sein.

Halswickel: Ein Halsumschlag besteht aus einem etwa 10 cm breiten Tuch, das angefeuchtet und ein- bis zweimal um den Hals gewickelt wird. Darüber wird ein Wolltuch o.ä. gewickelt. Ein Halswickel bringt Linderung bei Entzündungen oder Heiserkeit.

Hämangiom: Gutartige Geschwulst, die von Gefäßen ausgeht. → Geschwulstkrankheiten.

Hämarthros: Blutiger Erguß in einem Gelenk (Blutgelenk). → Gelenkerguß

Hämatermesis: Bluterbrechen kann z.B. bei blutenden Magengeschwüren oder Krampfadern der Speiseröhre vorkommen. Ist das Blut hellrot, spricht dies für eine Blutung oberhalb des Magens. Kommt das Blut mit der Salzsäure des Magens in Berührung, sieht es kaffeesatzartig aus.

Hämatogen: Über das Blut verteilt bzw. aus dem Blut stammend.

Hämatokrit: Das Volumen, welches die roten Blutkörperchen in 100 ml Blut einnehmen (in Volumenprozent ausgedrückt). Bei Frauen liegt der Wert bei 42–47 vol.-%, bei Männern bei 47–54 vol.-%. Durch die Bestimmung des Hämatokrits (mit Hilfe eines Mikro- Hämatokritgerätes) erhält man wichtige Informationen über die Wasserverschiebungen zwischen Blut und Gewebe und zwischen Plasma und Erythrozyten. Der Hämatokritwert ist ein wichtiges Kriterium zur Infusionstherapie bei → Schock.

Hämatologie: Lehre vom Blut und dessen Erkrankungen.

Hammerzehe: Erworbene Fehlstellung eines Zehs, die auf einer Überstreckung im Grundgelenk und einer starken Beugung im Mittel- und Endgelenk beruht.

Hämochromatose: → Siderophilie.

Hämodialyse: → Dialyse.

Hämodynamisch: Auf den Blutkreislauf bezogen.

Hämoglobin: Roter Blutfarbstoff. Er ist in den roten Blutkörperchen enthalten und transportiert im Körper Sauerstoff und Kohlendioxid.

Hämoglobinopathien: Erbliche Anomalitäten des roten Blutfarbstoffs (→ Hämoglobin). Normalerweise kommen in den Erythrozyten des Erwachsenen vier verschiedene Formen von Hämoglobin vor: Hämoglobin A1 (85–98%), A2 (1,5–2,5%) und F (fetales Hämoglobin; beim Erwachsenen nur in Spuren vorhanden). Weiterhin gibt es noch etwa 40 verschiedene abnorme Hämoglobine, die durch → Mutation entstehen. Zu den weitverbreiteten Hämoglobinopathien gehören: → Sichelzellanämie (betrifft vorwiegend die schwarze Bevölkerung) sowie die → Thalassämie (ist besonders unter der Bevölkerung des Mittelmeerraumes häufig).

Hämolyse: Zerstörung roter Blutkörperchen durch Gifte oder Bakterien.

Hämophilie: → Bluterkrankheit.

Hämoptoe: Bluthusten, der durch Erkrankungen der Atemwege (Lungenkrebs, Lungentuberkulose) ausgelöst wird.

Hämorrhoiden: Bei Hämorrhoiden unterscheiden Mediziner zwischen inneren und äußeren H. Innere Hämorrhoiden sind knotige Erweiterungen der Venengeflechte im Mastdarm, die in den Anus hervortreten. Äußere Hämorrhoiden sind knotige, schmerzhafte Blutergüsse, die durch geplatzte Blutgefäße in der Analgegend entstehen. Äußere H. haben ihre Ursache in Hautfalten in der Analgegend (Marisken), die durch abgeheilte Analthrombosen entstehen. Sie können zu Juckreiz, Ekzemen und Blutungen führen. Innere H. entstehen durch: Bewegungsmangel und Übergewicht, chronische Verstopfung, Pressen bei der Stuhlentleerung, Abführmittelmißbrauch, Leberzirrhose und erhöhten Druck in der Pfortader. Besonders Menschen, die in ihrem Beruf viel sitzen, tragen ein besonderes Risiko für Hämorrhoiden. Daher sollten Eß- und Lebensgewohnheiten entsprechend gestaltet werden. Eine medikamentöse Heilung dieser Krankheit ist nicht möglich. Durch Umstellung der Nahrung und viel Bewegung muß versucht werden, das Stuhlverhalten zu ändern. Hämorrhoidenbeschwerden können durch Medikamente, die entzündungshemmende und desinfizierende Wirkstoffe enthalten, gelindert werden; es sollte jedoch beachtet werden, daß cortisonhaltigen Präparate und sog. Para-Stoffe, wie Benzokain, Prokain, Tetrakain, die Isobutamben enthalten, gemieden werden sollten, da die empfindliche Analhaut diese Substanzen meist nicht gut verträgt. Schwere Formen von Hämorrhoiden müssen lasertechnisch verödet werden oder operativ entfernt werden.

Hämosiderose: Überladung des Organismus mit Eisen, die z.B. bei Patienten entstehen kann, die häufig Bluttransfusionen benötigen.

Hämospermie: Bluthaltiger Samenerguß, der durch eine Genitaltuberkulose verursacht sein kann.

Hämostase: Blutstillung.

Hand: Die Hand besteht insgesamt aus 27 Knochen: 8 Handwurzelknochen (in zwei Reihen angeordnet), 5 Mittelhandknochen und jeweils 3 Fingerknochen (Ausnahme ist der Daumen mit 2 Knochen).

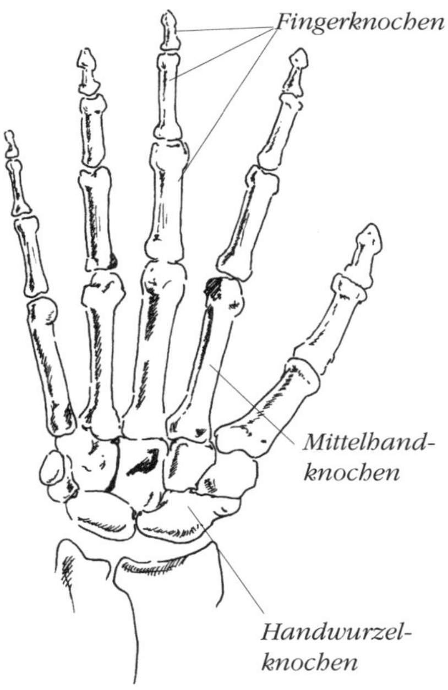

Handknochen

Haptoglobine: Eiweißkörper im Blut, die freies → Hämoglobin binden.

Harn: Täglich scheidet der Mensch etwa 1 bis 1,5 Liter Urin aus. Er sollte bernsteingelb gefärbt sein und ein spezifisches Gewicht von 1,001 bis 1,035 haben.

Harnblase: Hohlorgan, das der Sammlung und der Entleerung des von den Nieren produzierten Urins dient. Der Harn gelangt von der Niere über je einen Harnleiter, der zur Blase führt. Über die Harnröhre wird der Harn nach außen abgegeben. Der Harnabgang wird von einem Schließmuskel kontrolliert, der sich am Übergang der Harnblase zur Harnröhre befindet. Die Blase kann etwa 300–500 ml Flüssigkeit aufnehmen.

Harnblasendivertikel: Sackartige Ausweitung der Harnblasenwand.

Harnblasenentzündung (Zystitis): Befall der Blasenschleimhaut mit Bakterien, der zu häufigem Harndrang und Schmerzen beim Wasserlassen führt. Kommt es zum Auftreten von Fieber, spricht dies für eine Mitbeteiligung des Nierenbeckens oder der Prostata. Frauen sind häufiger betroffen als Männer, da ihre Harnröhre viel kürzer ist und die Bakterien einen kürzeren Weg zur Blase zurücklegen müssen.

Harnblasengeschwülste: Tumoren der Blase sind nach den Tumoren der Prostata die häufigsten Geschwülste des Harn- und Geschlechtstrakts. Männer sind dreimal häufiger betroffen als Frauen, der Erkrankungsgipfel liegt bei 50 bis 75 Jahren. Ein Warnsymptom für eine Blasengeschwulst ist Blut im Harn. Es bedarf auf jeden Fall einer ärztlichen Abklärung.

H

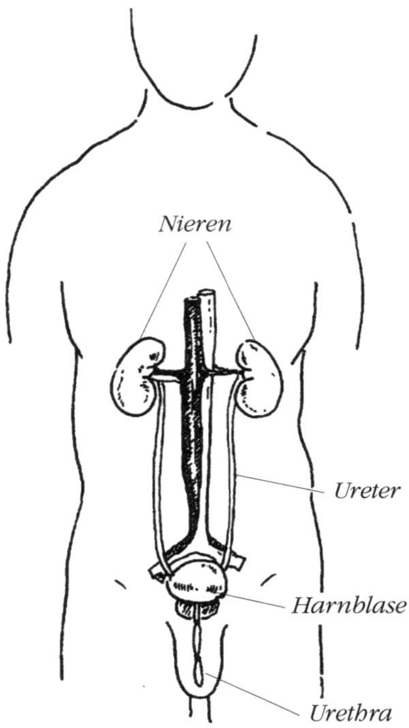

Harntrakt

Harndrang: Reiz zur Entleerung der Harnblase. Gesteigerter Harndrang deutet auf eine → Harnblasenentzündung, eine Vergrößerung der Prostata oder auf neurogene Blasenstörungen (Erkrankung der Nerven, die die Blase versorgen) hin.

Harninkontinenz: → Blasenschwäche.

Harnleiter (Ureter): Der von den Nieren produzierte Harn verläuft über je einen Harnleiter zur Harnblase.

Harnröhre (Urethra): Die Harnröhre der Frau ist etwa 2,5–4 cm lang und mündet im Scheidenvorhof. Die Harnröhre des Mannes ist etwa 20–25 cm lang und mündet an der Spitze der Eichel des Penis. Sie läuft durch die Prostata.

Harnröhrenentzündung (Urethritis): Entzündungen der Harnröhre machen sich durch häufigen Harndrang, Schmerzen beim Wasserlassen und der Entleerung von nur kleinen Harnmengen bemerkbar. Die Gefahr besteht darin, daß die Entzündung auf die Nieren übergreifen kann.

Harnröhrenverengung (Harnröhrenstriktur): Nach nicht vollständig ausgeheilten Entzündungen der Harnröhre oder nach unzureichend behandelter Gonorrhöe etc. kann es zur Vernarbung und Verengung der Harnröhre kommen. In manchen Fällen kann die Harnröhre sich sogar völlig verschließen.

Harnruhr (Diabetes insipidus): Krankhaft gesteigerte Ausscheidung von Urin, die bis zu 20 Liter in 24 Stunden betragen kann. Ursache kann entweder das Fehlen des → Adiuretins (ADH), eines Hormons des Hypophysenhinterlappens sein, oder das Nichtansprechen der Niere auf dieses Hormon.

Harnstoff: In der Leber gebildetes Endprodukt des Eiweißstoffwechsels.

Harntreibende Mittel: → Diuretika.

Harnverhaltung (Anurie): Störung, bei der trotz gefüllter Harnblase kein Wasser gelassen werden kann. Durch den Rückstau des Harns können Nieren, Nierenbecken und der Harnleiter geschädigt werden. Ursachen können sein: Harnröhrenverengung, eingeklemmter Harnstein, Prostataerkrankungen, Harnröhren- oder Rückenmarksverletzungen, Medikamente, verschiedene Erkrankungen der Nerven oder psychische Störungen. Ein Arzt sollte auf jeden Fall zu Rate gezogen werden.

Haschisch: Aus dem Harz der indischen Hanfpflanze (→ Cannabis indica) gewonnenes Rauschmittel.
Hasenscharte: → Lippen-, Kiefer-, Gaumenspalten.
Haut: Die Haut schützt den Körper vor äußeren Umwelteinflüssen und dient als Ausscheidungs- und Sinnesorgan. Durch die Schweißdrüsen der Haut scheidet der Körper Wasser, Kochsalz und stickstoffhaltige Abbauprodukte aus. Die Sinnesorgane übertragen Kälte-, Wärme- und Schmerzempfindungen. Die Haut bildet Abwehrstoffe und eine Vorstufe des Vitamin D (bei Sonneneinstrahlung). Die Haut ist aus drei verschiedenen Schichten aufgebaut: Oberhaut (Epidermis), Lederhaut (Korium, Dermis) und Unterhaut (Subkutis). Die Oberhaut besteht wiederum aus zwei Schichten: Eine verhornte, aus nicht mehr lebenden Zellen zusammengesetzte und einer inneren. Die Hornschicht dient dem Körper als Schutz vor Austrocknung und schädlichen Einflüssen. Die Lederhaut macht den Hauptbestandteil der Haut aus und besteht aus elastischen Fasern und Muskelzügen. In ihr verlaufen Nerven und Blutgefäße. Das Unterhautzellgewebe besteht hauptsächlich aus Fett- und Bindegewebe. Hier speichert der Körper Wasser und Blut. Die Anhangsgebilde der Haut sind: Nägel, Haare, Schweiß- und Talgdrüsen.
Hautarzt: → Dermatologe.
Hautausschlag: → Exanthem.
Hautentzündung: → Dermatitis.
Hautgeschwülste: *Gutartige Hautgeschwülste*: Hautmale (*Naevi*) sind gutartige Tumoren der Haut. Sie können angeboren oder im Laufe des Lebens erworben sein und besitzen eine gleichmäßig braune Farbe sowie eine glatte Oberfläche. Wenn ein solcher Naevus jedoch anfängt zu wachsen oder sich die Farbe verändert, sollte unbedingt ein Arzt aufgesucht werden, da es sich um eine bösartige Umwandlung handeln kann. *Fibrome* (Warzen) zählen ebenfalls zu den gutartigen Hautgeschwülsten. Die *senile Keratose* stellt einen Vorläufer einer bösartigen Entartung dar und tritt oft bei älteren Patienten an Körperstellen auf, die dem Licht stark ausgesetzt sind. Sie sollte operativ entfernt werden. *Bösartige Hauttumoren*: Das *Basaliom* geht von den Basalzellen der Haut aus. Er wächst zwar örtlich zerstörend, bildet aber keine Tochtergeschwülste und gilt daher als „semimaligne" oder „halb bösartig". Das *Sinaliom* (Epithelioma spinocellulare oder Stachelzellkrebs) ist hingegen viel gefährlicher, da es Tochtergeschwülste bildet. Es findet sich ebenfalls an Stellen, die dem Sonnenlicht ausgesetzt sind und betrifft vor allem ältere Menschen. Es ist durch eine Hornschuppe gekennzeichnet, unter der sich ein harter Knoten befindet. Später kann sich hieraus ein Geschwür mit einem harten Rand bilden. Das *maligne Melanom* ist ein sehr bösartiger Tumor, der schnell Tochtergeschwülste bildet. Es tritt bevorzugt am Kopf und an den Extremitäten auf und fällt durch seine dunkelbraune bis tiefschwarze Farbe auf. Solche Hauterscheinungen, die ihre Farbe, Größe oder Form verändern, sind in jedem Falle verdächtig und sollten frühestmöglich entfernt werden. Tochtergeschwülste siedeln sich im

Herzen, im Gehirn, in der Leber oder der Lunge ab und können rasch zum Tode führen.

Hautpilzerkrankungen (Dermatomykosen): Die meisten Pilzerkrankungen sind sehr ansteckend. Am häufigsten sind Hände und Füße befallen. Ansteckungsquellen sind auf dem Boden liegende befallene Hautschuppen. 1. Körperflechte: Kann sich überall am Körper ausbreiten und fällt durch kreisrunde Herde auf, die gerötet sind und schuppen. Ein quälender Juckreiz macht den Betroffenen zu schaffen. 2. Pilzbefall der Nägel (Onychomykose): Durch Hefe-, Faden-, oder Schimmelpilze verursachte Erkrankung der Nägel. Die Nagelplatten sind verdickt und brüchig. Die Behandlung mit geeigneten Mitteln muß über einen langen Zeitraum erfolgen. 3. Mikrosporie: Sehr ansteckende Erkrankung, die an der behaarten Kopfhaut auftritt. Die Haare brechen kurz ab und sind von Schuppen bedeckt. 4. Hefepilzerkrankungen: (Candidiasis). Hefepilze siedeln bevorzugt in einem feuchten Milieu (Schleimhäute). Oft breiten sie sich aus, wenn die normale Bakterienflora der Schleimhäute z.B. durch die Einnahme von Antibiotika geschwächt ist. 5. → Fußpilz.

Hauttuberkulose: Tritt meist als Folge einer im Körper schon vorhandenen Tuberkulose (z.B. Lungentuberkulose) auf. → Tuberkulose.

Headsche Zonen: Nach dem englischen Neurologen Sir Henry Head (1861–1940) benannte Hautareale, in denen bei Erkrankungen innerer Organe eine gesteigerte Schmerzwahrnehmung auftritt.

Heimlich-Handgriff: → Erste Hilfe, Rautek-Handgriff.

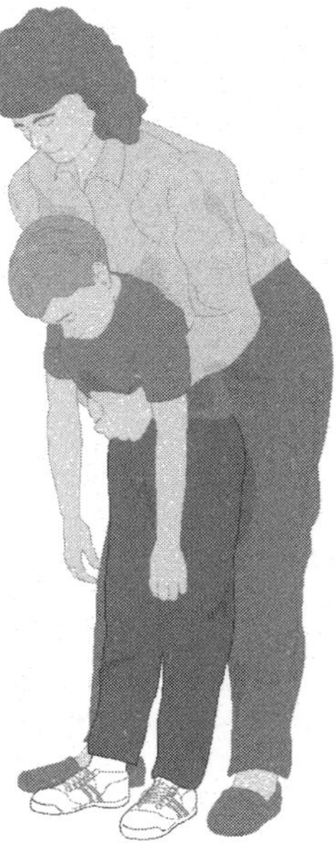

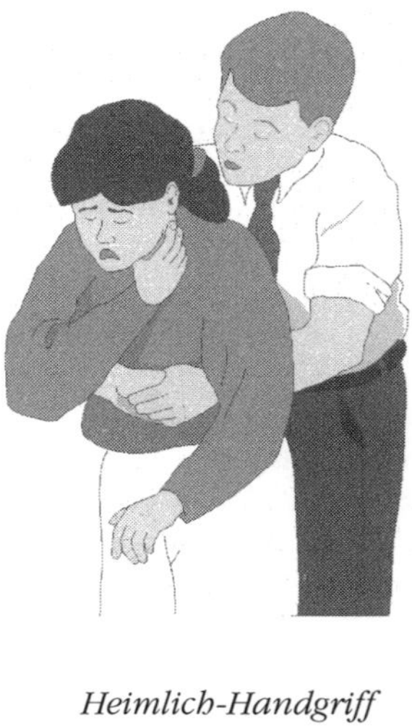

Heimlich-Handgriff

Helicobacter pylori: Stäbchenförmige Bakterien (gramnegativ), die Magenentzündungen und -geschwüre verursachen.
Helminthiasis: → Wurmkrankheiten.
Hemianästhesie: Empfindungslosigkeit des Körpers (halbseitig).
Hemianopsie: Halbseitenblindheit. Eine Hälfte des Gesichtsfeldes fehlt (z.B. beim rechten Auge die Schläfenseite und beim linken Auge die der Nase zugewandten Seite). Kommt z.B. bei Tumoren der Hypophyse vor.
Hemiparese: Unvollständige Halbseitenlähmung, oft nach einem → Schlaganfall.
Hemiplegie: Vollständige Lähmung der einen Körperhälfte. Meistens ist bei einer Schädigung der linken Gehirnhälfte die rechte Seite betroffen und umgekehrt, da die Nervenbahnen kreuzen. → Schlaganfall.
Heparin: Mittel zur Hemmung der Blutgerinnung. → Antikoagulantien.
Hepatitis (Leberentzündung): Es sind fünf verschiedene Formen der Hepatitis bekannt: *Virus-A-Hepatitis:* Wird fäkal-oral (unter schlechten sanitären Verhältnissen) übertragen und hat eine Inkubationszeit von etwa 15–30 Tagen. Das Virus wird mit dem Stuhl ausgeschieden. Die Infektion hinterläßt eine lebenslange Immunität. Eine Impfung ist möglich und empfiehlt sich besonders bei Reisen in tropische Länder. Die *Virus-B-Hepatitis* wird durch Blutkontakt, verunreinigte medizinische Instrumente und Geschlechtsverkehr übertragen. Die Inkubationszeit beträgt 14–80 Tage. Der Infektion kann durch eine Schutzimpfung vorgebeugt werden. *Virus-C-Hepatitis:* Das Virus wird durch Blut oder Geschlechtsverkehr übertragen und hat eine Inkubationszeit von 30–90 Tagen. In etwa 50% der Fälle nimmt die Entzündung einen chronischen Verlauf. Die *Virus-D-Hepatitis* tritt nur bei bereits bestehender Hepatitis-B-Infektion auf. Die Inkubationszeit beträgt 10–18 Tage. Die *Virus-E-Hepatitis*-Infektion ähnelt vom Verlauf her der Hepatitis A. Die Inkubationszeit beträgt 30–50 Tage. Alle Hepatitisformen gehen mit Müdigkeit, Schmerzen unter dem rechten Rippenbogen, eventuell Fieber, Muskel- und Gelenkschmerzen sowie Appetitlosigkeit einher. Später färbt sich der Urin dunkel, und es entwickelt sich eine Gelbsucht mit starkem Juckreiz der Haut. Oft kann die Erkrankung bis zu 6 Monate andauern. Bei chronischen Verläufen kann eine Behandlung mit → Interferon angezeigt sein.
Hepatogen: Von der Leber ausgehend.
Hepatomegalie: Vergrößerung der Leber.
Hepatosplenomegalie: Vergrößerung der Leber und der Milz.
Hermaphroditismus (Zweigeschlechtlichkeit): Seltene Variante, bei der ein Mensch sowohl die Anlage für Hoden als auch für Eierstöcke besitzt.
Hernie: → Bruch.
Heroin: Halbsynthetischer Morphinabkömmling, der sechsmal stärker wirkt als Morphin selbst und eine hohe Suchtgefahr birgt.
Herpangina: Durch eine Infektion mit dem Coxackie-A-Virus hervorgerufene Erkrankung. Die Inkubationszeit beträgt 2–6 Tage. Die Infektion macht sich durch Kopf-

schmerzen, Fieber, Muskelschmerzen bemerkbar. Später kommen auf der Schleimhaut von Mandeln und Rachen sowie auf den Augen kleine Bläschen, die von einem roten Hof umgeben sind, hinzu. Eine mögliche Komplikation ist eine Entzündung des Herzmuskels, weshalb der Patient unbedingt Bettruhe einhalten sollte.

Herpes zoster: → Gürtelrose.

Herpes: Durch ein Virus ausgelöste Infektionskrankheit, die auf der Haut und Schleimhaut entweder durch eine Neuinfektion oder eine Reaktivierung einer alten Infektion einen Bläschenausschlag verursacht. Die Erstinfektion erfolgt meist schon im Kindesalter (durch Tröpfcheninfektion). Das Virus bleibt in einigen Nervenzellen erhalten und kann durch Streß, Sonne, Fieber, Menstruation, Magen-Darm-Störungen oder eine Unterdrückung des Immunsystems erneut aktiviert werden. Anzeichen: Juckreiz und Spannungsgefühl, gruppierte Bläschen auf gerötetem Grund (meist an den Lippen, der Vulva oder dem Penis), die zu Krusten eintrocknen und nach 8–10 Tagen wieder narbenlos abheilen.

Herz: Extrem kräftiger Hohlmuskel, der das Blut durch den Körper pumpt. Das Herz eines gesunden Erwachsenen wiegt ungefähr 300 g und faßt etwa 200–300 ml Blut. Zwei Drittel des Herzens liegen links, ein Drittel rechts des Brustbeins (Sternums). Das Herz besteht aus insgesamt drei Schichten: Die innere

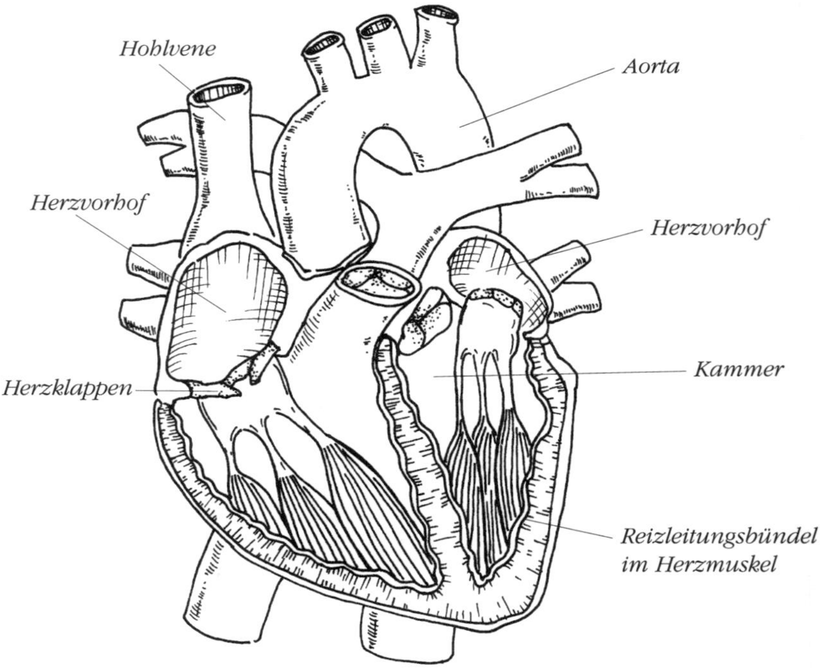

Herz

Schicht (Endokard) kleidet die Innenfläche des Herzens aus. Die mittlere Schicht (Myokard) ist aus Muskeln aufgebaut und ist die stärkste. Das Epikard bedeckt das Herz von außen; es ist gleichzeitig die innere Schicht des Herzbeutels (Perikard). Dieser enthält etwas Flüssigkeit, damit das Herz bei den Pumpbewegungen besser gleiten kann. Das Herz ist in zwei Teile unterteilt, wobei die Wand des linken Herzens wesentlich dicker als die der rechten Hälfte ist, da das Herz hier gegen einen erheblich kräftigeren Widerstand arbeiten muß. Jede Hälfte ist in einen Vorhof und eine Kammer unterteilt. Die beiden Vorhöfe ziehen sich zusammen, während sich die Kammern entspannen und umgekehrt. Das Herz pumpt mit jedem Schlag (etwa 60 mal in der Minute) je 70 ml Blut in die Aorta bzw. die Lungenarterie. Das ergibt eine Pumpleistung von 15.000 Litern pro Tag und über 5 Millionen Litern in einem Jahr. Zwischen den Vorhöfen und den Kammern sowie zwischen den Kammern und der Aorta bzw. der Lungenarterie sorgen die Herzklappen dafür, daß das Blut den richtigen Weg nimmt und nicht zurückfließt. Das Blut der linken Kammer wird in die Hauptschlagader, das Blut der rechten Kammer wird in die Lungenarterie gepumpt. Das Blut wird in der Lunge mit Sauerstoff beladen und fließt in den linken Vorhof. Von dort aus wird es in die linke Herzkammer und in die Hauptschlagader und damit in den großen Körperkreislauf gepumpt. Von dort aus fließt es zurück durch die große Hohlvene in den rechten Vorhof.

Herzanfall: → Angina pectoris.

Herzangst:→ Angina pectoris.

Herzasthma (Asthma cardiale): Besonders in der Nacht auftretende Anfälle von Atemnot, die auf einer Blutstauung in den Lungen als Folge einer → Herzschwäche auftreten.

Herzbeutel: → Perikard.

Herzbeutelentzündung (Perikar-

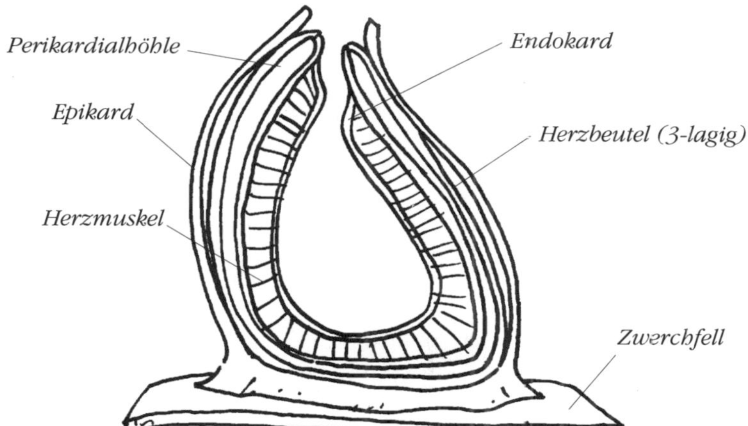

Herzwand

ditis): Die Innenfläche des → Herzbeutels kann sich als Begleiterscheinung anderer Erkrankungen wie Tuberkulose, Gelenkrheumatismus und einigen Virusinfektionen entzünden. Hierbei wird in den Herzbeutel Flüssigkeit abgesondert, die das Herz bei seiner Aktivität erheblich stört, da der Herzbeutel prall aufgefüllt ist und das Herz gegen einen erhöhten Widerstand arbeiten muß. Der Betroffene leidet daher auch an Luftnot und stechenden Schmerzen in der Herzgegend. Normalerweise wird die Flüssigkeit beim Abklingen der Entzündung vom umliegenden Gewebe aufgenommen. In seltenen Fällen kann es jedoch dazu kommen, daß sich Narben bilden und sich darin Kalk ablagert, was zur Bildung eines sog. Panzerherzens führt. Dies ist eine Indikation für eine Operation. Bei einem stärkeren Erguß kann der Herzbeutel auch punktiert werden.

Herzblock: Störung des normalen Herzrhythmus durch eine Unterbrechung des Reizleitungssystems des Herzens. Ursachen können sein: Herzmuskelentzündung, Arteriosklerose der Herzkranzgefäße, Herzinfarkt. Die genaue Diagnose sollte durch ein → Elektrokardiogramm abgeklärt werden.

Herzdilatation: Erweiterung der Herzinnenräume und Vergrößerung des gesamten Herzens bei Bluthochdruck, Herzklappenfehlern, Leistungssportlern, angeborenen Herzfehlern und bestimmten Erkrankungen des Herzmuskels.

Herzdruckmassage: → Erste Hilfe.

Herzenge: → Angina pectoris.

Herzentzündung: → Endokarditis, Myokarditis, Pankarditis.

Herzerkrankung: siehe einzelne Stichwörter.

Herzerweiterung: → Herzdilatation.

Herzfehler, angeborene: Die angeborenen Herzfehler entstehen durch Entwicklungsstörungen in der Embryonalperiode. Ein häufiger angeborener Herzfehler ist der *Vorhofseptumdefekt* (Abk. ASD). Er macht ungefähr 15% der angeborenen Herzfehler aus. Er kommt dadurch zustande, daß zwischen den beiden Vorhöfen eine Öffnung bestehen bleibt. Hieraus ergibt sich ein sog. Links-Rechts-Shunt, d.h. ein Teil des Blutes fließt aus dem linken Vorhof in den rechten, was dazu führt, daß der Lungenkreislauf durch ein zusätzliches Blutvolumen belastet wird. Bei einem Shuntvolumen, das größer ist als 30%, wird in der Regel im Kleinkindesalter eine Operation zur Verschließung des Defekts durchgeführt. Beim *Ventrikelseptumdefekt* (Abk. VSD), der 25% aller angeborenen Herzfehler ausmacht, besteht zwischen den beiden Herzkammern eine Öffnung. Dies führt ebenfalls zu einem Links-Rechts-Shunt (aufgrund des höheren Druckes in der linken Herzkammer). Bei einer großen Öffnung wird der Kreislauf erheblich belastet, die betroffenen Säuglinge gedeihen schlecht und leiden oft an Bronchitiden und Lungenentzündungen. Der Defekt verschließt sich in 50% der Fälle während der ersten zwei Lebensjahre wieder von selbst, ansonsten wird eine frühzeitige Operation angestrebt. Ein weiterer häufiger angeborener Symptomkomplex ist die sog. *Fallot-Tetralogie*. Sie besteht aus vier zusammen auftretenden Herzfehlern: Verengung der Lungenschlagader, Ventrikelseptumdefekt, einer nach rechts verlagerten Hauptschlagader (Aorta), die über dem VSD „reitet", und einer Verstärkung der Muskulatur der rechten Kammer. Weiterhin können die großen Gefäße versetzt (Transposition) sein, und die Lungen- und die Hauptschlagader können verengt sein, oder der → Ductus botalli (beim Fötus bestehende Verbindung zwischen Lungenarterie und Hauptschlagader in Umgehung des Lungenkreislaufs) kann bestehen bleiben.

Herzfrequenz: Zahl der Herzschläge pro Minute (Abk. HF).

Herzgeräusche: Man unterscheidet zwischen Herztönen und Herzgeräuschen. Herztöne sind die normalerweise auftretenden Schallerscheinungen, die durch die Bewegung des gesunden Herzens entstehen. Herzgeräusche sind immer abklärungsbedürftig. Es handelt sich um Strömungsgeräusche bei angeborenen Herzfehlern, erworbenen Herzklappenfehlern oder -anämien. Es kann sich auch um akzidentielle (also „zufällige") Geräusche ohne Krankheitswert handeln.

Herzgewicht, kritisches: Gewicht, bei dem das Herz nicht mehr ausreichend mit Sauerstoff versorgt werden kann: ca. 500 g (normales Gewicht: 300 g).

Herzglykoside: Bezeichnung für die Stoffgruppe der herzwirksamen Glykoside, z.B. → Digitalis.

Herzhypertrophie: Verdickung des Herzmuskels bei Leistungssportlern oder bei Patienten mit Bluthochdruck, angeborenen Herzfehlern, Arteriosklerose, → Schilddrüsenüberfunktion (dadurch Erhöhung des Volumens, welches das Herz befördern muß).

Herzinfarkt (Myokardinfarkt, Koronarinfarkt): Das Absterben eines Areals des Herzmuskelgewebes, meist der linken Herzseite. Es wird durch einen vorhergehenden Sauerstoffmangel hervorgerufen, der durch den Verschluß eines der Herzkranzgefäße verursacht wird, die den Herzmuskel versorgen. Meist geschieht dies durch einen Thrombus (Blutpfropf), seltener durch eine Embolie. In einigen Fällen können die Gefäße auch verkrampfen. Je größer der von der Durchblutungsstörung betroffene Bezirk ist, desto größer ist das Infarktgebiet. Etwa 50% der Herzinfarkte verlaufen infolge von schweren Herzrhythmusstörungen tödlich. Die Symptome eines Herzinfarkts verlaufen in der Regel sehr typisch: Ein plötzlich eintretender Schmerz in der linken Brust, der in den linken Arm ausstrahlt. Die Schmerzen können sich über den ganzen Brustkorb ausdeh-

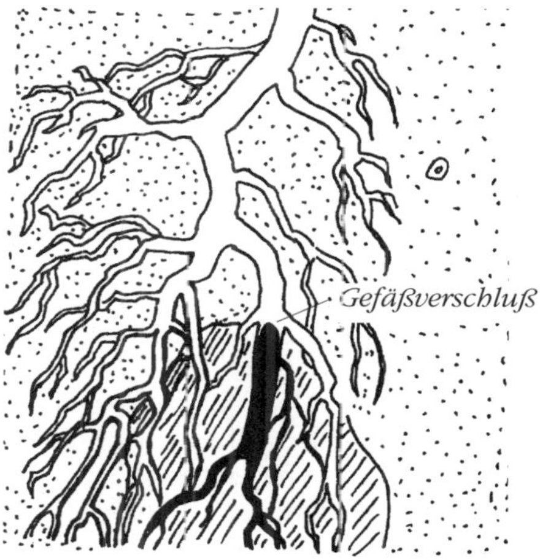

Herzinfarkt

H

nen und bis in den Unterkiefer ausstrahlen. Zusätzlich leidet der Betroffene unter einem Vernichtungsgefühl, Todesangst, Übelkeit und Atemnot; eventuell wird er bewußtlos. Es muß sofort ein Notarzt alarmiert werden. Die Diagnose des Herzinfarkts wird durch das EKG und den Nachweis bestimmter Enzyme in Blut bestätigt. Die wirksamste Therapie ist die → Fibrinolyse, die möglichst schnell einsetzen sollte. Risikofaktoren für einen Herzinfarkt sind: Rauchen, Fettstoffwechselstörungen, Bluthochdruck, Zuckerkrankheit, Übergewicht, männliches Geschlecht. Einige Infarkte bleiben unerkannt („stumme Infarkte") und fallen erst durch das EKG auf.

Herzinsuffizienz: Unfähigkeit des Herzens, den Organismus in Ruhe und unter Belastung ausreichend mit Blut zu versorgen. Die „New York Heart Association" (NYHA) hat zur Einteilung des Schweregrades einer Herzinsuffizienz folgende Richtlinien herausgegeben: *NYHA 1 (Schweregrad 1):* Keine Einschränkung der körperlichen Leistungsfähigkeit; bei normaler körperlicher Betätigung keine Atemnot, keine Herzschmerzen, keine Müdigkeit, kein Herzklopfen. *NYHA 2 (Schweregrad 2):* Leichte Einschränkung der körperlichen Leistungsfähigkeit; Beschwerden treten nur bei stärkerer Belastung auf. *NYHA 3 (Schweregrad 3):* Starke Einschränkung der körperlichen Leistungsfähigkeit; in Ruhe beschwerdefrei, Beschwerden treten aber schon bei geringer Belastung auf. *NYHA 4 (Schweregrad 4):* Keine körperliche Tätigkeit ohne Beschwerden möglich; die Beschwerden können schon in Ruhe auftreten und verstärken sich bei Belastung.

Herzjagen: → Tachykardie.

Herzkatheter: Durch eine Bein- oder Armvene ins Herz vorgeschobener Katheter, der zur Untersuchung des Herzens und seiner Gefäße dient.

Herzklappen: → Herz.

Herzklappenfehler: Sie können angeboren oder erworben sein. Entweder schließt eine Klappe nicht mehr richtig (Insuffizienz), oder sie ist verengt (Stenose). Es können auch beide Fehler zusammen auftreten. Erworbene Herzklappenfehler beruhen oft auf einer vorangegangenen Entzündung der inneren Auskleidung des Herzens (→ Endokarditis).

Herzklappen, künstliche: Aus biologischem (von menschlichen Leichen, Schweinen oder Rindern) oder künstlichen (Kunststoff) Material bestehende Prothesen zum Ersatz

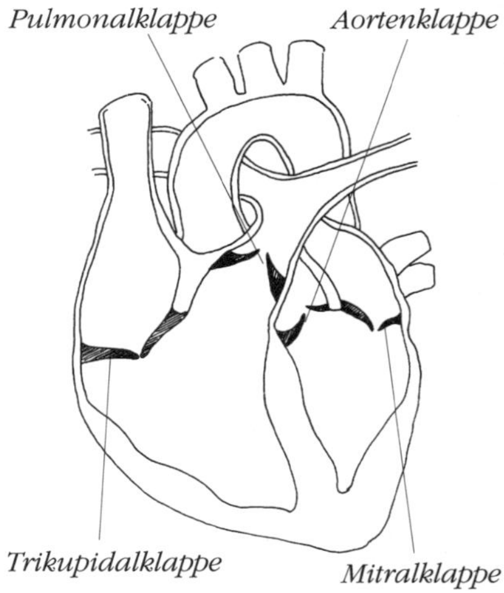

Herzklappen

von defekten Herzklappen. Die biologischen Klappen haben eine kürzere Überlebensdauer als die künstlichen, bieten jedoch den Vorteil, daß gerinnungshemmende Medikamente nur kurz eingenommen werden müssen

Herz-Lungen-Maschine: Maschine zur künstlichen Durchströmung des Körpers bei Ausschaltung der Herz- und Lungendurchblutung unter Aufrechterhaltung des Körperkreislaufs, z.B. bei Operationen am offenen Herzen.

Herzmassage: → Erste Hilfe.

Herzmuskelentzündung (Myokarditis): Eine Entzündung des Herzmuskels kann durch verschiedene Faktoren ausgelöst sein: Rheumatisches Fieber, Diphterie, Virusinfektionen (Coxsackie- u. Grippe-Viren), Scharlach, → Toxoplasmose, Allergien, → Chagas-Krankheit, → Sarkoidose.

Herzrhythmusstörungen: Unregelmäßigkeit der Herzfrequenz. Das Herz kann nur schlagen, wenn es ständig Signale bekommt. Diese Signale entstehen im sog. Sinusknoten, der sich in der Wand des rechten Vorhofs befindet. Der Sinusknoten besteht aus einer Ansammlung spezieller Herzmuskelzellen, die eigenständige Impulse entwickeln. In Ruhe entstehen pro Minute etwa 70 Impulse. Die Erregung breitet sich entlang des Reizleitungssystems in einem ganz bestimmten Muster im Herzen aus. So wird gewährleistet, daß sich die Herzanteile entsprechend der Herzmechanik nacheinander zusammenziehen. Ist dieses Reizleitungssystem nicht einwandfrei funktionsfähig, gerät die Herzarbeit aus dem Takt, und es kommt zu Herzrhythmusstörungen. H. können ausgelöst werden durch: Aufregung, körperliche Belastung, übermäßigen Konsum von Tabak, Alkohol, Kaffee, Schadstoffe, die das Reizleitungssystem zerstören können, Herzkreislaufstörungen, die das Reizleitungssystem beeinträchtigen oder zerstören. Je nach Ursache müssen die Rhythmusstörungen unterschiedlich behandelt werden. In schweren, unbehandelbaren Fällen erhält der Patient einen → Herzschrittmacher.

Herzschrittmacher: Elektronisches Gerät, das dem Herz Impulse zum Schlagen gibt. Er wird bei einer Herzfrequenz von unter 40 Schlägen pro Minute implantiert.

Herzschwäche: → Herzinsuffizienz.

Herzstolpern (Extrasystolen): E. sind Herzschläge außerhalb des normalen Grundrhythmus. Sie können im Vorhof oder in der Kammer entstehen. Vorhof-Extrasystolen treten häufig auf bei: Nervosität, Alkoholkonsum, Kaffeekonsum, unbehandelter Herzschwäche, Herzentzündungen, Schilddrüsenüberfunktion, bestimmten Medikamenten (z.B. Präparate gegen Depression, Bronchitis, Asthma und Beta-Blockern). Kammer-Extrasystolen treten häufig auf bei: koronaren Herzkrankheiten (besonders nach einem Herzinfarkt), Herzschwäche, Patienten, die zu hohe Dosen an herzstärkenden Medikamenten genommen haben, Herzentzündungen, bestimmten Medikamenten (s.o.). E. haben meistens keinen Krankheitswert. Jeder macht einmal die Erfahrung, daß sein Herz „stolpert“. Kommen sie jedoch häufiger vor, ohne daß ein Zusammenhang mit Genußmitteln wie Kaffee,

Alkohol oder Tabak hergestellt werden kann, sollte ein Arzt aufgesucht werden, damit eine eventuell vorliegende Herzerkrankung ausgeschlossen werden kann. Ferner können häufig vorkommende Extrasystolen die Herzfunktion negativ beeinflussen und die Bildung von Herzjagen fördern. Auf eine medikamentöse Therapie sollte aufgrund der Nebenwirkungen weitestgehend verzichtet werden.

Herzszintigraphie: Spezialverfahren zur Untersuchung des Herzens mit Hilfe von Röntgenkontrastmittel. Wird zur Sichtbarmachung von Thromben verwendet.

Herztod: Tod durch Herzversagen, oft infolge eines Herzinfarktes. → Hirntod.

Herztöne: Normalerweise bei der → Auskultation gehörte Töne, die durch die Arbeit des Herzens entstehen.

Herztransplantation: Eine Herztransplantation wird notwendig, wenn das Herz des Patienten unheilbar erkrankt ist. Heute gehört die Operation fast schon zu den Routineverfahren. In einigen Fällen wird zusammen mit dem Herzen auch die Lunge transplantiert. Die 1-Jahres-Überlebensrate beträgt 80%.

Herzwandaneurysma: → Aneurysma.

Heterogen: Aus verschiedenen Bestandteilen zusammengesetzt.

Heterosexualität: Auf das jeweils andere Geschlecht ausgerichtete Sexualität.

Heuschnupfen: Durch Pollen verursachte allergische Erkrankung → Allergie, die zur Entzündung der Schleimhäute, Tränen der Augen, Niesen und Juckreiz führt. Eventuell kann durch eine Desensibilisierungsbehandlung Abhilfe geschaffen werden.

Hexenmilch: Milchartige Absonderung der Brustdrüsen Neugeborener, die durch die mütterlichen Hormone verursacht wird.

Hg: chem. Abk. für Quecksilber.

HHL: Hypophysenhinterlappen → Hypophyse.

Hiatushernie: Bruch im Zwerchfell, bei dem der Magen durch die Lücke gleitet, durch die die Speiseröhre zum Magen gelangt. Die Folge ist ein Rückfluß von Mageninhalt in die Speiseröhre. → Bruch.

Hinken: → Claudicatio intermittens.

Hinterhauptslage: → Geburt.

Hinterwandinfarkt: Form des Herzinfarktes. → Herzerkrankungen.

Hippokrates: Gilt als Vater der Medizin. Er lebte von 460 bis 377 v. Chr. Der Eid des Hippokrates gilt heute noch als Grundlage der ärztlichen Ethik.

Hirnanhangsdrüse: → Hypophyse.

Hirnblutung: → Schlaganfall.

Hirnembolie: Meistens ist die mittlere Hirnarterie von einem Verschluß durch verschleppte Blutgerinnsel betroffen → Schlaganfall.

Hirnschlag: → Schlaganfall.

Hirntod: Tod durch Verlust der Gehirnfunktionen. Der Hirntod wird über die sogenannten Nullinien der funktionsmessenden Apparate, wie z.B. im Elektroenzephalogramm, festgestellt. Erst nach dem H. können Organe zur Transplantation entnommen werden.

Hirsutismus: Verstärkung der Körper-, Gesichts- und Schambehaarung bei Frauen infolge hormoneller Störungen oder unter der Einnahme von bestimmten Medikamenten.

Hirudo medicinalis: → Blutegel.

Histamin: Substanz, die in allen Zellen des Körpers vorkommt, jedoch hauptsächlich in den Mastzellen. Sie wird durch allergische Reaktionen oder bestimmte Medikamente freigesetzt. und bewirkt eine verstärkte Sekretion der Drüsen sowie eine Erweiterung der kleinen Blutgefäße (und dadurch eine Senkung des Blutdrucks).

Histologie: Wissenschaft von den Geweben des Körpers und ihren krankhaften Veränderungen.

Hitzewallungen: → Wechseljahre.

Hitzschlag: Bei extremer Sonneneinstrahlung oder allgemein hohen Temperaturen kann es zu einer Überwärmung des Körpers mit folgenden Erscheinungen kommen: geröteter Kopf, heiße, trockene Haut, Verwirrtheitszustände oder Bewußtlosigkeit, schneller Puls, Körpertemperatur über 40 °C, Kopfschmerzen, Schwindel, Übelkeit und Erbrechen sowie Krämpfe. → Erste Hilfe.

HIV: → Aids.

HNO: Hals-Nasen-Ohren.

Hochdruck (Hypertonie): → Bluthochdruck.

Hoden: → Geschlechtsorgane, männliche.

Hodenbruch: → Bruch.

Hodenentzündung (Orchitis): Tritt die Entzündung der Hoden zusammen mit einer Nebenhodenentzündung auf, so spricht man von einer Epidymitis. Ursachen können sein: Verletzungen, Infektionen und Geschlechtskrankheiten (z.B. Gonorrhöe). Der Hoden ist schmerzhaft geschwollen und gerötet. Chronische Hodenentzündungen können zur Zeugungsunfähigkeit führen.

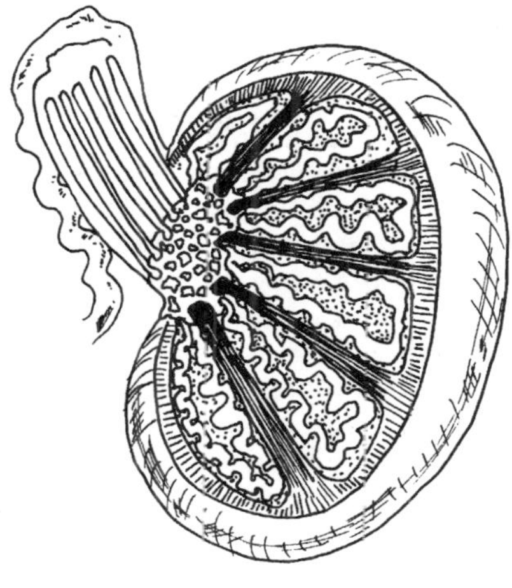

Hodenquerschnitt

Hodengeschwülste: Hodentumoren sind fast immer bösartig und neigen früh zur Bildung von Tochtergeschwülsten. 25% der Patienten sind bereits bei der Diagnose von Tochtergeschwülsten betroffen. Hodengeschwülste machen sich durch eine durch den Hodensack tastbare schmerzlose Schwellung bemerkbar. Ein solcher Befund sollte schnellstmöglich abgeklärt werden.

Hodenhochstand (Kryptorchismus): Störung, bei der der Hoden während der vorgeburtlichen Entwicklung nicht bis in den Hodensack (Skrotum) gelangt, sondern sich noch im Bauchraum oder im Leistenkanal befindet. Der Defekt sollte bis zum 5. Lebensjahr operativ behandelt werden, da der Hoden sonst durch die höhere Körpertemperatur (im Vergleich zum Hodensack) geschädigt wird.

Hodenmißbildungen: Das Fehlen eines oder beider Hoden wird als Anorchie bezeichnet.

Hodensack (Skrotum): → Geschlechtsorgane, männliche.
Hodentumoren: → Hodengeschwulst.
Hodgkinsche Krankheit: Erkrankung des lymphatischen Systems, die bösartig verläuft und mit Schwellungen, Hautjucken, Ekzemen und einem Müdigkeitsgefühl einhergeht. Später treten einseitige Lymphknotenschwellungen verbunden mit Fieberschüben auf. Unbehandelt führt die Krankheit zum Tode, führt man jedoch eine Bestrahlung durch, sind die Chancen einer Heilung groß.
Hohlfuß: Beim Hohlfuß ist die Längswölbung des Fußes überhöht, so daß eine vergrößerte Spannung resultiert. Die Zehen verändern sich krallenartig, und es bilden sich Druckstellen am Fußballen und an den Zehenspitzen. Ursachen eines Hohlfußes sind Lähmungen oder Fußmuskelschwächen. Um den Fußballen zu entlasten, sind Einlagen nötig. Ferner ist es ratsam, maßgeschneiderte Schuhe zu tragen, damit sich der Hohlfuß nicht weiter verschlimmert. In sehr schweren Fällen kann nur eine Operation helfen.
Hohlkreuz (Hohlrundrücken): Durch eine übermäßige Lordose im Bereich der Lendenwirbelsäule ausgelöste Fehlstellung der Wirbelsäule.
Hohlvenen: → Kreislaufsystem.
Homogen: Gleichartig zusammengesetzt.
Homöopathie: Die H. wurde im 19. Jahrhundert durch den deutschen Arzt Dr. Samuel Hahnemann (1755–1843) begründet. Die homöopathische Therapie basiert auf dem sog. Ähnlichkeitsprinzip (Similia similibus curentur = Ähnliches wird mit Ähnlichem geheilt). Die Krankheit, bzw. die Symptome der Krankheit werden nicht durch Medikamente behandelt, die die Beschwerden unterdrücken, sondern es werden die krankheitsauslösenden Substanzen in niedriger Dosierung eingesetzt, damit der Selbstheilungsprozeß des Körpers gefördert wird. Dieses Ähnlichkeitsprinzip der Homöopathie wird durch ein komplexes System von Verschreibungsregeln ergänzt. Diese Regeln berücksichtigen die Individualität eines jeden Patienten, d.h. die Therapiemaßnahmen beinhalten die äußeren Merkmale (Körperstatur, psychische Eigenschaften, Verhaltensarten usw.) des Patienten und die Art des eingesetzten Arzneimittels (Pflanze, Tier, Mineral). Vertretener der homöopathischen Medizin sehen diesen Individualismus der Therapie als einen wesentlichen Punkt ihrer Heilungsphilosophie. Diese Einstellung beruht auf der Theorie, daß jeder Mensch eine bestimmte „innere Lebenskraft“ besitzt, deren Störung den Menschen für Bakterien, Viren und andere Krankheitsauslöser anfällig macht. Die Krankheit ist also nicht beschränkt auf das betroffene Organ oder Glied, sondern wird als Erkrankung des Gesamtorganismus betrachtet, so daß die Gesamtheit der Merkmale des Patienten berücksichtigt werden muß. Die H. behandelt zwar sowohl akute als auch chronische Krankheitsbilder, laut Aussage der Weltgesundheitsorganisation WHO liegt jedoch ihr größter Verdienst in der Behandlung von Diabetes mellitus (auch bei der homöopathischen Behandlung des Diabetes mellitus Typ 1 kann auf Insulingabe nicht verzichtet wer-

den!), Gelenkentzündungen, Asthma, Epilepsie, Hautausschlägen, Allergien sowie seelischen und geistigen Störungen. Homöopathische Arzneistoffe werden in der Regel in Form von Schüttelmixturen verschrieben, die nach Vorschriften eines homöopathischen Arzneibuchs hergestellt werden. Die Arzneimittelkonzentrate werden dabei in bestimmten Verhältnissen verdünnt („potenziert"). Je nach Verdünnungsfaktor erhalten die homöopathischen Arzneimittel bestimmte Bezeichnungen: „D" steht für „Dezimalpotenzen". Alle Homöopathika, die im Verhältnis von 1:10 gemischt werden, werden mit „D 1"; alle Homöopathika, die im Verhältnis 1:100 hergestellt wurden, mit „D 2" usw. klassifiziert. Homöopathen sprechen von Potenzierung, weil sie davon ausgehen, daß die Verdünnung und das Verschütteln der Arzneimittelkonzentration die Wirksamkeit steigern. Hierfür gibt es allerdings keinen wissenschaftlich anerkannten Beweis. Die homöopathische Therapie ist keineswegs risikolos. Sie ist auch nicht frei von Nebenwirkungen, da auch Substanzen verwendet werden, die nachweislich giftig oder erbgutschädigend sind (z.B. Blei, Arsen, Quecksilber usw.). Ferner können viele Substanzen allergieerzeugend wirken, so daß besonders Menschen, die eine Neigung zu Allergien haben, von einer homöopathischen Therapie absehen sollten. In den letzten Jahrzehnten ist ein deutlicher Trend zugunsten der Homöopathie zu verzeichnen. Immer mehr Patienten, die durch Therapieverfahren der Schulmedizin nicht geheilt werden konnten, wenden sich in ihrer Verzweiflung und Enttäuschung an Homöopathen. Die Homöopathie wird bislang nur an Colleges in Indien und Mexiko als akademischer Zweig angeboten. In den meisten anderen Ländern kann sich jeder, der einen 1–3monatigen Lehrgang absolviert, als Homöopath bezeichnen. Dabei spielt es keine Rolle, ob vorher oder im Anschluß ein schulmedizinisches Studium durchgeführt wird oder nicht. Diese Tatsache steht im krassen Gegensatz zu der Ansicht von seriösen Homöopathen, daß die H. vor allen Dingen eine durch Erfahrungen geprägte Methode der Heilung ist, die ein schulmedizinisch ausgebildeter Arzt nur durch eine mindestens 3 Jahre andauernde, intensive nachuniversitäre Ausbildung erlangen kann. Schulmediziner, die der H. kritisch gegenüberstehen, bemängeln und bezweifeln allerdings nicht nur die Seriosität der Homöopathen, sondern auch die Plausibilität und den Erfolg der eingesetzten Behandlungsmaßnahmen, da sie nur in wenigen Fällen mit wissenschaftlich anerkannten Methoden bewiesen wurden. Dies bestätigt die Kritiker in ihrer Meinung, daß der größte Teil der Behandlungserfolge durch sog. Placeboeffekte erzielt wird. Letztendlich können aber einige Erfolge der Homöopathie nicht geleugnet werden. Und auch wenn der wissenschaftliche Beweis für die Heilungsfähigkeit der homöpathischen Arzneimittel bislang unzureichend ist, kann eine Tatsache auch von den schärfsten Kritikern nicht verkannt werden: Der seriöse Homöopath setzt sich mit seinem Patienten wesentlich intensiver auseinander als der Schulmediziner. Es wird nicht nur das isolierte Krankheitsbild betrachtet, sondern auch die Lebensumstände und seelische Komponenten des Patienten werden bei der Diagnose und bei der Erstellung eines Therapieschemas berücksichtigt. Um alle nötigen Informationen zu erhalten, ist ein intensives und vor allem zeitaufwendiges Gespräch notwendig.

Homosexualität: Auf das gleiche Geschlecht gerichtete Sexualität.

Homozystinurie: Erbliche Störung des Aminosäurestoffwechsels, die zu einer Intelligenzverminderung führt.

Hordeolum: → Gerstenkorn.

Hörgerät: Ein aus einem Mikrophon, Verstärker und einem elektromagnetischen Hörer bestehendes Gerät zur Verbesserung des Hörvermögens, welches durch den HNO-Arzt angepaßt werden muß.

Hormondrüsen: Drüsen innerer Sekretion, die Hormone produzieren.

Hormone: Wirkstoffe, die vom Körper selbst produziert werden und in der Lage sind, Stoffwechselvorgänge zu steuern.

Hornhaut (Cornea): 1. → Auge, 2. Besonders beanspruchte Hautgebiete, wie an der Hand oder an den Fußsohlen, reagieren mit einer Verdickung der Oberhauthornschicht. Hornhaut an den Füßen entsteht meistens durch zu enge oder zu hohe Schuhe. Da die Hornhautstellen schmerzhaft werden können, sollte daher auf ein richtiges, gesundes Schuhwerk geachtet werden. Die Hornhaut kann durch Bäder aufgeweicht werden und mit einem Bimsstein abgerieben werden. Sind die Hornhautstellen sehr hartnäckig, können sie auch mit einer Paste aus 5 zerstampften Aspirintabletten, je einem halben Teelöffel Wasser und Zitronensaft eingerieben werden. Die Acetylsalizylsäure und Zitronensäure weichen die Hornhaut sehr gut auf, so daß sie leicht entfernt werden kann. Danach sollten die Füße oder Hände dick mit Vaseline eingecremt werden.

Hornhautentzündung (Keratitis): Durch Bakterien, Viren, mechanische Reizung oder Verletzung hervorgerufene Entzündung der Hornhaut.

Hornhautgeschwür (Ulcus corneae): Das gehäuft in der warmen Jahreszeit auftretende Geschwür entsteht durch eine Infektion einer Verletzung der Hornhaut.

Hörprüfung: → Audiometrie.

Hörschwelle: Das vom Menschen gerade noch gehörte Geräusch liegt bei 0 Phon. Die obere Hörschwelle, d.h. die Lautstärke, die beim Menschen bereits Schmerzen verursacht, liegt bei 130 Phon.

Hörsturz: Plötzlich auftretende Schwerhörigkeit, die oft von Ohrensausen begleitet wird. Manche der Betroffenen klagen zusätzlich über ein Schwindelgefühl. Die Erkrankung kann verschiedene Ursachen haben: 1. Veränderungen der Gefäße im Innenohr, 2. Folge eines Virusinfektes, 3. Riß einer Membran des Innenohrs.

Hospitalismus: Durch den Aufenthalt in Krankenhäusern entstandene Schäden. Als psychischen Hospitalismus bezeichnet man durch Krankenhaus- oder Heimaufenthalte bedingte psychische Schäden. Infektiöser Hospitalismus bezeichnet den Erwerb von Keimen, die im Krankenhaus verbreitet sind.

Hüftgelenk: Es stellt die Verbindung zwischen Rumpf und Bein dar. Die Pfanne des Hüftgelenks wird vom Hüftbein des Beckens gebildet. Der Kopf des Oberschenkelknochens befindet sich in dieser Pfanne. Das Gelenk wird als Nußgelenk bezeichnet (ein Kugelgelenk mit eingeschränkter Bewegungsfreiheit).
Hüftgelenksluxation: Austreten des Oberschenkelkopfes aus der Hüftgelenkspfanne.
Hühnerauge: Verhornte Verdickung der Haut, die durch Druckstellen

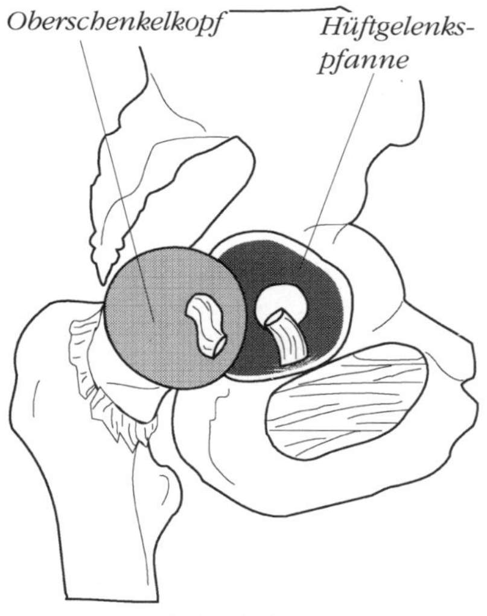

Hüftgelenksluxation

entstehen kann und zapfenförmig nach innen wächst.
Humangenetik: Lehre der menschlichen Vererbung.
Humerus: Oberarmknochen. → Arm.
Humoral: Auf die Körperflüssigkeiten bezogen.
Hundebandwurm: → Echinokokkose:
Hunger: Das Hungergefühl wird von bestimmten Regulationszentren im Gehirn ausgelöst, wenn im Blut nicht mehr genug Nährstoffe vorhanden sind. Der Mensch kann wesentlich länger ohne Essen auskommen als ohne Wasser.
Hungertyphus: → Fleckfieber.
Husten: Tritt bei Erkrankungen der Atemwege, Einatmen von Fremdkörpern, Herzschwäche oder Regulationsstörungen im Gehirn auf. Dieser reflektorische Akt wird vom Hustenzentrum im verlängerten Mark gesteuert und durch Reizungen von Nervenenden in der Schleimhaut ausgelöst. Besteht innerhalb von 2 Jahren während mindestens 3 Monaten an den meisten Tagen Husten und Auswurf, spricht man von einer chronischen Bronchitis. → Asthma, → Keuchhusten, → Bronchitis.
HVL: Hypophysenvorderlappen, → Hypophyse.
HWS: Halswirbelsäule.
HWS-Syndrom: Schaden der Bandscheibe der Halswirbelsäule. → Zervikalsyndrom.
Hydragyrum: Quecksilber (Hg).
Hydramnion: Vermehrung des Fruchtwassers auf über 2 Liter, kommt bei Zuckerkrankheit der Mutter sowie bei kindlichen Fehlbildungen vor. Die Schwangere leidet unter Atemnot und Erbrechen, außerdem nimmt der Umfang des Bauches extrem zu.
Hydrarthrose: Gelenkerguß.
Hydronephrose: Erweiterung des Nierenbeckens aufgrund einer Abflußbehinderung des Harns.
Hydrophil: Wasseranziehend.
Hydrophob: Wasserabstoßend.
Hydrophobie: Eine ausgeprägte Scheu vor Wasser kann entweder psychisch bedingt oder ein Symptom

H

einer Tollwuterkrankung sein. → Tollwut.

Hydrops: Ansammlung von Flüssigkeit in einer Körperhöhle (Herzbeutelerguß, → Aszites usw.).

Hydrotherapie: Verwendung von Bädern, Güssen, Kneippkuren zur Linderung von Verspannungen und zur Anregung des Kreislaufs. → Kneippkur.

Hydrozele: Ansammlung von Flüssigkeit, die abgekapselt ist. Meistens befindet sie sich im Bereich der Hoden (Hydrocele testis).

Hydrozephalus (Wasserkopf): Abnormes Schädelwachstum bei Feten, Säuglingen und Kleinkindern mit Spastik und geistiger Behinderung. Bei älteren Kindern tritt infolge des abgeschlossenen Schädelwachstums eine Hirndrucksteigerung auf. Ursachen: Verminderte Resorption oder vermehrte Produktion der Gehirn-Rückenmarksflüssigkeit, Abszesse, Gehirnentzündung. Behandlung: Drainage der überschüssigen Gehirn-Rückenmarksflüssigkeit.

Hygiene: Verhütung von Krankheiten und Schäden der Gesundheit beim einzelnen und in der Öffentlichkeit. → Arbeitsmedizin.

Hygrom: Entzündung eines Schleimbeutels, die chronisch verläuft und mit einer Ergußbildung einhergeht. Die Ursache können vorhergehende Verletzungen, → Tuberkulose, → Syphilis, → Gonorrhöe sowie → Tripper sein.

Hymen (Jungfernhäutchen): Ringförmige Haut, die die Scheide teilweise verschließt. Beim ersten Geschlechtsverkehr reißt sie ein. → Defloration.

Hypästesie: Verminderte Empfindung.

Hyperakusis: Krankhaft gesteigerte Feinhörigkeit, die bei Nervenlähmungen, z.B. nach Schädelverletzungen auftritt.

Hyperaldosteronismus: Übermäßige Absonderung von Aldosteron aus der Nebennierenrinde. Führt zu einem Mangel an Kalium und Magnesium, sowie zu einem Überschuß an Natrium im Organismus. Anzeichen: Bluthochdruck, Verstopfung, Muskelschmerzen und -schwäche, anfallsweise Lähmungen, Herzrhythmusstörungen sowie Mißempfindungen und eventuell Kopfschmerzen. Behandlung: Chirurgische Entfernung der Nebenniere, Medikamente (Aldosteronantagonisten).

Hyperbilirubinämie: Erhöhung des Bilirubingehaltes des Blutes. → Gelbsucht.

Hypercholesterinämie: Erhöhung des Cholesteringehaltes im Blut. Sie stellt einen Risikofaktor für Herz-Kreislauf-Erkrankungen dar. → Fettstoffwechselstörungen.

Hyperemesis gravidarum: Übermäßiges Schwangerschaftserbrechen. Tritt bei einer von 200 Schwangerschaften auf. Bei etwa 50% der Schwangerschaften kommt es zu leichtem Erbrechen.

Hypergalaktie: Gesteigerte Milchsekretion.

Hyperglykämie: Erhöhung des Blutzuckerspiegels. Kommt vor allem bei der → Zuckerkrankheit vor.

Hyperhidrosis: Gesteigertes Schwitzen bei → Hyperthyreose oder bösartigen Krebserkrankungen.

Hyperinsulinismus: Gesteigerte Bildung von → Insulin, führt zu einem Abfall des Blutzuckers. Symptome sind: Zittern, Hungergefühl, Pulsbeschleunigung, Schweißausbrüche usw. Die Ursache können bestimmte Tumoren der Bauchspeicheldrüse sein.

Hyperkaliämie: Erhöhung des Kaliumspiegels im Blut, z.B. bei Nierenversagen. Es droht der Herzstillstand.

Hyperkeratose: Übermäßige Ausbildung der Hornschicht der Haut.

Hyperkinese: Gesteigerte unwillkürliche Bewegungen der Gliedmaßen.

Hypermastie: Vergrößerte Brust.

Hypermenorrhöe: Abnorm starke Regelblutung der Frau, kann auf einer hormonellen Störung beruhen.

Hypernephrom: → Nierengeschwülste.

Hyperopie: → Weitsichtigkeit.

Hyperparathyreoidismus: Abnorm gesteigerte Funktion der → Nebenschilddrüsen mit einer Erhöhung des → Parathormons im Blut. Man unterscheidet je nach Ursache dieser Erkrankung verschiedene Formen: 1. Primäre Überfunktion der Nebenschilddrüsen: Diese tritt meistens bei folgenden Veränderungen der Nebenschilddrüse auf: gutartige, geschwulstige Veränderung, gutartige Vergrößerung, tumorartige Veränderungen. Diese Form der Nebenschilddrüsenüberfunktionen zeigt folgendes Beschwerdebild: Ausbildung von Nierensteinen, Ablagerungen von Kalksalzen in der Niere, Magengeschwüre, Geschwüre des Zwölffingerdarms, Neigung zu Entzündungen der Bauchspeicheldrüse, Knochenerkrankungen, Kalkablagerungen in verschiedenen Organen (z.B. Lunge, Magen, Augen), Erhöhung der Harnsäuren im Blut, erhöhte Kalziumkonzentration im Blut, die sich durch vermehrten Harndrang, verstärkten Durst, Übelkeit, Erbrechen, Verstopfung, Gedächtnisstörungen, Muskelschwäche, psychische Verstimmungen äußert. Die Therapie dieser Nebenschilddrüsenerkrankung erfolgt durch die operative Entfernung der vergrößerten Drüsen. Die Gefahren einer solchen Operation sind die gleichen wie bei einer Schilddrüsenoperation. 2. Sekundäre Überfunktion der Nebenschilddrüsen: Diese Form der Nebenschilddrüsenerkrankung entsteht als Folge eines Kalziummangels, der durch folgende Ursachen bedingt sein kann: Störung der Nährstoffaufnahme im Darm, Mangel an Vitamin-D-Hormon, Schwangerschaft, Stillzeit, kalziumarme Ernährung, Darmerkrankungen, die zu Fettstühlen führen. Das Beschwerdebild setzt sich aus den Symptomen der Grundleiden und der Störung des Knochenstoffwechsels zusammen. Somit ist die Therapie auf die Beseitigung der Grundleiden und die Beseitigung der Nebenschilddrüsenüberfunktion und damit auf das Erreichen eines normalen Kalziumspiegels im Blut ausgelegt.

Hyperplasie: Zellvermehrung und daher Vergrößerung eines Organs. → Hypoplasie.

Hyperpyrexie: Abnorm hohes Fieber.

Hypersekretion: Übermäßige Sekretion einer → Drüse.

Hyperthermie: Überhitzung. → Hitzschlag.

Hyperthyreose: Überfunktion der Schilddrüse. Nach der Zuckerkrankheit ist dies die häufigste Erkrankung

H

innerer Drüsen. Symptome sind: Nervosität, Schweißausbrüche, Gereiztheit, Schlaflosigkeit, Zittern der Hände, Haarausfall, Erröten, Heißhunger, Durchfall, Erbrechen, Gewichtsabnahme sowie Angstgefühl. Frauen sind fünfmal häufiger von Schilddrüsenüberfunktionen betroffen als Männer. Der Erkrankungsgipfel liegt zwischen dem 3. und 4. Lebensjahrzehnt. Die Diagnose wird durch → Ultraschall, Laboruntersuchungen und → Szintigraphie abgeklärt.

Hypertonie: → Bluthochdruck.

Hypertrichose: Abnorm gesteigerte Körperbehaarung.

Hypertrophie: Vergrößerung einzelner Zellen und daher des betreffenden Organs.

Hyperventilation: Verstärkte Atmung, kann zu Muskelkrämpfen führen.

Hypervitaminose: Schädigungen von Organen aufgrund einer zu hohen Vitaminzufuhr, kommt vor allem bei Kindern vor.

Hypnose: Durch Suggestion herbeigeführter Bewußtseinszustand (eine Art Schlaf). Der Hypnotisierte kann bei vorhandener innerer Bereitschaft durch den Hypnotiseur zu Gedanken oder Handlungen veranlaßt werden. Wird in einigen Fällen zur Behandlung von Angstzuständen angewandt.

Hypnotika: → Schlafmittel.

Hypo-: Verminderung, z.B. einer bestimmten Körperfunktion oder einer Substanz.

Hypochondrie: Übersteigerte Angst, krank zu sein oder krank zu werden, die sich in wahnhafter Selbstbeobachtung äußert.

Hypoglykämie: Unterzuckerung.

Hypogonadismus: Mangelnde Funktion der Keimdrüsen (Eierstöcke bzw. Hoden).

Hypokaliämie: Mangel von Kalium im Blut, z.B. als Folge starken Erbrechens oder der Einnahme bestimmter Medikamente. Kann Herzrhythmusstörungen auslösen, besonders bei gleichzeitiger Gabe von → Digitalis (Herzmittel).

Hypomenorrhöe: Abnorm schwache Regelblutung.

Hypoparathyreoidismus: Unterfunktion der Nebenschilddrüsen, durch eine verminderte oder fehlende Produktion von Parathormon gekennzeichnet. Ursachen dieser Erkrankung können sein: versehentliche Entfernung der Nebenschilddrüsen im Rahmen einer Operation im Halsgebiet, Zerstörung der Nebenschilddrüsen durch Tumoren im Halsbereich oder durch Bestrahlungstherapien, autoimmunologische Prozesse, Alter, Entzündungsprozesse in den Nebenschilddrüsen oder in der Schilddrüse. Häufig auftretende Symptome sind: Verminderte Kalziumkonzentration, vermehrt auftretende Krämpfe, Kleinwuchs (wenn seit der Kindheit akut), Rundgesicht, Anomalien der Zehen und Finger, Verkalkungen verschiedener Gewebe (z.B. Lungen, Linsen, Hirnstrukturen), Zahnschmelzdefekte, Veränderungen von Haut, Haaren, Nägeln. Die Therapie erfolgt durch Gabe von Kalzium- und Vitamin-D-Hormon-Präparaten.

Hypophyse (Hirnanhangsdrüse): Die H. ist eine etwa bohnengroße Drüse, die durch einen Stiel mit dem Zwischenhirn verbunden ist. Sie gibt Hormone ab, mit denen sie andere Drüsen steuert. Die Hypo-

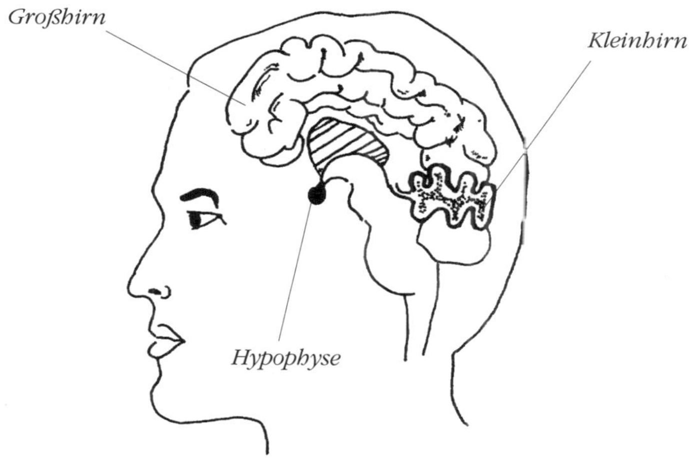

Hypophyse

physe liegt unter der Hirnbasis im sog. „Türkensattel", einer Mulde in der Schädelbasis, und wiegt ungefähr 0,5 g. Sie ist die wichtigste Regulationsstelle im Hormonhaushalt und wird wiederum vom → Hypothalamus zur Produktion von bestimmten Hormonen angeregt. Die Hypophyse ist in einen Vorder-, Mittel- und Hinterlappen gegliedert. Wichtige Hormone des Vorderlappens sind: ACTH (adrenocorticotropes Hormon), MSH (Pigmenthormon), STH (Wachstumshormon), TSH (thyreoidastimulierendes Hormon), Gonadotropine (wirken auf die weiblichen und männlichen Keimdrüsen). Wichtige Hormone des Hypophysenhinterlappens sind: Oxytocin, das wehenerregend wirkt, sowie das ADH (Adiuretin), das die Wasserausscheidung hemmt. Eine Unterfunktion der Hypophyse führt zu Zwergwuchs, eine Überfunktion zu Riesenwuchs (→ Akromegalie).

Hypothyreose: Mangelnde Funktion der Schilddrüse.

Hypotonie: Bez. für niedrigen Blutdruck, meist harmlos. → Bluthochdruck.

Hypotrophie: Unterentwicklung eines Organs oder Gewebes aufgrund von Mangelernährung oder zu geringer Belastung (z.B. bei Muskeln) .

Hypoplasie: Minderwuchs eines Organs oder Gewebes.

Hyposensibilisierung: → Allergie. Bei dieser Therapieform ist die Kenntnis des Allergens Voraussetzung. Der Patient erhält über etwa drei Jahre Spritzen mit der allergieauslösenden Substanz in starker Verdünnung. Bei jeder Sitzung wird die Allergenkonzentration allmählich gesteigert. So wird versucht, den Körper an diese Substanz zu gewöhnen und unempfindlich zu machen. Diese Therapieform bringt für viele Betroffene wirkliche Erleichterung. Es ist allerdings auch schon vorgekommen, daß es während der Behandlung zu schweren Zwischenfällen kam. Daher sollte die H. nur angewendet werden, wenn eine medikamentöse Therapie keinen Erfolg brachte. Außerdem sollte der zu behandelnde Patient nicht älter als 50 Jahre sein, und er sollte die Therapie von Anfang bis Ende konsequent durchführen. Die Patienten müssen nach einer Spritze mindestens für 30 Minuten zur Beobachtung beim Arzt bleiben. Danach dürfen sie zwar nach Hause gehen, müssen aber streng darauf achten, ob ihnen schlecht wird oder das Atmen schwer fällt. In solchen Fällen muß umgehend das nächste Krankenhaus aufgesucht werden, da es die ersten Anzeichen für einen → anaphylaktischen Schock sein können.

Hypothalamus: Er ist durch einen Stiel mit der Hypophyse (Teil des Hypothalamus) verbunden und liegt unterhalb des → Thalamus im → Zwischenhirn. Er stellt die zentrale Schaltstelle des vegetativen Nervensystems dar. Er reguliert die → Körpertemperatur, den Elektrolythaushalt, die Nahrungsaufnahme und einige andere Körperfunktionen. .

Hypoventilation: Verminderte Atmung.

Hypovitaminose: Vitaminmangel. → Vitamine.

Hysterektomie: Entfernung der Gebärmutter durch eine Operation.

Hysterie: (Übers.: an der Gebärmutter leidend) Bezeichnung für eine Persönlichkeitsstörung, bei der das Bedürfnis nach Anerkennung und Egozentrismus vordergründig ist.

I

Iatrogen: Durch die Einwirkung von Ärzten verursacht.

Ich-Bewußtsein: Im 3.–4. Lebensjahr einsetzendes Bewußtsein des eigenes Ichs. Davor hat das Kind nur ein Bewußtsein sinnlich erfahrbarer Gegenstände, inkl. des eigenen Körpers.

Ichthytosis: Erbliche Verhornungsstörung der Haut, die schon bei der Geburt vorhanden ist. Die Haut ist trocken, schuppig und übermäßig verhornt. Behandelt wird mit harnstoffhaltigen Substanzen und Glukokortikoiden.

ICR: Interkostalraum (Zwischenrippenraum).

Icterus neonatorum: Neugeborenengelbsucht.

Idiopathisch: Ohne erkennbare Ursache entstehende Krankheiten.

Idiotie: Schwachsinnigkeit.

Ikterisch: Gelbsüchtig.

Ikterus: → Gelbsucht.

Ileitis terminalis: → Crohnsche Krankheit.

Ileum: Krummdarm. → Darm.

Ileus: Verschluß des Darms aufgrund einer mechanischen Behinderung oder einer Lähmung der Darmwand (paralytischer Ileus).

Immun: Nicht empfänglich für die Ansteckung mit einem bestimmten Erreger aufgrund einer vorhergehenden Infektion oder einer Impfung.

Immundefizit: Mangel an Abwehrstoffen aufgrund einer Infektion mit dem HIV-Virus, eines angeborenen Defekts oder einer Behandlung mit Medikamenten, die das Immunsystem unterdrücken (Corticosteroide, Cytostatika).

Immunoglobulin: Antikörper.

Immunologie: Lehre von der Immunität.

Immunosuppression: Unterdrückung des Abwehrsystems mit bestimmten Medikamenten (Corticosteriode, Cytostatika).

Immunsystem: Das Immunsystem setzt sich aus den folgenden Komponenten zusammen: 1) Barrierefunktion der Haut und Schleimhaut: Die Haut, die unseren gesamten Körper überzieht, und die Schleimhaut, die unsere Körperinnenseite auskleidet, helfen mit, den Organismus vor Fremdkörpern und -zellen zu bewahren. Jedes Bakterium und jeder Virus müssen über mehrere Hürden springen, um ins Innere unseres Körpers zu gelangen. a) Die Haut ist aus drei Schichten aufgebaut, deren oberste Schicht je nach Körperstelle mehr oder minder verhornt ist. Diese Hornschicht bietet dem Körper Schutz, da Erreger diese Schicht nicht so einfach durchqueren können. b) Auf der Hautoberfläche ist der pH-Wert leicht sauer, da der von den Hautdrüsen produzierte Talg und Schweiß Inhaltsstoffen besitzen, die sauer reagieren. Dieser saure Film aus Hautfett und Schweiß ist der sog. Säureschutzmantel der Haut. Wird dieser Schutzmechanismus zerstört, können Bakterien wesentlich leichter über die Haut in das Körperinnere gelangen. c) Die von den Schleimhäuten produzierten Flüssigkeiten enthalten

Stoffe, die proteinzersetzende Eigenschaften besitzen. So können die in diesen Schleim aufgenommenen Fremdzellen sofort zersetzt werden. Fremdkörper und kleine Partikel werden mit dem Schleim vermischt und durch Husten, Niesen, Spucken etc. wieder hinausbefördert. So sorgen die Schleimhäute dafür, daß sich die Verunreinigung in minimalen Grenzen hält. d) Die Schleimhaut und Haut sind natürlicherweise mit bestimmten → Bakterien besiedelt (z.B. natürliche Scheidenflora, Darmflora, Hautflora). Diese Bakterien produzieren im Rahmen ihres Stoffwechsels Abfallstoffe, die der Haut oder Schleimhaut ein bestimmtes pH-Milieu geben. Durch dieses Milieu können sich andere Erreger nicht ausbreiten. Damit diese natürliche Bakterienbesiedlung nicht zerstört wird, ist es wichtig, besonders im Genitalbereich keine Seifen zu verwenden. Ferner ist erwiesen, daß zu häufiges Baden und Duschen zum einen den Säureschutzmantel der Haut und zum anderen die Bakterienflora zerstören. 2. Unspezifische Abwehr: Dieses angeborene, unspezifische Abwehrsystem richtet sich generell gegen alle Erreger. Es besteht aus verschiedenen Komponenten, die alle zusammen das Ziel haben, körperfremde Strukturen zu zerstören und abzubauen. Prinzipiell erfolgt die unspezifische Abwehr nach folgendem, vereinfachten Schema: Zellen, die durch Bakterien angegriffen wurden, sondern chemische Signalstoffe (Interferone) ab, die von sog. Freßzellen (Makrophagen und Granulozyten) erkannt werden. Die Erkennung dieser Signalstoffe führt dazu, daß Makrophagen und Granulozyten zum betroffenen Gebiet schwimmen, dort das Gefäßsystem verlassen und in das umliegende Gewebe auswandern. Hier verschlingen und verdauen sie die angegriffenen Zellen samt Erregern. Das Verschlingen und Verdauen der Bakterien durch Makrophagen, bzw. Granulozyten wird von den Naturwissenschaftlern als „Phagozytose" bezeichnet. Die Anlockung der Makrophagen durch die chemischen Signalstoffe heißt „Chemotaxis". Ein weiteres System der unspezifsichen Abwehr ist das Komplementsystem. Es besteht aus verschiedenen Proteinen, den Komplementfaktoren, die größtenteils in der Leber produziert werden. Die einzelnen Komplementfaktoren arbeiten zusammen und wirken, ähnlich wie bei der → Blutgerinnung, kaskadenartig. Das Komplementsystem erfüllt bei der unspezifischen Abwehrreaktion folgende Aufgaben: Markierung der feindlichen Zellen: Manche Komplementfaktoren können sich an die fremden Zellen anheften. So werden diese Zellen markiert und können von den Freßzellen besser erkannt und vernichtet werden. Einige andere Komplementfaktoren bewirken im befallenen Gebiet eine Gefäßerweiterung. So können besonders viele weiße Blutzellen die Blutbahn verlassen und die Erreger bekämpfen. Folge dieser Gefäßerweiterung und vermehrten Durchblutung ist eine Rötung und Anschwellung des betroffenen Gewebes. Durch die Zusammenarbeit verschiedener Komplementfaktoren werden in die Fremdzellen Löcher gebohrt. Durch diese Löcher fließt die gesamte Flüssigkeit aus der Zelle heraus, und die Zelle stirbt ab. Bei erfolgreicher Bekämpfung der feindlichen Zellen inaktiviert sich das Komplementsystem. Ferner besitzen körpereigene Zellen Inaktivierungsproteine auf der Zellmembran, so daß sie vor einem Angriff durch die Komplementfaktoren geschützt sind. Durch die unspezifische Abwehr kann der Körper viele Erreger abwehren. Eine echte Immunität wird allerdings nicht erreicht. Diese kann allein durch die spezifische Abwehr erlangt werden. 3. Spezifische Abwehr: Das erworbene, spezifische Abwehrsystem richtet sich immer gegen einen ganz bestimmten Erreger. Der Vorteil dieses Abwehrsystems ist, daß die Bekämpfung der Zielzelle mit sehr hoher Wahrscheinlichkeit erfolgreich gelingt. Ferner wird die durch diese Art der Abwehr erreichte Immunität das gesamte Leben über behalten, da es ein sog. immunologisches Gedächtnis gibt. Der Nachteil dieses Abwehrsystems ist, daß nicht gegen verschiedene Erreger gleichzeitig vorgegangen werden kann. Die Zellen des spezifischen Abwehrsystems sind die Lymphozyten. Sie gehören zu den weißen Blutzellen und werden in zwei Untergruppen unterteilt: a) T-Lymphozyten – Sie werden im Knochenmark produziert. Bevor sie ausgereift sind, verlassen sie ihre Produktionsstätte und wandern in den Thymus aus, wo sie mit vielen verschiedenen Antigenen in Kontakt kommen und zu immunkompetenten T-Zellen heranreifen. Man unterscheidet je nach Funktion viele verschieden T-Zellen, unter anderem die sog. T-Helfer-Zellen und die cytotoxischen T-Zellen. Letztere töten durch ein eigenes Zellgift die Fremdzelle ab. b) B-Lymphozyten – Sie werden auch im Knochenmark produziert und reifen im Thymus heran. Nach ihrer Reifezeit wandern sie in die Milz, in die Lymphknoten und in die lymphatischen Gewebe des Darms und Rachens aus. Hier kommen sie mit vielen verschiedenen Antigenen in Kontakt und entwickeln sich zu immunkompetenten B-Zellen. Diese tragen an ihrer Oberfläche mehr als 100.000 verschiedene Antikörper gegen alle möglichen Antigene. Diese Antikörper können an Körperflüssigkeiten abgegeben werden, so daß alle Körpergewebe nach Antigenen abgesucht werden. Findet sich irgendwo ein Antigen, das den B-Zellen bekannt ist, d.h. wogegen bereits einmal Antikörper gebildet wurden, beginnen alle B-Zellen, diesen Antikörper zu produzieren und das Antigen zu bekämpfen. Die gebildeten Antikörper binden die Antigene und markieren sie so für die Makrophagen, die diese Antigen-Antikörper-Komplexe phagozytieren. Ferner werden solche Antikörper-Antigen-Komplexe von bestimmten Komplementfaktoren erkannt. So wird auch das unspezifische Abwehrsystem miteinbezogen, damit eine möglichst rasche und erfolgreiche Erregerbekämpfung erreicht wird.

Impetigo: → Grindflechte.

Impfung: Man unterscheidet zwei Arten der Impfung: Die passive und die aktive Form. Bei der passiven Immunisierung wird ein Blutserum gespritzt, welches bereits Antikörper enthält. Hierdurch ergibt sich eine vorübergehende Immunität (bis die

I

Antikörper wieder vom Körper abgebaut wurden). Bei der aktiven Immunisierung unterscheidet man drei verschiedene Impfstoffe: 1. Lebendimpfstoffe mit abgeschwächten lebenden Keimen, die eine echte Infektion des Organismus bewirken (Röteln, Masern, Mumps, Gelbfieber). 2. Toxoide: Chemisch veränderte Bakteriengiftstoffe, die die Bildung von Antikörpern anregen (Diphterie, Tetanus). 3. Totimpfstoffe: Abgetötete Erreger, die keine Infektion hervorrufen, jedoch die Bildung von Antikörpern anregen (Keuchhusten, Fleckfieber, Polio, Typhus, Tollwut, Cholera, Grippe, Hepatitis-B, Paratyphus, Zeckenenzephalitis). Jede Impfung sollte in einem speziell vom Arzt angelegten Impfbuch eingetragen werden.

Implantation: Einpflanzung von Ersatzteilen in den Körper, die entweder künstlich hergestellt wurden oder natürlichen Ursprungs sind.

Impotenz: Man unterscheidet hierbei die Unfähigkeit des Mannes, ein Kind zu zeugen (Impotentia generandi) von der Unfähigkeit, den Geschlechtsverkehr zu vollziehen (Impotentia coeundi). Die Ursache für eine Zeugungsunfähigkeit kann eine ungenügende Anzahl von Spermien bzw. das völlige Fehlen von Spermien im Ejakulat sein. Ein solcher Zustand kann durch eine Verlegung der Samenleiter aufgrund einer früheren Infektion oder eine Schädigung des Hodens verursacht sein. Auf jeden Fall sollte eine ärztliche Untersuchung die Ursache abklären. Die Ursachen für die Unfähigkeit, den Geschlechtsverkehr zu vollziehen, sind meist psychischer Natur, trotzdem sollte eine eingehende körperliche Untersuchung zum Ausschluß von organischen Ursachen stattfinden. Gegebenenfalls ist eine psychotherapeutische Behandlung angezeigt.

In vitro: Im Reagenzglas.

In vivo: Im lebenden Organismus.

Inappetenz: Appetitlosigkeit.

Indikation: Anzeige für die Anwendung eines bestimmten Heilverfahrens.

Indolent: Gleichgültig bzw. schmerzlos.

Induration: Verhärtung des Gewebes.

Infantil: Kindlich oder kindisch.

Infarkt: Absterben des Gewebes, hervorgerufen durch einen Verschluß einer Arterie aufgrund einer Einengung oder einer → Thrombose.

Infaust: Eine „infauste Prognose" bedeutet, daß keine Chance auf eine Heilung besteht.

Infektion: Ansteckung eines Organismus mit Krankheitserregern (Viren, Bakterien, Pilze, Parasiten).

Infektionskrankheiten: Durch lebende Krankheitserreger oder deren Gifte hervorgerufene Krankheiten. Der Mensch ist ständig durch die Infektion mit Bakterien, Viren, Pilzen usw. bedroht. Die direkte Übertragung erfolgt von Mensch zu Mensch oder durch den unmittelbaren Kontakt oder die Ausscheidungsprodukte des Kranken. Die indirekte Übertragung erfolgt durch lebende oder gesunde Zwischenträger: gesunde Personen, Wasser, Staub, Tiere, Luft, Nahrungsmittel. Antropozoonosen sind tierische Erkrankungen, die auf den Menschen übertragbar sind. Bei manchen Infektionskrankheiten dienen Tiere als Zwischenwirte (z.B. die Anophelesmücke bei der Malaria).

Infektiös: Ansteckend.
Infertilität: Unfruchtbarkeit.
Infiltration: Eindringen von Fremdstoffen in den Körper, auch das Einbringen von Medikamenten in den Körper (z.B. bei der Infiltrationsnarkose).
Infiltrierendes Wachstum: Eindringendes Wachstum bösartiger Tumorzellen in gesundes Gewebe.
Inflammatio: → Entzündung.
Influenza: Durch das Influenza-Virus auftretende Infektionskrankheit, die epidemisch auftritt und bei der die Schleimhaut von Nase und Bronchien zerstört wird. Anzeichen: plötzlicher Beginn mit Schüttelfrost, hohem Fieber, Frösteln, Rachen-, Kopf-, Glieder-, Muskel- und Kreuzschmerzen, trockenem Husten und Heiserkeit. Eventuell treten auch Erbrechen und Durchfall auf. Normalerweise bilden sich die Erscheinungen nach 4–8 Tagen zurück, die vollständige Genesung dauert meist mehrere Wochen. Vor allem bei älteren Patienten können Komplikationen durch zusätzliche bakterielle Infektionen auftreten (z.B. Lungenentzündung, Nasennebenhöhlenentzündung). Bei geschwächten Patienten kann die Influenzainfektion auch tödlich verlaufen. Die Behandlung erfolgt symptomatisch (fieber- und entzündungshemmende Mittel, Bettruhe, ausreichende Flüssigkeitszufuhr). Vorbeugung: Schutzimpfung; wirkt jedoch nur einige Monate, da das Virus sich in der Zwischenzeit verändert.
Infusion: Langsame, meist tröpfchenweise Zufuhr von Flüssigkeiten (Blut, Nährlösungen) oder in Flüssigkeiten aufgelösten Medikamenten.
Ingestion: Aufnahme von Nahrung.
Inhalation: Einatmung von Medikamenten in Form von Gasen, Dämpfen oder zerstäubten Flüssigkeiten.

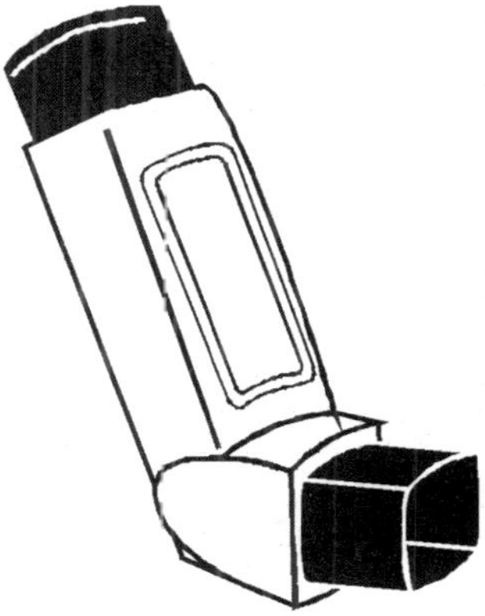

Inhalator

Inhibine: Wachstumshemmende Substanzen (z.B. gegen Krankheitserreger eingesetzt).
Inhibition: Hemmung.
Initial: Anfangs.
Injektion: Einspritzen gelöster Substanzen. Man unterscheidet die intravenöse (i.v.) Injektion, bei der in die Vene gespritzt wird, die intraarterielle (i.a.) Injektion, bei der in die Arterie gespritzt wird, die intramuskuläre (i.m.) Injektion, die subkutane (s.c.) Injektion (Einspritzung unter die Haut), die intrakutane (i.c.) (in die Haut) und die intraperitoneale (i.p.) (in den Bauchraum) Injektion.
Inkompatibel: Unverträglich, etwa Blutgruppen bei einer Bluttransfusion.
Inkontinenz: Aufhebung der willkürlichen Kontrolle der Blase, bzw. des Darms. Kann durch Erkrankun-

I

gen des Nervensystems oder durch psychische Konfliktsituationen ausgelöst werden.
Inkret: Absonderung einer inneren Drüse (Hormondrüse).
Inkubationszeit: Zeitraum zwischen der Ansteckung mit einem bestimmten Krankheitserreger und dem Ausbruch der Krankheit.
Inkubator: Geschlossene Zelle zur Aufzucht von Frühgeborenen. Wärme, Sauerstoffgehalt der Luft und Luftfeuchtigkeit können von außen reguliert werden. Die Luft wird erst durch einen Bakterienfilter zur Vermeidung von Infektionen gegeben.
Inkurabel: Unheilbar.

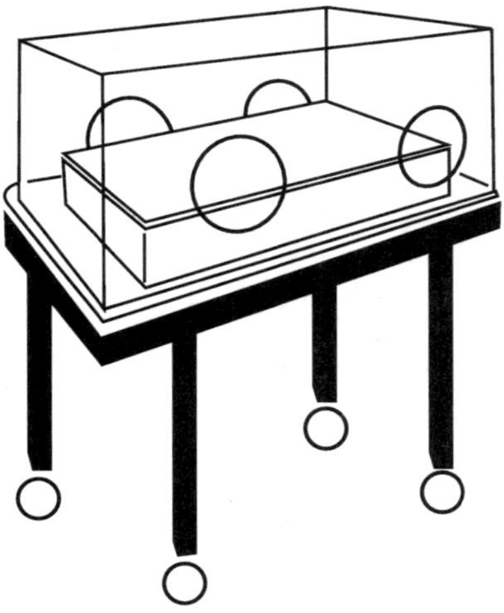

Inkubator

Innenohr: → Ohr.
Innere Medizin: Großes Teilgebiet der Medizin, das sich mit der Erkrankung und Behandlung der Verdauungsorgane, der Atmungsorgane, des Herzens und des Kreislaufs, der Nieren und der Harnwege, des Blutes und der blutbildenden Organe, des Stoffwechsels, der inneren Sekretion und der allergischen Krankheiten beschäftigt. Die Weiterbildungszeit für den Facharzt/die Fachärztin der inneren Medizin beträgt 6 Jahre.
Innere Sekretion: → Inkret.
Innervation: Versorgung von Organen mit Nerven.
Inoperabel: Nicht operierbar.
Insektenstiche: Insektenstiche sind in der Regel harmlos. Besteht aber eine Allergie gegen bestimmte Insektengifte, kann auch ein Bienenstich zu lebensbedrohlichen, allergischen Reaktionen führen. Allergische Reaktionen auf Insektengifte äußern sich meistens durch Übelkeit, Erbrechen, Atemschwierigkeiten, Heiserkeit, Schwindel, Schwellung der Zunge oder des Gesichtes und in schweren Fällen sogar durch Bewußtseinsverlust. In solchen Fällen sollte daher sofort ein Arzt oder eine Ärztin aufgesucht werden. Auch bei Stichen im Mund- oder Halsbereich sollte schnell ärztliche Hilfe herangezogen werden, da der Betroffene durch Schwellungen im Atemwegsbereich ersticken kann.
Inselorgan: Sekretorische Zellen der Bauchspeicheldrüse. Sie produzieren die Hormone Insulin und Glukagon, die den Blutzuckerspiegel regulieren.
Insemination: → Besamung.
Insomnie: Schlaflosigkeit.
Inspiration: Einatmung.
Insuffizienz: Ungenügende Leistung eines Organs.
Insulin: Von dem Inselorgan der Bauchspeicheldrüse gebildetes Hormon. Es ist zusammen mit dem Glukagon an der Regulation des Blutzuckerspiegels beteiligt. Eine verminderte Produktion von Insulin

führt zur Zuckerkrankheit, eine Überproduktion (Hyperinsulinismus) zur Unterzuckerung.

Insulinom: Von den Langerhans-Zellen ausgehender Tumor der Bauchspeicheldrüse. Durch diese Entartung der Langerhans-Inseln kommt es zu einer verstärkten Produktion des Insulins, so daß folgende Symptome die Krankheit kennzeichnen: Erhöhung der Insulinkonzentration, Unterzuckerung, Störungen des Nervensystems, die sich durch Dämmer- oder Erregungszustände äußern, Sprachstörungen, Sehstörungen, Lähmungen und Krämpfe, Fettleibigkeit (durch erhöhte Aufnahme von Kohlenhydraten zur Vermeidung einer Unterzuckerung). Die Therapie ist die chirurgische Entfernung des Insulinoms.

Insult: Plötzlich auftretende Schädigung, etwa beim → Schlaganfall.

Intelligenz: Geistige Fähigkeiten, die individuell unterschiedlich ausgeprägt sind.

Intelligenzquotient (IQ): Durch einen Intelligenztest ermittelte Maßzahl für die Höhe der Intelligenz. Die durchschnittliche Intelligenz liegt bei 100, bessere Leistungen liegen höher, schlechtere niedriger.

Intensivpflege: Auf speziell dafür eingerichteten Krankenstationen durchgeführte Pflege zur Erhaltung der lebenswichtigen Körperfunktionen (Herz-Kreislauf, Atmung). Hierzu werden hochentwickelte Apparate und speziell ausgebildetes Personal benötigt.

Interferon: Therapeutikum das zur Behandlung einiger Viruserkrankungen eingestzt wird (z.B. chronischer Hepatitis C).

Interkurrent: Zwischenzeitlich auftretend.

Intermediär: In der Mitte liegend.

Intermittierend: Zeitweise auftretend (intermittierendes Fieber: zeitweise auftretendes und wieder verschwindendes Fieber).

Internist(in): Facharzt/ärztin für innere Medizin.

I

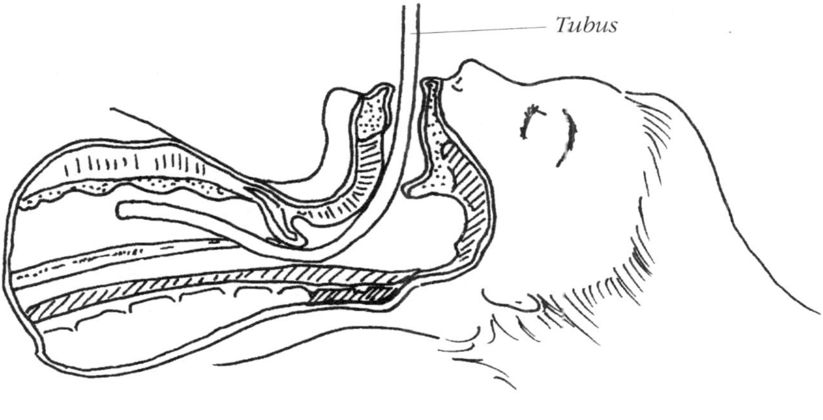

Intubation

Interruptio: Unterbrechung, z.B. einer Schwangerschaft.
Intersexualität: Das Vorhandensein von Merkmalen beider Geschlechter bei einem Individuum. → Hermaphrodismus.
Intervall: Zwischenzeit.
Intestinal: Die Eingeweide betreffend.
Intima: Innerste Schicht einer Gefäßwand (von Arterien, Venen oder Lymphgefäßen).
Intoxikation: Vergiftung mit von außen zugeführten Giften oder mit giftigen Stoffwechselprodukten des Körpers.
Intrakutan: In der Haut gelegen.
Intramuskulär: In einem Muskel.
Intrauterinpessar: → Empfängnisverhütung.
Intrazellulär: Innerhalb einer Zelle gelegen.
Intrinsic factor: Protein, das von einigen Zellen der Magenschleimhaut gebildet wird und mit Vitamin B_{12} einen Komplex bildet, der im Darm aufgenommen wird. Bei Fehlen des intrinsic factors kommt es zu einem Mangel an Vitamin B_{12} (perniziöse Anämie).
Introvertiert: Nach innen gerichtet. Gegenteil → Extrovertiert.

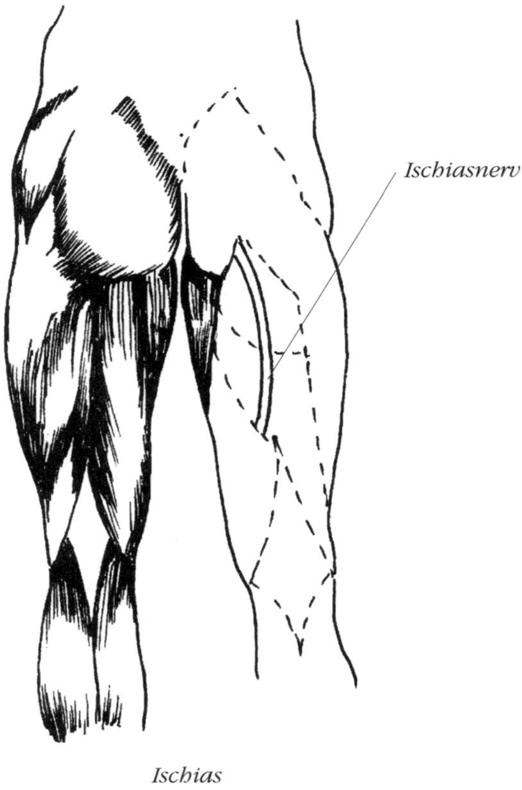

Ischias

Intubation: Einführung eines Schlauches in die Luftröhre (bei künstlicher Beatmung).
Invalidität: → Arbeitsunfähigkeit.
Invasion: Eindringen von Krankheitserregern in den Organismus.
Inversion: Umkehrung.
Inzest: Geschlechtsverkehr unter Verwandten der auf- und absteigenden Linie sowie unter Geschwistern.
Inzision: Einschnitt, chirurgischer Eingriff.
Inzucht: → Inzest.
Ionen: Elektrisch geladene Teilchen.
Ionisierende Strahlung: Radioaktive Strahlen.
Iris: Regenbogenhaut. → Auge.
Irregulär: Unregelmäßig.
Irreparabel: Nicht heilbar.
Irrigator: Schlauch für den Darmeinlauf.
Ischämie: Blutleere infolge einer Durchblutungsstörung.
Ischialgie: Schmerzen im Verlauf des Ischiasnervs. Die Ursache kann Druck auf den Nerven oder eine Verletzung aufgrund eines Bandscheibenschadens sein. Weiterhin können Vergiftungen, Stoffwechselkrankheiten oder ausstrahlende Schmerzen aus anderen Bereichen (z.B. von einer Hüftgelenkentzündung) an der Entstehung der Schmerzen beteiligt sein.
Ischias: Nerv am unteren Ende des Rückens.
Isometrisches Muskeltraining: Trainingsmethode zur Erhöhung der Muskelkraft, wobei der Muskel angespannt, aber nicht bewegt wird.
Isotope: Radioaktive Arten eines Elements.
Isthmus: Enger Abschnitt, z.B. der Speiseröhre.
IU: International Unit (Internationale [Maß-]Einheit).

J

Jacket-Krone: Aus Kunststoff, Porzellan o.ä. bestehende Krone, die den Zahnstumpf wie ein Mantel umhüllt (engl.: Jacket = Jacke).

Jakob-Creuzfeldt-Krankheit: auch Creutzfeld-Jakob-Krankheit. Gehirnkrankheit des Menschen, deren Ursache noch nicht aufgeklärt ist. Möglicherweise sind an ihrer Entstehung Prionen beteiligt. → Rinderwahnsinn.

Jejunum: Leerdarm (→ Darm).

Jochbein: Backenknochen.

Jod: Chemisches Element, das in Spuren vorkommt und für den Aufbau der Schilddrüsenhormone unentbehrlich ist. Bei Jodmangel kommt es zu einer Schilddrüsenvergrößerung (Jodmangelstruma). Durch die Einnahme von jodiertem Speisesalz kann diesem Zustand effektiv vorgebeugt werden.

Johanniskraut: lat. Hypericum. Pflanze, deren Extrakt als Mittel gegen → Depressionen angewandt wird.

Joule: Maßeinheit für Energie. 1 kcal entspricht 4,2 J.

Juckreiz: Hautjucken kann durch Insektenstiche, Pilzinfektionen, Allergien, Läuse oder Krätze verursacht sein, bzw. durch eine Allgemeinerkrankung wie Krebs, Nierenentzündung, Gicht oder Schilddrüsenerkrankungen zustande kommen. Die Behandlung richtet sich nach dem Grundleiden. Reizstoffe wie Nikotin, Kaffee und Medikamente sind zu vermeiden. Kamillebäder oder Klimakuren können eine Linderung bewirken, bei starkem Juckreiz sind eventuell Cortisonpräparate notwendig.

Jungfernhäutchen: → Hymen.

Juvenil: Jugendlich.

K

Kachexie: Schlechter Ernährungszustand, Auszehrung bei schweren Erkrankungen (Tuberkulose, Krebs usw.).

Kadmium: Schwermetall, das durch die Nahrung (Innereien von Wild) oder durch das Rauchen aufgenommen wird und zu Funktionsstörungen der Nieren, einer Herabsetzung der Abwehrkräfte und möglicherweise zu Krebserkrankungen führen kann.

Kaffee: Das in Bohnenkaffee enthaltende Coffein hat auf den Körper folgende Wirkungen: Erregung von Großhirnrinde und Atemzentrum, Pulsbeschleunigung, Erweiterung der Gefäße, Erhöhung der Harnausscheidung.

Kaffeesatzartiges Erbrechen: → Hämatemesis.

Kahlersche Krankheit: → Plasmozytom.

Kaiserschnitt: Geburtshilflicher Eingriff, der angewendet wird, wenn der Geburtskanal zu eng ist oder die Geburt zu lange dauert. Hierbei wird das Kind entbunden, indem man den Bauch eröffnet und die Gebärmutter aufschneidet.

Kala-Azar: (= „Schwarze Krankheit") Durch den in den Tropen vorkommenden Parasiten Leishmania donovani verursachte Erkrankung, die zu einer Vergrößerung von Leber und Milz führt. → Leishmaniosen.

Kalium: Alkalimetall, das für verschiedene Stoffwechselprozesse wichtig ist (z.B. für die Nervenerregung). Sowohl Erhöhungen als auch Erniedrigungen des Kaliumspiegels sind behandlungsbedürftig.

Kalkaneus: Fersenbein. → Fuß.

Kallus: Jugendliches Knochengewebe, das nach einem Knochenbruch gebildet wird. Zunächst ist es bindegewebig und wird mit der Zeit durch die Einlagerung von Kalk verfestigt.

Kalorie (cal): Alte Energieeinheit, heute ersetzt durch → Joule. Meistens als Kilokalorie (1 kcal = 1.000 cal) gebraucht. 1 kcal ist die Wärmemenge, die zur Erwärmung von 1 L Wasser von 14,5 auf 15,5 °C notwendig ist.

Kaloriemetrie: Verfahren zur Messung des Energieverbrauchs des Organismus.

Kalotte: Schädeldach.

Kältechirurgie (Kyrochirurgie): Methode zur gezielten Gewebszerstörung mittels Sonden und Platten, die durch verdampfenden flüssigen Stickstoff gekühlt werden und Temperaturen von bis zu -195 °C erreichen.

Kälteschaden: → Erfrierung.

Kalzium: Chemisches Element, das für den Aufbau von Knochen und Zähnen sowie für die Blutgerinnung benötigt wird. Außerdem ist es an der Regulation der Gefäßmuskulatur sowie an der Erregungsleitung im Herzen beteiligt.

Kalziumantagonisten: Medikamente, die gegen Bluthochdruck, Herzrhythmusstörungen sowie gegen → Angina pectoris eingesetzt werden.

Kamille: Entzündungshemmendes Hausmittel, das als Tee und Extrakt im Handel erhältlich ist.

Kammerflattern: Extrem schnelle Aufeinanderfolge von Herzschlägen (etwa 300 pro Minute). Kann zu Ohnmacht, Kollaps und Kreislaufstillstand führen und muß durch Elektroschock oder Herzmassage unterbrochen werden, sonst können sie in ein → Kammerflimmern übergehen. Ursachen können sein: Herzfehler, Herzmuskelentzündung, Herzinfarkt. → Herzerkrankungen.

Kammerflimmern: Völlig unregelmäßig schnelles Schlagen des Herzens (Frequenz bis zu 600 Schläge pro Minute). Das Blut kann nicht mehr befördert werden, daher besteht Kreislaufstillstand. Ursachen können sein: Herzinfarkt, Starkstromunfall, Blitzschlag, Lungenembolie, Vergiftung mit Digitalispräparaten. Es müssen unverzüglich lebenserhaltende Maßnahmen einsetzen (Elektroschock, Herzmassage).

Kammertachykardie: Beschleunigung des Herzschlags auf 150 bis 250 Schläge pro Minute. Gefahr des Übergangs in ein → Kammerflimmern.

Kammerwasser: In den Augenkammern befindliche Flüssigkeit, die zur Aufrechterhaltung des Augeninnendrucks und zur Ernährung von Linse und Hornhaut beiträgt.

Kanüle: Hohlnadel für Spritzen.

Kanzerogen: Krebserregend.

Kapillare: Feinstes Blutgefäß. → Blutkreislauf.

Kaposi-Sarkom: Bösartige Geschwulst, die oft infolge einer → AIDS-Erkrankung auftritt und sich als knotige, rotbraune Erhebung am ganzen Körper zeigt.

Karbunkel: Mehrere miteinander verschmolzene → Furunkel, die an Nacken, Rücken und im Gesicht auftreten.

Kardia: Übergang von der Speiseröhre zum → Magen.

Kardiakarzinom: Krebs im Bereich der → Kardia.

Kardial: Auf das Herz bezogen.

Kardiologie: Lehre von der normalen Funktion und der Erkrankungen des Herzens. Teilgebiet der → Inneren Medizin.

Kardiomegalie: Starke Vergrößerung des Herzens → Herzerkrankungen.

Kardiomyopathie: Angeborene oder erworbene Herzmuskelerkrankung. Die Mediziner unterscheiden drei verschiedene Arten der Kardiomyopathie: 1. Hypertrophische Kardiomyopathie: Bei dieser Form kommt es zu einer Verdickung des Herzmuskelgewebes. Durch die verminderte Herzleistung kommt es zu Atemnot und Angina pectoris-ähnlichen Beschwerden. 2. Kongestive Kardiomyopathie: Diese Form kommt am häufigsten vor und betrifft überwiegend Männer. Aus ungeklärter Ursache wird der Herzmuskel schwach und verdünnt sich. Das Herz kann seinen Anforderungen nicht mehr gerecht werden. Es resultieren eine allgemeine Herzschwäche und Herzrhythmusstörungen. 3. Restriktive Kardiomyopathie: Die Scheidewände des Herzens verlieren an Elastizität, so daß das Herz sich nicht mehr ausreichend dehnen kann. Diese Form der K. ist eher selten. Sie äußert sich durch Atemnot, Herzschwäche und rasche Ermüdbarkeit. Da die Symptome der K. denen anderer Herzkrankheiten sehr ähneln, muß der behandelnde Arzt durch zahlreiche Untersuchungen andere Herzerkrankungen ausschließen. Die Ursachen der K. sind weitestgehend unklar. Es werden derzeit folgende Faktoren diskutiert: Vererbung, Entzündungen am Herzen, die durch Bakterien oder Viren hervorgerufen werden, Alkohol, Medikamente, die das Zellwachstum verhindern (Zytostatika), Medikamente gegen Depressionen, Herztumoren, verschiedene ernährungsbedingte Erkrankungen. Betroffene Personen sollten sich viel Ruhe und Entspannung gönnen. Streß und psychisch belastende Situationen können das Krankheitsbild verschlimmern. Ferner muß ein striktes Alkoholverbot eingehalten werden. Die Behandlung von K. ist schwierig und sollte stets durch einen Kardiologen erfolgen. Ist der Herzmuskel so sehr erkrankt, daß eine ausreichende Herzleistung nicht mehr gewährleistet ist, kann nur noch eine Transplantation helfen.

Kardiopathien: → Herzerkrankungen.

Kardiospasmus: Muskelkrampf im Bereich der → Kardia. → Achalasie.

Kardiotokographie (CTG): Registrierung des kindlichen Herzschlags im Mutterleib sowie der Wehentätigkeit während der Geburt. Dient zur Früherkennung von Risiken des Kindes.

Kardiovaskulär: Auf das Herz und die Gefäße bezogen.

Kardioversion: → Defibrillation.

Karditis: Entzündung des Herzens.

Karenz: Verzicht, z.B. auf Alkohol.

Karies: → Zahnkaries.

Karlsbader Salz: Abführmittel.

Karotine: Natürlich vorkommende gelblich-rote Pflanzenfarbstoffe, die in Karotten, Tomaten, Hagebutten usw. enthalten sind. Aus Karotinen wird das Vitamin A gebildet (daher werden sie auch als Provitamin A bezeichnet).

Karotis (Arteria carotis): Große Halsschlagader.

Karpaltunnelsyndrom: Durch mechanischen Druck auf den Nervus medianus (Unterarmnerv, der im Bereich der Handwurzel auf der Handinnenseite verläuft) entstehende Symptomatik mit Schmerzen in der Hand und im Arm, Taubheit, Kribbeln und Mißempfindungen im Bereich der ersten drei Finger, Greifschwäche und Zurückbildung der Muskulatur des Daumenballens. Meistens sind Frauen zwischen 50 und 60 Jahren betroffen.

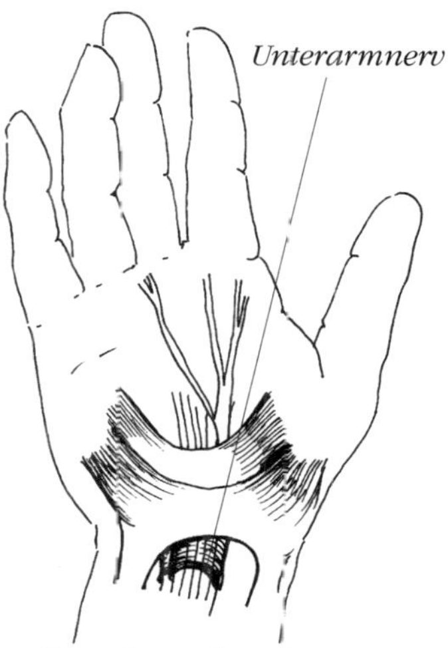

Karpaltunnelsyndrom

Karzinogen: Krebserzeugend.

Karzinoid: Meist im Bereich des Dünndarms auftretende Tumoren, die Serotonin (Hormon) produzieren, das zum sog. Flush-Syndrom führt: Rötung der Haut mit Hitzewallungen, Durchfälle, Asthmaanfälle und Heißhungeranfälle.

Karzinom: → Krebs.
Karzinophobie: Übertriebene Angst, an Krebs erkranken zu können.
Kasein: Bestandteil des Milcheiweißes.
Kastrat: Kastrierter Mann. → Eunuch.
Kastration: Entfernung oder Zerstörung der Keimdrüsen (Hoden bzw. Eierstöcke) durch eine Operation oder Bestrahlung (Röntgenkastration).
Katabolismus: Aufbaustoffwechsel, Gegenteil: → Anabolismus.
Katalepsie: Bewegungsarmut, kommt z.B. bei Schizophrenie vor.
Katalysatoren: Stoffe, die Abläufe von chemischen Reaktionen beschleunigen, ohne selbst an der Reaktion teilzunehmen. → Enzyme.
Katarakt (grauer Star): Trübung der normalerweise völlig klaren Augenlinse. Das sonst schwarze Pupillengebiet erscheint grauweißtrübe. Der Star kann entweder angeboren oder im Laufe des Lebens durch Verletzungen, Strahlenschädigungen oder Ernährungsstörungen der Linse (z.B. bei Zuckerkrankheit) erworben sein. Der Altersstar beginnt typischerweise zwischen dem 4. und dem 6. Lebensjahrzehnt. Er beginnt mit speichenförmigen, vom Rande her in das Pupillengebiet vordringenden Trübungen. Mit zunehmender Trübung nimmt das Sehvermögen ständig ab, bis nur noch Hell und Dunkel unterschieden werden können. Schreitet der Star noch weiter fort, kommt es allmählich zur Auflösung und Verflüssigung der Linsenrinde. Der angeborene Star ist meist auf eine Infektion der Mutter während der Schwangerschaft zurückzuführen. Die Operation des Stars kann zu völliger Beschwerdefreiheit verhelfen. Hierbei wird in örtlicher Betäubung die Linsenkapsel eröffnet, der Linsenkern entfernt und durch eine Kunststofflinse (Intraokularlinse) ersetzt. Die Operation dauert etwa eine halbe Stunde und kann ambulant durchgeführt werden. Die Brille wird nach sechs Wochen angepaßt.
Katarrh: Schleimhautentzündung, die zur Absonderung von Schleim führt. Meist ist hiermit die „Erkältung", also die Entzündung der Nasenschleimhäute, gemeint.
Katatonie: Bestimmte Verlaufsform der → Schizophrenie.
Katecholamine: Hormone, die im Körper Kreislaufreaktionen hervorrufen. Das Adrenalin und das Noradrenalin werden im Nebennierenmark gebildet. Das Adrenalin wirkt auf Pulsfrequenz und Stoffwechsel anregend, das Noradrenalin führt zu einer Verengung der Gefäße. Überfunktion des Nebennierenmarks: → Phäochromozytom.

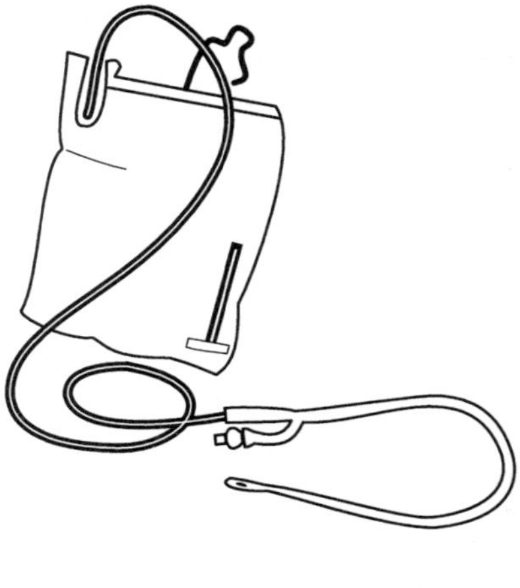

Urin-Katheter

Kater: Umgangssprachliche Bezeichnung für eine leichte Vergiftungserscheinung des Körpers (z.B. nach reichlichem Alkoholgenuß).

Katharsis: Reinigung, Läuterung.

Katheter: Biegsame Röhre zum Einführen in Hohlorgane.

Katzenkratzkrankheit: Durch Kratzspuren von Katzen auf den Menschen übertragene Infektion, die mit Fieber, geschwollenen Lymphknoten und Schüttelfrost einhergeht. Behandelt wird mit Antibiotika.

Kaudal: In Richtung der Füße befindlich.

Kausalgie: Schmerz infolge von Nervenverletzungen.

Kaverne: Durch Einschmelzung von Gewebe entstandener Hohlraum (z.B. bei Lungentuberkulose).

Kawasaki-Syndrom: In Japan und Mitteleuropa auftretende Infektionskrankheit, die bei Säuglingen und Kleinkindern auftritt und mit Fieber, Lymphknotenschwellungen, Hautausschlag und → Ödemen einhergeht und 2–12 Tage andauern kann. Die Ursache ist noch unbekannt.

Kehlkopf (Larynx): Zwischen den oberen und den unteren Luftwegen liegendes Stimmorgan, das aus einem knorpeligen Stützgerüst besteht. Dieses setzt sich aus mehreren Knorpeln zusammen, die durch Bänder und Muskeln zusammengehalten werden. Die Stimmbänder werden durch die gepreßte Ausatmungsluft in Schwingung versetzt. Der Kehkopfeingang kann durch Muskeln verengt oder erweitert werden, wodurch die Stimmbänder entweder angespannt oder entspannt werden. Der größte Kehlkopfknorpel ist der Schildknorpel,

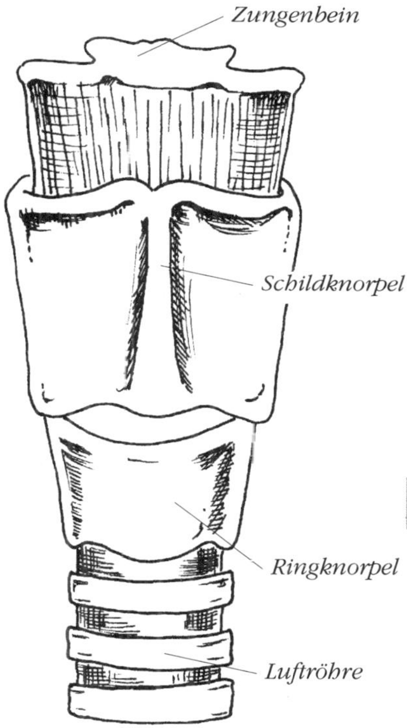

Kehlkopf

der beim Mann deutlich hervorspringt (Adamsapfel). Weitere Knorpel sind der Ringknorpel und der Stellknorpel. Die Stimmbänder sind zwischen dem Schildknorpel und dem Fortsatz des Stellknorpels ausgespannt. Der Kehldeckel sitzt über dem Eingang des Kehlkopfes und schließt sich beim Schlucken.

Kehlkopfkatarrh (Laryngitis): Entzündung der Kehlkopfschleimhaut. Sind bei einer Rachenentzündung auch tiefere Halsanteile wie der Kehlkopf oder die Stimmbänder betroffen, kommt es neben den oben genannten Beschwerden

K

zusätzlich zu Heiserkeit und/oder Schmerzen beim Sprechen. In schweren Fällen treten auch Husten und Atembeschwerden auf, da durch die allgemeine Schwellung die Atemwege verengt werden. Ursachen: Viren (seltener Bakterien), Rauchen, Schad- und Reizstoffe, Alkohol, Überbeanspruchung der Stimmbänder durch Schreien, Singen, Sprechen. Da die Beschwerden einer Kehlkopfentzündung sich kaum von denen eines Kehlkopftumors unterscheiden, sollte umgehend ein Arzt aufgesucht werden, wenn Atemnot oder Schmerzen beim Sprechen auftreten. Auch Halsschmerzen, die hartnäckig bleiben und starke Heiserkeit sollten als Warnsignale aufgefaßt werden. Die Behandlung einer Kehlkopf- und/oder Stimmbandentzündung kann nur durch die Meidung der verursachenden Komponente erfolgen. Zusätzlich sollte die Zimmerluft ausreichend befeuchtet sein und mit Kochsalzlösung gegurgelt werden. Bei einer viral bedingten Entzündung kann nur eine medikamentöse Therapie helfen.

Kehlkopfkrebs (Kehlkopfkarzinom): Tumoren im Bereich des Kehlkopfes können von den Stimmbändern und von den Regionen ober- und unterhalb des Kehlkopfes ausgehen. In 90% der Fälle kann durch eine Operation eine Heilung herbeigeführt werden. Jede Heiserkeit, die länger als 14 Tage besteht, sollte ärztlich abgeklärt werden.

Kehlkopfpolyp: Stimmbandpolypen können sich bei chronischen Entzündungen des Kehlkpofes entwickeln. Sie können die Größe einer Erbse oder einer Bohne erreichen. Jede Kehlkopfveränderung sollte unbedingt von einem Facharzt abgeklärt werden, da sonst eventuell ein Krebs übersehen werden kann. Polypen müssen operativ entfernt werden. → Kehlkopfkrebs, → Kehlkopftuberkulose.

Kehlkopfspiegelung: → Laryngoskopie.

Kehlkopftuberkulose: Heute recht selten gewordene Begleiterscheinung des Endstadiums einer Lungentuberkulose. → Tuberkulose.

Keim: 1. Erreger, 2. befruchtetes Ei (bis Ende der 3. Woche), 3. pflanzliches Samenkorn.

Keimdrüsen: Geschlechtsdrüsen (Eierstöcke und Hoden), → Geschlechtsorgane.

Keimfrei: Aseptisch.

Keimzellen: Samenzellen, Eizellen.

Keloid: Hautgeschwulst im Bereich von Narben.

Kephalhämatom: Zwischen den Schädelknochen und der Knochenhaut liegendes Hämatom bei Neugeborenen, entsteht durch den Geburtsvorgang.

Keratin: Aus schwefelhaltigen Eiweißstrukturen bestehender Baustein der Horngebilde der Haut (Nägel, Haare usw.).

Keratitis: Hornhautentzündung.

Keratokonjunktivitis: Entzündung von Hornhaut und Bindehaut des Auges gleichzeitig.

Keratom: Hornschichtverdickung der Oberhaut (z.B. Hühnerauge).

Keratoplastik: Ersatz der Hornhaut des Auges bei Defekten wie Trübung (→ Katarakt) oder Narben.

Keratose: Verhornung der Oberhaut.

Kernikterus: → Neugeborenengelbsucht.

Kernspintomographie: Bei dieser

Untersuchungsmethode werden die im Körper enthaltenen Wasserstoffkerne durch elektromagnetische Wellen angeregt. Anschließend wird die Dichte der Wasserstoffatome anhand der ausgesandten Energie gemessen. Im Vergleich zur Computertomographie eignet sich die Kernspintomographie vor allem für die Darstellung von Weichteilen. → Tomographie.

Ketonkörper: Stoffwechselprodukte des Körpers, die z.B. bei der Zuckerkrankheit im Überschuß entstehen.

Keuchhusten (Pertussis): Durch den Erreger Bordetella pertussis hervorgerufene Infektionskrankheit, die hauptsächlich Kleinkinder befällt und bei Säuglingen schwere Komplikationen verursachen kann. Die Inkubationszeit beträgt 10 bis 14 Tage. Zunächst tritt leichtes Fieber auf, und es kommt zu uncharakteristischen Krankheitszeichen. Nach 1 bis 2 Wochen kommt es zum sog. konvulsiven Stadium mit heftigen Hustenanfällen von bis zu 15 Hustenstößen. Durch die Verkrampfung der Kehlkopf- und Bronchialmuskulatur kommt es zu einem Sauerstoffmangel mit einer Blaufärbung der Haut. Am Ende des Hustenanfalls kommt es zu einer langgezogenen Einatmung, oft wird auch zäher Schleim herausgewürgt bzw. erbrochen. Die Hustenanfälle treten ungefähr 30 mal täglich auf. Das konvulsive Stadium (Krampfstadium) hält ungefähr 3 bis 6 Wochen an und wird vom sog. Stadium decrementi (Lösungsstadium) abgelöst. Die Hustenanfälle werden seltener, die Erkrankung klingt langsam ab. In Anbetracht der Schwere der Erkrankung sollte unbedingt eine aktive Schutzimpfung vorgenommen werden. Die ersten drei Impfungen werden im 3., 4. und 5. Lebensmonat vorgenommen, die vierte im 2. Lebensjahr.

Kiefer: Die beiden Kieferknochen bilden einen Teil des Gesichtsschädels. Sie sind durch das Kiefergelenk miteinander verbunden.

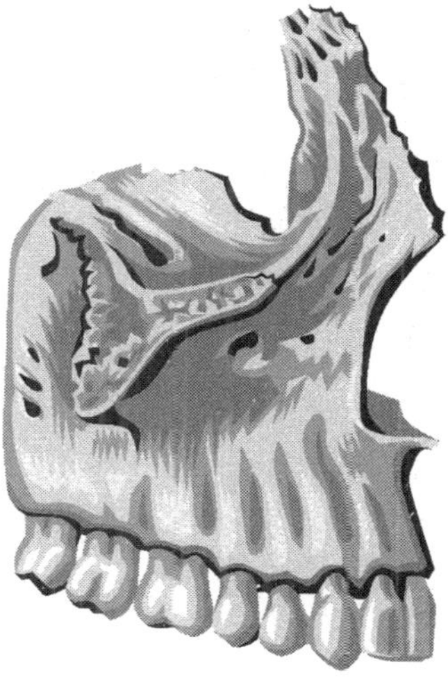

Oberkiefer

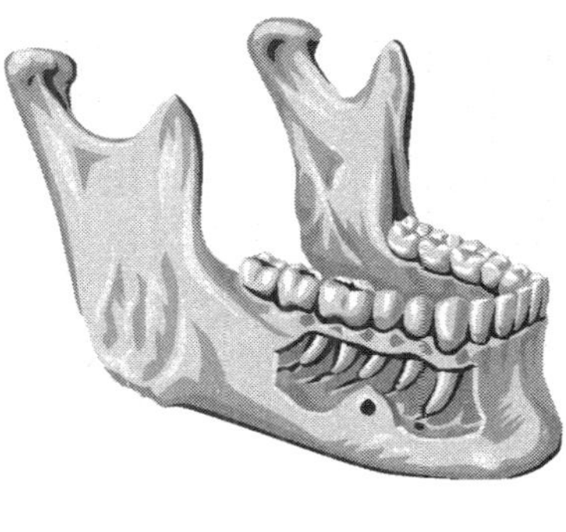

Unterkiefer

K

Kieferanomalien: → Lippen-Kiefer-Gaumenspalte.
Kieferhöhle: Hohlraum im Oberkiefer, größte Nasennebenhöhle.
Kiesselbachscher Ort: Region im vorderen Bereich der Nasenscheidewand, die sehr gefäßreich ist und häufig zu Blutungen führt.
Killerzellen: → T-Lymphozyten.
Kinderheilkunde (Pädiatrie): Lehre von der Erkennung und Behandlung von Erkrankungen im Kindesalter.
Kinderkrämpfe: → Fieberkrämpfe.
Kinderkrankheiten: Typischerweise im Kindesalter auftretende Infektionskrankheiten wie Mumps, Scharlach, Röteln, Keuchhusten usw.
Kinderlähmung: Durch Poliomyelitisviren hervorgerufene Infektionskrankheit, die durch infizierten Stuhl übertragen wird. Die Inkubationszeit beträgt ca. 14 Tage. Bei 75% der Infizierten verläuft die Erkrankung relativ harmlos, mit Fieber, Erbrechen, Durchfall, Kopf-, Hals- und Gliederschmerzen. Bei einem Viertel der Patienten kommt es nach einiger Zeit zu erneuten Krankheitserscheinungen mit Fieber und Anzeichen einer Hirnhautreizung. Bei etwa 1–2% der Betroffenen treten Lähmungen der Gliedmaßen oder anderer Muskeln, z.B. der Atemmuskulatur, auf. Im Falle einer Atemlähmung versterben die Patienten, die Lähmungen anderer Muskelgruppen bleiben für den Rest des Lebens bestehen. In Anbetracht der schweren Komplikationen, die diese Erkrankung mit sich bringen kann, ist eine Schutzimpfung unbedingt anzuraten.
Kindesmißhandlung: Jährlich versterben allein in der Bundesrepublik Deutschland über 1.000 Kinder an den Folgen von Körperverletzungen (Schlägen, Verbrühungen) oder Vernachlässigung durch Erziehungsberechtigte. Die Dunkelziffer der nicht tödlich endenden Kindesmißhandlung ist hoch, betroffen sind vor allem Säuglinge und Kleinkinder bis zum 3. Lebensjahr. Zur Vorbeugung und Erkennung von Mißhandlungen an Kindern ist besonders die Zusammenarbeit von Ärzten, Pädagogen, Psychologen und Sozialarbeitern gefragt.
Kindslage: → Geburt.
Kindspech: Der als *Mekonium* bezeichnete Dickdarminhalt von Neugeborenen wird nach der Geburt entleert. Der Name kommt von seiner schwarzen Farbe und der zähen Konsistenz.
Kindstod, Plötzlicher: → Plötzlicher Kindstod.
Kinetose: Reisekrankheit, führt durch eine Reizung des Gleichgewichtsorgans bei empfindlichen Personen zu Übelkeit und Erbrechen.
Kitzler: → Klitoris.
Klaustrophobie: Krankhaft gesteigerte Angst vor geschlossenen Räumen.
Klavikula: Schlüsselbein.
Klavikulafraktur: Bruch des Schlüsselbeins.
Klebsellien: Art von Bakterien, die schwere Lungenentzündungen hervorrufen können.
Kleinhirn: Nervensystem.
Kleptomanie: Krankhafte Stehlsucht.
Klimakterium: Übergangsphase der Frau von der vollen Geschlechtsreife zum Alter, in das die letzte Monatsblutung fällt. Das Klimakterium tritt im Durchschnitt mit etwa 49 Jahren ein. Etwa ein bis zwei Drit-

tel der Frauen leiden während dieser Zeit unter behandlungsbedürftigen Beschwerden, die durch die Abnahme der Östrogenkonzentration im Organismus bedingt sind. Zu den häufigsten Beschwerden zählen: Hitzewallungen, Schweißausbrüche, Schwindel, Reizbarkeit, Lustlosigkeit, Schlafstörungen, Leistungsabfall. In schweren Fällen kann eine Hormonbehandlung sinnvoll sein.

Klinefelter-Syndrom: Durch eine Chromosomenabweichung verursachte Krankheit, bei der die Patienten ein überzähliges Geschlechtschromosom (XXY statt XY) besitzen. Die Erkrankung betrifft 1,2 von 1.000 Jungen. Das zusätzliche X-Chromosom führt zu einer verminderten Produktion von Androgenen (männliche Geschlechtshormone). Die Hoden sind klein, Samenzellen werden nur mangelhaft oder unzureichend gebildet, die Brust-, Bart- und Achselbehaarung ist nur spärlich vorhanden. Außerdem kommt es zur Ausbildung von weiblichen Brüsten. Die Erkrankten altern vorzeitig und leiden unter Osteoporose (Knochengewebsschwund).

Klinischer Tod: → Tod.

Klistier: → Darmeinlauf.

Klitoris: Weibliches Sexualorgan am vorderen Ende der Schamlippen, enthält zahlreiche Nervenenden und Schwellkörper.

Klon: 1. Genetisch identische Zellen oder Organismen, die durch Teilung aus einer einzigen Zelle oder einem einzelnen Organismus hervorgegangen sind. 2. Bez. für das aus 1. entstandene Lebewesen.

Klonen: Künstliche Erzeugung genetisch identischer Nachkommen, z.B. Schaf „Dolly".

Klonisch: Schüttelnd.

Klumpfuß: Fehlstellung des Fußes (angeboren), wobei die äußere Fußkante etwas nach unten und die innere nach oben gedreht ist. Ursache ist eine vorgeburtliche Entwicklungsstörung im Mutterleib; Jungen sind doppelt so häufig betroffen wie Mädchen.

Kneippkur: Nach dem deutschen Pfarrer Sebastian Kneipp (1821 bis 1897) entwickelte Methode der Wassertherapie (Gußbehandlung, Tautreten).

Knickfuß: Fehlstellung des Fußes mit Einwärtsneigung und Abflachung des Fußgewölbes (meist kombiniert mit einem Plattfuß). Der bei Kindern häufig vorkommende Knicksenkfuß ist charakterisiert durch eine nach außen abgeknickte Ferse. In besonders schweren Fällen kann der Innenrand des Fußes den Boden berühren. Diese Fehlstellung des Fußes entsteht durch einen zu schwachen Bandapparat, der das Fußgewölbe nicht halten

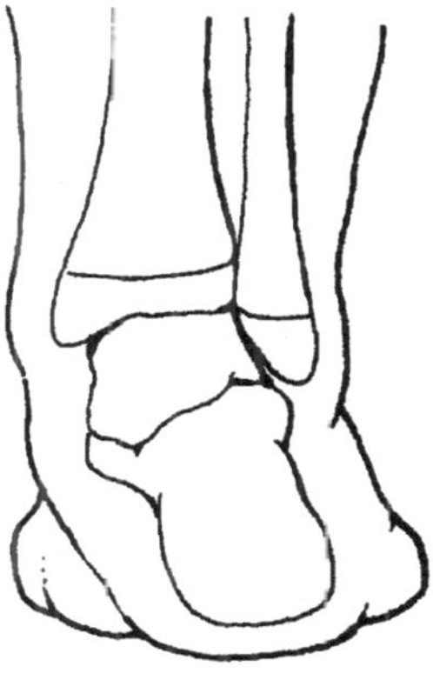

Knickfuß von hinten

kann. Ferner sind die Muskeln der Innen- und Außenseite des Fußes nicht gleich stark ausgeprägt. Durch diese Fußkonstruktion ermüden die Füße sehr schnell. Die Fußsohlen schmerzen und die Betroffenen neigen zu regelmäßigen Wadenkrämpfen. Die Behandlung erfolgt mithilfe von Krankengymnastik und Einlagen. Eine operative Korrektur dieser Fehlkonstruktion des Fußes wird nur sehr selten durchgeführt.

Knie: Verbindung zwischen Ober- und Unterschenkel.

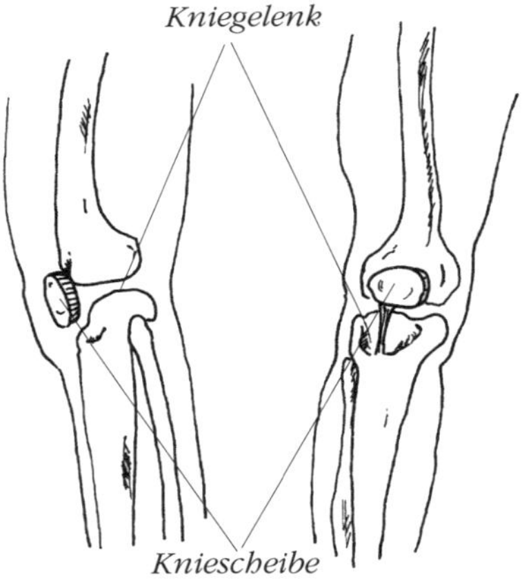

Knie (seitlich und von vorne)

Kniebandschaden: Die Bänder des Kniegelenks sind am häufigsten von Verletzungen betroffen, vor allem die Innenbänder. Hier kann es zu Dehnungen, Rissen und Zerrungen kommen.

Kniegelenkserguß: Dieser macht sich durch eine Verdickung des Kniegelenks bemerkbar. Er kann klar, blutig oder eitrig sein.

Knochen: Sie sind zusammengesetzt aus Knochenzellen und der aus Kollagenfasern und eingelagerten Kalksalzen bestehenden Knochengrundsubstanz. Das Knochengewebe ist neben den Zähnen der festeste Baubestandteil des menschlichen Körpers. Der Knochen ist umgeben von der Knochenhaut (Periost). Die Knochensubstanz besteht aus einer festen Außenzone (Substantia compacta) und einem schwammartigen inneren Gerüst aus feinen Knochenbälkchen (Os spongiosum).

Knochenbruch (Fraktur): Man unterscheidet geschlossene Brüche (die bedeckende Haut ist nicht verletzt) von offenen Brüchen, bei denen eine Wunde vorhanden ist (hier besteht die Gefahr einer Wundinfektion).

Knochengeschwülste: Man unterscheidet primäre Formen von sekun-

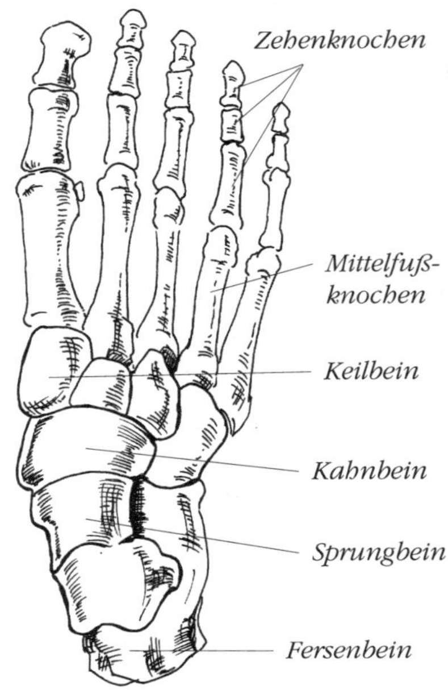

Knochen (Bsp: Fußknochen)

dären Geschwülsten. Die primären Formen gehen vom Knochen selbst aus, die sekundären entstehen aus Tochtergeschwülsten anderer Tumoren. Gutartige primäre Tumoren sind z.B. das Osteochondrom, das Enchondrom, das Osteoidosteom oder das Chordom. Semimaligne oder „halb bösartig" (da er keine Tochtergeschwülste setzt) ist der benigne Riesenzelltumor. Bösartig sind das Chondrosarkom, das Fibrosarkom oder das Osteosarkom. Geschwülste, die häufig in die Knochen metastasieren, sind Brust-, Prostata-, Bronchial-, Schilddrüsen- und Nierentumoren.

Knochenmark (Medulla ossium): Bei der Geburt ist nur rotes blutbildendes Knochenmark vorhanden. Im Laufe des Lebens wird es allmählich durch gelbes Fettmark verdrängt. Es bleibt nur noch in einigen Knochen erhalten, z.B. im Sternum, den Rippen, den Hand- und Fußwurzelknochen, den platten Schädelknochen und dem Darmbeinkamm.

Knochenmarkbiopsie: Probeentnahme des Knochenmarks (beispielsweise zur Untersuchung von Tochtergeschwülsten (oder zur Abklärung verschiedener Knochenmarkserkrankungen). Die Probe kann entweder mit einer Hohlnadel (am Sternum oder am Beckenkamm) angesaugt werden oder durch eine Knochenstanze (meist aus dem Beckenkamm) entnommen werden.

Knochenmarksaplasie: Verminderung aller blutbildenden Zellen im Knochenmark. Ursachen können sein: Milzvergrößerung, Therapie mit Zytostatika oder Verseuchung durch radioaktive Strahlen.

Knochenmarksdepression: Herabgesetzte Funktion des blutbildenden Knochenmarks. → Knochenmarksaplasie.

Knochenmarkstransplantation: Einem Empfänger wird bei Funktionslosigkeit des blutbildenden Knochenmarks (z.B. bei der Therapie einer akuten Leukämie oder nach Strahlenunfällen) Spenderknochenmark eingepflanzt. Wegen des hohen Risikos einer allergischen Unverträglichkeitsreaktion sind die Auswahlmöglichkeiten zwischen Spender und Empfänger stark begrenzt.

Knochenschwund: → Osteoporose.

Knochentuberkulose: Meist entsteht eine Knochentuberkulose aus einer Tuberkulose der Lunge. Die Tuberkelbakterien gelangen auf den Blutweg ins Knochenmark und siedeln sich dort an. Die Tuberkulose der Knochen und Gelenke ist selten: Sie macht nur etwa 1,9% der Tuberkulosefälle aus. Am häufigsten sind die Knochen der Hand- und Fußwurzel, der Wirbelsäule und die Endstücke der langen Röhrenknochen betroffen.

Knorpel (Cartilago): Festes Stützgewebe, das aus wasserreichen Knorpelzellen (Chondrozyten) und einer Zwischenzellsubstanz besteht. Man unterscheidet elastischen, hyalinen und Faser- oder Bindegewebeknorpel. Der elastische Knorpel erscheint gelblich und findet sich in der Ohrmuschel, der Ohrtrompete, den kleinen Kehlkopfknorpeln und in den kleinen Bronchien. Der hyaline Knorpel sieht bläulich aus und findet sich im embryonalen Skelett, in den Epiphysenfugen der Knochen, in den Gelenken, in der Luftröhre und den großen Bronchien.

Koagulopathie: Blutgerinnungsstörung → Bluterkrankheit.
Koffein: → Kaffee.
Kokain (Cocain): Aus den Blättern der Kokapflanze hergestellte Droge. Von den südamerikanischen Indios werden die Kokablätter als Stimulanz gekaut. Das kristalline Kokain wird geschnupft, geraucht oder gespritzt und bewirkt eine Steigerung der körperlichen und psychischen Leistung sowie eine Unterdrückung des Hungergefühls. Es kommt zu einem Rauschzustand mit optischen und akustischen Halluzinationen, Rededrang und Ideenflucht. Die Libido wird gesteigert. Läßt die Wirkung nach, kommt es zu einer Apathie, die nur durch eine erneute Kokaineinnahme durchbrochen werden kann. Bei längerem Gebrauch kann es zu Verfolgungswahn und starker Abmagerung kommen. Typisch ist das Gefühl, Würmer unter der Haut zu haben. Viele Süchtige kratzen daher ununterbrochen an ihrer Haut. Bei einer Überdosierung tritt der Tod durch Atemlähmung ein.
Kokken: Kugelförmige Bakterien.
Kolibakterien (Escherichia coli): Normalerweise Bestandteil der menschlichen Darmflora. Gelangen sie in andere Körperhöhlen, können sie Entzündungen hervorrufen (z.B. Harnwegsentzündungen).
Kolik: An- und abschwellende krampfartige Schmerzen, die bei verschiedenen Erkrankungen vorkommen können. Begleiterscheinungen sind: Schweißausbrüche, Brechreiz, Erbrechen und evtl. Kollaps). Kann als Darm-, Nieren- oder Gallensteinkolik vorkommen.
Kolitis: → Colitis ulcerosa.
Kollagen: Fibrilläres Protein, das zu den Gerüsteiweißen zählt. Es macht den Hauptbestandteil des Binde- und Stützgewebes aus. Kommt vor in: Bindegewebe, Sehnen, Knorpel, Knochen, Zahnbein.
Kollagenosen (Kollagenkrankheiten): Oberbegriff für entzündliche Erkrankungen des Bindegewebes. Ursache sind wahrscheinlich Autoimmunvorgänge, bei denen der Körper Antikörper gegen eigenes Gewebe produziert. Zu diesen Erkrankungen werden gerechnet: Systematischer Lupus erythematodes, Sjörgren-Syndrom, progressive systematische Sklerose, rheumatoide Arthritis.
Kollaps: Zusammenbruch, plötzlich eintretendes Kreislaufversagen mit kurzzeitiger Bewußtlosigkeit.
Kollateralkreislauf: Umgehungskreislauf z.B. bei arteriellen Verschlüssen.
Kolobom: 1. Spaltbildung (angeboren oder erworben), z.B. Lippenkolobom, 2. angeborene Spaltbildung der Iris, der Linse oder der Aderhaut des Auges.
Kolorit: Färbung, Hautpigmentierung.
Koloskopie: Dickdarmspiegelung.
Kolostomie: → After, künstlicher.
Kolostrum: Erstmilch, bereits während der Schwangerschaft und in den ersten Tagen nach der Entbindung produziertes gelbliches Sekret der weiblichen Brustdrüsen. Enthält die sog. Kolostrumkörperchen (mit Fett beladene weiße Blutkörperchen).
Kolpitis: Chronische Entzündung der Scheide, meist hervorgerufen durch einen der folgenden Erreger: Trichomonas urogenitalis, Candida albicans, Staphylokokken, Escherichia coli, Neisseria gonorrhöe. Die

Betroffene leidet unter brennenden Schmerzen und Juckreiz sowie vermehrtem, oft übelriechenden Ausfluß. Es muß immer auch an die Möglichkeit einer Krebserkrankung gedacht werden, daher sollte stets eine gynäkologische Abklärung erfolgen. Die Therapie richtet sich nach der Art des Erregers, der vom Gynäkologen durch die Untersuchung des Abstrichs festgestellt wird.

Koma: (gr.: fester Schlaf) Schwerster Grad der Bewußtseinsstörung, bei der der Patient durch äußere Reize nicht mehr weckbar ist.

Koma, diabetisches: Koma bei bestehendem Diabetes mellitus aufgrund einer Anreicherung von → Ketonkörpern im Organismus, bzw. aufgrund von extremen Blutzuckererhöhungen (über 1.000 mg/dl).

Koma, hepatisches: Koma, welches durch die Anreicherung von giftigen Substanzen im Organismus bei schweren Leberfunktionsstörungen entsteht. Die Leber kann entweder ihre Funktion als Entgiftungsorgan nicht mehr übernehmen, oder es besteht eine akute Leberentzündung mit dem Untergang von Leberzellen.

Komedokarzinom: Seltene Form des Brustkrebses, die sich in den Milchgängen der weiblichen Brustdrüse ausbreitet. Eventuell geht die Erkrankung mit einer weißlichen, seltener blutigen Sekretion einher.

Komedonen (Mitesser): Erweiterte, mit Talg gefüllte Haarfollikel.

Kompensation: Ausgleich, z.B. wird durch erhöhte Tätigkeit eines Organs die verminderte Leistung ausgeglichen.

Komplementär: Ergänzend.

Komplikation: Umstand, wodurch der Verlauf einer Erkrankung ungünstig beeinflußt werden kann.

Kompresse: Nasser Umschlag, der warm oder kalt sein kann.

Kondition: Verfassung, Beschaffenheit, Zustand.

Konfabulation: Erzählung von zufälligen Einfällen, meist ohne Bezug zur Situation oder Frage, wodurch Gedächtnislücken überspielt werden sollen. Kommt vor allem bei organischen Psychosen vor (→ Korsakow-Syndrom).

Konflikt: Aufeinandertreffen von unvereinbaren Motiven. Unbewältigte Konflikte sind oft Ursache von → Neurosen und Verhaltensstörungen.

Konfluieren: Zusammenfließen.

Kongenital: Angeboren, ererbt.

Konjunktiva: Bindehaut des → Auges.

Konjunktivitis: Entzündung der Bindehaut des Auges, verursacht durch chemische oder mechanische Reize (Strahlen, Staub, Verätzungen), Bakterien, Viren, verminderter Tränensekretion oder Allergien.

Konkav: Nach innen gewölbt, hohl.

Konkordant: Übereinstimmend.

Konkrement: Feste Stoffe, die in Hohlorganen abgeschieden werden, z.B. Gallensteine.

Konnatal: Bei der Geburt vorhanden.

Konservative Behandlung: Therapie von Krankheiten ohne Operation.

Konsiliarius: Beratender Arzt.

Konsistenz: Beschaffenheit eines Stoffes oder eines Organs.

Konstant: Beständig, gleichbleibend.

Konstitution: Gesamtheit körperlicher und psychischer Eigenschaften. Nach Ernst Kretschmer (1888–1964) gibt es vier verschiedene Typen von

K

Menschen, die sich durch ihren Körperbau unterscheiden: 1. Leptosomer Typ: Mager, hochgewachsen, mit schmalen Schultern, schmalem Brustkorb und einem länglichen Kopf. 2. Athletischer Typ mit breiten, ausladenden Schultern, hervortretenden Muskeln, grobem Knochenbau. 3. Pyknischer Typ: Gedrungene Figur, breites Gesicht, kurzer Hals, rundlicher Bauch, tiefer Brustkorb. 4. Dysplastischer Typ: Hormonelle Störungen (nicht unbedingt nachweisbar), verschiedene Körperformen.

Konstitutionell: Anlagebedingt.

Konstriktion: Zusammenziehung eines Hohlorgans, Einschnürung an bestimmten Stellen.

Konsultation: Ärztliche Beratung.

Konsumption: Auszehrung, → Kachexie.

Kontagiös: Ansteckend.

Kontagiosität: Ansteckungskraft eines Erregers.

Kontaktekzem: Ekzeme, die durch den Kontakt mit bestimmten Substanzen hervorgerufen werden, gehören meistens zu den berufsbedingten Hauterkrankungen. Durch den täglichen Kontakt mit Chemikalien entwickeln die Betroffenen im Laufe ihres Lebens allergische Reaktionen, die sich meistens durch Rötungen und Schwellungen der Haut, Juckreiz und Bläschenbildung äußern. Besonders gefährdet sind folgende Berufsgruppen: Friseure

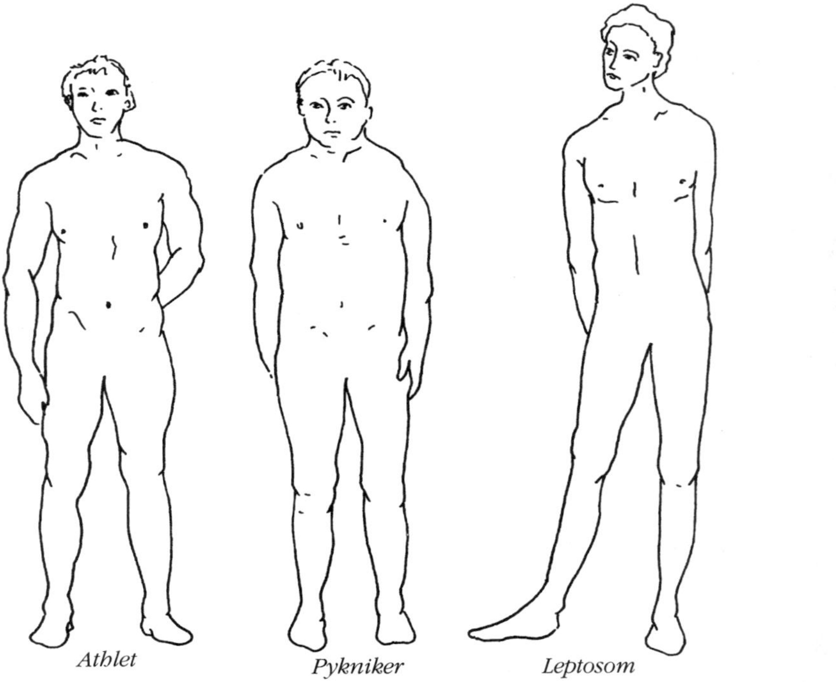

Konstitution

(Kontaktallergien auf Haarfarben, Nickel, Kosmetika), Maurer (Chromat-Allergie), Maler und Streicher (Kontaktallergie auf Farben), Fotographen und Druckereiarbeiter (Kontaktallergie auf Entwickler und Druckfarben), medizinisches Personal (Kontaktallergie auf Gummi, Desinfektionsmittel oder Instrumente), Personal in pharmazeutischen Betrieben (Kontaktallergie auf Salben oder Konservierungsstoffe). K. können aber auch bei Personen auftreten, die zu Allergien insgesamt neigen. Sie treten besonders oft und gerne auf, wenn der Betroffene aus welchen Gründen auch immer psychisch belastet ist und das Abwehrsystem des Körpers geschwächt ist. Gefährlich können Kontaktekzeme werden, weil sie leicht durch Erreger infiziert werden können. Der Grund ist die eingeschränkte Hautschutzfunktion an den umschriebenen Stellen. Ferner können sich die Hautveränderungen in schweren Fällen über den gesamten Körper ausbreiten. Aus diesem Grunde sollte beim ersten Auftreten sofort ein Hautarzt aufgesucht werden. K. kann kaum vorgebeugt werden, besonders wenn sie berufsbedingt entstehen. Dennoch ist es ratsam, die Haut mit so wenig Kosmetika wie möglich zu belasten und bei Putzarbeiten stets Gummihandschuhe und darunter Baumwollhandschuhe (gibt es in der Apotheke zu kaufen) zu tragen. Gegen den Juckreiz können Kältepackungen mit Eiswürfeln helfen. Kamillenbäder können auch den Juckreiz lindern und vor allen Dingen Entzündungen vorbeugen. Manchmal hilft es auch, ein in Milch getunktes Tuch auf die Hautbereiche zu legen und einwirken zu lassen. Anschließend muß die Milch gut mit Wasser abgespült werden. Die betroffenen Stellen sollten mit sehr milden Syndets (= synthetisch hergestellte Reinigungssubstanzen) oder mit einer milden Reinigungsmilch (auf keinen Fall Seifen verwenden!) gereinigt werden. Die Produkte müssen entweder pH-neutral sein, oder den gleichen pH-Wert wie die Haut haben (die Haut hat einen pH von 5,5). Nach dem Waschen sollte die Haut mit einer fettenden Creme (am besten sog. Wasser-in-Öl-Emulsionen) eingerieben werden, damit sie nicht austrocknet. Besonders gut eignen sich Cremes, die gleichzeitig einen kühlenden Effekt haben. Medikamentös werden akute Hautekzeme, die nässen und stark gerötet sind, durch cortisonhaltige Salben behandelt. Diese sollten allerdings maximal 2 Wochen angewendet werden. Treten nach dieser Behandlungsdauer keine sichtlichen Besserungen ein, sollte die Diagnose noch einmal überprüft werden. Nicht jede juckende und gerötete Hautveränderung muß ein Ekzem sein! Bei Ekzemen, die große Hautflächen betreffen, reichen Salben nicht aus. Die Betroffenen bekommen Cortisonspritzen.

Kontaktlinsen (Haftschalen): Der Hornhaut des Auges angepaßte, durchsichtige Schalen aus festem oder weichem Kunststoff zur Sehhilfe.

Kontamination: Verseuchung mit Krankheitserregern oder radioaktiven Stoffen.

Kontinuierlich: Andauernd.

Kontraindikation: Gegenanzeige.

Kontraktil: Fähigkeit, sich zusammenzuziehen.

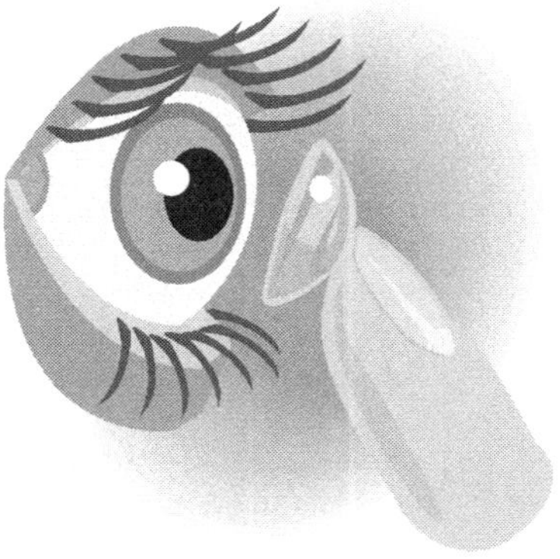

Kontaktlinsen

Kontraktion: Zusammenziehung (z.B. eines Muskels).
Kontralateral: Auf der gegenüberliegenden Seite.
Kontrast: Gegensatz, Schwärzungsunterschiede benachbarter Bildteile bei Röntgenaufnahmen.
Kontrastmittel: Mittel, die zur Verstärkung der Kontraste bei der Bildgebung in den Körper eingebracht werden (z.B. bei Röntgenuntersuchungen).
Kontrazeption: → Empfängnisverhütung.
Kontrazeptiva: → Empfängnisverhütung.
Kontusion: Prellung oder Quetschung von Organen bei stumpfer Gewalteinwirkung.
Kontusionskatarakt: Durch traumatische Einwirkung entstandener → Katarakt.
Konvaleszenz: Genesung.
Konversion: Umwandlung, Veränderung.
Konvex: Nach außen gewölbt.
Konvolut: Knäuel, z.B. miteinander verwachsene und verklebte Darmschlingen.
Konvulsionen: Krämpfe → Epilepsie.
Konzeption: Empfängnis, Befruchtung einer Eizelle mit einer Samenzelle.
Koordination: Harmonisches Zusammenwirken von Funktionen, z.B. der Muskulatur bei Bewegungsabläufen.
Kopf: Der Kopf besteht aus dem Hirn- und dem Gesichtsschädel. Der Hirnschädel umschließt und schützt das Gehirn. Er besteht aus dem Schädeldach und der Schädelbasis. Das Schädeldach setzt sich aus folgenden Knochen zusammen: Stirnbein, den beiden Schläfenbeinschuppen und der Hinterhauptschuppe. Die Schädelbasis wird von Siebbein, Keilbein, Hinterhauptbein und den beiden Schläfenbeinen gebildet. Durch Öffnungen in der Schädelbasis treten Nerven und Blutgefäße ein. Zum Gesichtsschädel gehören: Oberkiefer, Jochbein, Trä-

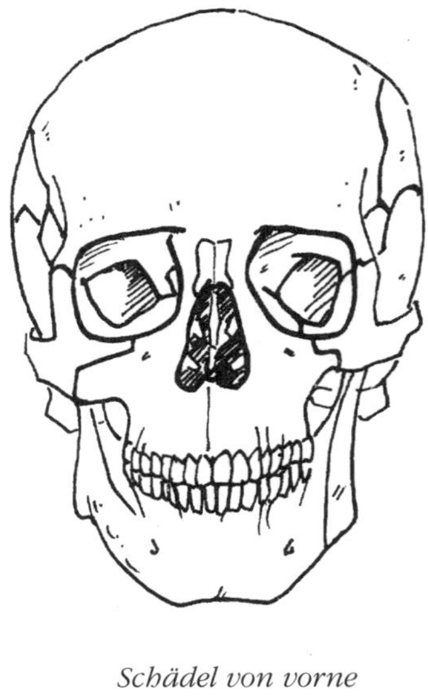

Schädel von vorne

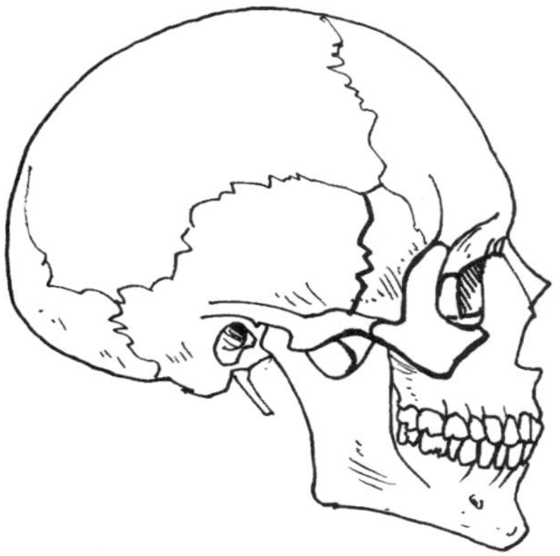

Schädel, seitlich

nenbein, Gaumenbein, Pflugscharbein, die untere Nasenmuschel und der Unterkiefer.

Kopfschmerzen: Sie treten bei zahlreichen Erkrankungen auf. Man unterscheidet verschiedene Formen: Gefäßbedingte Kopfschmerzen: Sie treten oft familiär gehäuft auf. Sie können in Streßsituationen oder bei niedrigem Blutdruck auftreten. Bei der Migräne kommt es zu Anfällen mit halbseitigen Schmerzen. Spannungskopfschmerzen: Sie werden durch Verspannungen der am Kopf liegenden Muskeln verursacht. Andere Ursachen für Kopfschmerzen können sein: Bluthochdruck, Hirntumoren, Arteriosklerose, Gehirnblutungen, Hirnhautentzündungen, Vergiftungen, Augenerkrankungen (→ Glaukom), Medikamente, Zahnerkrankungen, Ohrenerkrankungen usw.

Kopfschuppen: Sich ablösende Hornhautteilchen der Kopfhaut. Die Abschilferung der obersten Hornschichtzellen ist normal. Bei vermehrten Hornhautzellen ist allerdings die Ablösung der abgestorbenen Zellen verstärkt, daß sie als Schuppen sichtbar werden. Ursachen für ein derartiges beschleunigtes Zellwachstum können → Schuppenflechte, Haarpilze oder ein → seborrhoisches Ekzem sein. Die Schuppenbildung kann allerdings auch durch aggressive Haarwaschmittel, welche die Kopfhaut austrocknen und reizen, entstehen. Kopfschuppen sind harmlos, sie können den Betroffenen allerdings sehr stören, da viele Menschen Schuppen mit mangelnder Körperpflege gleichsetzen. Durch folgende Maßnahmen kann die Schuppenbildung gebessert werden: Bei wenigen Schuppen reicht es schon, die Haare täglich mit einem milden Shampoo zu waschen. Teershampoos (in der Apotheke erhältlich) oder Antischuppenshampoos können auch in hartnäckigen Fällen zu einer Besserung führen. Antibakterielle Shampoos (in der Apotheke erhältlich) töten Haarpilze ab und können so unter Umständen die Ursachen von Schuppen beseitigen.

Koplik-Flecke: Weißliche Stippen der Wangenschleimhaut in Höhe der Backenzähne im Vorstadium von Masern.

Koprämie: Durch anhaltende Verstopfung verursachte Selbstvergiftung mit Stoffwechselprodukten. Geht mit Kopfschmerzen, Apathie, Schwindel und Appetitlosigkeit einher.

Kopremesis: Koterbrechen, kann bei einem Darmverschluß auftreten.

Koprom: Kotgeschwulst (verhärteter Stuhl).

Koprostase: Kotstauung im Dickdarm.

Korium: Lederhaut, → Haut.

Koronarangiographie: Darstellung der Herzkranzgefäße nach Einspritzen von Röntgenkontrastmittel.
Koronarien: Herzkranzgefäße, versorgen das Herz mit Blut.
Koronarinsuffizienz: Unzureichende Durchblutung der Herzkranzgefäße und daher mangelnde Versorgung des Herzens mit Blut.
Koronarsklerose: Verengung oder Verschluß eines oder mehrerer Herzkranzgefäße bzw. einer ihrer Abzweigungen.
Korpuskarzinom: Krebs im Bereich des Gebärmutterkörpers.
Korrelation: Zusammenhang, Wechselbeziehung.
Korrespondierend: Einander entsprechend.
Korrosion: Durch Entzündungen oder Verätzungen verursachte Gewebszerstörung.
Korsakow-Syndrom: Nach dem russischen Psychiater und Neurologen Sergei Korsakow benanntes Syndrom, das aus Gedächtnisstörungen, Desorientiertheit und → Konfabulationen besteht und bei organischen Psychosen, besonders bei chronischem Alkoholmißbrauch, vorkommt.
Kortex: Hirnrinde.
Korticoide: → Corticoide.
Kosolidierung: Festigen, zusammenfügen (z.B. eines Knochenbruchs).
Koxarthrose: Veränderung des Hüftgelenks aufgrund von Belastung oder Stoffwechsel- bzw. Durchblutungsstörungen.
Krampfadern: Der Rückfluß des Blutes zum Herzen muß teilweise gegen die Schwerkraft erfolgen. Um dies zu ermöglichen a) sind die Venen mit Venenklappen ausgestattet, die ein Zurückfließen des Blutes verhindern, b) übt das Herz eine gewisse Saugfunktion aus, c) müssen die Muskeln sich zusammenziehen, damit das Blut sozusagen in Richtung Herz gepreßt wird. Ist die Klappenfunktion beeinträchtigt, wird das Blut der tiefen Venen durch das Zusammenziehen der Muskeln in weiter an der Oberfläche gelegene gepreßt. Diese Venen dehnen sich aus und werden schlangenförmig. Sie liegen so dicht unter der Haut, daß sie gut sichtbar werden, d.h. sie werden zu Krampfadern. Krampfadern sind häufiger ein Problem der Frauen. Vermutlich spielen erbliche Faktoren eine Rolle. Ferner können Tätigkeiten, die überwiegend in sitzender oder stehender Position ausgeführt werden, die Bildung von Krampfadern begünstigen. Auch ballaststoffarme Kost und Bewegungsmangel werden als Ursachen in Erwägung gezogen. Im Prinzip treten durch Krampfadern selten Komplikationen auf. Sie sind meistens eher ein kosmetisches Problem. Zeichen einer Venenschwäche sind:

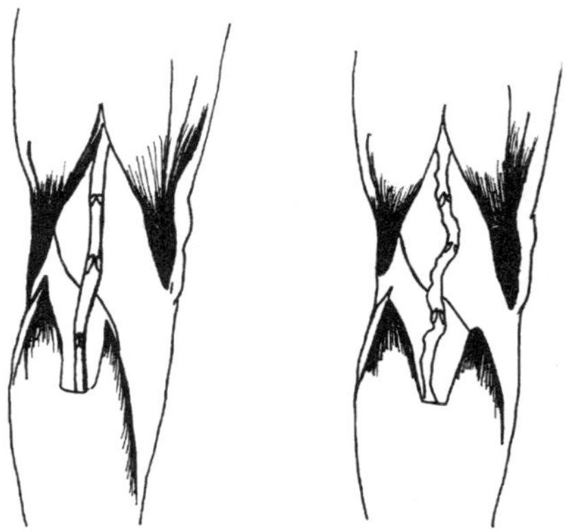

gesunde Vene *Krampfader*

sichtbare, geschwollene und geschlängelt verlaufende Venen, Schmerzen an der betroffenen Stelle, geschwollene Beine und Füße nach kurzzeitigem Stehen oder Laufen. Die Behandlung von Krampfadern durch venenstärkende Mittel zum Einreiben ist nicht sinnvoll, da sie keine Besserung bringen. Bei Krampfadern kann man eigentlich nur die betroffene Vene veröden oder herausziehen lassen. a) Verödung der Venen: Dieser Eingriff wird ambulant unter örtlicher Betäubung durchgeführt. Ca. sechs Wochen vor dem Eingriff sollte unbedingt die „Pille" abgesetzt werden, da ein Thromboserisiko besteht. Die Verödung erfolgt durch eine künstlich herbeigeführte Entzündung der Venen. Hierfür wird in die betroffene Vene ein Mittel gespritzt, das die Entzündung auslöst. Dann wird das Bein fest bandagiert. So wird erreicht, daß auf die Vene ein Druck ausgeübt wird und diese verklebt. Die Bandage darf auf keinen Fall abgenommen werden. Außerdem sollte in den Wochen nach dem Eingriff so viel gelaufen werden wie möglich. Die Gefahr bei einem solchen Eingriff ist, daß sich Hautgebiete oder Unterhautgewebe auch entzünden und Geschwüre bilden. Außerdem kann sich die Haut bräunlich verfärben, was allerdings in den meisten Fällen wieder verschwindet. b) Operation (Strippen). Für diesen Eingriff ist ein Krankenhausaufenthalt notwendig. Die betroffenen Venen werden durch Einschnitte an Fußknöchel, Kniekehle und Leistenbeuge herausgezogen. Der Patient muß noch am selben Tag aufstehen und gehen. Die größte Gefahr bei einem solchen Eingriff ist, daß Hautnerven beschädigt werden, so daß in den entsprechenden Gebieten Gefühllosigkeit auftritt. Um Krampfadern vorzubeugen, sollten darauf geachtet werden, daß das Normalgewicht eingehalten wird. Außerdem ist eine regelmäßige sportliche Betätigung und ballaststoffreiche Kost sinnvoll. Nach einem anstrengen Tag auf den Beinen sollten sie hochgelagert werden. Wer im Beruf viel sitzt oder steht, sollte Stützstrümpfe aus der Apotheke tragen. Grundsätzlich ist eine Venenschwäche nicht heilbar, deshalb garantiert die Entfernung einer Krampfader nicht, daß sich an anderen Venen nicht wieder Krampfadern bilden. → Ösophagusvarizen.

Krämpfe: Muskelkontraktionen, die unwillkürlich ablaufen. Als tonische Krämpfe bezeichnet man lang anhaltende Krämpfe. Klonische Krämpfe bezeichnen rasch aufeinanderfolgende Zuckungen.

Kranial: Zum Kopf hin gelegen.

Kranium: Schädel.

Krankengymnastik: Unterstützung des Genesungsprozesses durch Bewegungsübungen unter Anleitung durch einen Krankengymnasten.

Krankheitserreger: → Viren, →Bakterien, →Parasiten, →Pilze.

Krätze (Scabies): Durch Krätzmilben (Sarcoptes scabiei) verursachte Infektionskrankheit der Haut. Die Milben sitzen am Ende von geknickten, bis 1 cm langen Gängen, in einer gelblichen Erhebung (Milbenhügel). Sie kommen besonders häufig an den Fingern, den Beugeseiten der Handgelenke, den Achselfalten, am Penis und am Brustwarzenhof vor.

Krebs: → Geschwulstkrankheiten.

Krebsvorsorgeuntersuchung: Die Krebsvorsorgeuntersuchung dient der Früherkennung von Tumoren der weiblichen Genitalorgane und wird für alle Patientinnen ab dem 18. Lebensjahr kostenlos durchgeführt. Besonders ein Gebärmutterhalskrebs kann durch eine regelmäßige Vorsorgeuntersuchung frühzeitig erkannt und behandelt werden. Leider sind aber Entdeckungen von Eierstock-, Brust- und Gebärmuttermuskelkrebs im Frühstadium trotzdem recht selten. Das Vorsorgeprogramm beinhaltet: Untersuchung der Haut, Befragung des Patienten nach Risikofaktoren, die einen Tumor im Genitalbereich fördern könnten, Untersuchung der äußeren und inneren Genitale, Abstrich mit anschließender mikroskopischer Untersuchung, rektale Untersuchung, Untersuchung der Brust, Blutdruckmessung, Urinuntersuchung, Kotuntersuchung.

Kreislaufstörungen: Bei den Kreislaufstörungen unterscheidet man zwischen Durchblutungsstörungen und zu niedrigem Blutdruck (→ Hypotonie). Durchblutungsstörungen können auf eine verhinderte Zufuhr des Blutes zu den Organen durch die Arterien (z.B. aufgrund von Blutgerinnseln oder → Arteriosklerose) oder einen verhinderten Abfluß des Bluts durch die Venen bedingt sein.

Kreislaufsystem: → Blutkreislauf.

Kretinismus: Angeborene oder erworbene Form der Idiotie, Entwicklungsstörung durch Mangel an Schilddrüsenhormonen.

Kropf (Struma): Vergrößerung der Schilddrüse, die in der Regel keinen bösartigen Charakter aufweist. Hauptursache dieser Erkrankung ist Jodmangel. Weitere Ursachen, die diskutiert werden, sind: immunologische Vorgänge, Veränderungen der Hormonkonzentrationen, die das Wachstum der Schilddrüse beeinflussen, Einnahme von bestimmten Medikamenten, die als Nebenwirkungen eine Schilddrüsenvergrößerung verursachen können, hohe Nitratbelastung (z.B. durch hohe Nitratkonzentrationen im Trinkwasser, Nitrat hemmt die Jodverwertung), Schilddrüsenunterfunktionen. Ein Kropf kann je nach Größe und betroffenen Anteilen folgende Beschwerden verursachen: Halsverdickungen, Schluckstörungen (durch Zusammendrücken der Speiseröhre), Gefühl, daß etwas im Hals steckt, Atemnot (durch Zusammendrücken der Luftröhre), Heiserkeit. Die Therapie eines Kropfes kann prinzipiell auf drei Wegen erfolgen: 1. Medikamentöse Therapie: Die Verkleinerung der Schilddrüse ist um so wahrscheinlicher, je weniger knotige Veränderungen diese aufweist und je kürzer der Kropf besteht. Das bedeutet, daß die medikamentöse Behandlung des Kropfes besonders bei jüngeren Patienten erfolgreich sein kann. Als Medikament der ersten Wahl eignen sich Präparate, die Jodsalze enthalten. Der Erfolg ist genauso groß wie bei der Behandlung mit Schilddrüsenhormonen und hält vor allen Dingen länger an. Der Nachteil ist, daß sich durch diese Behandlung autonome Schilddrüsengebiete, bzw. Schilddrüsenüberfunktionen entwickeln können. Dieses Risiko steigt besonders mit zunehmendem Alter und zunehmender Kropfgröße. Die Therapie eines Strumas durch die Gabe von Schilddrüsenhormonen wird nur in Ausnahmefällen vorgenommen, da die Nebenwirkungen dem Körper sehr schaden können. 2. Strahlentherapie: Diese Art der Behandlung erfolgt durch die Zufuhr von radioaktivem Jod-131. Sie wird bei Patienten durchgeführt, die eine Operation ablehnen oder bei denen eine Operation nicht in Frage kommt, wenn z.B. lebensbedrohliche Herz-Kreislauf-Erkrankungen vorliegen. Diese Therapieform kann allerdings nicht angewendet werden bei Schwangeren und Kindern. 3. Operative Therapie: Eine operative Entfernung des Kropfes wird durchgeführt, wenn er auf Strukturen im Halsraum drückt und so Beschwerden bereitet. Ferner werden alle Strumen, die möglicherweise bösartig entarten könnten und nicht auf eine medikamentöse Therapie angesprochen haben, operativ entfernt. Die Gefahr dieser Therapieform ist, daß sich nach der Operation Beschwerden einer Schilddrüsenunterfunktion entwikkeln. Ferner können während der Operationen Nerven geschädigt werden, so daß nicht mehr rückgängig zu machende Stimm- und Atemveränderungen entstehen können. Die Weltgesundheitsorganisation (WHO) empfiehlt zur Vorbeugung eines Strumas, auf eine ausreichende Jodaufnahme zu achten. Besonders Kinder, Jugendliche und Schwangere sollten vermehrt Meeresfrüchte und jodiertes Salz zu sich nehmen. → Hyperthyreose.

Krummdarm: Ileum, → Darm.

Krupp: Verlegung der Atemwege im Bereich des Kehlkopfes, die bei Kleinkindern und Säuglingen auftritt. Die Ursache ist eine Entzündung des Kehlkopfes infolge einer Diphterieinfektion.

Kryochirurgie: → Kältechirurgie.

Kryptorchismus: → Hodenhochstand.

Kugelgelenk: Ein kugeliger Gelenkkopf befindet sich in einer entspre-

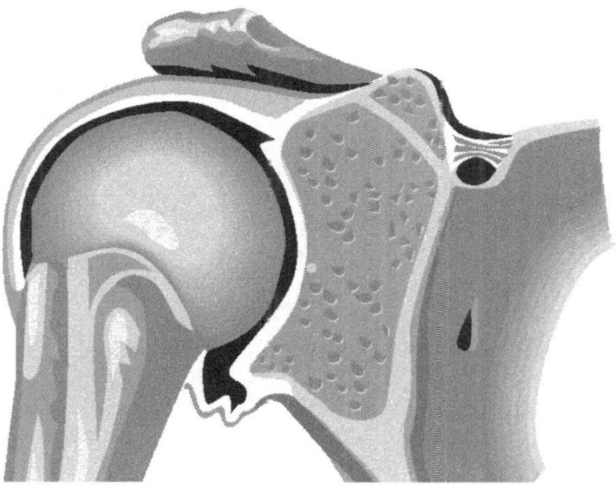

Kugelgelenk

chend ausgehöhlten Gelenkpfanne. Da alle Achsen des Raumes zur Bewegung genutzt werden können, ist auch eine Rotation möglich. Beispiel: Schultergelenk.

Kumulation: Anreicherung, z.B. eines Stoffwechselproduktes im Körper bei unzureichender Nieren- oder Leberfunktion.

Künstliche Beatmung: → Erste Hilfe.

Künstliche Befruchtung: Ist eine natürliche Befruchtung aus organischen Gründen nicht möglich, kann vom Arzt eine künstliche Befruchtung vorgenommen werden, bei der der Samen des Mannes vor den weiblichen Muttermund gebracht wird. Wenn beide Eileiter der Frau unpassierbar geworden sind, sie aber über mindestens einen gesunden Eierstock verfügt, kann die Befruchtung außerhalb des weiblichen Körpers versucht werden. Hierzu wird, nachdem durch Hormongaben ein Eisprung provoziert wurde, durch einen Bauchspiegelung eine Eizelle entnommen, die im Reagenzglas mit dem Samen des Mannes zusammengeführt wird. Nach etwa 12–24 Stunden kann man feststellen, ob eine Befruchtung stattgefunden hat. Der Embryo wird am 3. Tag nach der Befruchtung in die durch Hormone vorbereitete Gebärmutter über den Gebärmutterhalskanal eingeschwemmt.

Künstliche Niere: → Dialyse.

Kupferfinne (Rosacea): Diese auf die Gesichtshaut beschränkte, chronisch verlaufende Erkrankung durchläuft mehrere Stadien: Im ersten Stadium zeigen sich besonders in der Gesichtsmitte weinrote Verfärbungen der Haut, die durch erweiterte, oberflächlich liegende Gefäße entstehen. In diesen geröteten Hautbereichen entwickeln sich kleine, entzündliche Knötchen, die in Gruppen zusammenstehen. Diese Knötchen kennzeichnen das zweite Stadium der Erkrankung. Im dritten und letzten Stadium entwickeln sich Papeln

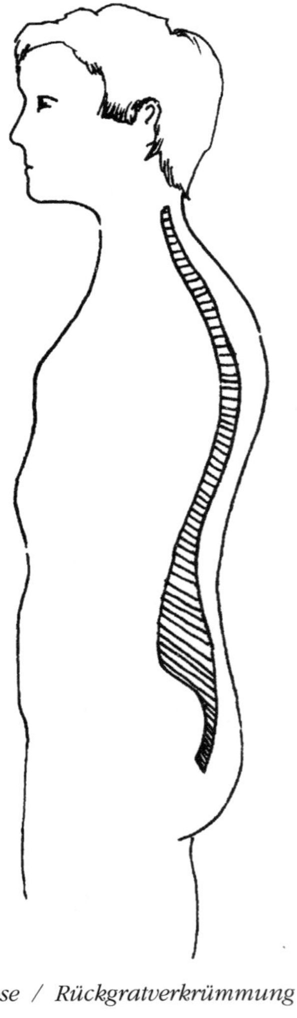

Kyphose / Rückgratverkrümmung

und Pusteln, die die betroffenen Hautbereiche weinrot bis kupferfarben aussehen lassen. Durch eine Vergrößerung des Bindegewebes und der Talgdrüsen entsteht schließlich die für diese Krankheit typische Knollennase (sog. Rinophym). Die Talgproduktion ist gesteigert. Die Ursache der Erkrankung ist nicht eindeutig geklärt. Es wird vermutet, daß sie durch genetische Faktoren und äußere Einflüsse entstehen kann. Ferner soll die Zusammensetzung des Talgs eine wesentliche Rolle spielen. Die Kupferfinne ist vom medizinischen Standpunkt betrachtet eine harmlose Erkrankung. Betroffene Patienten leiden allerdings stark unter ihrem Aussehen, was das seelische Wohlbefinden stört. In seltenen Fällen ist die Regenbogenhaut und die Bindehaut des Auges mitbetroffen, so daß es zu Entzündungen des Auges kommen kann. Therapiert wird ähnlich wie bei der Akne durch eine sorgfältige Hautreinigung und Einnahme von → Antibiotika (z.B. Tetracyclin).

Kurativ: Heilend, zu dauerhafter Gesundheit verhelfend.

Kurzsichtigkeit (Myopie): Die ins Auge einfallenden Lichtstrahlen werden vor der Netzhaut vereinigt. Dies kann entweder daran liegen, daß die Brechkraft der Hornhaut oder der Linse zu stark oder der Augapfel zu lang ist. Zur Korrektur der Kurzsichtigkeit müssen konkav geformte Gläser eingesetzt werden.

Kutis: → Haut.

Kyphose: Verkrümmung des Rückens nach hinten.

L

Labil: Instabil, schwankend, unsicher.
Labium: (lat.) Lippe.
Labyrinth: Innenohr, Gleichgewichts- und Gehörorgan.
Labyrinthitis: Entzündung des Labyrinths.
Lachgas: Stickoxidul, N_2O. Geruchloses, nicht brennbares Gas, das als Inhalationsanästhetikum meist in Kombination mit anderen Narkotika benutzt wird. Es besitzt eine schwache narkotisierende und jedoch keine muskelrelaxierende, aber eine starke schmerzstillende Wirkung.
Lähmung: Minderung oder Ausfall der Funktion eines Körperteils. Im engeren Sinne bezieht sich der Begriff auf den Ausfall oder die Funktionseinschränkung eines Nerven und des dazugehörigen Muskels.
Laktation: Produktion und Absonderung von Muttermilch aus der weiblichen Brustdrüse nach beendeter Geburt.
Laktose: Milchzucker. Frauenmilch enthält 60 g pro Liter.
Laktosurie: Ausscheidung von Laktose im Harn, bei Schwangeren und Wöchnerinnen ist dies eine normale Erscheinung.
Lallen: Unverständliche Sprache, kommt bei Vergiftungen (Alkohol) oder Lähmung der Zunge vor.
Lalopathie: Sprachstörung.
Lambliasis: Durch den Parasiten *Giardia lamblia* hervorgerufene Darmerkrankung. Kann entweder symptomlos verlaufen oder zu Durchfällen führen.
Lamina: Blatt, dünne Schicht.
Laminektomie: Chirurgische Entfernung eines ganzen Wirbels samt Dornfortsatz, z.B. bei Bandscheibenoperationen oder Rückenmarkstumoren.
Landau-Reflex: Im 3. Lebensmonat auftretende und zwischen dem 12. und 24. Lebensmonat wieder verschwindende frühkindliche Lagereaktion. Bei Haltung des Säuglings in Bauchlage (schwebend) hebt dieser den Kopf und streckt die Wirbelsäule sowie die Beine. Bei einer anschließenden passiven Beugung des Kopfes erschlafft die Streckung im Hüftgelenk. Dieser Reflex dient zusammen mit anderen zum Nachweis einer Hirnschädigung.
Landolt-Ringe: Tafeln zur Prüfung der Sehschärfe in logarhythmischer Einteilung.
Langerhans-Inseln: Sog. Inselorgan der Bauchspeicheldrüse. Bei Neugeborenen macht es 15%, bei Erwachsenen 2–3% des Volumens der Bauchspeicheldrüse aus. Jede der ca. 1 Million Langerhans-Inseln enthält bis zu 5.000 hormonproduzierende Zellen. Die B-Zellen produzieren das Insulin, die A-Zellen das Glukagon. Die beiden Hormone wirken entgegengesetzt: Insulin senkt den Blutzuckerspiegel, Glukagon erhöht ihn. → Zuckerkrankheit.
Lanugo: Behaarung des Fötus, sog. „Flaumhaar". Bei Reifgeborenen ist diese Art der Behaarung nur noch im Bereich der Schulterpartie zu finden.
Lanzette: Zweischneidiges Messerchen.

Laparoskopie: Untersuchung der Bauchhöhle mit einem speziellen Endoskop (Laparoskop), das nach lokaler Betäubung in die Bauchhöhle eingebracht wird. So können beispielsweise Gefäßstauungen oder Geschwülste beurteilt werden, bzw. Gewebsproben entnommen werden.

Laparoskopisch: Mit einem Laparoskop durchgeführte Untersuchung → Laparoskopie.

Laparotomie: Eröffnung der Bauchhöhle.

Lärm: Unerwünschter und schädigender Lärm kann zu Hörschäden und Schmerzreaktionen führen. Nach der Arbeitsstättenverordnung darf an Arbeitsplätzen die Lärmbelastung 70 dB(A) nicht überschreiten, da bei einer ständigen Belastung von 85 dB(A) Gehörschädigungen angenommen werden. Sie machen 30% aller angezeigten Berufskrankheiten aus.

Larviert: Verschleiert, z. B. larvierte → Depression.

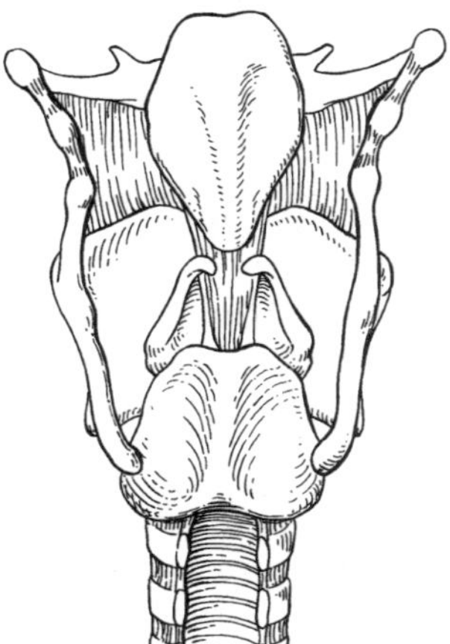

Larynx / Kehlkopf von innen

Laryngektomie: Totale oder teilweise Entfernung des Kehlkopfes.

Laryngitis: → Kehlkopfkatarrh

Laryngoskopie: Spiegelung des Kehlkopfes zur Untersuchung der Funktion der Stimmbänder und der Oberflächen des Kehlkopfes. Man unterscheidet die direkte Laryngoskopie von der indirekten: Bei der direkten wird unter Narkose ein Endoskop eingeführt, bei der indirekten wird mit Hilfe eines Spiegels quasi „über Eck" geschaut.

Laryngospasmus: Krampf der Stimmritze.

Larynx: Kehlkopf.

Larynxkarzinom: Kehlkopfkarzinom.

Lasègue-Zeichen: Schmerz im Gesäß und Oberschenkel, der durch die Dehnung des Ischiasnervs entsteht, wenn das gestreckte Bein des liegenden Patienten angehoben wird. Kommt vor bei: Bandscheibenvorfall, Ischiassyndrom, Reizung der Hirnhäute.

Laser: (engl.: light amplification by stimulated emission of radiation = Lichtverstärkung durch angeregte Strahlungsemission). Methode zur Erzeugung von fast parallelen Lichtbündeln mit hoher Energiedichte.

Laserchirurgie: Anwendungsgebiete: Entfernung von Tumoren in Gesichts- und Kehlkopfbereich, Verödung von gefäßreichem Gewebe, Stillung von Blutungen des Magen-Darm-Traktes, Operationen der Netzhaut des Auges, Bandscheibenvorfälle.

Lassa-Fieber: Zum ersten Mal (1969) in Lassa (Nordnigeria) aufgetretene Virusinfektion, die durch die Einatmung getrockneten Kots von Nagetieren, im Krankenhaus

L

oder von Mensch zu Mensch übertragen wird. Symptome sind: Hohes Fieber, Wassersucht, Lungenentzündung, Nieren- oder Kreislaufversagen, Blutungen. Die Sterblichkeit liegt bei 30–50%. Bisher ist die Erkrankung nur im westafrikanischen Raum aufgetreten.

Latent: Verborgen, versteckt.

Latenz: Zeitweiliges Verborgensein von Krankheiten während einer symptomfreien Zeit.

Latenzstadium: Inkubationszeit.

Lateral: Lagebezeichnung für seitlich.

Lateralinfarkt: Seiteninfarkt des Herzens (Infarkt der Vorder- und Hinterwand).

Latex: (lat.: Flüssigkeit) Natürlich vorkommendes Roh-Kautschuk, wird aus dem Saft verschiedener Pflanzen gewonnen. Verwendung: Trägermaterial von Antigenen oder Antikörpern (z.B. bei Schwangerschaftstests), Grundmaterial für Gummihandschuhe, Kondome usw.

Läuse: Der Mensch kann von Kopfläusen, Kleiderläusen und Filzläusen befallen werden. Normalerweise kommt dies nur unter schlechten hygienischen Umständen vor. *Kopfläuse* halten sich bevorzugt an der behaarten Kopfhaut auf. Die Übertragung erfolgt von Mensch zu Mensch oder über unsaubere Bettwäsche, Hüte oder Kämme. Es besteht ein heftiger Juckreiz. An den Haaren kleben kleine weiße Eier (Nissen). Gegen Kopfläuse helfen in der Apotheke erhältliche Spezialpräparate. Kämme, Bürsten, Hüte etc. müssen unbedingt ebenfalls gereinigt werden. *Kleiderläuse* leben in den Nähten und Falten der Kleidung. Es besteht ein heftiger

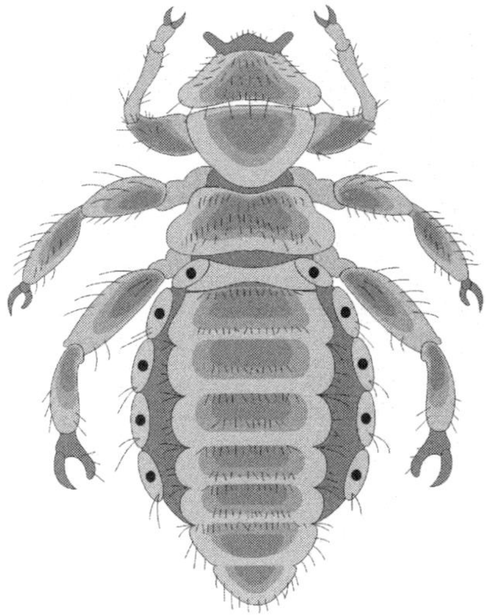

Laus

Juckreiz; außerdem ist die Kleiderlaus Überträger von Krankheiten wie dem Fleckfieber. Die Kleidung sollte chemisch gereinigt werden. *Filzläuse* siedeln sich vor allem in der Schamhaargegend an (seltener an Barthaaren). Sie werden durch Geschlechtsverkehr, Bettwäsche, Kleider und Toilettensitze übertragen. Die Filzlaus verursacht durch ihren Biß blaugraue Flecken. Behandlung: Verschiedene Parasitenmittel in Puderform; chemische Reinigung der Kleidung.

Lautstärke: Subjektiv empfundene Stärke des Schalldrucks. Töne unterschiedlicher Frequenzen werden trotz gleicher Schallintensität als unterschiedlich laut empfunden. Die Lautstärke wird in → Phon gemessen.

Lavage: Spülung.

Laxantien: Abführmittel, Mittel zur Förderung der Darmentleerung. Man unterscheidet Gleitmittel (z.B. Paraffinöl), Quellstoffe (z.B. Agar-Agar), Salze (z.B. Karlsbader Salz) oder Stimulantien der → Prostaglandinsynthese im Darm (z.B. Rizinusöl). Bei längerer Anwendung können auftreten: Kaliumverlust, Überempfindlichkeitsreaktionen, Blutungen, Blähungen und Bauchschmerzen.

Laxantienabusus: Mißbrauch von Abführmitteln. Es tritt ein Kaliumverlust auf (Hypokaliämie), der Lähmungen verursachen kann. Oft werden Abführmittel von Frauen mißbräuchlich benutzt, die an → Bulimie leiden.

Lebensmittelvergiftung: Verzehr verunreinigter, giftiger, bakteriell infizierter oder zersetzter Nahrung. Man unterscheidet: 1. chemische Gifte (Metalle wie Blei, Zink, Cadmium können von säurehaltigen Lebensmitteln aus den Legierungen von emaillierten Töpfen herausgelöst werden). 2. natürliche Gifte: Pilze, Fleisch- oder Mutterkornvergiftung. 3. bakterielle Gifte (am häufigsten): Sie sind auf von den Bakterien abgesonderte Gifte oder auf lebende Bakterien zurückzuführen. Die am häufigsten vorkommenden Erreger sind: Enteritis-Salmonellen sowie giftbildende Stämme von Staphylokokkus aureus. Meist tritt die Erkrankung als Gruppeninfektion auf. Als Untersuchungsmaterial dienen verdächtige Speisereste sowie Erbrochenes, Stuhl und Blut vom Patienten. Das Material sollte unter Kühlung ins Labor transportiert werden, da sonst das Untersuchungsergebnis durch eine nachträgliche Vermehrung von Keimen verfälscht werden kann.

Leber (Hepar): Die Leber ist mit 1,5 kg die größte Drüse des menschlichen Körpers. Sie liegt im rechten Oberbauch und ist an der Oberseite mit dem Zwerchfell verwachsen. Ihre Unterfläche liegt den Baucheingeweiden auf. Sie ist in einen rechten und einen linken Leberlappen unterteilt. An der Unterseite befinden sich die Gallenblase und der Leberhilus mit der Lebervene, der Leber-

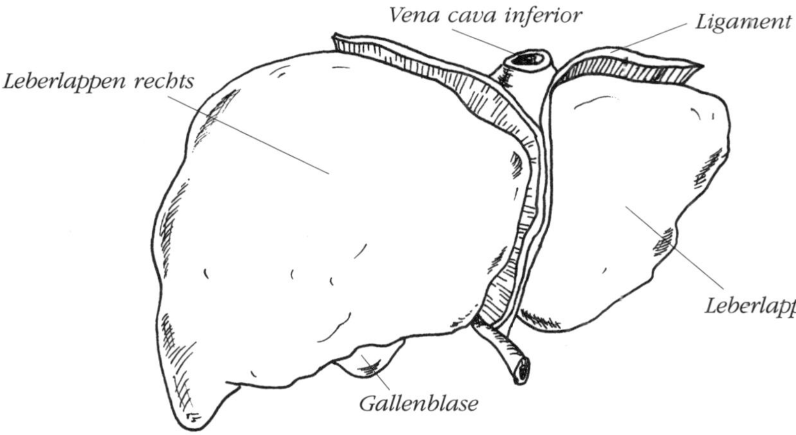

Lage der Leber

arterie und dem Gallengang. Oberhalb des Leberhilus befindet sich die untere Hohlvene. Die Leber hat u.a. folgende Funktionen: Bildung und Ausscheidung der Galle, Produktion von Glykogen aus einfachen Zuckern, Umwandlung von Proteinen in Glukogen, Spaltung von Glukogen, Verwertung der Aminosäuren, die von der Verdauung aus der Pfortader zugeführt werden, Speicherung von Eiweiß, Glykogen, Vitaminen (B_{12} und A), Bildung von Blutproteinen (z.B. Gerinnungsfaktoren, Albumine, Globuline), Synthese von Harnstoff, Abbau von Fettsäuren, Bildung von → Ketonkörpern, Bildung von → Cholesterin, Entgiftung von giftigen Stoffwechselprodukten und Medikamenten, außerdem ist die Leber des Fötus bis zum 6. Schwangerschaftsmonat Ort der Blutbildung.

Leberabszeß: Ein Abszeß der Leber kann nach Gewalteinwirkung, Fortleitung einer Entzündung benachbarter Organe (z.B. bei einer Bauchspeicheldrüsenentzündung), nach Bauchoperationen, oder bei tropischen parasitären Erkrankungen (→ Amöben) auftreten. Symptome sind: Vergrößerung der Leber, Fieber, Übelkeit, Erbrechen, eventuell Gelbsucht sowie körperlicher Verfall.

Leberatrophie: Verkleinerung der Leber.

Leberbiopsie: Entnahme einer Gewebsprobe zur Diagnostik und Verlaufskontrolle von Lebererkrankungen.

Leberentzündung: → Hepatitis.

Leberenzyme: Bestimmte Enzyme der Leber, die im Blut nachgewiesen werden können, werden als Richtwerte für die Funktion der Leber verwendet. Dazu gehören z.B. die Transaminasen (AST und ALT) sowie das Gamma-GT.

Leberinfarkt: Untergang von Lebergewebe aufgrund eines Verschlusses eines Pfortaderastes, der Verfettung eines umschriebenen Gebiets bzw. bei Verschluß eines Astes der Leberarterie.

Leberkrebs: Zu den gutartigen Tumoren der Leber gehört das Hämangiom (geht von den Blutgefäßen aus), das Blutungen verursachen kann. Unter den bösartigen Lebertumoren sind das primäre Leberzellkarzinom sowie das Gallengangskarzinom am häufigsten. Das primäre Leberzellkarzinom wird in 60–80% der Fälle durch eine vorangegangene Leberzirrhose bzw. Hepatitis-B-Infektion mit ausgelöst, weiterhin durch Gifte (z.B. bestimmte Schimmelpilze, Arsen). Männer sind 5–7mal häufiger betroffen als Frauen. Beschwerden: Schmerzen oder Druckgefühl im Oberbauch, Gewichtsabnahme, reduzierte Leistungsfähigkeit. Die Therapie besteht in der operativen Entfernung des Tumors und in der Lebertransplantation.

Lebermetastasen: Durch Streuung bösartiger Tumoren anderer Organe über dem Blutweg können sich in der Leber Tochtergeschwülste ansiedeln. Über die Pfortader gelangen besonders häufig Metastasen des Magen-Darm-Trakts (vor allem von Tumoren der Bauchspeicheldrüse, des Magens und des Dickdarms) in die Leber. Über die Leberarterie (Arteria hepatica) gelangen Tochtergeschwülste von Brust-, Lungen-, Speiseröhren- und Schilddrüsentumoren in die Leber. Seltener sind Metastasen von Hauttumoren sowie von Tumoren der weiblichen Genitalorgane. Die Therapie besteht in der operativen Entfernung der Metastasen bzw. in der Verabreichung von → Zytostatika.

Lebertransplantation: Einpflanzung einer Spenderleber bei Leberzirrhose, Lebertumoren und Leberspeicherkrankheiten. Die Sterblichkeit während der Operation beträgt 15–20%, die Fünf-Jahres-Überlebensrate 50% (bei Erwachsenen; bei Kindern ist sie höher).

Leberzirrhose: Chronische Erkrankung der Leber, bei der das Lebergewebe allmählich durch Bindegewebe ersetzt wird. Nach erfolgtem Umbau ist die Wiederherstellung des normalen Gewebes nicht mehr möglich, die Leber büßt daher zunehmend ihre Funktion ein. Die Ursachen sind: 1. Alkoholmißbrauch, 2. vorangegangene chronische Hepatitis, 3. stoffwechselbedingt (z.B. → Glykogenose, Hämatochromatose), 4. durch das Herz oder die Gefäße bedingt (Endzustand einer chronischen Stauungsleber bei Rechtsherzinsuffizienz oder → Panzerherz sowie angeborener Gefäßmißbildungen). Anzeichen sind: Übelkeit, Müdigkeit, Verstopfung, Blähungen, Fettunverträglichkeit, Druckschmerz unter dem rechten Rippenbogen, vergrößerte und verhärtete Leber und Milz, Wassersucht, → Ösophagusvarizen, Hämorrhoiden, unter der Bauchhaut sichtbare Venenzeichnung (Caput medusae). Die Diagnose wird durch bestimmte Labortests erhärtet: Es liegt meist eine krankhaft veränderte → Blutsenkungsgeschwindigkeit (BSG) vor, sowie Gerinnungsstörungen, Erhöhung der Transaminasen, → Hypokaliämie, Verminderung der weißen Blutkörperchen sowie der Thrombozyten (→ Blut), Vermehrung der Gammaglobuline, Erhöhung des Bilirubins, Erniedrigung der Proteine im Blut. Zusätzlich kann eine → Leberbiopsie zur Sicherung der Diagnose entnommen werden. Die häufigste Todesursache ist eine Blutung der → Ösophagusvarizen, danach kommen das hepatische Koma sowie das primäre Leberzellkarzinom. Der häufigste Grund für die Entstehung einer Leberzirrhose ist in Europa und den USA der Alkoholabusus. In Asien dagegen ist die häufigste Ursache eine Virusinfektion. → Hepatitis.

Legasthenie: Angeborene Lese-Schreib-Schwäche bei normaler Gesamtintelligenz aufgrund von akustischen und visuellen Wahrnehmungsstörungen. Von dieser Teilleistungsschwäche sind vor allem Jungen betroffen (ca. 6%). Die Ursache ist nicht vollständig bekannt, es werden verschiedene Faktoren vermutet, darunter auch erbliche. Es sollte frühzeitig mit logopädischen Übungen begonnen werden, da als Folge der Legasthenie sonst psychosoziale Störungen auftreten können.

Lege artis: Nach den Regeln der (ärztlichen) Kunst.

Legionärskrankheit: Diese Erkrankung wurde erstmals 1976 beschrieben, als es nach einem Treffen von amerikanischen Kriegsveteranen in einem Hotel in Philadelphia zu einer Epidemie mit über 180 Erkrankten und 29 Todesfällen kam. Der weltweit (auch in Deutschland) verbreitete Erreger ist *Legionella pneumophila*. Die Inkubationszeit beträgt 2–10 Tage, Anzeichen sind:

L

Hohes Fieber, Husten, Kopf- und Muskelschmerzen, Schmerzen des Brustkorbs, Durchfall, Verwirrtheit. In schweren Fällen kann ein Nierenversagen eintreten, die Sterblichkeit liegt zwischen 15 und 20%. Die Diagnose wird anhand einer Röntgenaufnahme der Lunge bzw. eines Antigennachweises aus dem Urin gestellt.

Leiche: Körper eines Verstorbenen. Grundsätzlich besteht an einer Leiche kein Eigentumsrecht, den Angehörigen stehen jedoch die sich aus dem Recht zum Totenschutz ergebenden Befugnisse zu. Die Entfernung von Leichenteilen wird daher nicht als Diebstahl angesehen, wohl aber als Störung der Totenruhe, was strafbar ist.

Leichenerscheinungen: Durch beim Tod einsetzende Zerfallsprozesse entstehende Veränderungen an der Leiche. Sichere Todeszeichen sind: Totenstarre und -flecke, sowie später Fäulnis, Verwesung und unter bestimmten Umständen Mumifikation.

Leichenschau: Äußere Untersuchung der Leiche zur Feststellung des Todes, des Todeszeitpunkts und der Todesursache durch einen Arzt.

Leichenstarre: Die Totenstarre beginnt 4–12 Stunden nach dem Eintritt des Todes an den Unterkiefer-, Hals- und Nackenmuskeln und breitet sich nach unten aus. Sie verschwindet nach 1 bis 6 Tagen bei Eintritt der Fäulnisprozesse.

Leiomyom: Gutartiger Tumor aus glatten Muskelfasern → Myom.

Leishmaniose: Durch Leishmanien (in den Tropen vorkommende Parasiten) hervorgerufene Infektionskrankheit, die durch Sandflöhe auf den Menschen übertragen wird. Je nach Erregertyp können die Haut oder die Eingeweide befallen sein. → Kalar-Azar.

Leiste: Region zwischen Bauch und Oberschenkel, beim Mann enthält der Leistenkanal den Samenstrang, bei der Frau das runde Mutterband.

Leistenbruch: → Bruch.

Leistungsherz: Durch Ausdauertraining verändertes Sportlerherz, das vergrößert ist (bis zu 50%) und aufgrund einer besseren Durchblutung eine günstigere Energiebilanz hat. In Ruhe weist es Frequenzen von 30–40 Schlägen pro Minute auf, bei Belastung steigt die Frequenz nur langsam an. Wenn allmählich abtrainiert wird, bildet es sich zurück. Bei plötzlicher Ruhigstellung (z.B. nach Verletzungen) droht jedoch ein akutes Entlastungssyndrom.

Lentigo: Leberfleck.

Leopold-Handgriffe: Technik zur manuellen Untersuchung Schwangerer, um den Gebärmutterstand sowie die Lage des Kindes festzustellen.

Lepra: Infektionskrankheit der Haut, die durch den Erreger *Mycobakterium leprae* verursacht wird und zu Lähmungen, Empfindungsstörungen und Verstümmelungen führt. Sie ist in Asien, Afrika, Südeuropa und Lateinamerika weitverbreitet. Auf der ganzen Welt sind mehr als 12 Millionen Menschen betroffen. Die Inkubationszeit beträgt meist 2–5 Jahre, sie kann aber auch bis zu 40 Jahre andauern. Die Ansteckungsgefahr ist gering. Anzeichen sind: Depigmentierung von kleinen Hautflächen, Haarausfall, Verlust der seitlichen Augenbrauen, Empfindungsstörungen, Verminderung der

Schweißsekretion, Knotenbildung im Gesicht. Die Zerstörung von Nerven führt zu Empfindungsstörungen und Lähmungen, was im Laufe der Jahre schwere Verstümmelungen verursacht. Im Spätstadium breitet sich die Erkrankung im gesamten Organismus aus. Die Diagnose wird anhand der sichtbaren Erscheinungen und des Nachweises von Mykobakterien in der Haut oder im Nasensekret gestellt. Bei rechtzeitiger Behandlung ist die Prognose recht günstig, allerdings muß diese sehr lange durchgeführt werden (oft lebenslang). Eine *Impfung* mit chemisch veränderten Leprabakterien ist möglich.

Lesbische Liebe: Weibliche → Homosexualität.

Lesch-Nyhan-Syndrom: Ererbte Störung des Harnsäurestoffwechsels, führt u.a. zu geistiger Behinderung, Selbstbeschädigung der Lippen und Finger, Nierensteinen und → Gicht. Behandlung: Medikamente (Xanthinoxidasehemmer) bzw. frühe Lebertransplantation.

Letalität: Tödlichkeit einer bestimmten Erkrankung.

Leukämie: Bösartige Erkrankung der weißen Blutkörperchen, häufigste bösartige Erkrankung im Kindesalter. Sie beruht auf einer Überproduktion unreifer Stammzellen der Blutbildung. Man unterscheidet die *akuten* von den *chronischen* Leukämien. Die *akute Leukämie* verläuft unbehandelt innerhalb von Wochen bis zu wenigen Monaten tödlich. Sie ist gekennzeichnet durch Infektanfälligkeit, Fieber, Organentzündungen, Verminderung von Blutplättchen (und daher Blutungen), sowie Blutarmut. Man unterteilt sie in die *akute lymphatische Leukämie* (ALL) und die *akute myeloische Leukämie* (AML, kommt vor allem bei Erwachsenen vor). Durch eine aggressive Chemotherapie können insbesondere Kinder geheilt werden, Erwachsene weniger. Unter den *chronischen Leukämien* unterscheidet man ebenfalls zwei Formen: Die *chronische lymphatische Leukämie* (CLL) und die *chronische myeloische Leukämie* (CML). Die CLL ist eine Erkrankung des höheren Lebensalters. Häufige Anzeichen sind: beidseitige Lymphknotenschwellungen, Vergrößerung von Leber und Milz, im Blutausstrich Vermehrung der kleinen Lymphozyten (Unterform von weißen Blutkörperchen) auf 60 bis 99%, wodurch die roten Blutkörperchen und andere Blutbestandteile verdrängt werden. Der CML, die meist eine Erkrankung des mittleren Alters ist, liegt oft eine Chromosomenveränderung zugrunde (sog. *Philadelphia-Chromosom*). Die mittlere Dauer der Krankheit beträgt 2–3 Jahre. Nach dieser Zeit versterben die meisten Patienten.

Leukopenie: Verminderung der weißen Blutkörperchen.

Leukoplakie: Weiße Flecken auf der Schleimhaut von Mund, Penis und Scheide. → Weißschwielenkrankheit.

Leukose: → Leukämie.

Leukozyten: Oberbegriff für alle weißen Blutkörperchen.

Leukozytose: Vermehrung der weißen Blutkörperchen.

Leydig-Zwischenzellen: Zwischen den Samenkanälchen des Hodens befindliche Drüsen, in denen beim erwachsenen, gesunden Mann täglich ca. 6 bis 8 mg Testosteron gebildet wird.

Libido: Nach der psychoanalytischen Lehre Sexualtrieb und Aggressionstrieb.
Lichen: → Flechte.
Lichtdermatosen: Durch Lichteinstrahlung hervorgerufene Hauterkrankungen (z.B. Sonnenbrand oder Sonnenallergie).
Lichtgeschwindigkeit: Geschwindigkeit des Lichts im Vakuum: $2{,}99792 \times 10^8$ m/s, das entspricht etwa 1 Millarde km/h.
Lid: → Auge.
Lien: → Milz.
Ligament: Aus Bindegewebe bestehendes Band, das der Befestigung von gegeneinander beweglichen Teilen dient, z.B. bei Gelenken.
Lindenblüten: Tee aus Lindenblüten wirkt schweißtreibend.
Linear: Geradlinig.
Linearbeschleuniger: Teilchenbeschleuniger zur Erzeugung von Gammastrahlen und hochenergetischen Elektronen. Wird in der → Strahlentherapie zur Behandlung tief gelegener Tumoren eingesetzt.
Lingua: Zunge.
Linse: → Auge.
Linsenextraktion: → Katarakt.
Linsentrübung: → Katarakt.
Lipase: → Enzym, das in der Lage ist, Fett zu spalten. Kommt in den Verdauungssäften des Magens, des Darms und in der Bauchspeicheldrüse vor.
Lipide: Fette, Wachse und Öle, die im menschlichen Körper als freie Fettsäuren, in den Zellmembranen und als Depotfett vorkommen.
Lipidsenker: Medikamente, die erhöhte Blutfettwerte senken und zur Therapie von → Fettstoffwechselstörungen (insbes. Hypercholesterinämien) eingesetzt werden.
Lipom: Gutartige Neubildung von Fettgewebe, meist im Unterhautfettgewebe befindlich. Therapie: Eventuell chirurgische Entfernung.
Lipoproteine: → Fettstoffwechselstörungen.
Liposarkom: Bösartige Geschwulst, die vom Fettgewebe ausgeht.
Lippen-Kiefer-Gaumenspalte: Durch Ausbleiben der Verschmelzung der Gesichtsfortsätze im 1.–2. Embryonalmonat verursachte ein- oder doppelseitige Fehlbildung der Lippen, des Kiefers und des Gaumens. Die Mißbildung kann entweder erblich oder durch andere Faktoren bedingt sein. Behandlung: Chirurgische Schließung der Defekte im 1. Lebensmonat, logopädische Betreuung.

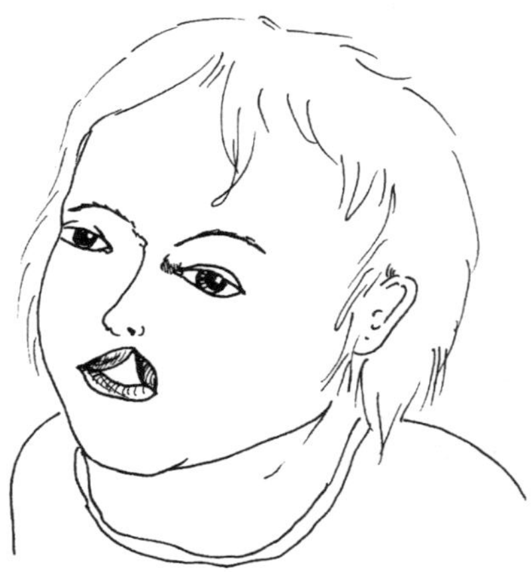

Lippen-Kiefer-Gaumenspalte

Lippenkrebs: Geschwulst der Lippe. Als mögliche Ursachen werden Tabakrauch und Sonneneinstrahlung diskutiert.
Liquor cerebrospinalis: Gehirn-Rückenmarks-Flüssigkeit. Die sich in den vier Hirnventrikeln, zwischen

Hirnhaut und Gehirn und im Rückenmarkskanal befindende Flüssigkeit (insgesamt etwa 120 bis 200 ml) schützt das → ZNS vor Stößen und Druck von außen.

Lispeln: Sprachfehler unterschiedlicher Ursache, bei dem z.B. das „S" falsch ausgesprochen wird. Therapie: logopädische Behandlung.

Listeriose: Von Rindern, Ziegen, Hühnern, Schweinen oder Nagern auf den Menschen übertragene seltene Infektionskrankheit, die durch den Erreger *Listeria monocytogenes* hervorgerufen wird. Oft verursacht die Infektion bei Erwachsenen keine oder nur leichte Beschwerden. Bei Schwangeren oder geschwächten Individuen kann sich die Erkrankung als Grippe mit leichter Gehirnhautreizung präsentieren. Häufiger und auch gefährlicher ist die Übertragung des Erregers von einer infizierten Schwangeren auf ihr Kind, was zu einer Tot- oder Frühgeburt führen kann. Die lebend geborenen Kinder haben eine hohe Sterblichkeit (50%) und weisen oft geistige Entwicklungsstörungen auf.

Lithiasis: Steinleiden. Steine kommen in den Nieren, der Gallen- und Harnblase vor.

Litholyse: Auflösung von Gallen-, Harnblasen- oder Nierensteinen durch die Gabe von bestimmten Medikamenten.

Little-Krankheit: Nach dem englischen Chirurgen und Orthopäden William Little (1810–1894) bezeichnete Erkrankung, bei der aufgrund eines frühkindlichen Hirnschadens Lähmungen im Kindesalter auftreten. Das Little-Syndrom ist gekennzeichnet durch eine spastische Lähmung der Beine, Gangstörungen, erhöhte Anspannung der Muskeln, gesteigerte Reflexe, geistige Behinderung und epileptische Anfälle.

Lobus: Lappen (z.B. eines Organs).

Logopädie: Spracherziehung bei Patienten mit Sprach- oder Stimmstörungen durch einen Logopäden.

Logopathie: Sprachstörung (veraltet).

Logorrhöe: Übersteigerter Rededrang mit nicht zu bremsenden Redefluß, kommt z.B. bei der → Manie vor.

Lokal: Örtlich.

Lokalanästhesie: Örtl. Betäubung.

Lordose: Verbiegung der Wirbelsäule nach vorne, Gegensatz: → Kyphose.

LSD: Abk. für Lysergsäurediethylamid; bewirkt Halluzinationen und psychische Veränderungen, die der Schizophrenie ähnlich sind (rückgängig).

Lues: → Syphilis.

Luftdruckerkrankung: → Caissonsche Krankheit.

Luftembolie: → Embolie, die durch das Eindringen von Luft in den Kreislauf verursacht ist. Kann zu Luftnot, Blaufärbung der Haut, Bewußtlosigkeit und Brustschmerzen führen. Die kritische Menge liegt bei über 50 ml.

Luftröhre (Trachea): Etwa 10 bis 15 cm langes Rohr, das aus zahlreichen Knorpelspangen aufgebaut ist. Sie beginnt mit dem Kehlkopf und zweigt sich in den rechten und linken Hauptbronchus auf.

Luftröhrenschnitt (Tracheotomie): Eröffnung der Luftröhre unterhalb des Kehlkopfes bei drohender Erstickung infolge einer Verlegung der oberen Atemwege. In die Öffnung wird eine kleine Röhre gelegt, die es dem Patienten ermöglicht, zu atmen.

Lumbago: Hexenschuß, plötzlich auftretende Schmerzen im Bereich der Lenden. Ursachen: Bandscheibenschäden, Rückenmarkstumoren etc.
Lumbalanästhesie: → Spinalanästhesie.
Lumbalpunktion: Punktion des Liquorraumes zwischen dem 3. u. 4. oder 4. u. 5. Lendenwirbel zur Gewinnung von → Gehirn-Rückenmarksflüssigkeit zu diagnostischen Zwecken oder zur Einspritzung von Medikamenten.
Lumbalsyndrom: → Bandscheibenschaden.
Lunge: Die Lunge ist das Organ der äußeren Atmung (Aufnahme von Sauerstoff bzw. Abgabe von Kohlendioxid). Außerdem ist sie an der Regulation des Wasser- und Wärmehaushalts beteiligt. Sie füllt den Großteil des Brustkorbs aus und umfaßt das Herz. Die Lunge steht durch die Hauptbronchien mit der Luftröhre in Verbindung. Die Hauptbronchien verzweigen sich in immer kleiner werdende Bronchien, die schließlich in die Alveolargänge mit den Lungenbläschen münden. Die Lunge setzt sich aus zahlreichen Lungenläppchen zusammen.
Lungenabszeß: Einzelne oder gehäuft auftretende Einschmelzung von Lungengewebe mit Bildung von Höhlen mit eitrigem Inhalt. Ursa-

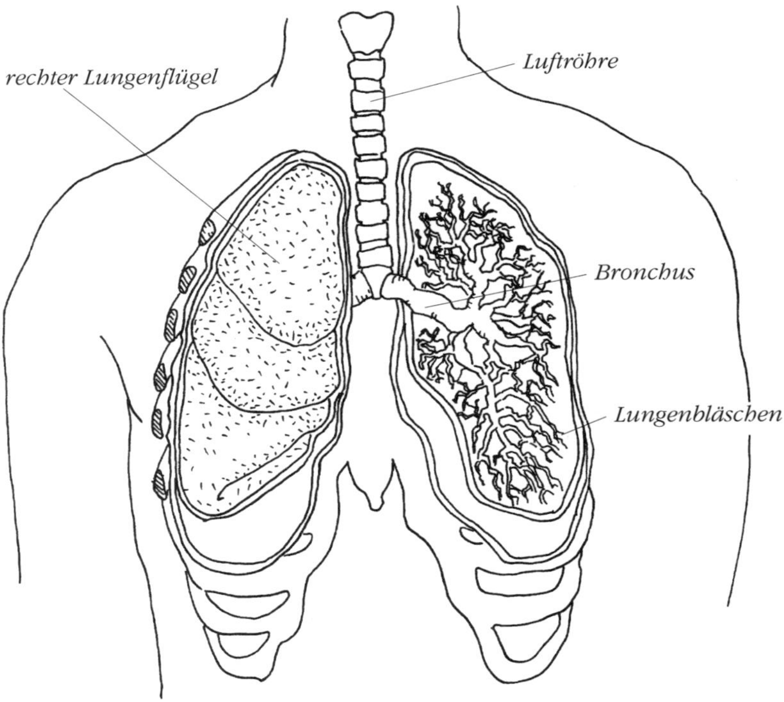

Lunge

chen: Infektionen mit Staphylokokken, Tuberkulosebakterien, Klebsiellen, sowie bei Bronchialkrebs oder der Einatmung von Fremdkörpern. Symptome sind: Brustschmerz, Fieber, Atemnot, Husten. Bricht ein Abszeß in einen Bronchus ein, kommt es plötzlich zu einem massiven eitrigen Auswurf. Die Diagnose kann anhand einer Bronchioskopie oder einer Röntgenaufnahme des Brustkorbs gestellt werden. Behandlung: Eventuell Drainage des Abszesses, Gabe von Antibiotika.

Lungenbläschen: → Alveolen.

Lungenembolie: Verschluß einer Arterie der Lunge durch die Einschwemmung eines → Thrombus (stammt meist aus Schenkel- oder Beckenvenen). Die Beschwerden richten sich nach der Größe des eingeschwemmten Thrombus. Symptome sind: Plötzlich einsetzende Luftnot mit Erstickungsangst, Blaufärbung der Haut sowie Pulsanstieg. Die Therapie besteht in der sofortigen Gabe von blutgerinnungshemmenden Medikamenten (Heparin) sowie des Versuchs der → Lyse des Thrombus. Es besteht die Gefahr einer Verwechslung der Symptomatik mit einem → Herzinfarkt.

Lungenembolie: → Lungeninfarkt.

Lungenemphysem: Nicht therapierbare Vergrößerung des Luftraumes jenseits der Endbronchien durch Zerstörung von Lungenbläschen und Scheidewänden der Lungenläppchen. Ursachen: Bei jüngeren Patienten ist die Erkrankung meist durch einen erblichen Enzymmangel bedingt (Alpha-1-Antitrypainmangel). Bei älteren Patienten besteht der Defekt meist aufgrund einer chronischen Bronchitis (häufig bei Rauchern). Symptome: Luftnot (zunächst bei Belastung, später auch in Ruhe), abgeschwächtes Atemgeräusch (bei der Auskultation), eingeschränkte Atemtiefe.

Lungenentzündungen: → Pneumonien.

Lungenfibrose: Endzustand chronisch-entzündlicher Lungenerkrankungen, bei dem ein bindegewebignarbiger Umbau von Lungengewebe stattfindet. Anzeichen sind: Atemnot, Fieberschübe, Husten, Blaufärbung der Haut, Gewichtsabnahme, → Trommelschlegelfinger, → Uhrglasnägel.

Lungenfunktionsprüfung (Spirometrie): Apparative Methode zur Bestimmung der Leistungsfähigkeit der Lungen.

Lungeninfarkt: Ursache eines Lungeninfarktes sind losgelöste Blutgerinnsel (Thromben) aus den Beinvenen. Diese Blutgerinnsel gelangen über die Blutbahn in die Lunge und verstopfen kleine Blutgefäße (Lungenembolie). In den meisten Fällen sind ausreichend viele Gefäße vorhanden, so daß vereinzelte verstopfte Lungengefäße sich nicht immer bemerkbar machen. Ist allerdings ein größeres Lungengefäß verstopft, kann das betroffene Gebiet aufgrund der Durchblutungsstörung absterben (Lungeninfarkt). Die Symptome einer solchen Lungenerkrankung sind unspezifisch. Die meisten Betroffenen geben Schmerzen hinter dem Brustbein, Atemnot, leichtes Fieber und Husten als Beschwerden an. Ein besonders hohes Risiko für die Ausbildung einer Lungenembolie tragen Personen, die zu Thrombosen neigen. Das Risiko steigt ferner durch Übergewicht, chronische Lungenerkrankungen und chronische Herzerkrankungen. Die Behandlung einer L. erfolgt durch Medikamente, die die Auflösung der Blutgerinnsel bewirken (sog. „Lyse-Therapie"). Die Gefahr einer solchen Therapie ist die Verlängerung der Blutgerinnungszeit.

Lungenkrankheiten: siehe einzelne Stichwörter.

Lungenkrebs: → Bronchialkarzinom.

Lungenödem: Ansammlung von Flüssigkeit im Lungengewebe bzw. in den Lungenbläschen. Die häufigste Form ist die sog. Stauungslunge bei einer unzureichenden Funktion des linken Herzens (Linksherzinsuffizienz). Weitere Ursachen sind: Verminderung der Proteine im Blut (etwa durch Hungerzustände, dadurch tritt vermehrt Flüssigkeit aus den Blutgefäßen aus), sowie allergische Reaktionen oder Vergiftungen.

Lungentuberkulose (Lungenschwindsucht): Die Tuberkulose der Lunge ist die häufigste Form der Tuberkulose. Seit Beginn des Industriezeitalters gehört sie zu den großen Seuchen der Menschheitsgeschichte. Noch um die letzte Jahrhundertwende war sie in unseren Breiten die häufigste Todesursache. Seither ist allerdings ein Rückgang der Tuberkulosesterblichkeit zu verzeichnen, der nur jeweils durch die Weltkriege unterbrochen wurde. Entscheidend für diesen Rückgang sind in erster Linie die verbesserten Lebensbedingungen, die verbreitete ärztliche Versorgung, die Tuberkuloseimpfung und eine konsequente Tuberkulosebekämpfung. Ferner haben sich die Erfolge bei der operativen Entfernung von betroffenen Lungenabschnitten gesteigert durch die Einführung der Chemotherapie nach dem 2. Weltkrieg. Der Rückgang der Tuberkulosesterblichkeit hat nicht in allen Teilen der Welt derartig gute Fortschritte wie in unseren Breiten gemacht, so daß diese Krankheit in weiten Teilen Afrikas, Asiens und Südamerikas immer noch verbreitet ist. Dies hat erhebliche Konsequenzen in Hinblick auf den starken Tourismusverkehr. Aus diesem Grunde muß die Tuberkulosebekämpfung stetig weitergeführt werden. Die T. wird durch Tuberkulose-Bakterien verursacht. Diese können von Mensch zu Mensch durch Speicheltröpfchen übertragen werden, so daß die Ausbreitung des Erregers besonders schnell erfolgen kann. Hinzu kommt, daß die Bakterien auch in der Luft für einige Zeit überleben können. Die Übertragung vom Tier auf den Menschen ist heute eine Seltenheit, da die Rindertuberkulose weitestgehend ausgerottet ist. Risikofaktoren für eine Tuberkuloseerkrankung sind: Schwächung des körpereigenen Abwehrsystems, Mangelernährung, Alkoholabusus, psychische Belastung, körperliche Anstrengungen, hohes Lebensalter. a) Erkrankungen, die die Entstehung einer T. begünstigen: Masern, Keuchhusten, Grippe, Diabetes mellitus, HIV-Infektion, Herzfehler, Lungenkrankheiten, die eine verminderte Durchblutung der Lunge verursachen. Die T. beginnt meistens in den Lungen und breitet sich dann auf andere Organe des Körpers aus, wenn sie nicht rechtzeitig erkannt und behandelt wird. Die betroffenen Organe bilden Entzündungsherde, die absterben und zerstört werden. Sind lebenswichtige Organe betroffen, kann dieser Abbauprozeß zum Tod führen. Die Krankheit äußert sich zu Beginn durch Beschwerden, die nicht unbedingt an eine Tuberkulose denken lassen. Meist klagen Betroffene über Fieber, allgemeines Unwohlsein und Gewichtsverlust. Schreitet die Krankheit weiter fort, kommen allmählich die typischen Anzeichen einer T. zum Vorschein: Husten mit gelblich-grünlichem Schleim. Aushusten von Blut, Brustschmerzen und immer wiederkehrende Fieberschübe. Zwischen den einzelnen Krankheitsstadien können allerdings Jahre liegen. Die Therapie der T. richtet sich nach Krankheitsstadium. In der Regel werden aber immer mehrere Medikamente gleichzeitig angewendet, um der Gefahr vorzubeugen, daß die Bakterien resistent werden. Während der ersten zwei Wochen muß der Patient streng isoliert im Krankenhaus liegen, damit die Ansteckungsgefahr minimiert wird. Danach ist die Krankheit nicht mehr ansteckend.

Lupus erythematodes: Autoimmunerkrankung mit unterschiedlichen Organbeteiligungen. Der Lupus erythematodes der Haut geht mit münzgroßen Herden, deren Zentren verhornt sind, einher. Die Herde sind am Rand entzündlich verändert und schmerzhaft. Meist sind die Herde im Gesicht (Schmetterlingserythem) oder auf der behaarten Kopfhaut lokalisiert. Beim systemischen Lupus erythematodes sind mehrere Organe beteiligt.

Luxation: Verrenkung. Eine falsche Gelenkbewegung kann zu einer Verrenkung der am Gelenk beteiligten Knochenenden führen. Manchmal sind die Verrenkungen nur geringfügig, so daß die Knochenenden von alleine wieder in ihre normale Position finden, doch häufig muß ein Arzt das verrenkte Gelenk wieder einrenken. Zeichen einer Verrenkung sind: heftiger Schmerz im Verletzungsmoment, Bewegungsunfähigkeit des betroffenen Gelenks, Schwellung des Gelenks. Bei einer Verrenkung sollte stets ein Arzt aufgesucht werden, damit die Verletzung röntgenologisch begutachtet wird. Die Einrenkungen sind unangenehm, und bei schweren Verrenkungen sind sogar Narkosen nötig. Sind durch die Verletzung Bänder und/oder Sehnen gerissen oder angerissen, müssen diese operativ wieder zusammengenäht werden. Nach einer solchen Operation dauert es bis zu 6 Monaten, bis das Gelenk wieder verheilt ist. Eine Krankengymnastik ist unbedingt erforderlich. Besonderes Risiko tragen Personen, die schon öfter mal Verletzungen an einem bestimmten Gelenk oder Verstauchungen erlitten haben, denn an solchen Gelenken ist der Bandapparat meist überdehnt und ausgeleiert; die schwache Muskeln haben, da die Gelenke nicht ausreichend stabilisiert sind; die Sport auf einem unebenem Untergrund machen (z.B. Waldboden), denn dann sind die Gelenke besonders belastet.

LWS-Syndrom: z.B.→ Bandscheibenvorfall.

Lyell-Syndrom: → Epidermolysis acuta toxica.

Lyme-Krankheit: → Borelliose.

Lymphadenitis: Lymphknotenentzündung.

L

Lymphangiographie: Methode zur Untersuchung von Lympfgefäßen und -knoten durch Röntgenkontrastmittel.

Lymphatische Leukämie: → Leukämie.

Lymphatische Organe: Zu diesen Organen gehören die Lymphknoten, die Mandeln, die Milz, der Thymus und Lymphgewebeabschnitte im Dünndarm. Sie alle sind Bildungsorte einiger Arten von weißen Blutzellen.

Lymphe: Gelbe Flüssigkeit, die aus den kleinsten Gefäßen (Kapillaren) in das umliegende Gewebe gepreßt wird. Sie sammelt sich zwischen den Gewebezellen an. Ihre Zusammensetzung gleicht dem Blut, mit Ausnahme der Blutzellen. Die Lymphe umgibt die Gewebezellen und hat zweierlei Funktionen: a) Sie führt den Zellen die Nährstoffe und den Sauerstoff zu. b) Sie sammelt die beim Zellstoffwechsel anfallenden Abfallprodukte und das Kohlenstoffdioxid. Die Lymphe sammelt sich in den kleinen Lymphgefäßen, die blind im Gewebe enden. Diese vereinigen sich dann zu immer größeren Lymphgefäßen und werden schließlich zum Brustlymphgang, der in die linke Schlüsselbeinvene einmündet. So gelangt dieser Teil der Blutflüssigkeit in den Blutkreislauf zurück. Im Lymphgefäßsystem befinden sich an verschiedenen Körperstellen die Lymphknoten, die Bakterien und Fremdstoffe herausfiltern. Im Rahmen einer Infektionsbekämpfung schwellen sie an, da sie vermehrt Abwehrzellen heranreifen lassen, um die Erreger der Infektion zu bekämpfen.

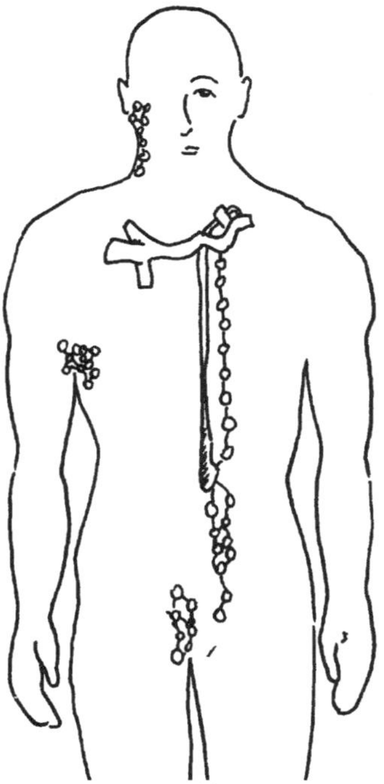

Sitz einiger Lymphknotenstationen

Lymphknoten: Etwa linsen- bis bohnengroße Organe. Sie haben die Funktion, die Lymphe zu filtern und Lymphozyten zu bilden.

Lymphogranulomatose: → Hodgkinsche Krankheit.

Lymphosarkom: Von Zellen des lymphatischen Systems ausgehende bösartige Geschwulst.

Lymphozyten: Unterart der weißen Blutkörperchen, die im lymphatischen Gewebe gebildet werden.

Lyse: → Fibrinolyse.

M

Macula: Fleck.
Madenwurm: → Enterobius vermikularis.
Magen (Gaster): Der Magen ist dem eigentlichen Verdauungstrakt vorgeschaltet und hat die Funktion der Nahrungsspeicherung und der langsamen Abgabe des durchmischten Nahrungsbreis in den Darm. Das Fassungsvermögen des Magens beträgt ungefähr 1,8 bis 2,5 Liter. Am Magenmund (Kardia) mündet die Speiseröhre in den Magen. Am Ende des Magens befindet sich der Magenpförtner (Pylorus). Hier geht der Magen in den Dünndarm über. Der Magen ist mit einer Schleimhaut ausgekleidet, deren Zellen verschiedene Funktionen erfüllen: Die Produktion von Schleim, Magensaft und Verdauungssäften.
Magenatonie: Magenlähmung. Symptome sind: Völlegefühl, Übelkeit, Aufstoßen und Erbrechen.
Magenausheberung: → Magenspülung.
Magengeschwür (Ulcus ventriculi): Ein Geschwür ist definiert als ein Schleimhautdefekt, der die Muskelschicht erreicht und durch sie hindurchbrechen kann. Magengeschwüre heilen häufig ohne Behandlung spontan ab, entstehen aber immer wieder neu. Grund für die Entstehung ist ein Mißverhältnis zwischen sauren, aggressiven Faktoren des Magensaftes und den passiven Schutzmechanismen der Magenschleimhaut, ausgelöst durch: Infektion mit Helicobacter pylori, → Sklerodermie, Streß, Medikamente, die Acetylsalizylsäure enthalten (z.B. Aspirin), Rauchen, Alkohol. Koffein als Auslöser eines Magengeschwürs konnte nicht wissenschaftlich bewiesen werden. Ein Magengeschwür äußert sich durch Druck- und Völ-

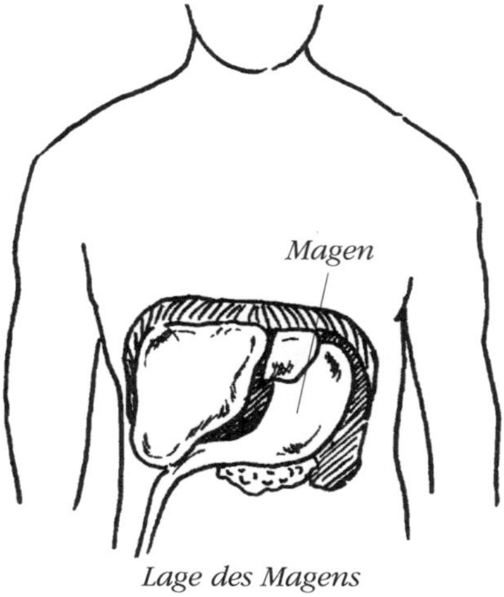

Lage des Magens

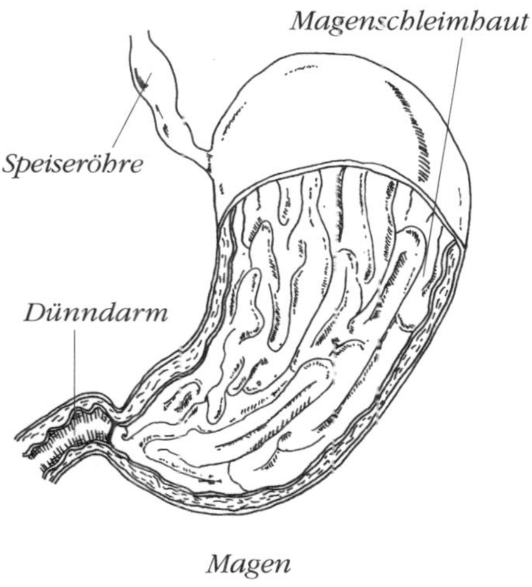

Magen

M

legefühl im Magen nach der Nahrungsaufnahme. Häufig läuft eine Ulkuskrankheit aber auch beschwerdefrei ab. Behandlung: beruhigende Magentees aus Kamillenblüten, Pfefferminze oder Melisse, gepreßter Weißkrautsaft, Abgüsse von Leinsamen, Wärmeumschläge, Massagen, Entspannungsübungen, Medikamente, die überschüssige Säure entfernen. Eine Verminderung der Säureproduktion kann durch eine Durchtrennung des Vagusnervs (Vagotonie) erreicht werden. In hartnäckigen Fällen muß eine operative Entfernung des Magengeschwürs erfolgen. Geschwüre der Magenschleimhaut kommen bei Männern doppelt so häufig vor wie bei Frauen.

Magenkrebs: Der Magenkrebs ist die vierthäufigste Krebsart. Der Altersgipfel der Erkrankung liegt zwischen dem 6. und 7. Lebensjahrzehnt. Männer sind etwas häufiger betroffen als Frauen. Weltweit zeigt die Erkrankung eine rückläufige Tendenz. Die Erkennung des Tumors zu einem frühen Zeitpunkt ist besonders beim Magen von großer Bedeutung, denn 70–80% der Patienten, deren Magentumor im Frühstadium diagnostiziert wurde, überleben nach Feststellung der Krankheit noch mindestens 5 Jahre. Im Vergleich dazu überleben nur 10% der Patienten, bei denen bereits ein fortgeschrittener Magentumor festgestellt wurde, mehr als 5 Jahre. Die Ursachen der Erkrankung sind weitgehend ungeklärt, es werden verschiedene Ernährungs-, Umwelt-, und Erbfaktoren diskutiert. Anzeichen: Appetitlosigkeit, Übelkeit, Erbrechen, Druck- und Völlegefühl, Blutungen, Speiseunverträglichkeit. Die Diagnose wird anhand einer endoskopischen Untersuchung des Magens (Gastroskopie) mit einer Entnahme einer Gewebsprobe gestellt. Außerdem bietet sich eine Röntgenkontrastmitteldarstellung des Magens sowie eine Ultraschalluntersuchung an. Behandlung: (Teil-) Entfernung des Magens, eventuell Gabe von → Zytostatika.

Magenperforation: Durchbruch der Magenwand, meist bei einem → Magengeschwür, seltener bei Magenkrebs.

Magenpförtnerkrampf: → Pylorusstenose.

Magenresektion: Entfernung eines Teils oder des ganzen Magens, ist z.B. beim → Magenkrebs erforderlich.

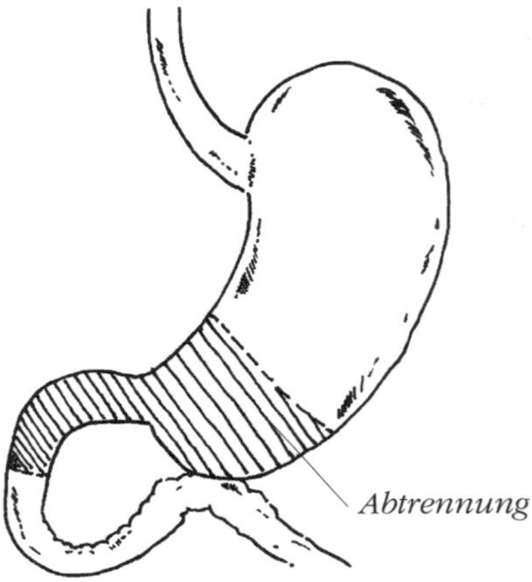

Magenresektion

Magenschleimhautentzündung (Gastritis): Eine akute Entzündung der Magenschleimhaut wird meistens durch einen übermäßigen Alkoholkonsum bzw. durch Medikamente verursacht. Anzeichen sind: Völlegefühl, Magenschmerzen besonders nach dem Essen, Übelkeit, Appetitlosigkeit, Erbrechen. Behandlung: Nahrungskarenz, Ausschaltung der schädigenden Substanzen, eventuell magensäurereduzierende Mittel. Eine chronische Gastritis kann sich durch lang anhaltende Übelkeit bemerkbar machen. Hier sollte unbedingt abgeklärt werden, ob eine Infektion mit Helicobacter pylori vorliegt. Die Behandlung richtet sich nach der Ursache der Erkrankung.

Magenspülung: Ausspülung des Magens durch einen in die Speiseröhre eingeführten Magenschlauch z.B. bei Vergiftungen.

Magersucht: → Anorexie.

Mahlzähne (Molaren): → Gebiß.

Makrohämaturie: Ausscheidung von Blut im Urin, mit dem bloßen Auge sichtbar. Ist ein Krankheitszeichen, dem nachgegangen werden muß. → Mikrohämaturie.

Makroskopisch: Mit dem „unbewaffneten", also bloßen Auge erkennbar.

Makrozephalie: Im Vergleich zu den anderen Proportionen des Körpers abnorme Schädelgröße.

Malabsorption: Störung der Verdauung, die sich durch Gewichtsabnahme, Muskelschwäche, Blutarmut, Muskelschwäche, Massenstühle und Veränderungen der Haut- und Schleimhaut bemerkbar macht. Ursachen: Erblich bedingt, Darminfektionen, Verschluß eines den Darm versorgenden Gefäßes, Darmtumoren u.a.

Malaria: (ital.: mala aria = schlechte Luft): Bezeichnung für durch die Stechmücke Anopheles übertragene Parasitenerkrankung (Plasmodium). Es gibt drei verschiedene Verläufe: Malaria tropica (verursacht durch Plasmodium falciparum), Malaria tertiana (verursacht durch Plasmodium vivax oder Pl. ovale), sowie Malaria quartana (verursacht durch Plasmodium malariae). Die Malaria ist weltweit in den Tropen und Subtropen verbreitet. Jedes Jahr erkranken ca. 100 Millionen Menschen, und es sterben mehr als 1 Millionen Menschen an Malaria. Durch die zunehmende Resistenz der Erreger gegenüber den Antimalariamedikamenten verschlechtert sich die Situation in vielen Endemiegebieten zusehends. In Europa kommt es gelegentlich zu Fällen von Malaria durch die Einschleppung von Anophelesmücken (Airport-Malaria). In einigen Gebieten der Türkei ist sie ebenfalls verbreitet. Die Erkrankung verläuft in periodisch wiederkehrenden Fieberschüben: Bei der Malaria tertiana kommt es jeden 3. Tag, bei der Malaria quartana jeden 4. Tag zu Fieberschüben. Bei der Malaria tropica kommt es zu unregelmäßigen Fieberschüben. Die Diagnose wird anhand des mikroskopischen Nachweises der Erreger im Blutausstrich gestellt („dicker" Tropfen).

Malariaprophylaxe: Angesichts der wachsenden Beliebtheit von Reisen in tropische Gebiete nimmt auch die Bedeutung der Vorbeugung zu. Um einen ausreichenden Schutz zu gewährleisten, müssen die speziellen Medikamente schon vor Reiseantritt eingenommen werden, sowie einige Wochen nach der Rückkehr aus den verseuchten Gebieten. Vor der Reise sollte wegen der immer häufiger auftretenden Resistenzen unbedingt ärztlicher Rat eingeholt werden.

Maldigestion: → Malabsorption.

Malignität: Bösartigkeit.

Malignom: Bösartige Geschwulst.
Malleus: Knöchel.
Maltafieber: → Brucellose.
Mamille: Brustwarze.
Mamma: Brust.
Mammakarzinom: → Brustkrebs.
Mammographie: Untersuchungsverfahren zur röntgenologischen Darstellung der weiblichen Brust. Besondere Bedeutung hat dieses Untersuchungsverfahren im Rahmen der Krebsvorsorge.
Mandelentzündung: → Angina tonsillaris.
Mandeln (Tonsillen): Lymphatisches Gewebe im Rachenraum, das eine Abwehrfunktion ähnlich der von Lymphknoten besitzt. Außerdem gibt es noch Gaumenmandeln und eine Zungenmandel.
Mandelvergrößerung: Kann entweder durch eine Entzündung (→ Angina tonsillaris) oder durch eine → Hyperplasie (adenoide Vegetationen) verursacht werden. Diese werden vor allem bei Kindern beobachtet. Die vergrößerten Mandeln führen zu Schluckbeschwerden, kloßiger Sprache, Behinderung der Nasenatmung (verursacht Schnarchen). Während der Pubertät kann es zu einer Rückbildung kommen. Verursachen die Mandeln häufig Beschwerden aufgrund von Entzündungen, wird häufig eine operative Entfernung angeraten (Tonsilektomie).
Mandibula: Unterkieferknochen.
Mangelkrankheiten: → Vitaminmangel.
Manie: Meist psychotische Störung, Zustand starker Erregung mit Ideenflucht und starker Euphorie → Endogene Psychosen.
Manifestation: Auftreten (z.B. einer Erkrankung).
Manisch-depressiv: → Endogene Psychosen.
Marasmus: Körperliche Auszehrung, Verfall.
Marihuana: → Cannabis.
Masern (Morbilli): Virusinfektion, die durch Tröpfcheninfektion übertragen wird. Die Inkubationszeit beträgt 8 bis 14 Tage. Die Erkrankung tritt vor allem im Kindes- und Jugendalter auf und beginnt mit Fieber (38 bis 39 °C), einer Bindehautentzündung, Lichtscheu sowie starkem Schnupfen und Husten. Ein wichtiges frühes Anzeichen sind die sog. Koplikschen Flecken, die auf der Wangenschleimhaut sichtbar sind und wie Kalkspritzer aussehen, die von einem roten Hof umgeben sind. Hiernach kann es zu einem leichten Abfall von Fieber kommen, wonach es jedoch erneut ansteigt (diesmal auf ungefähr 40 °C). Schließlich kommt es zum Auftreten der typischen Hauterscheinungen (Masernexanthem). Die kleinen Flecken sind rosa bis violettrot gefärbt und weisen in manchen Fällen in der Mitte eine mit klarer Flüssigkeit gefüllte Blase auf. Der Ausschlag beginnt hinter den Ohren und breitet sich von dort aus über die ganze Haut aus. Dieses Stadium hält ungefähr 3 bis 4 Tage an. Nach dieser Zeit verblassen die Flecken, und das Fieber sinkt. Als Komplikationen können auftreten: Mittelohr-, Kehlkopf- und Blinddarmentzündung. Außerdem tritt bei jedem 1.000sten Erkrankten eine Entzündung des Gehirns (Enzephalitis) auf. Die Sterblichkeit beträgt bei einem kompliziertem Verlauf 3–5%. Bei Erwachsenen verläuft die Erkrankung grundsätzlich schwerer als bei Kin-

dern. Eine einmal durchgemachte Infektion garantiert in der Regel einen lebenslangen Schutz vor Ansteckung. Als vorbeugende Maßnahme sollte eine Schutzimpfung vorgenommen werden.

Masochismus: Auf den Schriftsteller Leopold von Sacher-Masoch (1835 bis 1895) zurückgehende Bezeichnung für Sexualpraktiken, bei denen sexuelle Erregung und Befriedigung durch psychische Demütigung, körperliche Schmerzen und Unterwerfungsgesten angestrebt wird. → Sadismus.

Mastdarm (Rektum): → Darm.

Mastdarmentzündung: → Proktitis.

Mastdarmkrebs (Rektumkarzinom): → Darmkrebs.

Mastektomie: Amputation der weiblichen Brust bei → Brustkrebs.

Mastitis: Entzündung der weiblichen Brustdrüse. Anzeichen sind: Fieber, Rötung, Schmerzen, später Gewebeeinschmelzung.

Mastopathie: Bei Frauen zwischen 35 und 50 Jahren häufig auftretende knotige Verhärtungen der Brust. Die Beschwerden verstärken sich typischerweise vor Einsetzen der Regelblutung. Als Ursache wird ein hormonelles Ungleichgewicht vermutet.

Masturbation: Durch Selbstreizung im Genitalbereich herbeigeführte sexuelle Befriedigung.

Maul- und Klauenseuche: Durch ein Virus hervorgerufene Erkrankung, die normalerweise nur bei Klauentieren vorkommt und sich nur in Ausnahmefällen auf den Menschen überträgt (z.B. Melker). Die Erkrankung ist meldepflichtig und verursacht ein schweres Krankheitsbild mit Aphten, Bläschen an den Händen und Füßen sowie Fieber.

Maxilla: Oberkieferknochen.

Meckel-Divertikel: Bei 1–3% aller Menschen vorkommende, ca. 2 bis 10 cm lange Ausstülpung des Dünndarms, die sich 40–100 cm vor der Einmündung in den Dickdarm befindet. Es kann zu Bauchschmerzen, Übelkeit, Erbrechen und zu Darmblutungen kommen. Eine Komplikation kann die Entzündung des Divertikels (und eventuell der Durchbruch) sein, die eine Darmlähmung zur Folge haben kann.

Media: Mittlere Wandschicht der Gefäße (Arterien, Venen, Lymphgefäße). Besteht aus Muskeln und elastischen Fasern.

Medial: Mittelwärts gelegen.

Medianuslähmung: Lähmung des Nervus medianus, eines Nervs des Vorderarms. Es kommt zur Ausbildung einer „Schwurhand", bei der der Zeige- und Mittelfinger nicht mehr gebeugt werden können. Ursachen können Druckschädigungen im Schulterbereich sowie Verletzungen oder Druckschäden im Bereich des Handgelenks sein. → Karpaltunnelsyndrom.

Medizin: 1. Lehre vom gesunden und kranken Menschen, von den Ursachen, der Vorbeugung vor und der Heilung von Krankheiten. 2. Medikament.

Medizin, traditionelle chinesische: Seit tausenden von Jahren entwickeltes System der Volksheilkunde, das seinen Hintergrund in der Philosophie des Buddhismus und Taoismus hat. Es werden fünf verschiedene Organsysteme mit dazugehörenden Substanzen unterschieden: Lunge/Dickdarm (Metall), Milz/Magen (Erde), Niere/Harnblase (Wasser), Leber/ Gallenblase (Holz),

M

Herz/Dünndarm (Feuer). Zwischen diesen fließen in den sog. Medianen Energieströme. Die gegensätzlichen Qualitäten des Yin und Yang werden in Nahrungsmitteln und Medikamenten widergespiegelt. Die Therapie stützt sich auf → Akupunktur (fördert den Ausgleich der gestörten energetischen Ströme), Diäten und Physiotherapie.

Medulla Oblongata: Verlängertes Rückenmark oder Nachhirn. Geht in Höhe des ersten Halswirbelknochens aus dem Rückenmark hervor und enthält lebenswichtige Zentren, die z.B. für die Regulation des Kreislaufs wichtig sind.

Mega-: Groß-.

Megakolon: Erweiterung des Dickdarms.

Meibomsche Drüsen: Nach dem Anatomen Heinrich Meibom (1638 bis 1700) benannte Talgdrüsen des Augenlides.

Meiose: Teilung der Geschlechtszellen, bei der der Chromosomensatz halbiert wird. Bei der Vereinigung von Ei- und Samenzelle entsteht wieder die volle Chromosomenzahl. Durch die Meiose ist sichergestellt, daß die Chromosomenzahl einer Art ständig gleich bleibt.

Mekonium: → Kindspech.

Melancholie: → Depression.

Melanin: Farbstoff von Haut und Haaren.

Melanom, malignes: Bösartige Geschwulst, die von den Pigmentzellen der Haut, Schleimhaut, Aderhaut und der Hirnhaut (selten) ausgeht. Aufgrund der erhöhten Sonnenbelastung der Haut kommt es zu steigenden Erkrankungszahlen. Anzeichen einer bösartigen Hauterkrankung sind: Schnelle Größenzunahme eines Flecks, Zunahme der Pigmentierung, Aufrauhung der Oberfläche, blauschwarze Verfärbung, rötlicher Hof um den Fleck, Blutungsneigung, Anschwellung von benachbarten Lymphknoten. Außerdem kann es zu Juckreiz, Schmerzen und einem Kribbeln („es arbeitet") kommen. Das maligne Melanom metastasiert früh in Haut, Leber, Lunge, Gehirn und Knochen. Wichtig ist eine aufmerksame Beobachtung von auffälligen Flecken bzw. eine frühe Entfernung durch den Arzt.

Menarche: Zeitpunkt des ersten Auftretens der Monatsblutung (normalerweise zwischen dem 13. und 14. Lebensjahr).

Mendel-Gesetze: Von dem österreichischen Botaniker und Augustinermönch Gregor Johann Mendel (1822–1884) aufgestellte Regeln zur Vererbung. Er gilt als der Vater der modernen Vererbungslehre.

Menièresche Krankheit: Nach dem französischen Arzt Prosper Menière (1799–1862) benannte Erkrankung des Innenohrs. Anzeichen sind: Übelkeit, Erbrechen, Drehschwindel, Ohrensausen, einseitige Schwerhörigkeit und ein Rucken der Augen (→ Nystagmus).

Meningen: Hirn- bzw. Rückenmarkshäute. Man unterscheidet die harte Hirnhaut (Dura mater) von der weichen Hirnhaut (Pia mater).

Meningeom: Von den → Meningen ausgehender gutartiger Tumor.

Meningismus: Kombination von Symptomen, die durch eine Erkrankung der Hirnhäute verursacht werden: Kopfschmerzen, Lichtempfindlichkeit, Nackenstarre, Erbrechen, eventuell psychische Veränderungen.

Meningitis: Entzündung der harten oder weichen Hirn- oder Rückenmarkshäute. Ursachen: 1. bakterielle Infekte (Erreger: Meningokokken, Pneumokokken, E. coli, Salmonellen, Staphylokokken u.a.). 2. Fortleitung von Entzündungen benachbarter Organe (Nebenhöhlen, Mittelohr) oder nach einem Schädel-Hirn-Trauma. 3. es kommen vorangegangene Erkrankungen in Betracht: → Borelliose, → Brucellose, Syphilis, Tuberkulose u.a. 4. virale Infekte (Coxsackie-Viren, Poliomyelitis-Viren, Mumps-Virus, ECHO-Viren u.a.). 5. physikalische Einwirkungen: Sonneneinstrahlung, radioaktive Strahlung.

Meniskus: Scheibenförmiger Zwischenknorpel z.B. des Kniegelenks, bestehend aus Faserknorpel.

Meniskusriß: Typische Sportverletzung, bei der es zum Einriß des Meniskus, zu Schmerzen und einem Erguß kommt.

Menopause: Zeitpunkt der letzten Monatsblutung.

Menopausensyndrom: Typisches nach der → Menopause auftretendes und aus drei Hauptmerkmalen bestehendes Syndrom: Hitzewallungen, Schweißausbrüche und Schwindel. Außerdem kommt es zu Reizbarkeit, Schlafstörungen, Lustlosigkeit und Leistungsabfall, sowie einer vermehrten Brüchigkeit der Knochen (→ Osteoporose).

Menstruation: (lat. menstruus = allmonatlich) Monatliche Regelblutung, die mit der Abstoßung der Gebärmutterschleimhaut einhergeht. Die M. setzt mit der Geschlechtsreife ein.

Mescalin: In verschiedenen mittel- und südamerikanischen Kakteenarten enthaltene Substanz, die als traditionelles Rauschmittel benutzt wurde und oral eingenommen starke Farbhalluzinationen hervorruft.

Mesenterium (Dünndarmgekröse): Aufhängeband des Dünndarms, welches diesen an die hintere Bauchwand heftet. In der Bindegewebsschicht des Mesenteriums sind Lymphknoten, Gefäße und Nerven enthalten.

Metabolit: Im Stoffwechsel umgesetzter Stoff oder Zwischenprodukt des Stoffwechsels.

Metaphyse: Abschnitt eines Röhrenknochens zwischen End- und Mittelstück; Zone des Längenwachstums.

Metaplasie: (Rückgängige) Umwandlung einer Gewebeart in die andere, oft aufgrund einer chronischen (mechanischen oder chemischen) Reizung.

Metastase: Tochtergeschwulst.

Meteorismus: Blähungen.

Migräne: Anfallartige, oft pulsierende Kopfschmerzen, die meist halbseitig auftreten und in den frühen Morgenstunden beginnen. Sie können Stunden bis Tage andauern und werden oft von Licht- und Lärmscheu, Erbrechen, Übelkeit und visuellen Symptomen begleitet. Die Ursache ist wahrscheinlich eine Zusammenziehung der Hirngefäße, die z.B. durch psychische Belastungen, Medikamente und Klimaeinflüsse ausgelöst werden kann.

Mikroben: Nur unter dem Mikroskop sichtbare Kleinstlebewesen.

Mikrohämaturie: Ausscheidung von roten Blutkörperchen im Urin, kann nur mikroskopisch oder durch Teststreifen nachgewiesen werden.

Mikroskop: 1590 erfundenes Gerät zur Betrachtung kleinster Objekte.

Heutzutage lassen sich mit dem Lichtmikroskop 1.400fache Vergrößerungen erzielen. Erheblich stärkere Vergrößerungen lassen sich mit dem Elektronenmikroskop erzielen (Auflösungsvermögen: 0,1 nm). Hierbei werden statt Lichtstrahlen Elektronenstrahlen verwendet.

Mikrosporie: Pilzerkrankung der Haut. Dieser Pilz befällt besonders den behaarten Kopf von Kindern und verursacht kreisrunde, schuppende Herde mit kurz über der Kopfhaut abgebrochenen Haaren. → Hautpilzerkrankungen.

Miktion: Wasserlassen.

Miktionsbeschwerden: Schmerzen beim Wasserlassen.

Milben: Parasitäre Spinnentiere von kugeligem Körperbau. Die Krätzmilbe ist Verursacher der → Krätze.

Milchstauung: Verhaltung der Muttermilch im Drüsen- und Gangsystem der Brust infolge von Abflußbehinderung. Es besteht die Gefahr einer Brustdrüsenentzündung.

Milchzähne: → Gebiß.

Milchzucker: → Laktose.

Milliartuberkulose: Durch Streuung (auf dem Blut- oder Lymphweg) verursachte generalisierte Tuberkulose. Es kommt dabei zur Bildung von hirsekerngroßen Tuberkeln. Die Milliartuberkulose verursacht ein schweres Krankheitsbild mit Fieber, Atemnot, Kopfschmerzen, → Meningismus, Husten und eventuell Schmerzen bei der Atmung. Ohne eine Therapie mit antituberkulotisch wirkenden Mitteln ist diese Verlaufsform der Tuberkulose tödlich. Die Diagnose wird durch eine Röntgenaufnahme des Brustkorbs gestellt, auf der zahlreiche stecknadelkopfgroße Herde erkennbar sind.

Milz (Spleen, Lien): Im linken Oberbauch hinter dem Magen liegendes Organ. Es hat eine Entgiftungsfunktion für das Blut und spielt bei der Immunabwehr eine Rolle. Die Milz ist 150 bis 200 g schwer und 12 cm lang, 8 cm breit und ca. 4 cm dick. Normalerweise ist sie nicht tastbar, bei einer Vergrößerung spricht man von einer Splenomegalie. Die Milz ist kein lebenswichtiges Organ, da sie ohne ernsthafte Konsequenzen entnommen werden kann (Splenektomie).

Milzbrand (Antrax): Vom Tier (Rind, Schwein, Pferd) übertragene Krankheit (meldepflichtig!). Sie wird durch den Erreger Bacillus antracis verursacht. Nach einer Inkubationszeit

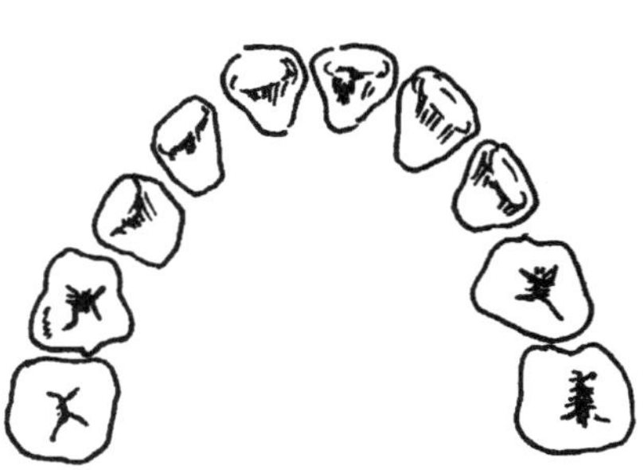

Milchzähne

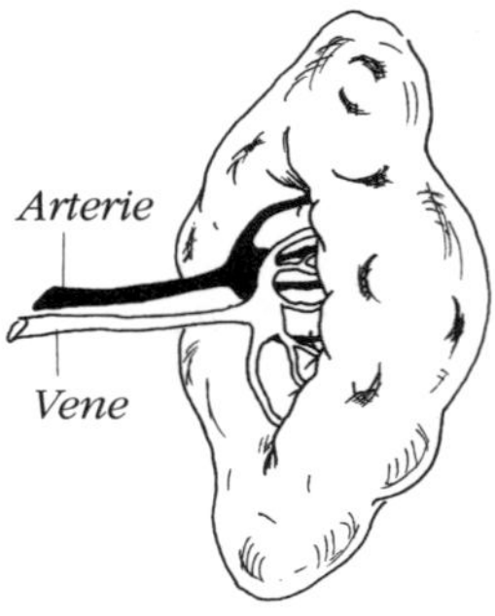

Milz

von 1–3 Tagen bildet sich an der Infektionsstelle ein Bläschen und das Milzbrandkarbunkel. Es kommt zur Ödembildung (Wassersucht), zur Anschwellung von lokalen Lymphknoten, Fieber und zur Eiterung. Behandlung: Gabe von hochdosiertem Penicillin.

Milzruptur: Meist durch stumpfe Gewalteinwirkung verursachte Zerreißung der Milz. Anzeichen sind: → Schocksymptomatik, Anspannung der Bauchdecke. Therapie: Bei Erwachsenen muß oft die Milz entfernt werden, bei Kindern wird versucht, die Milz zu erhalten.

Milzvergrößerung: Eine Vergrößerung der normalerweise nicht tastbaren Milz kommt bei einer Reihe von Erkrankungen vor. Einige davon sind: Blutkrankheiten, Leberentzündung, Leberzhirrose, rheumatische Erkrankungen, Speicherkrankheiten (→ z.B. Glykogenosen), → Reiter-Krankheit, Infektionskrankheiten (Röteln, Virushepatitis, → Pfeiffersches Drüsenfieber, → Kala-Azar, → Malaria und → Toxoplasmose.

Minderwuchs: Verminderung des Längenwachstums. Teilweise können die Ursachen behandelt werden (z.B. hormonelle Störungen).

Mineralokortikoide: Hormone der Nebennierenrinde, die auf den Mineralstoffwechsel wirken. Das wichtigste ist das Aldosteron, das den Natriumgehalt im Blut steigert und den Kaliumgehalt vermindert.

Mineralstoff: Zu den Mineralstoffen gehören die für den Körper wichtigen Verbindungen von Eisen, Kupfer, Phosphor, Kobalt, Chlor, Jod, Fluor, Magnesium, Kalium, Kalzium, Natrium, Zink usw.

Miosis: Pupillenverengung.

Miotika: Pupillenverengende Medikamente.

Miserere (Kopremesis): Koterbrechen, z.B. beim Darmverschluß.

Mitesser: → Komedonen.

Mittelmeerfieber: → Brucellose.

Mittelohr: → Gehör.

Mittelohrentzündung (Otitis media): Häufig im Kindesalter auftretende bakterielle Entzündung (Erreger: Strepto-, Staphylo-, Pneumokokken, Haemophilus influenza). Anzeichen: Ohrenschmerzen, Fieber, Ohrgeräusche, Schwerhörigkeit. Bei Säuglingen und Kleinkindern tritt häufig Erbrechen auf. Im Anschluß an eine 1–2 Tage dauernde Entzündung mit Ausfluß reißt häufig das Trommelfell und heilt innerhalb von 2–4 Wochen wieder ab. Es besteht die Gefahr eines Übergreifens der Entzündung auf benachbarte Organe, einschließlich des Gehirns.

Mobilität: Beweglichkeit.

Molaren: → Gebiß.

Molluscum contagiosum: → Dellwarze.

Mongolismus: → Down-Syndrom.

Moniliasis: → Soor.

Monochromasie: Farbensinnstörungen.

Mononukleose: → Pfeiffersches Drüsenfieber.

Monoplegie: Lähmung eines einzelnen Körperteils.

Monozyten: Form von weißen Blutkörperchen. → Blut.

Morbilli: → Masern.

Morbus Crohn: = Enteritis regionalis. Narbenbildende Entzündung, den gesamten Verdauungstrakt betreffend mit chronischem, schubweisen Verlauf. Diese Krankheit tritt gehäuft in den westlichen Industrieländern auf und hat in den letzten

Jahrzehnten zugenommen. Dies ist möglicherweise ein Hinweis darauf, daß die Erkrankung ernährungsbedingt ist (ballaststoffarme Kost, raffinierte Kohlenhydrate, besondere Nahrungsmittelzusatzstoffe), was allerdings wissenschaftlich noch nicht bewiesen wurde. In Gegensatz dazu ist aber der genetische Zusammenhang eindeutig. Ferner gilt, daß psychische Faktoren, Injektionen und Autoimmunprozesse eine auslösende Wirkung haben können. Statistisch gesehen erkranken Frauen und Männer gleich oft an der Krankheit. Weiße erkranken 2–5mal häufiger als Nicht-Weiße. Der Erkrankungsgipfel liegt zwischen dem 2. und 4. Lebensjahrzehnt. Symptome: chronische Durchfälle, krampfartige Bauchschmerzen, Blutarmut, Auftreten von unverdauten Speiseresten im Kot, manchmal Blut im Stuhl, Störung der Nährstoffaufnahme, Fieberschübe, Gewichtsverlust, Hautveränderungen, Augenstörungen (Entzündungen), Gelenkerkrankungen. Die Krankheit beginnt selten akut, sondern meist allmählich und verläuft in Phasen. Komplikationen wie Fistelbildungen, Darmverschlüsse, Blutungen, Durchbrüche, Vergiftungen und Entzündungen sind häufig. Ferner sind Patienten, die diese Erkrankung aufweisen, 5–20mal gefährdeter, einen Darmtumor zu entwickeln. Die Behandlung dieser Krankheit kann nur Beschwerden lindern, aber nicht die Ursache bekämpfen. In einer akuten Krankheitsphase helfen: Cortisonhaltige Medikamente (meist in hohen Dosen), sulfasalazinhaltige Medikamente. Manchmal ist ein operativer Eingriff nicht zu vermeiden.

Morbus haemolyticus neonatorum: → Neugeborenengelbsucht.

Morbus: Krankheit.

Morphin: Nach dem griechischen Gott des Schlafes benannte Substanz, die aus Opium hergestellt wird. Wird als hochwirksames Schmerzmittel (z.B. bei Krebspatienten) eingesetzt und unterliegt wegen der Suchtgefahr dem Betäubungsmittelgesetz.

Mortalität: Sterblichkeit.

Motorik: Von der Hirnrinde gesteuerte willkürliche Bewegungsabläufe des Körpers.

Mukolytisch: Schleimlösend.

Mukosa: Schleimhaut.

Mukoviszidose (zystische Fibrose): Erbliche Stoffwechselstörung (genetischer Defekt auf Chromosom 7). Von der Erkrankung ist eines von 2.000 Neugeborenen betroffen, was sie zu einer der häufigsten angeborenen Stoffwechselerkrankungen macht. Die Symptome beruhen auf einer vermehrten Produktion von Schleim durch die Schleimdrüsen. Der Schleim ist außerdem zäher als normal, was zu Störungen im Bereich der Atemwege führt. Meist tritt schon im frühen Kindesalter ein keuchhustenähnlicher Reizhusten auf. Außerdem leiden die Betroffenen an Atemnot und Herzrasen. Die Bauchspeicheldrüse unterliegt einem Umbau, bis sie schließlich ihre Funktion einbüßt. Dies führt zu massigen, übelriechenden Fettstühlen. Aufgrund der Verschleimung der Bronchien kommt es häufig zu Lungenentzündungen. Die männlichen Erkrankten sind steril. Bei der Behandlung steht die Vorbeugung von Lungenentzündungen im Vordergrund (Physiotherapie, schleimlösende Mittel). Die Unterfunktion

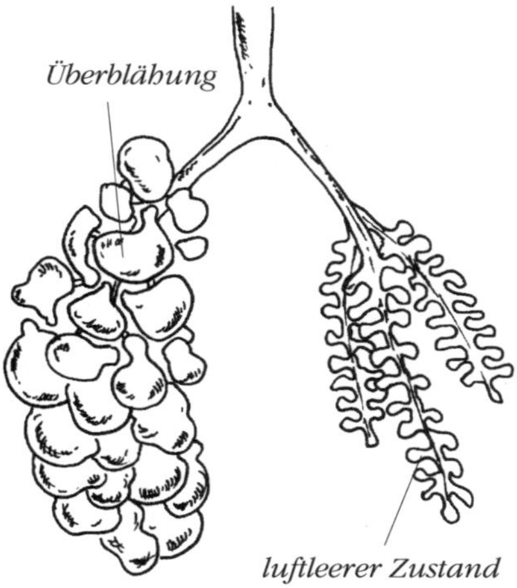

Mukoviszidose

der Bauchspeicheldrüse kann durch die Gabe von Bauchspeicheldrüsenenzymen und eine spezielle Diät ausgeglichen (Kost mit 40% Fettanteil) werden.

Mukozele: Ansammlung von Schleim in einem Hohlraum.

Mukus: Schleim.

Multipel: Vielfach.

Multiple Sklerose (MS): Entzündliche Erkrankung des zentralen Nervensystems mit dem Auftreten von Entmarkungsherden. Tritt zwischen dem 20. und 40. Lebensjahr auf, Frauen sind fast doppelt so häufig betroffen wie Männer. In Nordeuropa sind 30–60 von 100.000 Menschen von der Erkrankung betroffen, im Süden ist sie sehr viel seltener. Die Entstehungsursache ist noch ungeklärt, es werden verschiedene Faktoren diskutiert, darunter eine mögliche Virusinfektion (slow-virus-infection) oder ein Autoimmunprozeß. Bei fast der Hälfte der Betroffenen beginnt die Erkrankung mit Empfindungsstörungen an einem oder beiden Beinen. Später kommen Lähmungen, Störungen der Blasen- und Darmentleerung (Inkontinenz), Zittern, Gang- und Sprachstörungen, Sehstörungen und psychische Störungen hinzu. Bei einigen Patienten kommt es spontan zu einem Stillstand der Erkrankung, bei anderen kommt es zu einer fortschreitenden Verschlechterung. Es kann aber auch eine schubweise Verschlechterung eintreten. Die Erkrankung dauert im Schnitt etwa 25 Jahre an. Bei 30% der Kranken bestehen auch nach längerem Verlauf keine wesentlichen Behinderungen. Eine heilende Therapie ist noch nicht bekannt. Wichtig sind Selbsthilfegruppen und Bewegungstherapie.

Mumps: → Parotis epidemica.

Mundfäule (Gingivostomatitis herpetica): Entsteht durch eine Infektion mit einem Herpes-simplex-Virus. Besonders Kinder sind von dieser Art Mundschleimhautentzündung betroffen, aber auch Erwachsene können durch eine Infektion erkranken. Symptome: Fieber, Auftreten von Bläschen und weißlich gefärbten Stellen, die schmerzen und rötlich umrandet sind (Aphthen) auf der Mundschleimhaut, Schwellung von Lymphknoten im Halsbereich, starke Schmerzen. Erfahrungsgemäß heilen die schmerzhaften Schleimhautveränderungen innerhalb von 2 bis 3 Wochen ohne medikamentöse Behandlung ab. Zur Schmerzlinderung können mit einem Wattestäbchen Präparate aufgetragen werden, die örtlich betäubend wirken. Tritt keine spontane Heilung ein, muß

M

u.U. eine Behandlung mit antiviralen Medikamenten, wie z.B. Zovirax (Nebenwirkungen: Hautreizung, Nierenfunktionsstörung), stattfinden.

Mundgeruch (Foeter ex ore oder Halitosis): Mundgeruch muß zwar nicht immer als eine Krankheit angesehen werden, wird jedoch als ernstes Zeichen einer Erkrankung oft unterschätzt. Ursachen für Mundgeruch können sein: Gewürze und Speisen, die ätherische Öle beinhalten (z.B. Knoblauch, Zwiebel, Pepperoni, Salami usw.), Hunger, Rauchen, mangelnde Zahn- und Zahnfleischreinigung, bakterielle Entzündungen im Bereich der Mundhöhle, geringer Speichelfluß, Erkrankungen der Lunge (z.B. eitrige Bronchienentzündungen, Lungenentzündungen), Erkrankungen des Verdauungstraktes, Stoffwechselentgleisungen,Vergiftungen mit Phosphor, Arsen, Selen, Malathion, Tellur. Behandlung: Sofern ernstzunehmende Krankheiten als Ursache für den Mundgeruch auszuschließen sind, kann man durch Meiden geruchsintensiver Speisen, regelmäßiger eigener und zahnärztlicher Pflege der Zähne, des Zahnfleisches und der Zunge, Anregung des Speichelflusses (z.B. Kaugummi) und gründliches Kauen fester Nahrungsmittel (z.B. Schwarzbrot) Mundgeruch beseitigen und/oder vorbeugen. Bei hartnäckig bleibendem Mundgeruch sollte ein Arzt aufgesucht werden.

Mund-zu-Mund-Beatmung: → Erste Hilfe.

Muskel: Die Muskeln sind aus Muskelzellen oder Muskelfasern aufgebaut. Muskelzellen sind lang und spindelförmig und besitzen im Zellinneren Strukturen, die sich zusammenziehen können. Muskelfasern sind durch den Zusammenschluß mehrerer Muskelzellen entstanden. Sie besitzen mehr kontraktile Elemente und sind länger als Muskelzellen. Die quergestreifte Muskulatur ist der Masse nach das größte Organ des menschlichen Körpers. Sie macht bei einem erwachsenen Mann ca. 40% des Gesamtkörpergewichts aus. Es werden verschiedene Formen der Muskulatur unterschieden (gefiederter, ein-, zwei- oder mehrköpfiger Muskel usw.). Für die Gestalt und Wirkungsweise eines Muskels ist die Lage zum Gelenk entscheidend. Die Bezeichnung „quergestreifte Muskulatur“ beruht auf dem Vorkommen der kontraktilen Strukturen, die im Lichtmikroskop als Querstreifung der Muskelzelle oder Muskelfaser sichtbar werden. Glatte Muskulatur besitzt auch derartige Fibrillen, doch sie sind so angeordet, daß sie im Licht nicht reflektieren und somit nicht sichtbar werden. Deshalb sieht die

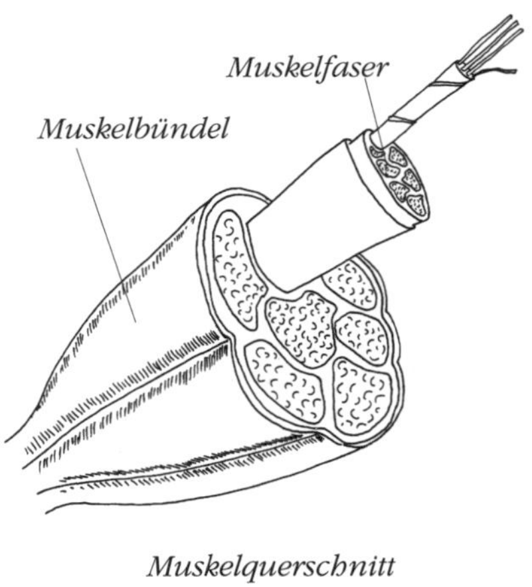

Muskelquerschnitt

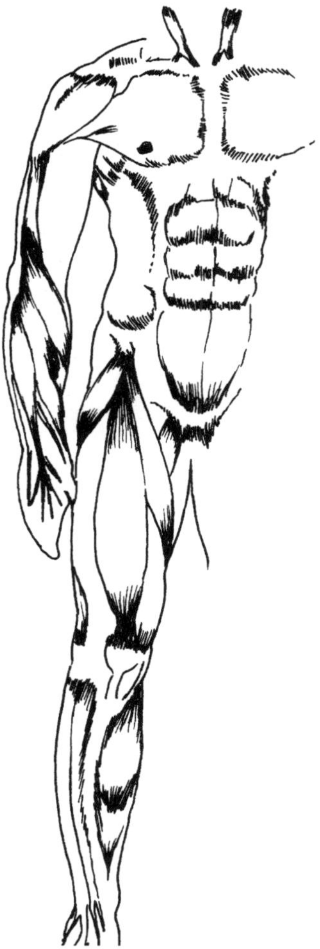

Muskelverteilung

Oberfläche von Muskelzellen glatter Muskulatur „glatt" aus. Gruppen von Muskelfasern bilden primäre Muskelbündel, die von einer Bindegewebshaut umgeben sind. Mehrerer solcher Muskelfaserbündel sind wiederum von einer Bindegewebshaut umgeben und bilden so sekundäre Muskelbündel. Alle sekundären Muskelbündel sind umgeben von einer derben Bindegewebsschicht. An den Muskelenden geht diese derbe Bindegewebsschicht in Sehnen über, die wiederum an Knochen befestigt sind. So ist der Muskel mit dem Knochen verbunden, bzw. der passive Bewegungsapparat mit dem aktiven. Das Muskelgewebe ist in der Lage, sich aktiv zu verkürzen, wenn es einen entsprechenden Impuls von einem Nerv erhält. So entsteht eine Muskelbewegung. Durch die Muskeln werden die Bewegungen von Körperteilen und die Funktion der verschiedenen Hohlorgane ermöglicht.

Muskelerkrankungen: Muskelerkrankungen im eigentlichen Sinne sind recht selten; häufig sind die Muskeln jedoch von anderen Krankheiten mit betroffen (Tuberkulose, Bandwürmer, Hormonstörungen). Bei Ruhigstellung (z.B. im Gipsverband) tritt recht schnell ein Muskelschwund auf. Eine Muskelverkürzung kann nach Verletzungen oder Durchblutungsmangel (infolge zu fest angelegter Verbände) entstehen. Einige der häufigsten eigentlichen Muskelerkrankungen sind: *Muskeldystrophien*: erblich bedingte Muskelerkrankungen, die eine fortschreitende Schwäche zur Folge haben. *Muskelatrophien*: Muskelschwund infolge einer Degeneration der Nerven. Tritt oft familiär auf, bisher gibt es keine wirksame Behandlung. *Myotonien:* meist erblich bedingte Erkrankungen, bei denen die Zusammenziehung des Muskels zu lange andauert, z. B. kann ein Händedruck nicht sofort wieder gelöst werden usw. Periodisch auftretende Lähmungen: Durch eine abnorme Erhöhung oder Erniedri-

M

gung des Kalziumspiegels im Serum bedingte anfallsweise Lähmungen. Sie können durch eine entsprechende Diät gemildert werden. *Myasthenien*: Erbliche Muskelschwächen, die durch Störungen der Überträgerstoffe der Nerven hervorgerufen werden.

Muskelfaserriß: → Muskelzerrung. Die erste Maßnahme bei einem Muskelfaserriß ist die Hochlagerung des betroffenen Organs. So kann das Blut gut abfließen, und die Gefahr eines Blutergusses wird gering gehalten. Dann sollte 24 Stunden lang eine Kältebehandlung mit Eis oder kalten Umschlägen erfolgen, um die auftretende Schwellung zurückgehen zu lassen. Erst wenn die Schwellung verschwunden ist, kann eine Wärmebehandlung mit warmen Bädern oder Saunabesuchen erfolgen. Zur Behandlung aufgetretener Blutergüsse können Wickelkuren mit Quark oder Schrot hilfreich sein. Ferner können Salben mit Heparin oder Blutegelextrakten helfen. Ein Muskelfaserriß braucht ca. 6 Wochen, um abzuheilen. Bis der Muskel jedoch wieder voll belastbar ist, können allerdings drei Monate vergehen. Komplizierte oder schwere Muskelrisse müssen manchmal operativ zusammengenäht werden. Bei Verdacht auf einen Muskelriß sollte daher der Arzt aufgesucht werden. Stützstrümpfe oder Stützverbände können während des Heilungsprozesses die Schmerzen verringern. Derartige Entlastungs- und Druckverbände sollten allerdings von einer Fachkraft angelegt werden. Als vorbeugende Maßnahme sollten vor Beginn sportlicher Betätigungen stets ausführliche Dehnungs- und Aufwärmübungen durchgeführt werden.

Muskelkrampf: Ursachen: verminderte Durchblutung in kleinen Muskelbereichen, durch Nerven hervorgerufene Erhöhung der Muskelspannung, Stoffwechselveränderungen in den Muskelzellen, ungenügende Flüssigkeitszufuhr, abführende Mittel, schweißtreibende Betätigung, unausgewogene Ernährung, Überanstrengung der Muskeln, ungeeignetes Schuhwerk. Muskelkrämpfe sind normalerweise harmlos und können verhindert werden, wenn einige Regeln befolgt werden: Mithilfe der Beipackzettel sollte überprüft werden, ob die eingenommenen Medikamente Muskelkrämpfe verursachen können. Es sollte auf eine ausgewogene Ernährung geachtet werden, damit der Körper ausreichend mit Mineralstoffen versorgt wird. Regelmäßige Bewegung trainiert die Muskeln. Aber es sollten nie die Warnsignale des Körpers überhört werden! Bei jedem Training werden Muskelfasern verletzt. Werden die Muskeln durch exzessives Training überbeansprucht, ist es klar, daß sie anschließend schmerzen. Wer die Signale seines Körpers nicht beachtet, läuft Gefahr, Zerrungen zu verursachen. Es sollte auch stets darauf geachtet werden, daß die länger beanspruchten Muskeln durch anschließende Übungen gedehnt werden. Muskelkrämpfe oder ein Muskelkater sprechen meist gut auf Wärme an. Ein warmes Bad oder ein Saunabesuch können die Schmerzen stark lindern. Vorsicht bei Salben, die Wärme erzeugen! Besonders bei Sportverletzungen werden diese Salben gerne angewandt. Da aber die Wärmeentstehung meist nur an der Oberfläche stattfindet, ist der verletzte Muskel selber meist kalt, so daß bei erneuter Beanspruchung der verletzten Region größere Schäden entstehen können. Ruhepausen sind für krampfende Muskeln wichtig. Auf keinen Fall sollten schmerzende Muskeln weiter schwer beansprucht werden, da die Regeneration von verletzten Muskelfasern im Durchschnitt 48 Stunden dauert. Massagen bringen erfahrungsgemäß Linderung bei Muskelkrämpfen oder Zerrungen. Die zu massierenden Muskelbereiche sollten vorher durch eine Infrarotlampe erwärmt werden. Ein Training sollte nie abrupt beendet werden, da während der Muskelbewegungen Stoffe entstehen, die sich durch einen erhöhten Stoffwechsel der Muskelzellen im Blut anreichern (z.B. Milchsäure). Diese Stoffe sind die Übeltäter, die zu Muskelkater oder Krämpfen führen können, so daß es wichtig ist, nach einem Training das Blut von diesen Stoffen zu reinigen. Dies kann erreicht werden, indem man die Muskelübungen langsam und allmählich beendet. Dehnungsübungen und Muskellockerungsübungen tragen ebenso dazu bei. Bei Krämpfen in den Füßen oder Waden kann falsches Schuhwerk die Ursache sein. Hohe Absätze und zu enge Schuhe sollten gemieden werden. Wenn Muskelkrämpfe häufig ohne ersichtlichen Grund auftreten, sollte ein Arzt aufgesucht werden, denn es ist möglich, daß sich hinter den Muskelkrämpfen andere Grundkrankheiten verbergen.

Muskelrelaxanzien: Medikamente, die eine Entspannung der Muskulatur herbeiführen. Man unterscheidet zentrale Muskelrelaxanzien, die auf Zentren des Zentralnervensystems wirken, die für die Regulation des Muskeltonus verantwortlich sind (z.B. Diazepam, Meprobamat usw.), von peripheren Muskelrelaxanzien, die die Übertragung der Erregung vom Nerven auf den Muskel hemmen (Curare und seine Abkömmlinge). Periphere Muskelrelaxanzien werden vor allem in der Anästhesie verwandt.

Muskelzerrung: Von einer Muskelzerrung spricht man, wenn einzelne Muskelfasern oder Muskelzellen kleine Risse aufweisen. Ein Muskelfaserriß ist die komplette Durchtrennung einer oder mehrerer Muskelfasern. Ein vollständiger Riß eines Muskels kommt sehr selten vor. Muskelfaserrisse oder Muskelzerrungen entstehen entweder durch passive Gewalteinwirkung (Umknicken des Fußes o.ä.) oder bei übermäßige Muskelbeanspruchung durch Sport (besonders Training mit Gewichten). Diese Verletzungen äußern sich durch: Druckschmerz, Bluterguß, Schwellung, Funktionseinschränkung. Die Behandlung einer Muskelzerrung erfolgt durch Ruhigstellung des betroffenen Körperabschnitts, damit die Regeneration des Muskelgewebes erfolgen kann. Erfahrungsgemäß dauert die Heilung je nach Ausmaß ca. 4 Wochen.

Mutation: Spontane Veränderung eines oder mehrerer Gene des Organismus ohne erkennbare äußere Ursache. Kann, muß aber nicht zu einer Erkrankung führen.

Mutilation: Verstümmelung.

Mutterkuchen: → Plazenta.

Muttermal: Meistens angeborene scharf umschriebene Fehlbildung der Haut. M. weisen eine große Formenvielfalt auf (groß, klein, warzig, glatt, behaart) und können von hautfarben bis dunkelbraun gefärbt sein. Man unterscheidet zwei Arten von M.: 1. Einfaches Muttermal: Es entsteht meistens durch eine übermäßige Entwicklung der Haut. Beispiel: → Feuermal (Naevus flammeus). Das Feuermal ist durch eine hell- bis dunkelrote, gelegentlich auch rot-violette, fleckenförmige Verfärbung der Haut charakterisiert. Es ist in der Regel scharf begrenzt und im Gesicht lokalisiert. Feuermale sind seit der Geburt vorhanden und können in den ersten Lebensjahren an Größe zunehmen. Sie verursachen keine körperlichen Beschwerden, wohl aber ein kosmetisches Problem. Es ist daher nicht selten, daß Feuermale durch Laserstrahlen ausgeschnitten und mit

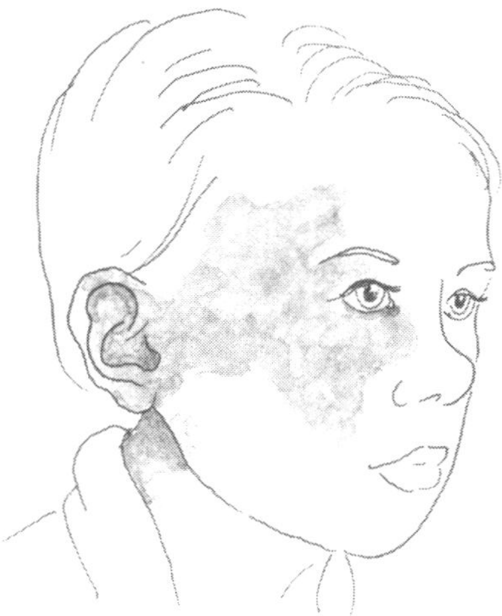

Muttermal (Feuermal)

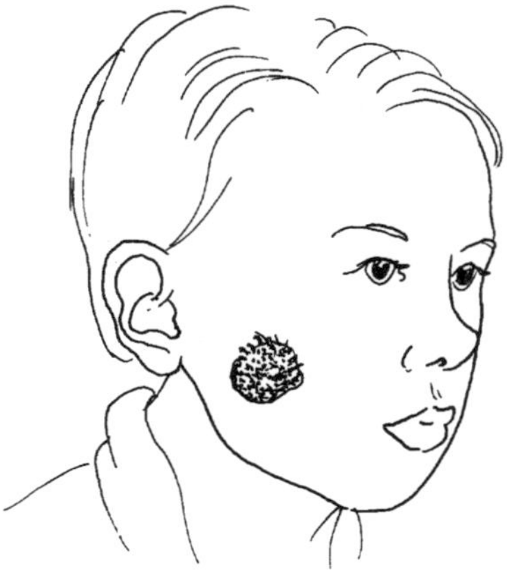

Muttermal (extreme Ausbildung)

künstlich hergestelltem Hautmaterial abgedeckt werden. Diese Behandlungsmethode sollte allerdings nur für besonders schwere Fälle vorbehalten sein, denn die meisten Feuermale können auch mit einer speziellen Abdeckcreme nahezu unsichtbar gemacht werden. Diese Kosmetika sind wasserfest und mittlerweile so gut entwickelt, daß sie fest an der Haut haften. 2. Pigmentmuttermal: Diese Muttermale kommen bei fast jedem Menschen in verschiedener Anzahl und ohne bevorzugte Lokalisation vor und sind angeboren oder erworben. Sie sind hell- bis dunkelbraun, oft aber auch schwarz gefärbt. Sehr selten sind hautfarbene Muttermale. Die Formen können flach oder kugelig-erhaben sein. Die Gefahr, daß ein solches Muttermal zu einem bösartigen Hauttumor entartet, ist gering. In der Regel wird diese Form der Muttermale nicht behandelt. Es ist erwiesen, daß Sonnenbestrahlung die Entstehung von Muttermalen fördert. Ferner wird diskutiert, ob bereits vorhandene Muttermale durch Sonnenbestrahlung entarten können. Daher sollte sicherheitshalber die Sonne in Maßen genossen werden.

Mutterschutz: Das Mutterschutzgesetz umfaßt einen gesetzlichen Kündigungsschutz von Beginn der Schwangerschaft bis vier Monate nach der Entbindung, ein Beschäftigungsverbot ab sechs Wochen vor bis acht Wochen nach der Entbindung sowie den Anspruch auf kostenlose Vorsorgeuntersuchungen während der Schwangerschaft, Anspruch auf Mutterschaftsgeld und einen Erziehungsurlaub von bis zu 3 Jahren.

Myalgie: Muskelschmerz.

Myasthenia gravis: Chronische Immunerkrankung. Sie kann in jedem Lebensalter auftreten und kommt beim weiblichen Geschlecht doppelt so oft vor wie beim männlichen. Die Ursache der Erkrankung ist bis heute unbekannt. Man vermutet jedoch, daß eine autoimmunologische Ursache Auslöser ist, da die meisten der Betroffenen eine Thymusvergrößerung aufweisen. Gekennzeichnet ist diese Krankheit durch folgende spontan eintretende Beschwerden: Unfähigkeit zu willkürlicher Anspannung von Augen-, Schlund- und Gaumenmuskeln (Doppelbilder sehen und Schluckbeschwerden); belastungsabhängige Schwäche der Muskulatur; schnelle Ermüdbarkeit der Muskulatur. Besonders betroffen sind Kopf-, Atem- und Schultermuskeln, sowie die Strecker der Arme. Die Behandlung erfolgt durch Medikamente, die die Übertragung von Nervenimpulsen auf den Muskel verstärken (sog. Cholinesterasehemmer). In schwereren Fällen werden Medikamente verordnet, die die Immunabwehr unterdrücken. Bei ca. 75% der Patienten wird der Thymus operativ entfernt. Diese Maßnahme führt bei vielen zur Besserung der Beschwerden.

Mydriasis: Pupillenerweiterung.

Mydriatika: Pupillenerweiternde Medikamente.

Myelitis: Entzündung des Rückenmarks.

Myelom: Vom Rückenmark ausgehende Geschwulst.

Mykobakterien: Stäbchenförmige, säurefeste Bakterien. Zu ihnen zählen die Erreger der Tuberkulose (Mycobakterium tuberculosis).

Mykosen: Durch Pilze verursachte Krankheiten. → Pilzerkrankungen.

Mykotoxine: Von Pilzen produzierte Gifte. Einige von ihnen, z.B. die Aflatoxine, können auf verdorbenen Lebensmitteln vorkommen und Leberkrebs verursachen (besonders auf verschimmelten Erdnüssen).

Myokard: Herzmuskel.

Myokarditis: Herzmuskelentzündung.

Myom: Vom Muskelgewebe ausgehende gutartige Geschwulst.

Myopathie: → Muskelerkrankungen.

Myopie: Kurzsichtigkeit.

Myositis: Muskelentzündung. Tritt entweder im Kindesalter oder ab dem 50. Lebensjahr auf. Frauen sind zweimal so häufig betroffen wie Männer. Die Ursache der Krankheit ist noch nicht hinreichend geklärt. Man vermutet, daß Infektionen mit Bakterien oder Viren eine Rolle spielen. Ferner können immunologische Prozesse zu einer entzündlichen Selbstzerstörung der Muskelzellen führen. Die Krankheit beginnt immer schleichend. Zeichen einer Muskelentzündung bei Erwachsenen sind: 1. Schmerzlose Schwächung der Hüftmuskulatur: Den Betroffenen fällt es schwer, sich aus der sitzenden Position aufzurichten. Auch das Treppensteigen ist erschwert. 2. Schwächung der Nacken- oder Schultermuskulatur, sowie der Muskeln der Speiseröhre. Die Betroffenen klagen über Schluckbeschwerden. 3. Bläulich-lilafarbene Verfärbung der Augenlider, die sich über die Nasenrücken und Wangen ausbreiten kann. 4. Wasseransammlungen im Augen- und Mundbereich. 5. Schuppige Hautveränderungen an Ellenbogen, Knie und Fingergelenken. 6. Entzündungen der Lungen. Die Betroffenen klagen häufig über Reizhusten und Kurzatmigkeit. Bei Kindern äußert sich die Krankheit meistens durch Hautveränderungen, Muskelschwächen und Teerstühle. Die Heilungschancen sind bei den Kindern erheblich besser als bei Erwachsenen. Die Therapie ist die Verabreichung von cortisonhaltigen Medikamenten. Je nach Schwere des Krankheitsbildes müssen diese Medikamente über Jahre hinweg eingenommen werden. Ferner werden Bewegungstherapien gemacht, die zur Muskelstärkung beitragen sollen. Bei konsequentem Einhalten der Behandlungsmaßnahmen können bei einer Mehrzahl der Patienten Besserungen eintreten.

Myxödem: Unterfunktion der Schilddrüse (→ Hypothyreose), die zu einem aufgeschwemmten Aussehen der Patienten führt.

N

Nabel: Hautnarbe in der Bauchwand, die nach dem Eintrocknen des Rests der Nabelschnur zurückbleibt.

Nabelbruch: → Bruch.

Nabelschnur (Funiculus umbilicalis): Die Nabelschnur führt vom Nabel des Kindes zum Mutterkuchen, ist ca. 50 bis 60 cm lang und meist spiralig gedreht. Sie enthält drei Gefäße: Zwei davon transportieren das kindliche Blut zum Mutterkuchen, eins führt das Blut wieder zum Kind zurück.

Nabelschnurumschlingung: Häufig vorkommende Umschlingung des Kindes (Arme, Hals, Beine, Schultern) durch eine meist zu lange Nabelschnur.

Nabelschnurvorfall: Gefährliche Komplikation, wobei Teile der Nabelschnur nach Eintreten des Blasensprungs vor dem vorangehenden Teil des Kindes eingeklemmt werden.

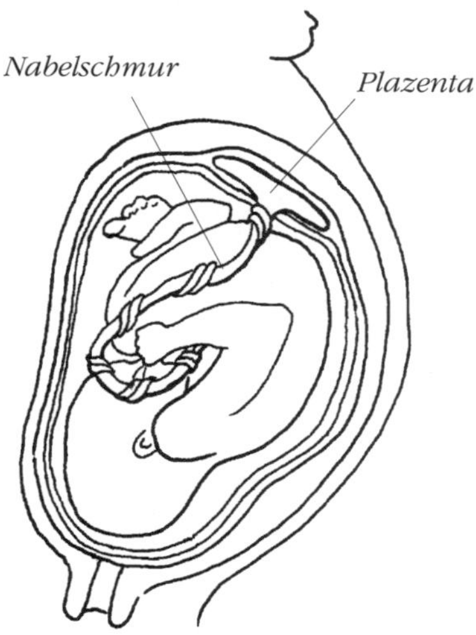

Nachgeburt: → Plazenta.

Nachschlaf: Schlafphase nach einer Narkose oder nach einem epileptischen Anfall.

Nachtschweiß: Kann ein Anzeichen für folgende Krankheiten sein: Herzklappenentzündung, Tuberkulose, Schilddrüsenüberfunktion, bösartige Geschwülste.

Nachwehen: Wehen in den ersten 2–3 Tagen des Wochenbetts.

Nackensteife: Verkrampfung der Nackenmuskeln und Einschränkung der Nackenbeweglichkeit bei → Meningitis, → Tetanus, Hirntumoren, Einklemmung und Erkrankungen des Kleinhirns.

Nadelbiopsie: Gewinnung von Material zur histologischen Untersuchung. Mit einer Nadel wird in das betreffende Organ gestochen, und Zellen werden angesaugt.

Naevus: → Muttermal.

Nagel: Die Nägel sind Schutzeinrichtungen für die Endglieder der Finger und Zehen. Sie bilden gleichzeitig ein Widerlager für den Druck auf den Tastballen des Nagelgliedes. Geht ein Nagel verloren, ist die Tastempfindung des betroffenen Fingers oder Zehs eingeschränkt. Der Nagel besteht aus folgenden Strukturen: Nagelballen – Sie werden durch eine ca. 0,5 mm dicke Hornplatte der Oberhaut, die auf dem Nagelbett ruht, gebildet. Der Nagel wird aus dachziegelartig geballten Hornschuppen aufgebaut. Nagelwall – Der Nagelwall ist die Hautplatte, die

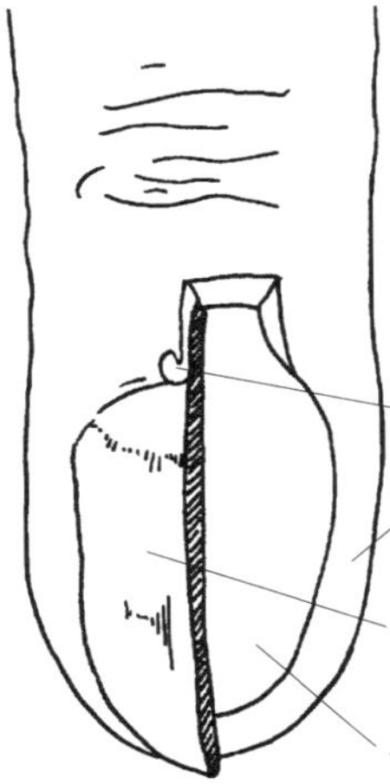

Nagel

auf jeder Seite den Nagel umrahmt. Im Bereich der Nagelwurzel bildet er die etwa 0,5 cm lange Nageltasche. Vom vorderen Rand der Nageltasche wächst das Nagelhäutchen hervor. Nagelbett – In der Nähe der Nagelwurzel schimmert eine weißliche, halbmondförmige Struktur durch die Nagelplatte hindurch. Sie bildet den vorderen Teil des Nagelbettes. Von hier aus wächst die Nagelplatte täglich um ca. 0,4 mm. Ist das Nagelbett zerstört, kann kein Nagel mehr gebildet werden. Die Lederhaut des Nagelbetts verfügt über zahlreiche Blutgefäße, die durch die Nagelplatte hindurchschimmern und dem Nagel seine natürliche Färbung geben.

Nagel, eingewachsener: Durch zu enge Schuhe oder zu knapp abgeschnittene Zehennägel können diese in die umgebende Haut einwachsen. Durch diese Einwachsung kann sich die umliegende Haut entzünden. Bemerkt man einen eingewachsenen Nagel rechtzeitig, d.h. bevor eine Entzündung eingetreten ist, kann man den Nagel durch ein warmes Fußbad einweichen, dann ein Stoffstück unterlegen und leicht ziehen. So wird der Nagel wieder in die richtige Wachstumsrichtung gedrückt. Sind allerdings Entzündungen aufgetreten, ist diese Prozedur aufgrund großer Schmerzen nicht durchführbar. In solchen Fällen muß ein Arzt aufgesucht werden, damit der betroffene Nagel herausgeschnitten werden kann.

Nagelbettentzündung: Entzündliche Veränderungen der Weichteile, die den Nagel umgeben. Derartige Entzündungen gehen gewöhnlich auf eine Verletzung des Nagelhäutchens zurück. Durch diese Eintrittspforte gelangen Erreger in das Nagelbett. Die ersten Beschwerden sind: Rötung, Schwellung, Druckschmerz. Im weiteren Verlauf kommen eitrige Einschmelzungen hinzu. Der Nagel verändert seine Form, weist Eindellungen oder kleine Vertiefungen auf. Diese werden allerdings erst sichtbar, wenn der Nagel weiter herauswächst. Im schlimmsten Fall kann die Nagelplatte abgestoßen werden. Eine N. wird mit antibiotischen Cremes oder Pilzmitteln behandelt, die für einige Monate angewendet werden müssen. In schweren Fällen müssen diese Substanzen in Tablettenform geschluckt werden.

Nagelmykose: Pilzbefall der Nägel. Die Veränderungen sind an den Zehennägeln öfter zu beobachten als an den Fingernägeln. Meistens werden Nägel befallen, deren zugehörige Endglieder unter Durchblutungsstörungen leiden. Eine andere Möglichkeit für Erreger, in den

Nagelbereich einzudringen, sind Hautverletzungen in diesem Bereich. Die Nagelveränderungen beginnen meist am Nagelrand und machen sich als weißliche, krümelige Massen bemerkbar. Im Laufe der Zeit kann sich der Nagel bläulich oder schwarz verfärben und Wachstumsstörungen aufweisen. Der Nagel bekommt eine verdickte und unregelmäßige, hökkrige Oberfläche und neigt zu Absplitterungen. Wenn nicht mehr als 60% des Nagels betroffen sind, reicht eine lokale Behandlung mit Pilzmitteln in Form von Salben oder Nagellack aus. Die Wirkstoffe können die Nagelplatte durchdringen und auch tiefersitzende Erreger abtöten. In schweren Fällen allerdings müssen die Pilzmittel in Form von Tabletten eingenommen werden. Wichtig ist eine regelmäßige, ärztliche Kontrolle, damit jede weitere Veränderung des Nagels sofort entdeckt wird. Pilzmittel müssen so lange eingenommen oder angewendet werden, wie der Arzt es verordnet hat. Bei vorzeitigem Abbruch der Therapie können Erreger überleben und wieder zu einer Infektion führen.

Narkolepsie: Zwanghafte, minutenlange Schlafanfälle. Die Erkrankung kann entweder erblich bedingt oder Zeichen einer Hirnschädigung sein.

Narkose: Durch die Zufuhr von Narkotika hervorgerufener Zustand, bei dem durch die erloschene Schmerzempfindung und die Ausschaltung der Reflexe sowie das fehlende Bewußtsein Operationen möglich sind.

Narkotika: Gruppe von wasser- und fettlöslichen Medikamenten, die geeignet sind, eine Narkose herbeizuführen. Der Wirkungsmechanismus ist nicht vollständig aufgeklärt, man vermutet eine physikalische Veränderung der Nervenzellwände durch die Einlagerung der Narkotika. Man teilt die Narkotika in Inhalationsnarkotika (werden über die Atemluft zugeführt) und Injektionsnarkotika (werden gespritzt).

Narzißmus: Verliebtheit in sich selbst, mit Zuwendung der ganzen → Libido zum eigenen Ich. In der Entwicklung des Kindes ist eine bestimmte Phase des Narzißmus normal, im Erwachsenenalter ist er jedoch ein Zeichen von Neurosen oder Psychosen.

Nase: Die Nase bildet den Beginn der Atemwege. Sie setzt sich aus knöchernen und knorpeligen Anteilen zusammen. Sie ist durch die Nasenscheidewand in zwei Hälften getrennt und von innen mit Schleimhaut ausgekleidet, unter der ausgedehnten Venengeflechte liegen,

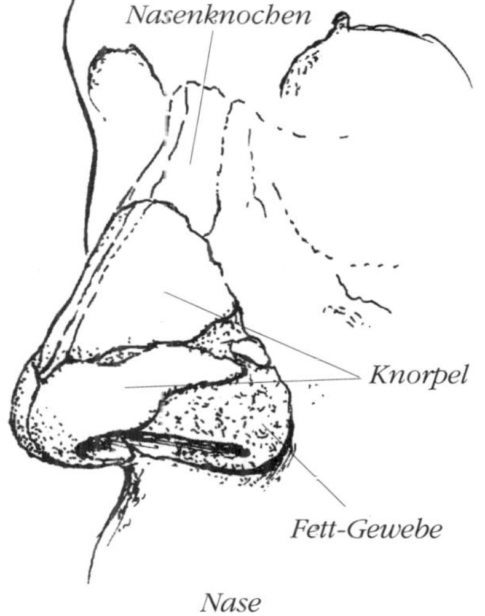

Nase

N

die bei Verletzungen stark bluten können (besonders in der Gegend des sog. Locus kieselbachii).

Nasenbluten: Nasenbluten entsteht, wenn kleine Blutgefäße besonders im vorderen Teil der Nase einreißen. Ursachen können sein: Sturz, Schlag, mechanische Zerstörung der Blutgefäße (heftiges Reiben oder putzen der Nase), ausgetrocknete Nasenschleimhaut, Bluthochdruck, Arterienverkalkung, Gerinnungsstörungen. Nasenbluten kann durch folgende Maßnahmen gestoppt werden: Kopf nach vorne beugen und mit zwei Fingern den vorderen Abschnitt der Nase für 5–10 Minuten fest zusammendrücken. Eventuell Eisbeutel oder kaltes Tuch in den Nacken legen, damit die Blutgefäße sich zusammenziehen. Bei leichtem Nasenbluten kann es hilfreich sein, sich einmal kräftig die Nase zu putzen, damit kleine Blutklümpchen weggeschneuzt werden. Diese Blutklümpchen können das elastische Zusammenziehen eines Gefäßes verhindern, indem sie wie ein Keil in der Tür funktionieren. Nach dem Schneuzen sollte mit den Fingern ein Druck auf den vorderen Teil der Nase ausgeübt werden. Nachdem das Nasenbluten aufgehört hat, sollte in der betroffenen Seite nicht gebohrt werden. Bis die Verletzungen der Gefäße und Nasenschleimhaut wirklich geheilt sind, dauert es 7 bis 10 Tage. Wenn häufig Nasenbluten auftritt, sollten alle Medikamente, die Salizylate enthalten (z.B. Aspirin), abgesetzt werden, da diese Substanz die Blutgerinnung beeinflußt. Besonders in den Wintermonaten sollte darauf geachtet werden, daß die Nasenschleimhaut nicht zu sehr austrocknet. Die Verwendung von Luftbefeuchtern ist ratsam bei allen, die unter häufigem Nasenbluten leiden.

Nasennebenhöhlen: Mit Schleimhaut ausgekleidete und mit Luft gefüllte Hohlräume, die mit der Nase in Verbindung stehen. Man unterscheidet die Kieferhöhle, die Stirnhöhle, die Keilbeinhöhle und die Siebbeinzellen.

Nasennebenhöhlenentzündung (Sinusitis): Akute oder chronisch verlaufende Entzündung der Nasennebenhöhlen. Bei Kindern sind am häufigsten die Siebbeinzellen betroffen, bei Erwachsenen die Kieferhöhle. Ursache ist eine Infektion mit Viren oder Bakterien. Anzeichen sind: Kopfschmerzen, Behinderung der Nasenatmung (einseitig), Abgeschlagenheit. Die chronische Nasennebenhöhlenentzündung verursacht oft wenig Symptome. Die Diagnose kann anhand von Ultraschall, Röntgen, einer Probepunktion oder einer → Sinuskopie gestellt werden.

Nasenpolypen: Nasenpolypen können beschwerdefrei sein. Doch

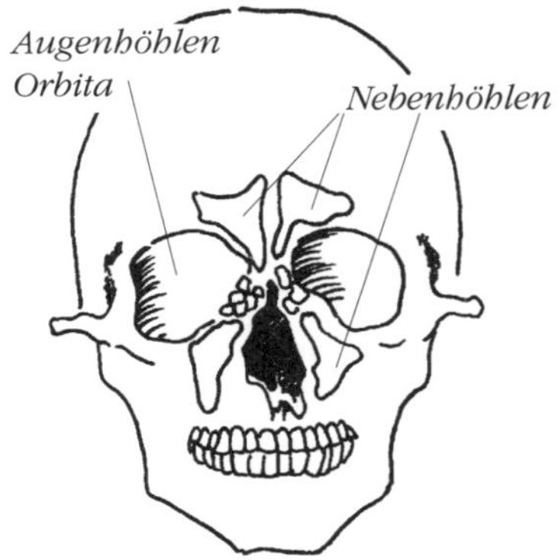

Nasen-Nebenhöhlen

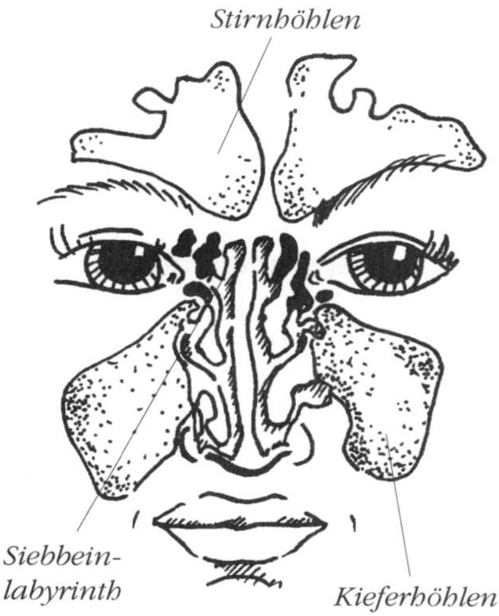

Lage der Nebenhöhlen

manchmal führen sie zur näselnden Stimme oder behindern die Luftwege. Es handelt sich um gutartige Wucherungen der Nasenschleimhaut, die durch chronische Entzündungen oder Allergien entstehen können. Wenn sie Beschwerden verursachen, dann sind es: Kopfschmerzen, Geruchsstörung und eine Behinderung der Nasenatmung. Nasenpolypen verursachen auch Infektionen, da sie zur Mundatmung (besonders während der Nachtruhe) führen und manchmal Verbindungen zu Nasennebenhöhlen oder zum Mittelohr verlegen können. Man kann N. auch operativ entfernen.

Natalität: Anzahl der Lebendgeborenen auf jeweils 1.000 Einwohner bezogen.

Nativ: Nicht verändert, z.B. ein ungefärbtes, nicht fixiertes Präparat für eine mikroskopische Untersuchung.

Natrium: Chemisches Element, das im Körper besonders für die Regulation des Wasserhaushalts wichtig ist.

Natriurese: Vermehrte Natrium- und daher Wasserausscheidung mit dem Urin. → Diuretika.

Naturheilkunde: Unter dem Begriff Naturheilkunde versteht man die Lehre von der Behandlung und Vorbeugung von Krankheiten mit Hilfe von Heilmitteln, die aus der natürlichen Umwelt entnommen und belassen wurden. Zu diesen Heilmitteln gehören: a) physikalische Reize wie Licht, Luft, Wärme/Kälte, Bewegung/Ruhe, deren Anwendung in der sog. Physiotherapie stattfindet, b) Ernährungsfaktoren, die in der Ernährungstherapie berücksichtigt werden, c) pflanzliche und andere natürliche Arzneistoffe, die in der sog. Phytotherapie, bzw. → Homöopathie eingesetzt werden, d) psychosoziale Einflußfaktoren, die in Form von Gesprächen und Beratung in Fragen der Lebensführung ihre Wirkung entfalten.

Nausea: Übelkeit.

Nebenhoden (Epididymis): Der Nebenhoden liegt dem Hoden oben an. Er ist Speicherort für die Spermien.

Nebenhöhlenentzündung: → Nasennebenhöhlenentzündung.

Nebenniere (Glandula suprarenalis): Am oberen Pol der Niere liegende und von Fettgewebe umgebene Hormondrüse. Die Nebenniere wiegt etwa 10 g und ist in zwei verschiedene hormonproduzierende Organe unterteilt: Die Nebennierenrinde produziert etwa 40 verschiedene Steroide (→ Corticosteroide, darunter unter anderem die

N

Sexualhormone). Das Nebennierenmark produziert das Hormon → Adrenalin.

Nebennierenerkrankungen: Eine Über- bzw. Unterfunktion der Nebenniere macht sich durch Störungen im Hormonhaushalt bemerkbar. → Addison-Syndrom, Adrenogenitales Syndrom, → Conn-Syndrom, Cushing-Syndrom, → Phäochromozytom.

Nebennierenrinde: → Nebenniere.

Nebenschilddrüsen (Epithelkörperchen, Beischilddrüsen): Vier linsengroße Hormondrüsen, die der Schilddrüse hinten anliegen. Sie sondern das lebenswichtige → Parathormon ab.

Nebenwirkungen: Jedes Medikament hat sowohl erwünschte als auch unerwünschte Wirkungen. In der Regel sind mit „Nebenwirkungen" die unerwünschten Wirkungen gemeint.

Negativ: Ein negatives Untersuchungsergebnis bedeutet, daß sich ein bestimmter Verdacht nicht bestätigt hat.

Neglect: (engl.: Vernachlässigung) Halbseitige Vernachlässigung des Körpers oder der Umgebung aufgrund einer Hirnschädigung.

Neisserien: Bakterien, die unter anderem die → Gonorrhöe und Hirnhautentzündungen verursachen.

Nekrose: Irreversibler Untergang von Gewebe, Zellen oder Organen.

Nekrotisch: Abgestorben.

Neo-: Bezeichnung in Wortzusammensetzungen für: Neu-.

Neoplasma: Neubildung, Geschwulst. Meistens ist damit ein bösartiger Tumor gemeint.

Nephrektomie: Entfernung einer Niere.

Nephrolithiasis (Nierensteinkrankheit): Bildung von Ablagerungen in der Niere und den ableitenden Harnwegen. Die Ursache ist nicht bekannt, es werden jedoch bestimmte Ernährungsgewohnheiten, Störungen des Kalzium- und Harnsäurestoffwechsels vermutet. Ein akuter Steinanfall (Nierenkolik) macht sich durch anfallsweise auftretende, heftige krampfartige Schmerzen bemerkbar. Die Schmerzen können in die Leistengegend, in die Schamlippen und Hoden ausstrahlen. Die Bauchdecke ist angespannt. Oft wird der Anfall von Erbrechen, Schüttelfrost und einem schnellen Puls begleitet. Der Harndrang ist vermehrt, es kommt meist nach kurzer Zeit zur sichtbaren Ausscheidung von Blut im Harn. Die Häufigkeit und Dauer der Anfälle sind unterschiedlich. Oft kommt es dabei zum Abgang des Steins. Bei chronischen Verläufen bleiben die Koliken oft aus, hier können bakterielle Infektionen zu Komplikationen führen.

Nephrom: Bösartige Nierengeschwulst.

Nephropathie: Nierenkrankheit.

Nephrotisches Syndrom: Bei Nierenerkrankungen auftretender Symptomkomplex, bestehend aus: 1. Ausscheidung von Protein im Urin, 2. Abnahme der Proteine im Blutplasma, 3. erhöhten Fettwerten im Blut sowie Ausscheidung von Fetttröpfchen im Urin, 4. Wassersucht (meist an den Unterschenkeln). Die Ursache für diese Erscheinungen ist eine Zerstörung des Nierengewebes, was zur Folge hat, daß es für Stoffe durchlässig wird, die die Niere normalerweise nicht passieren können. Das nephrotische Syndrom kommt u.a. bei Stoffwechselerkrankungen, Kreislaufstörungen und Vergiftungen vor.

Nerval: Die Nerven betreffend, von den Nerven verursacht.

Nerven: Nerven bestehen aus verschiedenen Nervenfasern, die von einer bindegewebigen Hülle umgeben sind und bis zu 1 m lang werden können. Sie leiten elektrische Erregung und stellen eine Verbindung vom Gehirn zum übrigen Körper her.

Nervenentzündung: → Neuritis.

Nervengewebe: Gewebe mit der Fähigkeit zur Erregungsbildung, -verarbeitung und -leitung. Es besteht aus Nervenzellen und Stützgewebe, den Gliazellen.

Nervenleitgeschwindigkeit: Die Geschwindigkeit der Erregungsleitung in den Nerven beträgt zwischen 1 m und 80 m pro Sekunde.

Nervenschmerzen: → Neuralgie.

Nervensystem: Das Nervensystem ist die Gesamtheit des Nervengewebes. Man unterscheidet anatomisch das zentrale Nervensystem (Gehirn und Rückenmark) sowie das periphere Nervensystem. Zum peripheren N. gehören Hirnnerven, Rückenmarksnerven und die motorischen Nerven, die vom Gehirn über das Rückenmark zu den Muskeln ziehen und Bewegungen auslösen können, sowie sensible Nerven, die Empfindungen von der Haut und den Organen über das Rückenmark zum Gehirn weiterleiten. Funktionell unterscheidet man das vegetative und das animalische Nervensystem. Das vegetative Nervensystem dient zur Regulation der inneren Organe (Verdauungstrakt, Drüsen, Lunge, Magen, Herz, Blase, Uterus). Das animale Nervensystem regelt die willkürlichen Funktionen des Organismus und dient zur Wahrnehmung und Verarbeitung von Reizen und zur Steuerung der Motorik.

Nervenzusammenbruch: Psychische Krise.

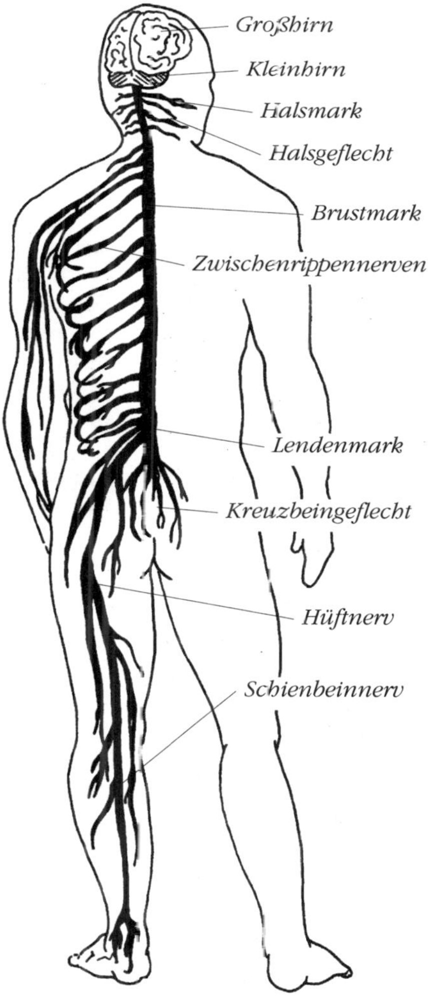

Nervensystem

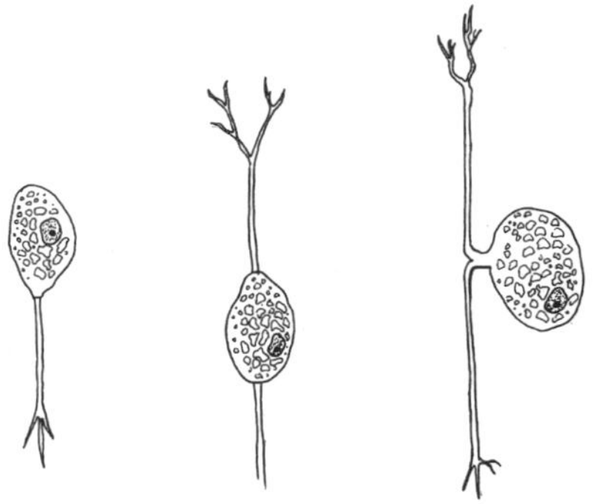

Nervenzellen

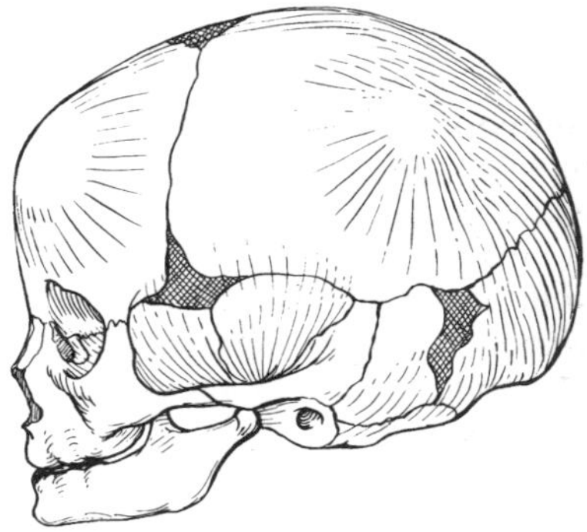

Schädel eines Neugeborenen

Nesselsucht (Urtikaria): (lat. urtica = Brennessel) Die sog. Nessel- oder Quaddelsucht zeichnet sich durch flüchtige, schubweise auftretende, stark juckende großflächige Quaddeln aus. Sie werden durch die Freisetzung von Histamin verursacht. Diese Substanz führt dazu, daß sich die Kapillaren erweitern, durchlässiger werden und so ein → Ödem bilden. Die Histaminfreisetzung erfolgt aufgrund allergischer Reaktionen sowie bei Unverträglichkeit von Medikamenten, Farbstoffen und Kosmetika. Bei extrem starker Urtikaria besteht die Gefahr des Kreislaufschocks.

Netzhaut (Retina): → Auge.

Netzhautablösung (Ablatio retinae): Trennung der Netzhaut des Auges von der Pigmenthaut. Anzeichen: Blitze, Flusen, Schleier, Schatten.

Neugeborenengelbsucht (Icterus neonatorum): → Gelbsucht.

Neugeborenes: Kind von der Geburt bis zum Alter von vier Wochen. Ein Neugeborenes unter 2.500 g ist untergewichtig und benötigt spezielle Pflege, über 4.500 übergewichtig. Die Neugeborenenperiode ist von tiefgreifenden Umstellungen des kindlichen Organismus geprägt. Neugeborene nehmen in den ersten Lebenstagen an Gewicht ab; in den ersten 3–5 Tagen dürfen sie 10% ihres Geburtsgewichts verlieren. Außerdem schwankt die Körpertemperatur in den ersten Tagen, da die Wärmeregulation noch nicht vollständig funktioniert. Die Atmung ist ebenfalls zeitweise unregelmäßig, da das Atemzentrum noch nicht voll ausgereift ist. Die Leber ist noch unreif → Gelbsucht, die Nieren sind noch nicht voll leistungsfähig, und der Magen-Darm-Trakt ist noch nicht an die orale Nahrungsaufnahme gewöhnt.

Neural: Die Nerven betreffend.

Neuralgie (Nervenschmerz): Bezeichnung für auf ein Nervengebiet begrenzte Schmerzsyndrome.

Neurinom: Von den Zellen der Nervenumhüllung ausgehende gutartige Geschwulst. Symptome: Schmerzen und Mißempfindungen.

Neuritis: Entzündung von Hirnnerven oder peripheren Nerven. Symptome: Kribbeln, Sensibilitätsstörungen, Lähmungen.

Neurodermitis (atopisches Ekzem, Juckflechte): Wahrscheinlich ererbte Hauterkrankung. Die Krankheit beginnt meistens schon zwischen dem 3. und 4. Lebensmonat. An den Wangen bilden sich rötliche Färbungen, und die Haut wird matt und schuppig. In akuten Phasen entstehen Bläschen, die durch Kratzen aufgehen können. Die austretende Flüssigkeit verkrustet an der Hautoberfläche und bekommt ein weißliches Aussehen, so daß sie auch als „Milchschorf" bezeichnet wird. Im weiteren Verlauf der Erkrankung werden in der Regel die Streckerseiten, später die Beugerseiten der Gliedmaßen betroffen. Die Haut an den erkrankten Stellen ist durch das ständige Kratzen verdickt und zeigt eine atypische Felderung. Personen, die an dieser Krankheit leiden, haben einen nur gering ausgeprägten Hautschutz. Daher sind sie besonders gefährdet, Hautinfektionen zu erleiden. Ferner tragen sie ein hohes Allergierisiko. Ursachen der Neurodermitis können vielfältig sein. Die Krankheit kann außer durch Vererbung auch durch Kontakt mit allergenen Substanzen (verschiedene Chemikalien, Metalle, Nahrungsmittelsubstanzen, Kosmetika, etc.) ausgelöst werden. Ferner ist erwiesen, daß psychische Faktoren eine große Rolle in der Krankheitsentwicklung spielen. Streß und andere psychisch belastende Faktoren können entweder zur Ausbildung einer Neurodermitis führen oder eine bestehende verschlechtern. Meistens befinden sich die betroffenen Patienten in einem Teufelskreis: Der unerträgliche Juckreiz und die kosmetisch nicht schönen Hautveränderungen stellen selber Streßfaktoren dar und sind für die Betroffenen eine große psychische Belastung. Besonders Kinder haben Kontaktschwierigkeiten oder werden gehänselt. So kann sich die Erkrankung immer weiter verschlimmern. Die N. kann nicht geheilt werden. Die Behandlung beschränkt sich lediglich die Linderung des Juckreizes und/oder der Heilung eventuell aufgetretener Infektionen. Grundsätzlich gilt, daß zunächst nur Lokaltherapien mit Salben oder Lösungen durchgeführt werden. Wenn allerdings große Hautareale betroffen sind, werden die pharmazeutischen Substanzen auch in Tablettenform verabreicht. Juckreiz: Behandlung mit sog. Antihistaminika. Diese Substanzen dämmen die allergische Hautreaktion ein. Entzündung: Entzündungen entstehen durch ständiges Kratzen der betroffenen Hautstellen. Sie werden mit Cortison behandelt. Infektion: Infektionen werden mit Antibiotika behandelt. Neben der medikamentösen Therapie müssen folgende Punkte beachtet werden: N. kann beim Menschen durch verschiedene Allergene ausgelöst werden. Daher sollte jeder Betroffene durch genaue Selbstbeobachtung herausfinden, welche Stoffe oder Substanzen die Beschwerden verschlimmern. Diese sollten dann weitestgehend gemieden werden. Entspannungsübungen können helfen, den Juckreiz psychisch zu besiegen. Grundsätzlich sollte so wenig wie möglich gekratzt werden, da sich die ohnehin eingeschränkte Barrierefunktion der Haut weiter verschlechtern kann. Ferner können eventuell vorhandene Bläschen durch das Kratzen aufgehen und so Eintrittspforten für Erreger werden. Kühle Umschläge gegen Juckreiz. Extreme Klimaverhältnisse meiden. Auf ausreichende Luftfeuchtigkeit in den Räumen achten. Keine Kleidungsstücke aus Wolle oder synthetisch hergestellten Stoffen tragen, da diese die Haut zusätzlich reizen können. Baumwollsachen sind zu bevorzugen. Die Haut sollte mit milden und rückfettenden Syndets (= synthetisch hergestellte waschaktive Substanzen) oder mit milder Reinigungsmilch gewaschen werden. Anschließend sollte sie mit fettreichen Cremes (am besten Wasser-in-Öl-Emulsionen) eingerieben werden, damit einer Austrocknung vorgebeugt wird. Kein heißes Wasser verwenden, da die Haut beschädigt werden kann. Lieber mit lauwarmem Wasser baden, duschen oder waschen. Keine Weichspüler beim Wäschewaschen verwenden.

Neurofibromatose (Recklinghausen-Krankheit): Gendefekt, von dem 1 von 3.000 Neugeborenen betroffen ist. Die Haut weist über den ganzen Körper verteilt zahlreiche Pigmentanomalien auf (sog. Café-au-Lait-Flecken). Außerdem kommen diverse Knochenanomalien sowie eine → Skoliose vor.

Neurogen: Von Nerven ausgehend.

Neuroleptika: Medikamente, die antipsychotisch, beruhigend und dämpfend wirken. → Psychopharmaka.

Neurologe: Facharzt/ärztin für Neurologie.

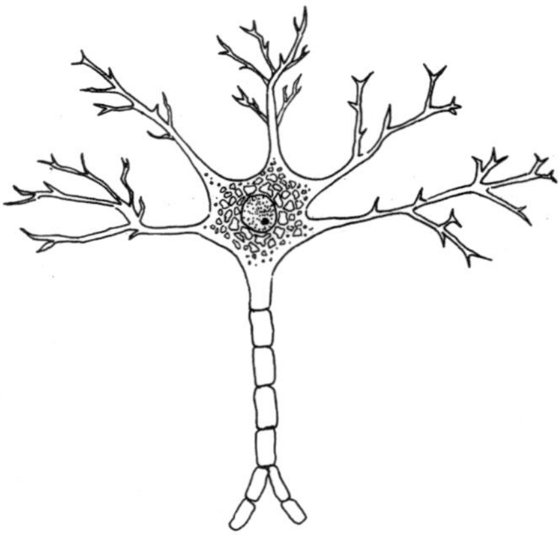

Neuron

Neuron: Nervenzelle.

Neurose: Psychische Störung, die infolge eines verdrängten Konflikts entsteht. Behandlung: Bei vorhandenem Leidensdruck ist eine Psychotherapie angezeigt.

Neurotoxine: Nervengifte.

Neurotransmitter: Überträgersubstanzen der Nerven.

Neurotrop: Auf die Nerven wirkend.

Niere (Ren): Beidseits der Wirbelsäule liegendes paariges Organ, das sowohl eine Hormon- als auch eine Ausscheidungsfunktion besitzt. Die beiden Nieren haben eine Größe von ungefähr 12 x 6,5 cm und ein Gewicht von 120 bis 200 g. Die linke Niere grenzt oben an die Milz, die rechte an die Leber. Jeder Niere sitzt die → Nebenniere auf. Die Nieren übernehmen eine wichtige Entgiftungsfunktion und regulieren den Wasser- und Salzhaushalt. Pro Minute fließt etwa 1 Liter Blut durch die Nieren. Am Tag werden etwa 173 Liter Vorharn gebildet. Durch die Konzentration des Harns werden

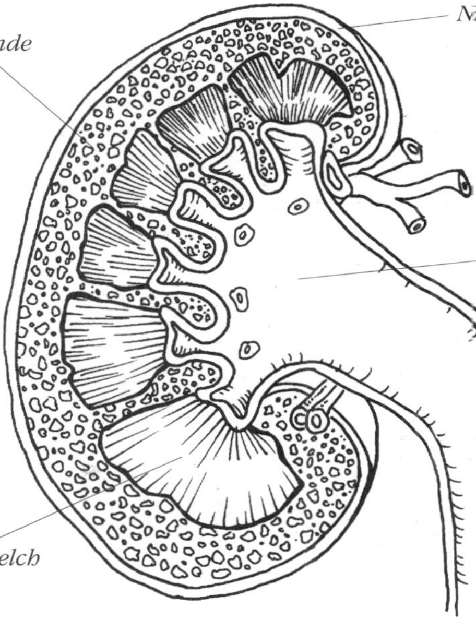

Niere

N

schließlich täglich etwa 1 bis 2 Liter ausgeschieden.

Nierenentzündung: Man unterscheidet die Nierenbeckenentzündung (Pyelonephritis) von der Entzündung des Nierengewebes (Glomerulonephritis). Die Nierenbeckenentzündung ist die häufigste Nierenerkrankung. Sie kommt bei Frauen 2–3 mal häufiger vor als bei Männern, meist als Folge einer aufsteigenden Entzündung der Harnblase. Sie geht mit hohem Fieber, Schüttelfrost, Flankenschmerz, Schmerzen beim Wasserlassen und häufigem Harndrang einher. Die Diagnose wird anhand der Symptomatik und eines Urintests gestellt. Meist lassen sich im Urin weiße Blutkörperchen nachweisen und Bakterien anzüchten (der Urin ist normalerweise steril). Die Entzündung des Nierengewebes wird als Folge einer Autoimmunreaktion gesehen, bei der gegen das Nierengewebe gerichtete Antikörper dieses zerstören.

Nierenkrebs: Bösartige Geschwülste der Niere treten bei Männern doppelt so häufig auf wie bei Frauen. Der Altersgipfel der Erkrankung liegt zwischen 45 und 75 Jahren. Anzeichen sind: Plötzlich einsetzender Abgang von blutigem Harn, Schmerzen in der Nierengegend, Gewichtsabnahme, leicht erhöhte Körpertemperatur. Die Fünf-Jahres-Überlebensrate beträgt 50%.

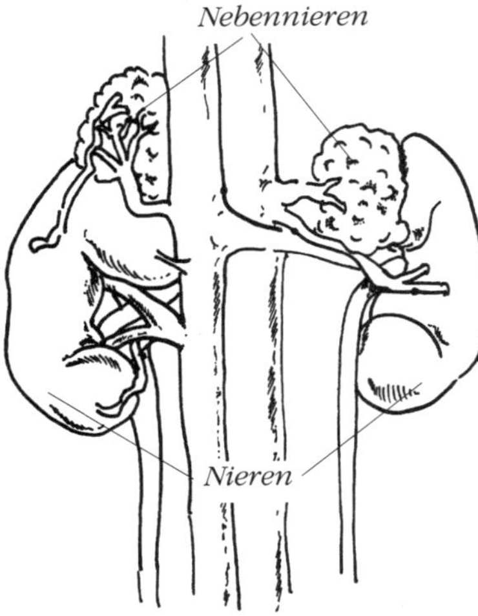

Lage der Nieren

Nierenschwäche: Die chronische Nierenschwäche führt meist zu einem Nierenversagen. Die Zeichen einer Nierenschwäche beginnen zunächst uncharakteristisch (häufiges Wasserlassen in der Nacht, wobei der Harn sehr wäßrig ist) und schleichend. Häufig wird eine Nierenschwäche erst diagnostiziert, wenn sie bereits in ein Nierenversagen übergegangen ist. Symptome des Nierenversagens, welches sich aus einer chronischen Nierenschwäche entwickelt hat, sind: Übelkeit, Erbrechen, Durchfall, erhöhte Konzentrationen von Stoffwechselprodukten, die normalerweise über die Nieren ausgeschieden werden müßten, Blutarmut, Blutungsneigung, Bluthochdruck, Ödeme, Flüssigkeitseinlagerungen in anderen Organen (z.B. Lunge), Konzentrationsstörungen, Krämpfe. Die chronische Nierenschwäche, bzw. das Nierenversagen, das aus dieser Schwäche resultiert, kann durch folgende Maßnahmen therapiert werden: Blutwäsche (Hämodialyse), Nierentransplantation.

Nierensteinleiden: → Nephrolithiasis.

Nierentransplantation: Weltweit wurden bis heute ca. 100.000 Nierentransplantationen durchgeführt. Die Patienten führen nach der Transplantation ein weitgehend normales Leben. Der Vorteil im Vergleich zur → Dialyse ist, daß die Patienten ein vom Krankenhaus unabhängiges Leben führen können. Transplantationen sollten jedoch nicht durchgeführt werde, wenn Lungenerkrankungen vorliegen, der Betroffene an Psychosen leidet, schwere Gefäßveränderungen sowie Magen- oder Zwölffingerdarmgeschwüre vorliegen.

Nikotin: In der Tabakpflanze enthaltener Wirkstoff, der in geringen Mengen konzentrationsfördernd wirkt, in großen Mengen jedoch die Konzentration behindert. Zwischen Nikotinaufnahme während der Schwangerschaft und der Häufigkeit von Mangelgeburten besteht ein Zusammenhang. Nikotin geht in die Muttermilch über.

Nitrate: Salze der Salpetersäure, die vor allem mit dem Trinkwasser und in Form von Gemüse (Rote Bete, Kopfsalat, Rettich, Spinat u.a.) aufgenommen werden. Nitrate kommen durch intensive Stickstoffdüngung in das Trinkwasser und die Nahrungsmittel. Nitrate selbst sind nur in geringem Maße giftig, im Körper des Menschen können sie jedoch in Nitrit und weiter zu Nitrosaminen umgewandelt werden, denen eine krebserzeugende Wirkung zugeschrieben wird.

Nitroglycerin: Dieser Stoff wirkt vor allem in den Venen gefäßerweiternd. Dies bewirkt, daß weniger Blut zum Herzen zurückfließt. Aufgrund des verminderten Schlagvolumens sinkt der Sauerstoffverbrauch des Herzens. Diese Wirkung wird vor allem bei → Angina pectoris genutzt. Das Nitroglycerin kann entweder über ein Spray oder eine Kapsel zugeführt werden, die zerbissen wird. Der Wirkstoff wird über die Mundschleimhaut aufgenommen und führt bei Angina pectoris binnen weniger Minuten zu Schmerzfreiheit. Für eine längerfristige Anwendung bei Herzschwäche stehen langwirksame Präparate und Pflaster (in denen der Wirkstoff imprägniert ist) zur Verfügung. Nebenwirkungen können sein: Kopfschmerzen, Schwindel, Herzklopfen, Übelkeit, Erbrechen, Allergien, Schwitzen, Kollaps.

Normalsichtigkeit: → Emmetropie.

Noxe: Schadstoff.

Nullipara: Frau, die noch kein Kind geboren hat.

Nußgelenk: Abgewandelte Form des Kugelgelenkes. Die Gelenkkörper sind halbkugelförmig. Wie auch beim Kugelgelenk, ist hier eine Rotation möglich. Beispiel: Hüftgelenk.

Nykturie: Nächtliches Wasserlassen. Kann auf Herzerkrankungen, Nierenerkrankungen oder Zuckerkrankheit hinweisen.

Nymphomanie: Bezeichnung für gesteigerte Sexualität bei Frauen. Bei Männern spricht man von → Satyriasis.

Nystagmus: Augenzittern, unwillkürliches Rucken der Augen, meist in horizontaler Richtung. Ursachen: schnelles Drehen des Körpers, Blick aus schnellen Fahrzeugen, angeborener Defekt.

N

O

Obduktion (Autopsie): 1. Öffnung der Leiche zur Feststellung der Todesursache. 2. gerichtlich angeordnete Sektion.

Oberbauchsyndrom: Beschwerden, die auf die Erkrankung eines Organs im Oberbauch (Gallenblase, Magen, Dünndarm, Gallenwege, Bauchspeicheldrüse, Dickdarm, Zwölffingerdarm) hinweisen. Beschwerden, die von der Nahrungsaufnahme abhängig sind, deuten auf eine Erkrankung des Magen-Darm-Trakts hin, Schmerzen im rechten Oberbauch, die in die Schultergegend ausstrahlen und mit Übelkeit und Brechreiz einhergehen, sprechen für eine Erkrankung der Gallenblase.

Oberkiefer: Maxilla, → Kopf.

Obesitas: Fettsucht.

Objektiv: Die Objektivität ist ein Gütekriterium für ein Testverfahren. Die Testergebnisse dürfen nicht von der Person des Untersuchenden abhängig sein.

Obsolet: Veraltet, überholt.

Obstipation: (lat. ob = dagegen, stipare = stopfen) Stuhlverstopfung. Anzeichen: Völlegefühl, Druck, Schmerzen, Blähungen, Appetitlosigkeit. Ursachen: Darmgeschwüre, Störungen der Darmmotorik, ballaststoffarme Ernährung, Nierenkolik, Schilddrüsenunterfunktion, Vergiftung, Medikamente, Schwangerschaft.

Obstruktion: Verlegung, Verschluß eines Gefäßes oder Hohlorgans.

Obturation: Verstopfung.

Ödem (Wassersucht): Ansammlung von Flüssigkeit im Gewebe, wodurch es zu Schwellungen kommt, die nicht schmerzhaft oder gerötet sind. Mit dem Finger lassen sich Dellen eindrücken, die längere Zeit bestehen bleiben. Ursachen: Herz-Kreislauf-Erkrankungen, Allergien, Nierenkrankheiten, Schwangerschaft, Medikamente, Thrombose, Lebererkrankungen, Hungerzustand, → Nephrotisches Syndrom, Schäden der Gefäßwände, Entzündungen, Schilddrüsenerkrankungen.

Ödipuskomplex: Von der psychoanalytischen Lehre nach Sigmund Freud geprägter Begriff, der die fehlende Lösung der Bindung des Sohnes an die Mutter beschreibt. Ödipus tötete einer griechischen Sage zufolge in Unkenntnis seinen Vater und heiratete seine Mutter. → Elektra-Komplex.

Odontologie: Zahnheilkunde.

Odontom: Vom Zahngewebe ausgehende, meist gutartige Geschwulst.

Ohnmacht: Bewußtlosigkeit von kurzer Dauer. Ursachen können sein: Herzerkrankungen, Erkrankungen des Gehirns, der Blutgefäße, der Kreislaufregulation usw.

Ohr: Der Schall wird vom einzig sichtbaren Teil dieses äußerst sensiblen Organs, der Ohrmuschel, zum Trommelfell geleitet. Hat er dieses erreicht, so wird er mithilfe der Gehörknöchelchen in eine Auslenkung „übersetzt“ und derart verstärkt, daß er im flüssigkeitsgefüllten Innenohr über die feinsten „Haarzellen“ als Welle hinwegläuft, die je

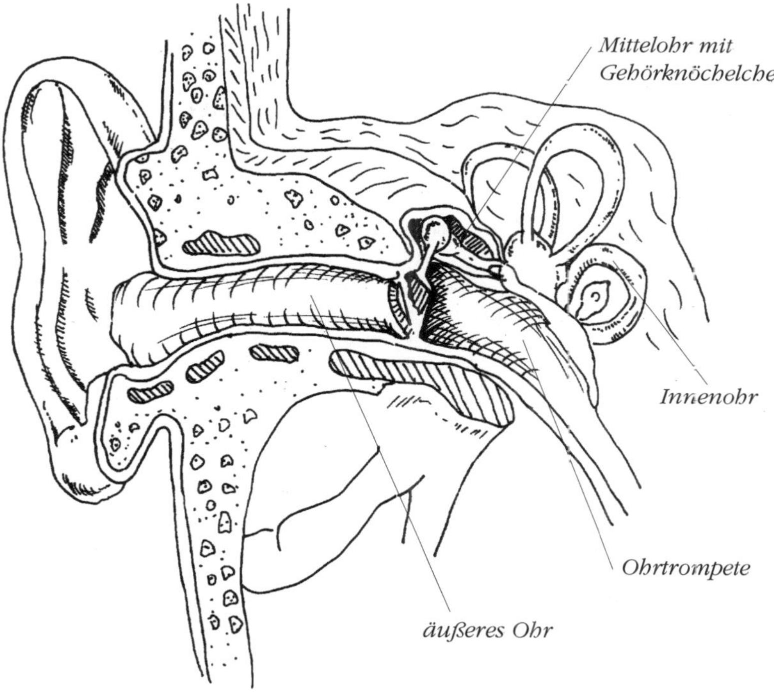

Ohr

nach Intensität eine unterschiedliche Empfindung mittels eines elektrischen Potentials erzeugt. Das Ohr ermöglicht uns nicht nur eine komplexe Kommunikation, sondern auch eine Orientierung im Raum (auditorische Raumorientierung).

Ohrenspiegel: → Otoskop.

Ohrgeräusche (Tinnitus): Anfallsweise auftretende Ohrgeräusche (Brummen, Sausen, Klingeln, Pfeifen, Zischen). Bei Durchblutungsstörungen treten die Geräusche zeitgleich mit dem Puls auf.

Ohrspeicheldrüse: → Parotis.

Ohrtrompete (tuba auditiva): Von der Paukenhöhle zum Rachen verlaufende Röhre, die einen knöchernen und einen knorpeligen Abschnitt besitzt.

Okklusion: Verschluß.

Okklusivverband: Dicht abschließender Verband (z.B. des Auges) oder als Kunstoffabdeckung über lokal aufgetragene Medikamente zur Verstärkung ihrer Wirkung.

Okkult: Verborgen.

Okkultes Blut: Geringe, mit dem bloßen Auge nicht sichtbare Mengen an Blut (z.B. im Stuhl) können mit speziellen Tests nachgewiesen werden.

Ökologie: Lehre von den Bedingungen des Lebens auf der Erde und der sich gegenseitig beeinflussenden ökologischen Kreisläufe.

Okulär: Auf das Auge bezogen.
Okzipital: Auf den Hinterkopf bezogen.
Olekranon: Ellenbogen.
Olfaktorius: Bezeichnung für den Nervus olfaktorius, den Riechnerv.
Oligomenorrhöe: Zu seltenes Auftreten der Monatsblutung. Hierbei dauert der Zyklus länger als 35 Tage. Ursache ist oft eine Unterfunktion der Ovarien.
Oligophrenie: Veraltete Bezeichnung für eine geistige Behinderung.
Oligospermie (Oligozoospermie): Bezeichnung für eine Verminderung der Spermienzahl im Ejakulat. (In 1 ml befinden sich weniger als 60 Millionen Spermien). Kann Ursache der Zeugungsunfähigkeit sein → Impotenz.
Oligurie: Verminderung der Harnausscheidung (unter 500 ml in 24 Stunden). Gegensatz: → Polyurie.
-om: Aus dem Griechischen kommende Endung, die in der Medizin die Bedeutung Geschwulst hat. Bei Flüssigkeiten bedeutet die Endung: Erguß.
Omagra: Gicht im Schultergelenk.
Omalgia: Schmerzen im Schulterbereich.
Omegafettsäuren: Mehrfach ungesättigte Fettsäuren, die z.B. in Fischöl enthalten sind.
Omentum: Netz (Bauchfell).
Omni-: Bezeichnung in Wortzusammensetzungen für: alle, jeder.
Omphal-: Bezeichnung in Wortzusammensetzungen für: Nabel.
Omphalozele: Nabelschnurbruch.
Onanie: Nach der biblischen Gestalt Onan benannte sexuelle Selbstbefriedigung. → Masturbation.
Onchozerkose: Wurminfektion des Bindegewebes und der Muskulatur, die zu juckenden Knoten führt. Die Parasiten werden von Mensch zu Mensch durch Kriebelmücken (Vorkommen in Afrika und Südamerika) übertragen. Behandlung: Antiparasitenmittel.
Oneirismus: Traumähnliche Erlebensweise, kommt bei bestimmten → Psychosen vor.
Onk-: Bezeichnung in Wortzusammensetzungen für: Krebsgeschwulst.
Onkogen: Krebserzeugend; hier kann es sich um chemische, biologische oder physikalische Faktoren handeln.
Onkologie: Lehre von der Entstehung und Behandlung von Krebs.
Onkostatisch: Substanz, die das Wachstum von Krebszellen hemmt.
Onkotoxisch: Substanz, die Tumorzellen schädigt.
Onkozid: Substanz, die Tumorzellen vernichtet.
Ontogenese: Entwicklung des einzelnen Wesens von der befruchteten Eizelle zum ausdifferenzierten Organismus.
Onych-: Bezeichnung in Wortzusammensetzungen für: Kralle, Nagel.
Onychie: Entzündung des Nagelbetts.
Onycholysis: Ablösung des Nagels vom Nagelbett.
Onychomykose: Infektion der Nägel mit Pilzen.
Onychophagie: Nägelkauen.
Onychosen: Nagelerkrankungen.
Oo-: Bezeichnung in Wortzusammensetzungen für: Ei.
Oogenese: Entwicklung der Urkeimzellen der Frau. Im 5. Schwangerschaftsmonat besitzt ein weiblicher Embryo 6 Millionen Urkeimzellen, wovon die meisten bis zur Geburt zugrunde gehen. Bei Einsetzen der Pubertät besitzt die Frau etwa 40.000 Eizellen, von denen im Laufe des

Lebens etwa nur 400 zur Reifung gelangen.

Oogonien: Ureier.

Oopheron: → Eierstock.

Oophoritis: Eierstockentzündung. Eine Entzündung der Eierstöcke kommt selten isoliert vor. Meist ist sie Ausdruck einer Eileiterentzündung. Andere Ursachen einer E.: operative Eingriffe im Genitalbereich, Entzündungen der Organe, die in Nachbarschaft liegen (z.B. Blinddarm, Mastdarm), Bauchfellentzündung, andere, allgemeine Entzündungen. Die Symptome einer Eierstockentzündung gleichen denen einer Eileiterentzündung: schmerzvolle Menstruation, Menstruationsstörungen, Schmerzen beim Geschlechtsverkehr, eventuell Fieber, Unterleibsschmerzen, Schmerzen beim Stuhlgang, Spannung und Berührungsempfindlichkeit der Bauchdecke, Übelkeit, Verstopfung, Schmerzen bei körperlichen Betätigungen. Behandlung: Bekämpfung der Erreger, Verhinderung von Verklebungen der Eileiter durch Eiter, bzw. Auflösung eventuell entstandener Verklebungen, Linderung der Beschwerden und der Entzündungszeichen. Dies kann durch Antibiotika, entzündungshemmende Mittel, Bettruhe, warme Unterleibswickel, Sand- und Moorbäder, Medikamente, die Verklebungen auflösen, und leichte Schmerzmittel erreicht werden. In schweren Fällen oder bei mehrfach auftretenden Eierstockentzündungen müssen entstandene Verklebungen eventuell operativ beseitigt werden.

Operation: Eine O. dient der Entfernung krankhaften Gewebes oder der Wiederherstellung einer gestörten Funktion, bzw. diagnostischen Zwecken. Eine Operation gilt rechtlich als Körperverletzung und bedarf daher grundsätzlich der Einwilligung des Patienten zu einem Eingriff (es sei denn, der Patient ist aufgrund seiner Verfassung nicht dazu in der Lage, und es besteht Lebensgefahr).

Ophtalmo-: Bezeichnung in Wortzusammensetzungen für: die Augen betreffend.

Ophtalmologe: Augenarzt/ärztin.

Ophtalmologie: Augenheilkunde.

Ophtalmoplegie: Lähmung der Augenmuskeln.

Opiate: Abkömmlinge des Opiums, die als Schmerzmittel eingesetzt werden.

Opioide: Schmerzmittel, die dem Opium ähnelnde Stoffe enthalten.

Opisthotonus: Krampf der Rückenmuskulatur, der dazu führt, daß der Rumpf und der Kopf rückwärts geneigt sind. Kommt bei Wundstarrkrampf vor → Tetanus.

Opium: Aus dem Saft des Schlafmohns gewonnene Substanz mit schmerzstillender Wirkung. Es gibt 25 bekannte Abkömmlinge des Opiums, unter denen das Morphin, das Codein und das Papaverin in der Medizin am meisten Verwendung finden.

Opportunistische Erreger: Krankheitserreger, die sich normalerweise auf der Haut bzw. Schleimhaut befinden, aber keine Krankheit verursachen. Durch eine Schwächung des Immunsystems (durch Medikamente, Infektion mit HIV) kommt es zu teilweise lebensgefährlichen Infektionen.

Opposition: Gegenüberstellung.

Oppressio: Beklemmung.

Opsin: Eiweißkörper in der Netz-

haut, der für das Sehen in der Dämmerung wichtig ist.
Optikus: Bezeichnung für den Nervus opticus, den Sehnerv.
Oral: Den Mund betreffend, durch den Mund (z.B. bei Medikamenten).
Orangenschalenhaut: → Zellulitis.
Orbita: Augenhöhle.
Orbitalphlegmone: Entzündung der Augenhöhle.
Orch-: Bezeichnung in Wortzusammensetzungen für: Hoden.
Orchialgie: Schmerzen im Bereich der Hoden.
Orchidometer: Modell zur Bestimmung der Hodengröße und des Hodenvolumens.
Orchidopexie: Fixierung des Hodens im Hodensack.
Orchiektomie: Entfernung eines Hodens, z.B. bei einem Tumor.
Orchitis: Hodenentzündung.
Organ: Teil des Körpers, der aus Zellen und Gewebe zusammengesetzt ist und im Körper eine einheitliche Funktion ausübt.
Organspender: 1. Verstorbener (Feststellung des Hirntodes), dem Organe zur Transplantation entnommen werden. Voraussetzung ist die Zustimmung des Verstorbenen (Organspenderausweis) oder der Angehörigen. 2. Lebende Person, die Organe oder Teile eines Organs zugunsten eines kranken Empfängers spendet (z.B. Verwandte). Der Spender muß einwilligungsfähig sein. Würde er sich durch die Entnahme einer Gefährdung aussetzen, gilt die Einwilligung als hinfällig.
Organspenderausweis: Zu Lebzeiten getätigte Einverständniserklärung, die im Todesfall eine Organentnahme erlaubt. Wird den Ausweispapieren beigelegt.
Orgasmus: Höhepunkt der sexuellen Erregung beim Geschlechtsverkehr. Es kommt besonders im Genitalbereich zu unwillkürlichen Muskelkontraktionen, einer Zunahme der Herzfrequenz, einem Anstieg des Blutdrucks und einer Zunahme der Atemfrequenz. Bei Männern kommt es zur Ejakulation (Samenerguß), bei Frauen zu einer Sekretion von Schleimdrüsen in der Nähe der Harnröhre.
Orientbeule: → Leishmaniose.
Orientierung: Fähigkeit, sich zeitlich, örtlich und im Hinblick auf die eigene Person zu orientieren.
Originär: Ursprünglich.
Origo: Ursprung.
Orlistat®: → Xenical.
Ornithose: Durch Vögel auf den Menschen übertragene bakterielle Infektionskrankheit, die eine Lungenentzündung hervorruft.
Orthese: Orthopädischer Apparat zur Ruhigstellung und Schienung von Gliedmaßen und zur Korrektur von Fehlhaltungen.
Ortho-: Bezeichnung in Wortzusammensetzungen für: Gerade.
Orthopädie: Gebiet der Medizin, das sich mit der Entstehung, Behandlung und Vorbeugung von angeborenen und erworbenen Störungen und Normabweichungen des Stütz- und Bewegungsapparates beschäftigt.
Orthopnoe: Atemnot, die nur aufrecht sitzend unter Zuhilfenahme der Atemmuskulatur kompensiert werden kann.
Orthostase: Aufrechte Körperhaltung.
Os: 1. Mund. 2. Knochen.
Ösophagitis: Entzündung der Speiseröhrenschleimhaut. Verursacht Schluckbeschwerden. Ursachen: Rei-

zung der Schleimhaut durch den Rückfluß von Magensaft, Pilzbefall, bakterielle oder virale Infekte, Alkoholmißbrauch, bösartige Tumoren. Auf jeden Fall sollte die Ursache durch eine Untersuchung der Speiseröhre (Ösophagoskopie, eventuell Biopsie) abgeklärt werden.

Ösophagoskopie: Untersuchung der Speiseröhre mit einem flexiblen Spezialendoskop zur Abklärung von Erkrankungen.

Ösophagus (Speiseröhre): Die Speiseröhre ist ein 25 cm langer und 1 cm weiter Muskelschlauch, der innen mit Schleimhaut ausgekleidet ist. Sie verbindet den Magen mit dem Rachenraum und hat drei natürlich vorkommende Engen: Am oberen Ringknorpel, an der Gabelung der beiden Hauptbronchien sowie am Zwerchfelldurchtritt.

Ösophagusdivertikel: Ausstülpungen der Schleimhaut der Speiseröhre, die durch Schwächung der Speiseröhrenmuskulatur entstehen können. Solche Ausstülpungen müssen nicht immer Beschwerden bereiten. Häufig werden sie nur zufällig vom Arzt durch eine Röntgenaufnahme festgestellt. Bei einer Entzündung treten jedoch folgende Symptome auf: Schluckbeschwerden, Zurückfließen von Nahrung in den Mundraum, Schmerzen im Oberbauch oder hinter dem Brustbein. Sollten die Entzündungserscheinungen nicht von selbst abklingen, werden die Schleimhautausbuchtungen operativ entfernt.

Ösophaguskrebs: Vorwiegend bei Männern auftretende bösartige Geschwulst, die aus einer chronischen Entzündung der Speiseröhre (→ Ösophagitis) hervorgehen kann. Diese Krebsform bildet sehr schnell Tochtergeschwülste. Anzeichen sind: Schluckbeschwerden und ein Kloßgefühl.

Ösophagusvarizen: Krampfadern der Speiseröhre, die sich vor allem bei einer → Leberzirrhose (z.B. bei chronischen Alkoholmißbrauch) ausbilden. Blutungen aus diesen Varizen können schnell zum Tode führen.

Ossal: Die Knochen betreffend.

Ossifikation: Knochenbildung.

Osteo-: Bezeichnung in Wortzusammensetzungen für: Knochen, auf den Knochen bezogen.

Osteoblasten: Knochengrundsubstanz produzierende Zellen.

Osteochondritis: Knochen-Knorpel-Entzündung.

Osteochondrom: Vom Knochen- oder Knorpelgewebe ausgehende gutartige Geschwulst.

Osteodystrophia deformans: → Pagetsche Krankheit.

Osteodystrophia fibrosa generalisata: → Recklingshausensche Krankheit.

Osteogenesis imperfecta (Glasknochenkrankheit): Erbliche Erkrankung des Bindegewebes, bei der die Knochen abnorm brüchig sind. Behandlung: Gabe von Vitamin D, Calcitonin, Magnesium und Fluor, chirurgische und orthopädische Versorgung der Knochenbrüche.

Osteom: Vom Knochen ausgehende gutartige Geschwulst.

Osteomalazie: Bei Vitaminmangelerkrankungen und Stoffwechselstörungen vorkommende Knochenerweichung.

Osteomyelitis: Infektion von Knochen, die durch das Eindringen von Erregern, z.B. bei einem Unfall verursacht wird.

Osteopathie: Entkalkung der Knochen aufgrund einer Funktionsstörung der Niere. Außerdem kommt es zur Kalkeinlagerung in Weichteile.

Osteoporose: Diese Krankheit ist die häufigste Knochenkrankheit. Im besonderem Maße sind Frauen nach den Wechseljahren betroffen. Die Krankheit ist charakterisiert durch eine Verminderung der Knochenmasse, Veränderungen in der Knochenarchitektur und erhöhter Knochenbruchgefahr. Die Beschwerden beginnen als Rückenschmerzen, die besonders auf Brust- und Kreuzhöhe erscheinen und auf eine Veränderung der Wirbelkörper zurückgehen. Dies begünstigt die Ausbildung eines Rundrückens („Witwenbuckel"). Häufig beobachtet man, daß die Betroffenen aufgrund der veränderten Wirbelsäulenanatomie an Körpergröße einbüßen. Ein solcher Verlust an Knochensubstanz macht sich meist jahrelang nicht bemerkbar, so daß Personen, die gefährdet sind, ab dem 45. Lebensjahr regelmäßig ihre Knochen untersuchen lassen sollten. Risikofaktoren, die eine Knochenschwundkrankheit begünstigen können, sind: weibliches Geschlecht, Vorkommen dieser Krankheit in der Familie, lebenslange niedrige Kalziumzufuhr, frühes Eintreten der Wechseljahre, sitzende Lebensweise, Alkoholabusus, hohe Salzzufuhr, Nikotinabusus, Coffeinabusus, hohe Proteinzufuhr, Grunderkrankungen, die einen verstärkten Knochenabbau begünstigen. Vorbeugende Maßnahmen sind sehr wichtig, um die Chancen nur eine leichte oder eventuell sogar gar keine Knochenschwundkrankheit zu entwickeln, zu erhöhen. Zu den vorsorgenden Maßnahmen gehören: ausreichende Kalzium- und Vitamin-D-Zufuhr, regelmäßige körperliche Aktivität, Vermeidung von Risikofaktoren (soweit möglich), Östrogeneinnahme nach den Wechseljahren, regelmäßige Knochendichteuntersuchung (einmal pro Jahr). Zur Basistherapie gehören alle vorbeugenden Maßnahmen und drei Gruppen von Medikamenten, die das Fortschreiten der Krankheit verhindern und eine Besserung hervorrufen sollen: Fluor-Präparate – Die Wirksamkeit dieser Präparate ist umstritten. Fest steht, daß sie unter strenger ärztlicher Kontrolle eingenommen werden müssen. Kalzitonin-Präparate – Diese Präparate können als vorbeugende Maßnahme bei Frauen angewendet werden, die keine Östrogene einnehmen wollen oder können. Bei Betroffenen, die bereits die Krankheit entwickelt haben, können diese Präparate zwar nicht das Risiko der Knochenbrüche verringern, aber sie haben eine schmerzlindernde Wirkung. Biophosnonat-Präparate – Sie erhöhen nachweislich die Knochenmasse und beugen so Knochenbrüchen vor. Langzeitstudien liegen jedoch noch nicht vor, so daß keine definitive Aussage gemacht werden kann, ob diese Medikamente nicht doch dem Knochen schaden könnten.

Osteosarkom: Vom Knochen ausgehende bösartige Geschwulst.

Osteosynthese: Zusammensetzung von gebrochenen Knochenteilen und deren Stabilisation mittels am Knochen angebrachter Schienen, die in einer späteren Operation wieder entfernt werden.

Ostium: Mündung.

Östrogene: In den Eierstöcken (während der Schwangerschaft auch in der Plazenta sowie in geringen Mengen auch in der Nebenniere und in den Hoden) gebildete Hormone. Sie haben im Körper zahlreiche Funktionen: Weitstellung von Muttermund, Förderung des Brustwachstums, Steigerung der Durchblutung, Senkung der Körpertemperatur, Förderung des Wachstums der Gebärmutterschleimhaut u.v.a.

Ot-: Bezeichnung in Wortzusammensetzungen für: Das Ohr betreffend.

Otalgie: Ohrenschmerz.

Otitis externa: Entzündung des äußeren Gehörgangs.

Otitis media: → Mittelohrentzündung.

Otogen: Vom Ohr ausgehend.

Otoskop (Ohrenspiegel): Gerät zur Betrachtung des äußeren Gehörgangs und des Trommelfells.

Ovar: → Eierstock.

Ovarialinsuffizienz: Nicht ausreichende Funktion der Eierstöcke, kann zu Störungen der Monatsblutung führen.

Ovarialtumoren: Eierstockgeschwülste.

Ovulation: Ausstoßung des reifen, befruchtungsfähigen Eis aus dem Eierstock nach dem Follikelsprung, ungefähr am 15. Tag nach Beginn der Menstruation.

Ovulationshemmer: → Empfängnisverhütung.

Ovum: → Eizelle.

Oxytocin: Im Hypothalamus gebildetes Hormon, das den Milchfluß aus der weiblichen Brustdrüse fördert.

Oxyuriasis (Madenwurm, Enterobius vermicularis): Der Madenwurm ist ein weltweit verbreiteter Darmparasit, der durch die Aufnahme von Eiern übertragen wird, z.B. durch verunreinigte Wäsche, mit Kot beschmutzte Finger (die Eier verursachen im After einen starken Juckreiz) oder infizierte Nahrungsmittel. Die Eier schlüpfen im Dünndarm und entwickeln sich nach drei Häutungen zu ausgewachsenen Würmern, die eine Lebensdauer von ca. drei Monaten haben.

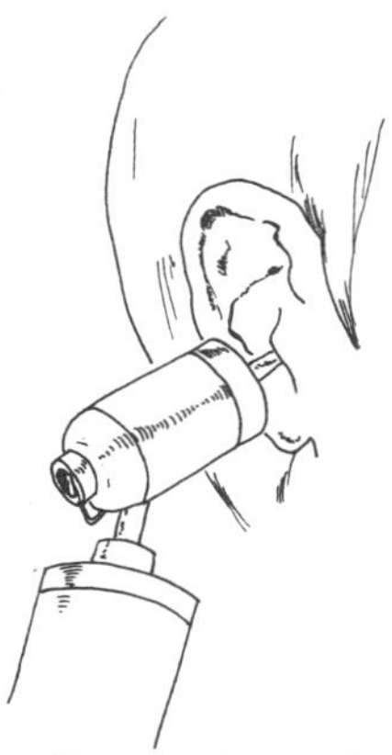

Untersuchung des Ohrs

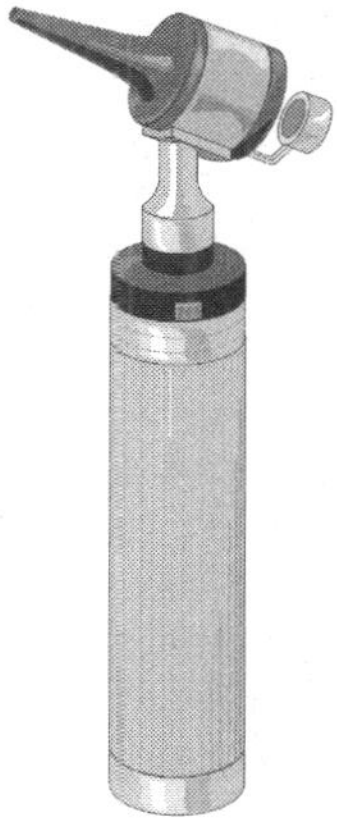

Otoskop

P

Pachymeningitis: Entzündung der harten Hirnhaut, → Gehirn.
Pachymenix: Harte Hirnhaut, Dura mater.
Pachyonchie: Verdickung des Nagels.
Päderastie: Knabenliebe, sexuelle Neigung eines Mannes zu Jungen meist im Alter von 12–18 Jahren.
Pädiatrie: Kinderheilkunde.
Pädophilie: Sexuelles Interesse an Kindern.
Paget-Krankheit (Osteodystrophia deformans): Nach dem englischen Chirurgen James Paget (1814–1899) benannte Erkrankung der Knochen. Meistens sind Personen über 50 Jahren betroffen; die Ursache dieser Erkrankung ist unbekannt. Symptome: Es findet eine Verkrümmung und Verdickung einzelner Röhrenknochen statt, die zu spontanen Brüchen neigen. Es kommt zu Lähmungen und einer krummen Körperhaltung. In etwa 1% der Fälle entwickelt sich ein bösartiger Knochentumor.
Palato-: Bezeichnung in Wortzusammensetzungen für: den Gaumen betreffend.
Palatum: Gaumen.
Palliativ: Maßnahmen zur Linderung der Beschwerden einer Krankheit, wenn keine Heilung mehr möglich ist.
Palma: Handfläche.
Palpation: Körperliche Untersuchung durch Betasten, z.B. der Leber am Unterrand des rechten Rippenbogens.
Palpieren: Betasten.
Panaritium: Eitrige Entzündung der Finger.
Pandemie: Ausbreitung einer Infektionskrankheit über Ländergrenzen und Kontinente hinweg (z.B. das HIV-Virus).
Pankarditis: Entzündung aller Schichten der Herzwand.
Pankreas: → Bauchspeicheldrüse.
Pankreasinsuffizienz: Unterfunktion der → Bauchspeicheldrüse. Entweder die Produktion von Hormonen ist vermindert oder fehlt ganz (z.B. die Produktion von Insulin bei Zuckerkrankheit), oder die Ausscheidung der Verdauungsfermente ist reduziert.
Pankreatitis: → Bauchspeicheldrüsenentzündung.
Panzerherz: Bei einer Herzbeutelentzündung, die länger als 3 Monate anhält, kann es zu Kalkeinlagerungen kommen, die das Herz wie ein „Panzer“ umgeben.
Papageienkrankheit: → Ornithose.
Papel: Über dem Hautniveau liegendes Knötchen.

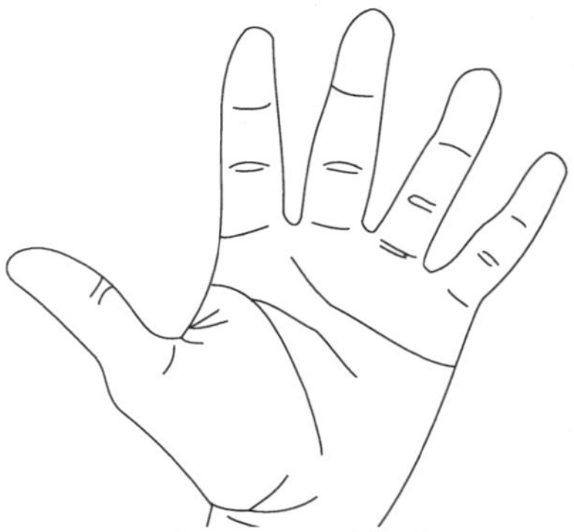

Palma = Handfläche

Papilla: Warzenförmige Erhebung.
Papillom: Von der Haut ausgehender, meist gutartiger Tumor, der in der Mundschleimhaut und den ableitenden Harnwegen vorkommt.
Papillomavirus: Es gibt mehr als 60 verschiedene sog. Warzenviren. Sie verursachen gutartige Tumoren der Haut. Einige von ihnen stehen in Verdacht, auch bösartige Tumoren hervorzurufen.
Para-: Bezeichnung in Wortzusammensetzungen für: neben, „ähnlich wie".
Paracusis: Fehlerhafte akustische Wahrnehmung.
Paradentium: → Paradontium.
Paradontium: Zahnbett, bestehend aus dem gesamten Zahnhalteapparat mit Alveole (knöchernes Zahnfach), Zahnfleisch, Wurzelhaut und Wurzelzement.
Paralyse: Vollständige Lähmung.
Paralysis agitans: → Parkinson-Syndrom.
Parametritis: Entzündung des Bindegewebes, das die Gebärmutter umgibt.
Parametrium: Bindegewebsraum, der die Gebärmutter umgibt.
Paramnesie: Verfälschung der Erinnerung.
Paranoia: Charakterstörung mit Verfolgungs-, Eifersuchts- oder Beziehungswahn.
Paraparese: Unvollständige Lähmung.
Paraphasie: Sprachstörung, macht sich durch Auslassen, Hinzufügen oder Ersetzen einzelner Laute in einem Wort oder durch Verwechslung mit ähnlichen Wörtern bemerkbar.
Paraplegie: Vollständige Lähmung zweier symmetrischer Extremitäten.
Parasit: Lebewesen, das auf Kosten eines anderen lebt. Für den Menschen sind dies im Prinzip alle Erreger, so auch Bakterien und Viren. Im engeren Sinne versteht man unter „Parasiten" jedoch größere Erreger (z.B. Würmer).
Parästhesie: Kribbeln, Taubheitsgefühl.
Parasympathikus: Das vegetative → Nervensystem läßt sich in den Parasympathikus und den Sympathikus untergliedern. Der Parasympathikus führt zu folgenden Reaktionen: Verengung der Pupille, → Akkomodation des Auges, Sekretion von Speichel und Schweiß, Anregung der Drüsen des Magens und des Darms, Verengung der Bronchien, Erektion, Entleerung der Blase.
Parathormon: Von den → Neben-

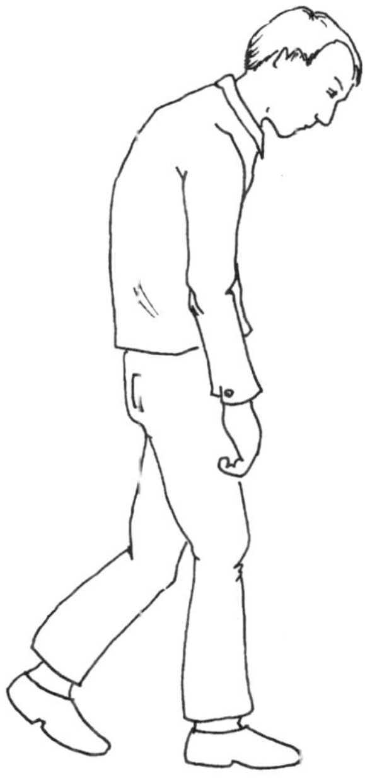

Parkinson-Syndrom

P

schilddrüsen gebildetes Hormon, das den Kalzium- und Phosphathaushalt reguliert.

Parathyreoidea: → Nebenschilddrüsen.

Paratyphus: Meldepflichtige Infektionskrankheit, deren Verlauf dem Typhus ähnelt und durch den Erreger Salmonella paratyphi (Typ A, B oder C) verursacht wird.

Parkinson-Syndrom: Nach dem englischen Chirurgen und Paläontologen James Parkinson (1755–1824) benanntes Syndrom. Die Erkrankung beginnt meist zwischen dem 40. und 60. Lebensjahr und verläuft fortschreitend. Es kommt zu einem charakteristischen Zittern, gebeugter Haltung, einem schlurfenden Gang und Depressionen. Die Erkrankung wird durch den Untergang der Substantia nigra („schwarze Substanz") im Gehirn verursacht. Diese ist für die Koordination von Bewegungsabläufen wichtig. Es gibt einige Medikamente zur Besserung der Symptome, eine Heilung ist bisher nicht möglich.

Parodontitis: Zahnfleischentzündung.

Parodontium: Zahnhalteapparat, Zahnbett.

Parodontose: Erkrankung des Zahnfleisches, bei der sich das Zahnfleisch zurückzieht und die Zähne locker werden.

Parorexie: Ungewöhnliche Eßgelüste bei Schwangeren.

Parosmie: Unangenehme Geruchstäuschung.

Parotis: Ohrspeicheldrüse.

Parotistumor: Geschwulst der Ohrspeicheldrüse.

Parotitis epidemica (Mumps): Über Tröpfchen übertragene Virusinfektion, die eine Schwellung der Ohrspeicheldrüse hervorruft. Nach einer Inkubationszeit von etwa 21 Tagen kommt es zu Kopf- und Gliederschmerzen, Fieber, einer zunächst meist linksseitigen Anschwellung der Ohrspeicheldrüse, nach 1–3 Tagen auch an der anderen Seite. Die Schwellung befindet sich vor und unter dem Ohr. Häufig ist ebenfalls die Mundschleimhaut entzündet. Oft ist die Bauchspeicheldrüse und nach der Pubertät auch der Hoden (mit der Gefahr der Sterilität) ebenfalls entzündet. Ohne Komplikationen ist die Prognose gut. Als Vorbeugung sollte zwischen dem 12. und 18. Lebensmonat eine Schutzimpfung vorgenommen werden.

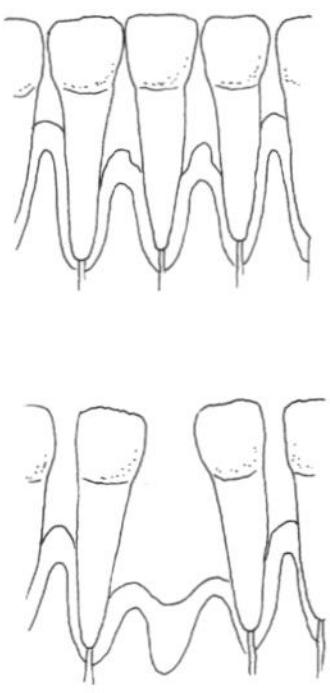

Parodontose

Paroxysmal: Anfallsweise auftretend.

Partus: Entbindung.

Passive Impfung: → Impfung.

Pasteurisieren: Haltbarmachung, z.B. von Milch. Hierbei wird diese für 1 bis 2 Minuten auf 85 °C erhitzt und keimarm gemacht.

Patella: Kniescheibe.

Patellafraktur: Bruch der Kniescheibe. In 80% der Fälle handelt es sich um eine Querfraktur, weiterhin

gibt es Längs-, Trümmer-, oder Sternfrakturen. Anzeichen: Bluterguß im Kniegelenk, Schwellung der umgebenden Weichteile.
Patho-: Bezeichnung in Wortzusammensetzungen für: Schmerz, Krankheit.
Pathogen: Krankheitserregend.
Pathogenese: Krankheitsentstehung.
Pathognomonisch: Für eine Krankheit bezeichnend.
Pathologie: Lehre der krankhaften Veränderungen im menschlichen Organismus und von den Ursachen der Krankheitsentstehung.
Pathologisch: Krankhaft.
Pearl-Index: Maß für die Zuverlässigkeit einer Empfängnisverhütungsmethode. → Empfängnisverhütung. Die Errechnung wird unter → Empfängnisverhütung erklärt.
Pellagra: Vitaminmangelkrankheit (Mangel an Vitamin B). → Vitamine.
Pelvis: → Becken.
Penicillin: Antibiotikum. Es wurde 1928 entdeckt und wird seit 1939 als Medikament eingesetzt.
Penis: Männliches Glied, → Geschlechtsorgane, männliche.
Pepsin: In der Magenschleimhaut produziertes Enzym, das an der Eiweißverdauung beteiligt ist.
Perforation: Durchbruch, Durchbohrung.
Perfusion: Durchströmung.
Perikard: Herzbeutel → Herz.
Perikarditis: Entzündung des Herzbeutels.
Perineum: → Damm.
Periode: → Menstruation.
Periodisch: In regelmäßigen Abständen wiederkehrend.
Periost: Knochenhaut.
Periostitis: Entzündung der Knochenhaut.
Peritoneum: → Bauchfell.
Peroral: Durch den Mund.
Pertussis: → Keuchhusten.
Perzeption: Wahrnehmung.
Pes: → Fuß.
Pessar: → Empfängnisverhütung.
Pest: Durch Flohstiche übertragene und durch den Erreger Yersenia pestis hervorgerufene Erkrankung, die früher weltweit verbreitet war. Im 14. Jahrhundert kam es zu verheerenden Epidemien, bei denen die Bevölkerung Europas um ca. 75% vermindert wurde. Heute ist die Erkrankung auf einzelne Regionen Nord- und Südamerikas, Zentral-, Ost- und Südafrikas, Madagaskars sowie Zentral- und Südostasiens beschränkt. Man unterscheidet vier Verlaufsformen: 1. Beulenpest: Diese Verlaufsform ist durch die sehr schmerzhafte Entzündung der Lymphknoten in der Nähe der Flohbißstelle gekennzeichnet und endet in 25-50% der Fälle tödlich. 2. Lungenpest: Nach einer sehr kurzen Inkubationszeit treten Atemnot, Husten und Blaufärbung der Haut ein, es kommt zu einem → Lungenödem und Kreislaufversagen. Unbehandelt endet die Lungenpest immer tödlich. Sie ist für die schnelle Ausbreitung des Erregers bei Pestepidemien von großer Bedeutung. 3. Pestsepsis: Kann als Endstadium einer Lungen- oder Bubonenpest auftreten, endet fast immer tödlich. 4. Abortive Pest: Milde Verlaufsform mit leichtem Fieber.
Pestizide: Schädlingsbekämpfungsmittel.
Petechien: Nadelstichförmige Hautblutungen.
Petit Mal: → Epilepsie.
Pfeifferisches Drüsenfieber (Infek-

tiöse Mononukleose): Durch das Epstein-Barr-Virus verursachte Infektionskrankheit, die zu charakteristischen Veränderungen des Blutbildes führt. Die Übertragung findet durch Tröpfchen statt. Es erkranken vor allem ältere Kinder und junge Erwachsene. Nach einer Inkubationszeit von 8–21 Tagen beginnt die Erkrankung mit Fieber (38–39 °C), Kopf- und Gliederschmerzen. Gleichzeitig schwellen die Lymphknoten an, und es kommt zu einer Mandelentzündung mit schmutziggrauen Belägen. In einigen Fällen sind Milz und Leber vergrößert, und es kommt zu einer Gelbsucht (in 7% der Fälle). Im Blutbild fällt eine Vermehrung der weißen Blutkörperchen auf. Die Prognose ist meist gut. Bei Patienten mit einem Immundefekt können schwere Verläufe auftreten.

Pfeilgift: → Curare.

Pförtner: Pylorus, → Magen.

Phag-: Bezeichnung in Wortzusammensetzungen für: Verzehren.

Phagozytose: Aufnahme von Partikeln durch Zellen.

Phallus: Erigiertes männliches Glied.

Phantomschmerz: Schmerzen in einem amputierten Körperteil.

Phäochromozytom: Seltener, familiär gehäuft vorkommender Tumor (in 10% der Fälle bösartig) des Nebennierenmarks, der → Katecholamine produziert. Anzeichen sind: Bluthochdruck, rasender Puls, Kopfschmerzen, Schweißausbrüche, Zittern, in einigen Fällen Unterzuckerung. Behandlung: Chirurgische Entfernung des Tumors, kontrollierte Blutdrucksenkung.

Pharmakologie: Lehre von den Arzneimittelwirkungen und -nebenwirkungen.

Pharyngitis: Entzündung der Rachenschleimhaut. Rachenentzündungen sind Begleiterscheinungen von anderen viralen oder bakteriellen Entzündungen im Mund- oder Nasenraum. Häufig treten sie im Zusammenhang mit einer Erkältung auf. Ferner sind Menschen, die rauchen, viel Alkohol trinken oder sich aus beruflichen Gründen an Orten aufhalten, die einen großen Anteil von Reizstoffen in der Luft aufweisen, wesentlich gefährdeter, eine Rachenentzündung zu entwickeln. Bei solchen Menschen besteht außerdem ein großes Risiko, daß die Entzündungserscheinungen chronisch werden. Wichtig bei einer Rachenentzündung ist die Schonung der Schleimhaut. Das bedeutet, daß Schadstoffe, Reizstoffe, Tabakrauch und Alkohol strikt gemieden werden sollte. Auch das Trinken von Fruchtsäften kann die Schleimhaut durch Fruchtsäuren reizen. Die eingeatmete Luft sollte ausreichend befeuchtet sein. Ferner kann durch das Lutschen von Bonbons der Speichelfluß verstärkt werden und so die Schleimhaut befeuchtet werden. Klingen die Symptome nach 2–4 Tagen nicht ab, sollte ein Arzt aufgesucht werden, damit eine Infektion durch Bakterien oder Viren ausgeschlossen werden kann. Eine Rachenentzündung kann durch verschiedene Maßnahmen gebessert werden: Gurgeln mit Kamilleextrakten, Wasserstoffperoxid (verdünnt) oder Kochsalzlösungen, Beseitigung der ursächlichen Erkrankung (z.B. Nasennebenhöhlenentzündung), Antibiotika, wenn die Ursache der Entzündung Erreger sind.

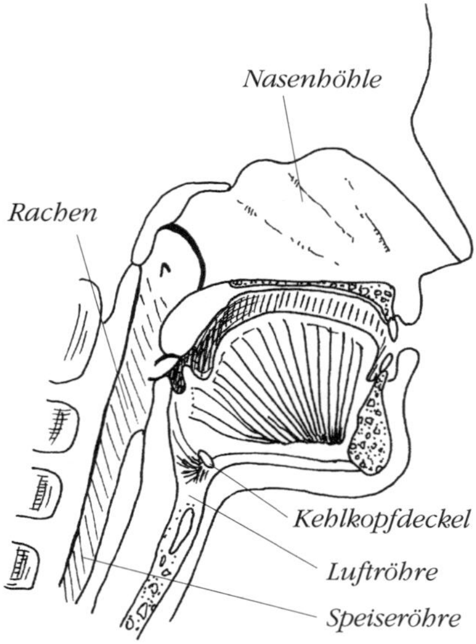

Mund-Rachen-Raum

Pharynx: Rachen.
Phimose: Vorhautverengung des männlichen Gliedes (z.B. durch Entzündungen). Dabei kann die Vorhaut nicht über die Eichel geschoben werden. Behandlung: → Beschneidung.
Phlebitis: → Venenentzündung.
Phlebo-: Bezeichnung in Wortzusammensetzungen für: Venen.
Phlebographie: Röntgenologische Darstellung von Venen mit Hilfe von Kontrastmittel, das eingespritzt wird.
Phlegmone: Eitrige Entzündung des Gewebes.
Phobie: Krankhafte Angst vor bestimmten Dingen, z.B. vor Schlangen oder Spinnen. Als Ursache wird nach der psychoanalytischen Theorie ein unbewußter Konflikt angenommen. Behandlung: Gute Erfolge können mit einer Verhaltenstherapie erzielt werden. Hierbei wird der Patient bewußt wiederholt dem angstmachenden Objekt ausgesetzt, bis eine Verminderung der Angst eintritt.
Phon: Maß für die Lautstärke.
Photophob: Lichtscheu.
PH-Wert: Maß der Konzentration der Wasserstoffionen in einer Lösung. Der pH-Wert zeigt an, ob eine Lösung sauer, neutral oder alkalisch reagiert.
Physikalische Therapie: → Physiotherapie.
Physiologie: Lehre von den normalen Lebensvorgängen und biochemischen Prozessen, die im menschlichen Körper ablaufen.
Physiologisch: Normal.
Physiotherapie: Therapie zur Behandlung gestörter Körperfunktionen mit physikalischen Mitteln: Wasser (Hydrotherapie), Luft (Klimatherapie), Licht (Lichttherapie), Massage, Krankengymnastik, Elektrizität (Elektrotherapie).
Phytotherapie: Der Begriff leitet sich vom griechischen Wort phytos = die Pflanze ab. Unter der P. versteht man die Behandlung und Vorbeugung von Krankheiten und Befindensstörungen durch Pflanzen, Pflanzenteile und deren Zubereitungen. Das bedeutet, daß Phytopharmaka meist zur Behandlung von chronischen Krankheiten eingesetzt werden. Es gibt keine Phytopharmaka, die in akuten Krankheitssituationen verwendet werden. Phytopharmaka müssen wie auch die Medikamente der Schulmedizin die Anforderungen des Arzneimittelgesetzes hinsichtlich Qualität, Wirksamkeit und Unbedenklichkeit erfüllen. Sie haben ein breites therapeutisches und pharmakologisches

P

Wirkprofil und sind oft nebenwirkungsärmer als synthetisch hergestellte Arzneimittel.

Pili: Haare.

Pille: → Empfängnisverhütung.

Pilzinfektionen (Mykosen): Durch Pilze hervorgerufene Infektionskrankheiten. Man teilt die Pilze in folgende Untergruppen ein: Dermatophyten, Hefe- und Schimmelpilze. Dermatophyten befallen nur die Haut, Nägel und Haare. Hefe- und Schimmelpilze können Haut, Schleimhaut sowie die inneren Organe befallen. Bei der Diagnosestellung ist eine Anzüchtung der Pilze in einer Kultur hilfreich. Behandelt wird mit Medikamenten, die gegen Pilze wirksam sind (Antimykotika).

Pityriasis rosea: → Schüppchenröschen

Placebo: Unwirksames (Schein-) Medikament. Wird zu Versuchszwecken verabreicht, wenn z.B. geprüft werden soll, ob ein Medikament wirksam ist. In diesem Fall wird einer Patientengruppe das Placebomedikament gegeben und der anderen der Wirkstoff. Bei einer sog. „Doppelblindstudie" dürfen weder die Patienten noch der behandelnde Arzt wissen, ob es sich um das Placebomedikament handelt oder nicht. Oft zeigt das Placebomedikament auch eine gewisse (psychische) Wirksamkeit.

Planta: Fußsohle.

Plaque: Belag.

Plasma: Anteil des Blutes ohne zelluläre Anteile.

Plasmaexpander: Blutersatzflüssigkeiten.

Plasmazellen: Im Knochenmark, dem lymphatischen System, verschiedenen Drüsen und in der Umgebung kleinerer Blutgefäße vorkommende antikörperproduzierende Zellen.

Plasmozytom (Kahler-Krankheit, multiples Myelom): Die Erkrankung betrifft meist Männer, die das 50. Lebensjahr vollendet haben. Die Ursache ist unbekannt. Im Knochenmark findet eine krankhafte Produktion von Abwehrzellen (Immunglobulinen) statt, die keine Antikörperfunktion besitzen. Anzeichen sind: Schmerzen, eventuell Knochenbrüche (ohne erkennbare Ursache), vor allem am Schädel und im Bereich der Wirbelsäule, Abgeschlagenheit, Gewichtsverlust, Ausscheidung von bestimmten Eiweißen im Urin. Behandelt wird mit → Zytostatika und eventuell Strahlentherapie.

Plattfuß: Plattfüße sind die schwerste Ausprägungsart von → Knicksenkfüßen. Sie sind entweder angeboren oder durch einen nicht korrigierten Knicksenkfuß entstanden. Ein Plattfuß führt häufig dazu, daß Fußgelenke vorzeitig degenerative Veränderungen zeigen. Eine Korrektur oder Entlastung des Plattfußes durch Einlagen ist nicht mehr möglich. Der Plattfuß muß weich

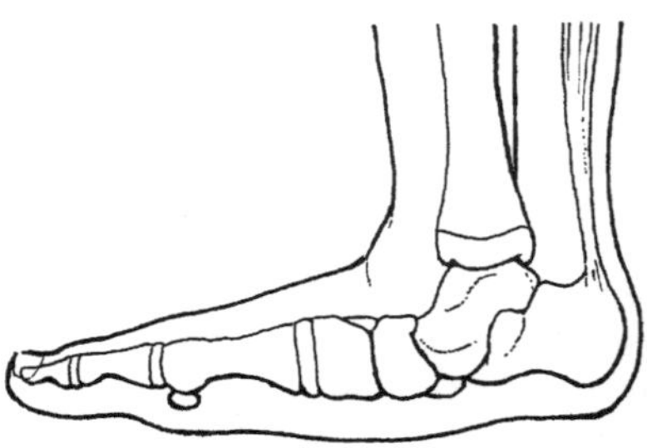

Plattfuß

abgepolstert werden, so daß ein spezielles Schuhwerk nötig sein kann. In besonders schweren Fällen empfiehlt es sich, Schuhe maßanfertigen zu lassen.

Plazenta (Mutterkuchen): (lat. Kuchen) Der Mutterkuchen wird nach der Geburt des Kindes ausgestoßen. Es handelt sich um ein scheibenförmiges Organ, das etwa 2–4 cm dick ist, einen Durchmesser von 15 bis 20 cm hat und ca. 500 g wiegt. Die Plazenta übernimmt die Funktion der Ernährung des Fötus (Austausch von Sauerstoff, Kohlendioxid und Stoffwechselprodukten zwischen mütterlichem und fetalem Blut).

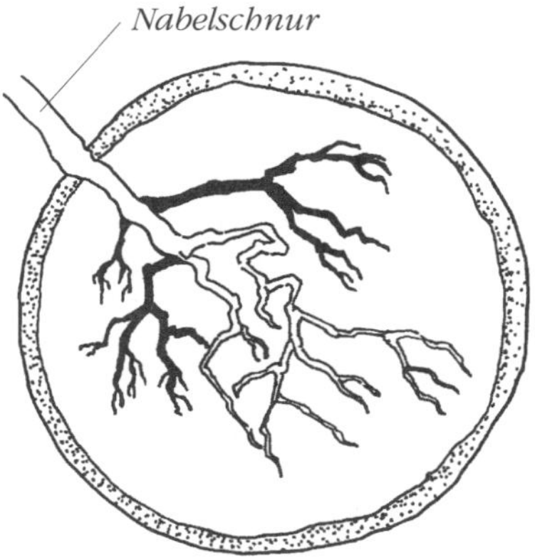

Plazenta

Plegie: Lähmung.

Pleur-: Bezeichnung in Wortzusammensetzungen für: Rippe, Brustfell, Seite des Körpers.

Pleura: Brustfell.

Pleuraerguß: Ansammlung von Flüssigkeit im Bereich der Brustfellhöhle.

Pleuritis: Brustfellentzündung, oft verursacht durch Lungenentzündungen oder Tuberkulose. Symptome: Anfänglich oft Rücken- und Seitenschmerzen, trockener Reizhusten, beschleunigte Atmung, später Atemnot, Druckgefühl auf der Brust, Schmerzen in der Schulter der betroffenen Seite, Fieber, Nachschleppen der erkrankten Brustseite bei der Atmung. Die Erkrankung muß unbedingt in einem Krankenhaus behandelt werden.

Plexus: Geflecht (von Gefäßen oder Nerven).

Plötzlicher Kindstod (Sudden infant death syndrome, SIDS): Plötzlich eintretender Tod im Säuglings- und Kindesalter, bei dem keine ausreichende Todesursache nachweisbar ist. In der Bundesrepublik Deutschland treten pro Jahr etwa 1.000–1.500 Fälle auf. Vor allem sind Säuglinge zwischen dem 2. und 6. Lebensmonat betroffen. Frühgeborene haben ein höheres Risiko. Die Ursache liegt möglicherweise in der Unreife bestimmter Hirnzentren, die für die Steuerung der Atmung zuständig sind.

Pneum-: Bezeichnung in Wortzusammensetzungen für: die Lungen betreffend.

Pneumektomie: Entfernung eines Lungenflügels (z.B. bei einem Tumor).

Pneumocystis carinii: Durch den Erreger Pneumocystis carinii hervorgerufene Lungenentzündung. Kommt bei Patienten mit einem geschwächten Abwehrsystem vor, vor allem bei AIDS-Erkrankten.

Pneumologie: Fachgebiet der Medizin, das sich mit den Erkrankungen der Lunge beschäftigt.

Pneumonie (Lungenentzündung): Akute oder chronische Entzündung

P

des Lungengewebes, meist durch eine bakterielle Infektion verursacht. In den Industrieländern die häufigste Todesursache unter den Infektionskrankheiten. Je nach Ausbreitung der Infektion unterteilt man die Erkrankung in verschiedene Formen: 1. Lobärpneumonie: Die Entzündung ist auf einen Lungenlappen beschränkt. Typische Erreger sind hierbei Streptokokken. 2. Bronchopneumonie (Herdpneumonie): Die Entzündung breitet sich von den Bronchiolen auf verschiedene Herde aus, hier spielen unterschiedliche Erreger eine Rolle. 3. Interstitielle Pneumonie: Typischerweise durch ein Virus hervorgerufene Entzündung des Lungenzwischengewebes. Allgemeine Symptome: Fieber (39–40 °C), Schüttelfrost, Herzrasen, schnelle Atmung, Blaufärbung der Haut infolge des Sauerstoffmangels, starker Husten mit rostbraunem oder schleimig-eitrigen Auswurf, eventuell Bluthusten, Schwitzen. Behandlung: Körperliche Schonung, Luftbefeuchtung, reichlich Flüssigkeitszufuhr, Verschreibung von Antibiotika.

Pneumothorax: Die Lunge ist von einer zarten Lungenhaut umgeben, die nicht mit Luft gefüllt ist. Bei Verletzungen der Lunge tritt Luft in den Spalt zwischen der Lungenoberfläche und dieser Lungenhaut. Dadurch kann sich die Lunge beim Einatmen nicht mehr ausdehnen und mit Luft gefüllt werden. Eine andere Form des Pneumothorax ist der sog. Spannungs-Pneumothorax. In diesem Fall füllt sich der Spalt zwischen Lungenoberfläche und Lungenhaut bei jedem Atemzug mit Luft, bis die Lunge keinen Platz mehr hat, sich zu entfalten. Ursachen können sein: von außen zugeführte Verletzungen (Messerstich), Lungenemphysem, Lungentuberkulose, geplatzte Lungenbläschen. Die Behandlung erfolgt durch Absaugen der störenden Luft. In schweren Fällen ist das Leck in der Lunge so groß, daß es operativ verschlossen werden muß.

Pocken (Blattern): Diese extrem ansteckende und ursprünglich weltweit verbreitete Erkrankung, die bis vor einigen Jahren auf die Subtropen und Tropen beschränkt war, gilt seit 1977 infolge der Impfkampagne der WHO als ausgerottet. Die Aufrechterhaltung diese Erfolges hängt aber von der weiteren Durchimpfung der Bevölkerung ab. Das Variolavirus wird durch Tröpfcheninfektion übertragen, die Sterblichkeit beträgt je nach Untergruppe des Erregers 1–5 bzw. 20–50%. Symptome: Kopf-, Rücken- und Lendenschmerzen, hohes Fieber, Pusteln mit trübem Inhalt, die Narben zurücklassen (vor allem im Gesicht).

Poliomyelitis: → Kinderlähmung.

Pollakisurie: Verstärkter Harndrang, bei dem jeweils nur kleine Mengen Harn entleert werden.

Pollution: Umweltverschmutzung.

Poly-: Bezeichnung in Wortzusammensetzungen für: viel.

Polyarthritis: → Arthritis.

Polymenorrhöe: Zu oft auftretende Menstruationsblutungen aufgrund eines zu kurzen Menstruationszyklus.

Polymorphismus: Vielgestaltigkeit.

Polymyalgia rheumatica: Rheumatisch bedingte Muskelschmerzen. Diese Krankheit ist durch schmerzhafte Steife der Schulter- und

Beckengürtelmuskulatur gekennzeichnet. Sie betrifft vor allem Frauen und tritt erst im fortgeschrittenen Lebensalter auf. Die Ursache dieser Erkrankung ist bis heute unbekannt. Symptome: Muskel- und Gelenkschmerzen im Schulter- und Beckenbereich (besonders am Morgen) verbunden mit Muskelschwäche; betroffene Gelenke können stark geschwollen sein; Gewichtsverlust, allgemeines Krankheitsgefühl; Gefäßentzündungen, die besonders im Augenbereich gefürchtet sind, da sie relativ oft zur Erblindung führen können. Die Behandlung dieser Erkrankung erfolgt mit cortisonhaltigen Medikamenten, die in kleinen Dosen verschreiben werden. Bei einer Beteiligung der Gefäße müssen manchmal operative Eingriffe vorgenommen werden, damit Folgekrankheiten verhindert werden. Neben der medikamentösen Behandlung werden auch Bewegungstherapien durchgeführt. Die Prognose ist günstig, da das Fortschreiten der Krankheit meistens von alleine aufhört.

Polyneuritis: Entzündung mehrerer Nerven. → Polyneuropathie.

Polyneuropathie: Erkrankung des peripheren → Nervensystems aufgrund von Stoffwechselstörungen (→ Zuckerkrankheit), Alkoholmißbrauch, Infektionskrankheiten (→ Borrelliose, HIV), Schilddrüsenunterfunktion, Medikamenten, Giften o.a. Die häufigsten Ursachen sind Alkohol und Zuckerkrankheit. Die Diagnose wird anhand der Bestimmung der Nervenleitgeschwindigkeit (ist herabgesetzt) und der Symptome wie Kribbeln, Mißempfindungen, Sensibilitätsstörungen und Lähmungen gestellt.

Polyp: Aus der Schleimhaut eines Hohlorgans hervorgehende gestielte oder breitbasig aufsitzende gutartige Geschwulst, die meist zufällig entdeckt wird. Aufgrund der Tendenz zur bösartigen Entartung sollte jeder Polyp entfernt und untersucht werden.

Polyurie: Abnorme Steigerung der täglichen Harnmenge.

Polyzythämie: Erkrankung des Knochenmarks, bei der eine Vermehrung der roten und weißen Blutkörperchen sowie der Blutplättchen stattfindet. Anzeichen: Hautjucken, Ohrensausen, Kopfschmerzen, Sehstörungen, Mißempfindungen, Atemnot, Schmerzen in den Gliedern, tiefrote Haut und Schleimhaut, häufig Nieren- und Milzvergrößerung sowie Bluthochdruck. Behandlung: Aderlässe, Zytostatika.

Post-: Bezeichnung in Wortzusammensetzungen für: Nach-.

Postmenopause: Zeitpunkt nach der → Menopause der Frau.

Postoperativ: Nach der Operation.

Potentia coeundi: → Impotenz.

Potentia concipiendi: Fähigkeit zur Empfängnis bei der Frau.

Potentia generandi: → Impotenz.

Potenz: 1. allg.: Vermögen, Fähigkeit 2. in der Homöopathie Bezeichnung für die Verdünnung eines Präparats 3. Fähigkeit des Mannes, den Geschlechtsverkehr zu vollziehen sowie ein Kind zu zeugen. → Impotenz. → Viagra.

Potenzieren Eine Wirkung verstärken.

Potenzmittel: Einige Pflanzen, z.B. Ginseng, gelten als potenzsteigernd, die Wirkung ist jedoch umstritten. Die sog. Spanische Fliege, ein Pulver aus dem zerriebenen Insekt, enthält Cantharidin, welches zu einer erhöhten Empfindlichkeit der Haut und Schleimhäute führt. In hohen Dosen kann die Spanische Fliege tödlich sein. Yohimbin wirkt gefäßerweiternd. Auch einigen Nahrungsmitteln wird eine luststeigernde Wirkung zugeschrieben, z.B. Austern, Spargel, Sellerie und Knoblauch. → Viagra.

Prä-: Bezeichnung in Wortzusammensetzungen für: vor-.

Präkanzerose: Erkrankungen oder Veränderungen des Gewebes, aus denen bösartige Geschwülste entstehen können.

Prämedikation: Vor einer Operation verabreichte Medikamente zur Beruhigung des Patienten.

Prämenstruelles Syndrom (PMS): Körperliche und psychische Veränderungen, die 7–10 Tage vor der Menstruation einsetzen und mit ihrem Beginn verschwinden. Es kann zu depressiven Verstimmungen, unbegründeten Aggressionen, Nervosität, Schmerzen in der Brust, Kopf- und Rückenschmerzen, Hitzewallungen und Hautveränderungen kommen. Die genaue Ursache ist nicht bekannt, vermutlich sind die Schwankungen der Hormonkonzentrationen an der Entstehung der Symptome beteiligt.

Prämolaren: → Gebiß.

Pränatal: Vor der Geburt.

Pränataldiagnostik: Untersuchung des ungeborenen Kindes zur Beurteilung der Entwicklung. Methoden: Ultraschall, Fruchtwasserdiagnostik, Amniozentese, Hormonanalysen, → Kardiotokographie.

Präservativ: Kondom.

Prävention: Vorbeugung.

Presbyopie: → Weitsichtigkeit.

Priapismus: Dauerversteifung des männlichen Gliedes, verursacht Schmerzen und kann bei Nervenerkrankungen vorkommen.

Primär: Zuerst. In der Medizin häufig für: ohne erkennbare Ursache.

Primipara: Erstgebärende.

Prionen: Infektiöse Partikel, die sich von Viren und anderen Erregern unterscheiden und im Gehirn von Patienten mit Creuzfeldt-Jakob-Krankheit gefunden wurden. Sie besitzen keine nachweisbare Gensubstanz (Nucleinsäure) und zeigen eine ungewöhnliche Widerstandskraft gegen Temperatur, UV-Strahlung, Röntgenstrahlung sowie chemische Einflüsse.

Pro-: Bezeichnung in Wortzusammensetzungen für: vor-.

Processus: Vorsprung.

Prodrom: Vorbote einer Krankheit.

Progesteron: Vom Gelbkörper in der Plazenta (sowie in der Nebenniere, auch beim Mann) gebildetes, wichtigstes natürliches Gestagen. Es bereitet den Körper auf eine Schwangerschaft vor und wirkt auf die Fortpflanzungsorgane.

Prognose: Vorhersage für den Verlauf einer Krankheit.

Progredient: Fortschreitend.

Proktitis: Entzündung des Mastdarms.

Prolaps: Vorfall, Hervortreten von Geweben oder Organen bei Verletzungen, Gewebsschwäche oder angeborenen Fehlbildungen.

Proliferation: Wachstum, Vermehrung von Gewebe.

Promiskuität: Geschlechtsverkehr mit häufig wechselnden Partnern.

Prophylaxe: Vorbeugung.

Prostaglandine: Hormonähnliche Substanzen, die vielfältige Wirkungen auf den Organismus ausüben. Einige davon sind: Hemmung der Verklumpung der Blutplättchen, Drosselung der Magensaftsekretion. Sie spielen bei der Entstehung von Fieber, Schmerzen und Entzündungsprozessen eine Rolle.

Prostata: Die Vorsteherdrüse ist etwa kastaniengroß und umgibt den Anfangsteil der männlichen Harnröhre. Sie ist aus 30 bis 40 Drüsen aufgebaut, die ein dünnflüssiges Sekret, das Spermin, absondern. Es wird bei der Ejakulation dem Samen beigemischt und wirkt bewegungsauslösend auf die Spermien. Es macht etwa 30–40% des Ejakulats aus.

Prostataadenom: → Prostatahyperplasie.

Prostatahyperplasie: Vergrößerung der Prostata durch Zunahme der Drüsen und Zellen, häufigste Ursache für Beschwerden beim Wasserlassen. Meist sind Männer über 40 Jahren betroffen. Die Prostata kann mit dem Finger durch das Rektum hindurch getastet werden.

Prostatahypertrophie: → Prostatahyperplasie.

Prostatakarzinom: Häufigster bösartiger Tumor des Urogenitaltrakts, bei Männern zwischen 50 und 70 Jahren ist er der dritthäufigste bösartige Tumor. Er streut Tochtergeschwülste in das Skelett, die Leber und in die Lunge. Beschwerden: Störungen beim Wasserlassen, eventuell Blut im Harn, Kreuz- und Rückenschmerzen. Nach dem 45. Lebensjahr sollte bei jedem Mann einmal im Jahr die Prostata untersucht werden, da das Prostatakarzinom erst im fortgeschrittenen Stadium Beschwerden verursacht.

Prostatitis: Entzündung der Prostata. Symptome: Beschwerden beim Wasserlassen, eventuell auch bei der Stuhlentleerung.

Proteinurie: Krankhafte Ausscheidung von Eiweiß im Urin.

Prothese: Ersatz für Körperteile, meist künstlich hergestellt.

Protozoen: Tierische Einzeller.

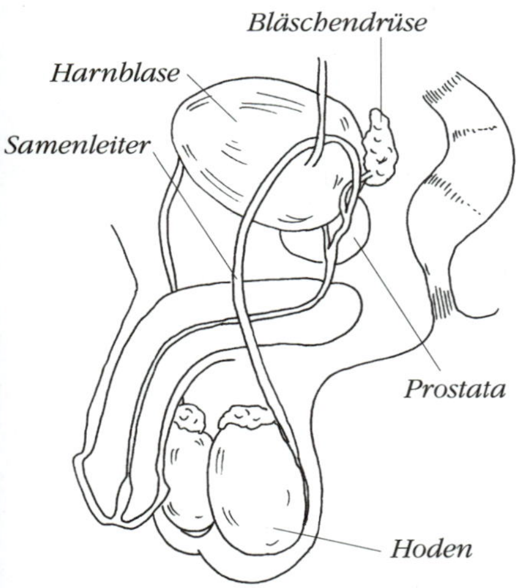

Lage der Prostata

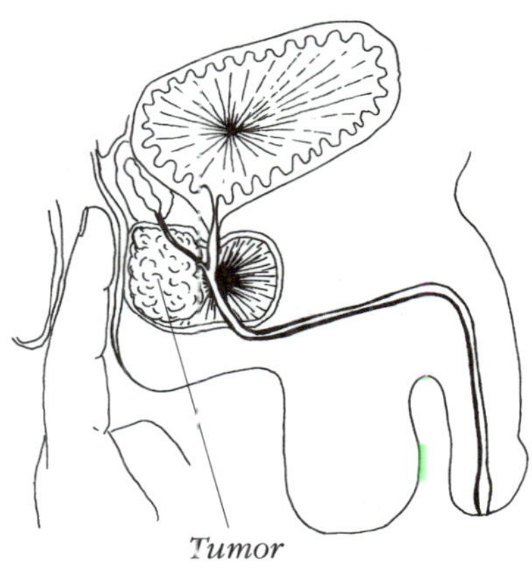

Ertasten des Prostatakarzinoms

Provitamin: Stoff, aus dem ein Vitamin entsteht.
Proximal: Zum Körperzentrum hin. Gegenteil: distal: vom Körperzentrum weg.
Pruritus: Juckreiz.
Pseudo-: Bezeichnung in Wortzusammensetzungen für: unecht.
Pseudoarthrose: Scheingelenk, entsteht z.B. bei nicht verheilten Knochenbrüchen.
Pseudokrupp: → Krupp.
Pseudologie: Lügensucht.
Psittakose: → Papageienkrankheit.
Psoriasis: → Schuppenflechte.
Psych-: Bezeichnung in Wortzusammensetzungen für: Seele, Gemüt.
Psychiatrie: Fachgebiet der Medizin, das sich mit der Diagnose, Therapie und Vorbeugung von psychischen Störungen sowie der Rehabilitation von Patienten mit psychischen Störungen befaßt.
Psychisch: Die Psyche betreffend.
Psychoanalyse: Von Sigmund Freud (1856–1939) begründete Methode zur Beschreibung seelischer Vorgänge und zur Therapie von psychischen Störungen. Nach dem psychoanalytischen Modell besteht die Psyche aus Ich, Es und Über-Ich. Das Über-Ich stellt die verinnerlichten Wertevorstellungen der Eltern dar, das Es die Triebe. Das Ich stellt den bewußten Anteil der Persönlichkeit dar, der Über-Ich und Es integrieren muß. Unbewußte Konflikte zwischen diesen Instanzen können zu Neurosen und Psychosen führen. Die Psychoanalyse bedient sich in der Therapie der freien Assoziation und der Traumdeutung, um die unbewußten Konflikte aufzudecken.
Psychogen: Seelisch bedingt.
Psychologie: Lehre vom Erleben und Verhalten des Menschen.
Psychopharmaka: Medikamente, die auf die Psyche einwirken. Man unterscheidet Sedativa (Beruhigungsmittel), Neuroleptika (wirken angstlösend und dämpfend), Hypnotika (schlaffördernd) und Psychotonika (anregend). Teilweise haben diese Medikamente erhebliche Nebenwirkungen und sollten daher nur unter ärztlicher Kontrolle eingenommen werden.
Psychosen: Man unterscheidet exogene (durch äußere Einflüsse bedingt) und endogene Psychosen (ohne erkennbare Ursache). Exogene Psychosen können durch Alkoholmißbrauch, Tumoren, Schädelverletzungen, Durchblutungsstörungen des Gehirns und Epilepsie ausgelöst werden. Unter den endogenen Psychosen ist die Schizophrenie die häufigste. Jährlich erkranken etwa 15–50 von 100.000 Erwachsenen. Die Betroffenen leiden unter Denkstörungen, Wahn, Halluzinationen, Antriebsstörungen, Ich-Erlebnisstörungen und psychomotorischen Störungen. Die Diagnose kann nur auf einem längeren Verlauf gestellt werden. Bei der manisch-depressiven Psychose wechseln sich manische Phasen, bei denen der Patient übermäßig euphorisch ist, mit depressiven Phasen ab. Die Phasen können jeweils Wochen bis Monate anhalten.
Psychosomatik: Die psychosomatische Medizin berücksichtigt die Wechselwirkungen zwischen Körper und Seele.
Psychotherapie: Bezeichnung für die psychologische Behandlung von psychischen und psychosomatischen

Störungen. Es gibt zahlreiche Formen der Psychotherapie: z.B. Familientherapie, Gesprächstherapie, Gestalttherapie, Musiktherapie, Psychoanalyse, Verhaltenstherapie.

Pubertas preacox: Vorzeitige Geschlechtsentwicklung mit Einsetzen der Zeichen der sexuellen Reife (bei Mädchen vor dem 8. Lebensjahr, bei Jungen vor dem 10. Lebensjahr). Ursache: eine Überproduktion der Geschlechtshormone. Behandlung wenn nötig: Medikamente zur Hemmung der Überproduktion der Geschlechtshormone.

Pubertät: Körperliche und seelische Entwicklung des Menschen vom Beginn der Ausbildung der sekundären Geschlechtsmerkmale bis zur Erlangung der Geschlechtsreife. Bei Mädchen findet sie zwischen 10 und 15 Jahren, bei Jungen zwischen 12 und 17 Jahren statt.

Pubertätsmagersucht: → Anorexie.

Pubes: Schamgegend.

Puerperalfieber: Das heute selten gewordene Kindbettfieber tritt nach der Geburt auf und ist auf das Eindringen von Krankheitserregern in die Geburtswunden zurückzuführen. Meist entsteht die Infektion während der Geburt durch die Hände oder die Instrumente des Geburtshelfers. Anzeichen sind hohes Fieber, Schüttelfrost, beschleunigter Puls, Benommenheit und in ungünstigen Fällen Kreislaufversagen und Tod durch einen septischen Schock.

Puerperium: Kindbett, Zeit von der Entbindung bis zur Rückbildung der Schwangerschaftsveränderungen der Mutter. Dauer: 6–8 Wochen.

Pulmo: → Lunge.

Puls: Durch den Auswurf des Blutes aus dem Herzen entstehende

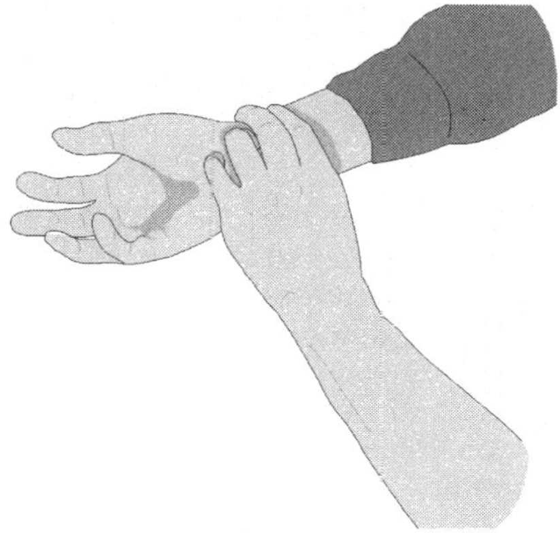

Pulsmessen

Druckwelle, die durch Betasten der Arterien fühlbar ist.

Pupille: → Auge.

Purpura: Hautblutungen, die durch eine Störung der Blutgerinnung entstehen.

Pus: → Eiter.

Pustel: Mit Eiter gefüllte Hautbläschen.

Pykniker: → Konstitutionstypen.

Pylorus: Magenpförtner, → Magen.

Pylorusstenose: Einengung des Magenausgangs. Anzeichen: schwallartiges Erbrechen von Nahrungsresten, Gewichtsabnahme.

Pyo-: Bezeichnung in Wortzusammensetzungen für: Eitrig.

Pyodermie: Eiterausschlag der Haut.

P

Q

Q-Fieber: Weltweit verbreitete Infektionskrankheit, die von Schafen, Rindern, Ziegen, Hunden, Büffeln und Ratten auf den Menschen übertragen wird, indem infizierte Staubpartikel eingeatmet werden. Anzeichen: Hohes Fieber, Kopf- und Muskelschmerzen, langsamer Puls.

Quaddel: → Nesselsucht, Urticariasis.

Quarantäne: (frz. quarante = vierzig) Isolierung von ansteckungsverdächtigen Personen (bei Cholera, Gelbfieber, Pest, Fleckfieber) für eine bestimmte Zeit.

Quecksilbervergiftung: Anzeichen einer akuten Vergiftung mit Quecksilber (durch die Einatmung von Dämpfen): Übermäßiger Speichelfluß, Magen-Darm-Beschwerden, Erbrechen, Koliken, Durchfälle, Nierenentzündung und Harnverhaltung. Eine chronische Quecksilbervergiftung macht sich durch Müdigkeit, Kopf- und Gliederschmerzen, gesteigerten Speichelfluß, Zahnfleischentzündung, Angst, Erregung, Muskelzucken, Sprach- und Gangstörungen, Persönlichkeitsveränderungen sowie Sensibilitätsstörungen bemerkbar. Therapie: Gabe von Medikamenten, die im Körper Quecksilber binden.

Querlage: → Geburt.

Querschnittslähmung: Schädigung des Rückenmarks mit Lähmungserscheinungen. Ursachen: Bruch eines Wirbelkörpers, Bandscheibenvorfall, Multiple Sklerose und Rückenmarkstumoren.

Quick-Wert (Prothrombin-Zeit): Test zur Überprüfung bestimmter Gerinnungsfaktoren des Blutes, wird insbesondere bei der Behandlung mit gerinnungshemmenden Medikamenten zur Kontrolle eingesetzt.

Quincke-Ödem: Allergische Reaktion, die zu einer Anschwellung der Haut und Schleimhaut (besonders im Gesicht) führt. Besonders gefürchtet ist die Anschwellung der Kehlkopfschleimhaut, da es zum Tod durch Ersticken kommen kann.

R

Rabies: → Tollwut.
Rachen: → Pharynx.
Rachenentzündung: → Pharyngitis.
Rachitis: Erweichung der Knochen aufgrund eines Mangels an Vitamin D. → Vitamine.
Radgelenk: Bei diesem Gelenk dreht sich ein walzenförmiger Gelenkkopf um eine längs orientierte Rotationsachse in einer entsprechend ausgehöhlten Pfanne. Beispiel: Elle und Speiche im Ellenbogengelenk
Radikulär: Zur Rückenmarkswurzel gehörig.
Radikulitis: Entzündung einer Rückenmarksnervenwurzel.
Radioaktivität: Beim Zerfall von Atomkernen wird energiereiche Strahlung frei. Diese läßt sich in Alpha-, Beta- und Gammastrahlung einteilen. Betastrahlen sind mit Elektronenstrahlen gleichzusetzen, Gammastrahlen entsprechen Röntgenstrahlen.
Radiologie (Strahlenheilkunde): Fachgebiet der Medizin, das sich mit der Diagnose und Behandlung von Krankheiten mit Hilfe von bestimmten Strahlungsarten sowie dem Strahlenschutz beschäftigt.
Radius: Speiche (Unterarmknochen), → Arm.
Radiusfraktur: Speichenbruch.
Rauchen: Im Tabakrauch sind verschiedene giftige Substanzen enthalten: Nikotin, Kohlenmonoxid, Blausäure, Schwefelmonoxid, Benzpyren, Benzanthrazen usw. Menschen, die pro Tag 20 Zigaretten und mehr rauchen, haben gegenüber Nichtrauchern eine um 8 Jahre verkürzte Lebensdauer. Bei Rauchern sind Mund-, Speiseröhren-, Kehlkopf-, Blasen-, und Lungenkrebs deutlich häufiger als bei Nichtrauchern. Durch das Nikotin werden Herz und Blutgefäße geschädigt. Raucher sind 20 bis 30 mal stärker gefährdet als Nichtraucher, an Gefäßverschlußkrankheiten und Durchblutungsstörungen zu erkranken.
Rausch: Anzeichen, die bei einer akuten Vergiftung mit Alkohol auftreten, sind: Unruhe, Angst, Halluzinationen, Bewußtseinstrübung. → Alkohol.
Rautekgriff: → Erste Hilfe.
Raynaudsche Krankheit: Durch anfallartige Gefäßkrämpfe bedingte Zusammenziehung von Arterien, meist der Finger und dadurch bedingter Mangeldurchblutung.
Reanimation: → Erste Hilfe.
Rechtsmedizin: Spezialgebiet der Medizin, das sich mit den Bereichen Strafrecht, Arztrecht und Versicherungsrecht beschäftigt, sowie mit der Spurensicherung bei Straftaten, Obduktionen und Gutachtertätigkeiten.
Recklingshausensche Krankheit: Störung des Calcium-Phosphat-Stoffwechsels aufgrund einer Überfunktion der Nebenschilddrüsen. Anzeichen: Auftreten von zahlreichen Knochenzysten (im Röntgenbild sichtbar).
Reflex: Unwillkürlich ablaufende Reaktion, an der das Rückenmark beteiligt ist, z.B. Patellarsehnenreflex: Beim Schlag auf die Knie-

scheibensehne zieht sich der Oberschenkelmuskel unwillkürlich zusammen.

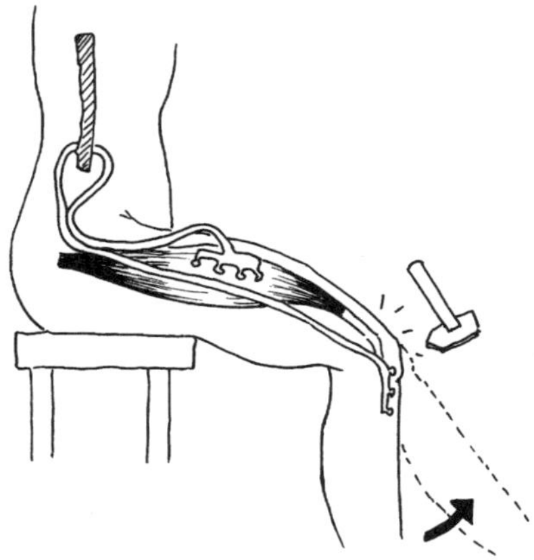

Kniesehnenreflex

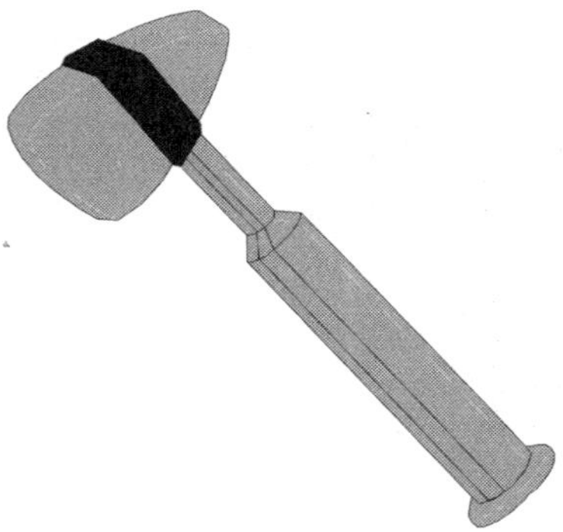

Reflexhämmerchen

Reflexzonen: → Headsche Zonen.
Reflux: Rückfluß, z.B. von Magensäure in die Speiseröhre.
Refluxkrankheit: Hierunter faßt man die krankhaften Veränderungen der Speiseröhre zusammen, die durch den Rückfluß des sauren Mageninhalts in die Speiseröhre entstehen. Die Säure des Mageninhaltes ist für die Schleimhaut der Speiseröhre besonders gefährlich, weil sie keine Möglichkeit zur Neutralisierung hat. Die schlimmste Folge einer Refluxkrankheit ist eine Entzündung der Speiseröhre (→ Ösophagitis). Ursachen: Schwächung oder Zerstörung des normalerweise kräftigen Ringmuskels (Verschlußmechanismus zwischen Speiseröhre und Magen) durch Medikamente oder Operationen; hoher Druck im Bauchraum durch Verstopfung, Schwangerschaft, Fettleibigkeit, Ansammlung von Flüssigkeit in der Bauchhöhle; Streß; Magensonden, die über eine längere Zeit im Magen und somit auch in der Speiseröhre verbleiben; Magenausgangsverengung; lang andauerndes Erbrechen. Symptome: Sodbrennen, Brennen in der Magengegend, passives Zurückfließen bereits geschluckter Nahrungsmittel, saures Aufstoßen, Schmerzen im Oberbauch, Völlegefühl nach dem Essen, Schmerzen hinter dem Brustbein, Schluckbeschwerden und Übelkeit. Behandlung: Schlafen mit angehobenem Kopf, keine Mahlzeiten kurz vor dem Zubettgehen, Gewichtsreduktion (nur wenn notwendig), damit der Druck im Bauchraum verringert wird, Beseitigung der Ursachen für Verstopfung, Meidung von Substraten, die den Ringmuskel zwischen Speiseröhre und Magen erschlaffen lassen (z.B. Alkohol, Nikotin, bestimmte Medikamente wie Anticholinergika). Medikamentöse Maßnahmen versuchen, die schädigende Säure des Mageninhaltes und das Enzym Pepsin, welches im Magensaft enthalten ist, auszuschalten, indem die Magenentleerung in den Darm beschleunigt wird.

Refluxösophagitis: → Sodbrennen.
Regelblutung: → Menstruation.
Regeneration: Heilung, Wiederherstellung.
Regio: Gegend.
Regionär: Eine Körpergegend betreffend.
Regression: 1. Rückbildung von bösartigen Tumoren unter einer Therapie. 2. Abwehrmechanismus (nach der psychoanalytischen Theorie), bei dem reife Verhaltensweisen zugunsten älterer, frühkindlicher Verhaltensweisen aufgegeben werden, um eine als unerträglich empfundene Situation besser aushalten zu können.
Rehabilitation: Maßnahmen zur Wiederherstellung der körperlichen Gesundheit und zur Wiedereingliederung in den Alltag.
Reife: Zustand der Vollendung der körperlichen und psychischen Entwicklung.
Reifezeichen: Kriterien, an denen die Geburtsreife eines Neugeborenen gemessen werden: Die Körperlänge muß mindestens 48 cm betragen, das Körpergewicht 2.500 g, die Kopfhaare müssen mind. 2 cm lang sein, die Lanugobehaarung darf nur noch an den Schultern vorhanden sein, u.a., → Apgar-Schema.
Reisekrankheit (Kinetose): Durch wiederholte Stimulation des Gleichgewichtsorgans entstehende typische Anzeichen wie: Übelkeit, Schwindel, Erbrechen, Schweißausbruch, Blutdruckschwankungen, Kopfschmerzen. In einigen Fällen können Medikamente helfen (Antiemetika).
Reiter-Krankheit: Nach dem Berliner Hygieniker Hans Reiter (1881 bis 1969) benanntes Syndrom, das aus drei Krankheitszeichen besteht: Gelenksentzündungen (besonders der Fuß- und Kniegelenke), Entzündung der Harnwege und Bindehautentzündung. Zu Beginn der Erkrankung besteht häufig hohes Fieber sowie ein Ausschlag der Handinnenflächen und Fußsohlen. Bei 70–80% der Patienten besteht eine genetische Vorbelastung, außerdem werden Bakterien oder Chlamydien für den Ausbruch der Erkrankung verantwortlich gemacht.
Reizblase: Vor allem bei Frauen vorkommender chronischer Reizzustand der Blase, der einen starken Harndrang, Schmerzen beim Wasserlassen sowie Unterbauchschmerzen beim Sitzen verursacht. Die Ursache kann eine hormonelle Fehlregulation oder eine Störung des Nervensystems sein.
Reizdarm: Der Reizdarm ist die am häufigsten vorkommende Krankheit des Verdauungstraktes, die Frauen häufiger betrifft als Männer. Meistens manifestiert sich der Reizdarm zwischen dem 3. und 4. Lebensjahrzehnt. Psychiater fanden in einer Studie heraus, daß bis zu 70% aller Patienten, die an einem Reizdarm leiden, psychische Leiden wie Depressionen etc. aufweisen. Andere Studien belegen, daß der Reizdarm sich auch entwickeln kann, wenn eine chronische Darmträgheit vorliegt. Die Beschwerden sind meist relativ unspezifisch: Schlecht lokalisierbare Bauchschmerzen unterschiedlichen Charakters, Verstopfung, Kotentleerung meist in Kugel- oder Bandform. Die Therapie dieser Krankheit liegt vor allem im therapeutischen Gespräch. Häufig muß herausgefunden werden, ob seeli-

sche Faktoren eine Rolle spielen. Manchmal stellt sich aber auch eine Nahrungsmittelunverträglichkeit heraus. Falls die Beschwerden zu groß werden, können Medikamente eingesetzt werden, alternative Mittel wie psychische Betreuung, beruhigende Tees gegen Blähungen (z.B.: Kümmel-, Fenchel-, Anistee), Massagen, Entspannungsübungen, Bewegungen etc. sollten jedoch bevorzugt werden.

Reizmagen: Störung der Magenfunktion mit vermehrter Produktion von Magensaft. Häufig wird ein Reizmagen mit einer Gastritis verwechselt. Die Beschwerden eines Reizmagens können periodisch, sporadisch, vor oder nach einer Mahlzeit, bei leerem oder gefüllten Magen entstehen. Beschwerden treten einzeln oder in Kombination auf: Appetitlosigkeit, Völlegefühl, Blähungen, Übelkeit und Erbrechen, Schmerzen in der Magengegend, Zungenbrennen, manchmal Schluckbeschwerden. Große psychische Belastungen wie Ärger in der Familie, Prüfungen, Sorgen, Kummer, Ängste, spielen eine signifikante Rolle bei der Entwicklung eines Reizmagens. Hinzu kommen Rauchen, ungesunde Ernährung (zu fettige und zu stark gewürzte Speisen) sowie Alkohol. Bevor eine medikamentöse Therapie begonnen wird, sollte daher zuerst versucht werden, alle anderen Risikofaktoren zu beseitigen. Ferner können warme Bäder mit Kräuterzusätzen, beruhigende Magentees, Wärmflaschen und Massagen hilfreich sein. Die medikamentöse Behandlung, wie z:b: Rollkuren, ist entsprechend der Beschwerden möglich.

Reizschwelle: Kleinster Reiz (akustisch, visuell, sensibel), der eine Empfindung auslöst. → Gehör.

Rekonvaleszenz: Genesung.

Rektal: Das → Rektum betreffend.

Rektoskopie: Spiegelung des → Rektums.

Rektum: Mastdarm, → Darm.

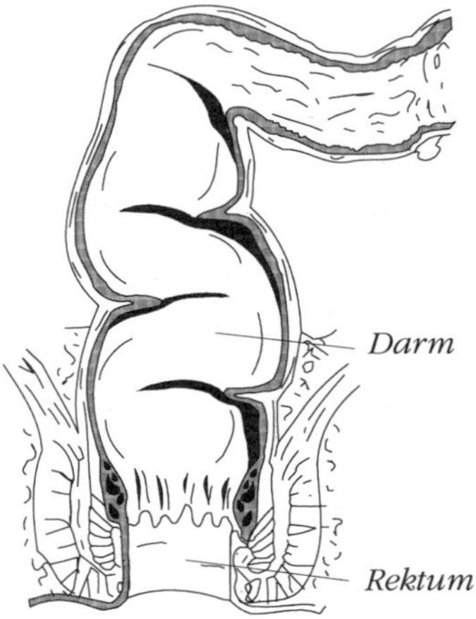

Rektum

Relaxation: Entspannung.

Reliabilität: Verläßlichkeit.

Remission: Nachlassen von Krankheitserscheinungen.

Ren: → Niere.

Renal: Die → Nieren betreffend.

Reparation: Wiederherstellung.

Reposition: Wiedereinrichtung, z.B. eines Knochenbruchs unter Zug und Gegenzug oder einer Verrenkung.

Repression: Unterdrückung, Hemmung der Übertragung der genetischen Information eines → Gens.

Resektion: Entfernung von krankhaft veränderten Organteilen.

Resistenz: Widerstehen, 1. Schutz des Organismus vor Giften oder Erregern. 2. Widerstandsfähigkeit von Krankheitserregern gegen Medikamente. (z.B. Bakterien gegen Antibiotika, Malariaerreger gegen Malariamittel).

Resonanz: Widerhall, z.B. eines luftgefüllten Körpers (die Lunge hallt beim Beklopfen wider).

Resorption: Aufnahme oder Rückgewinnung von Medikamenten, Nahrungsmitteln oder Wasser durch die Schleimhaut des Verdauungstraktes oder durch die Nieren.

Respiration: Atmung.

Respirator: Beatmungsgerät.

Respiratory distress syndrome: (RDS); Atemnotsyndrom des Neugeborenen.

Restriktion: Einschränkung (z.B. der Lungenfunktion).

Retention: Zurückhaltung, z.B. von Harn, auch Ruhigstellung (in der Chirurgie).

Retikuloendotheliales System: Sammelbegriff für bestimmte Freßzellen, die eine Rolle bei der Erregerabwehr des Körpers spielen.

Retina: Netzhaut des Auges.

Retinitis: Entzündung der Netzhaut des Auges, meist durch Viren oder Toxoplasmen hervorgerufen.

Retinoblastom: Bösartige Netzhautgeschwulst, die im Kindes- und Jugendalter vorkommt und durch Sehstörungen auffällt.

Retinopathien: Netzhauterkrankungen, die nicht durch eine Entzündung bedingt sind. Die häufigsten Ursachen sind: Zuckerkrankheit, Bluthochdruck, Nierenerkrankungen, Verletzungen.

Retraktion: Zurück- oder Zusammenziehung eines Organs.

Retro-: Bezeichnung in Wortzusammensetzungen für: Rückwärts gelegen.

Retrograd: Rückläufig.

Retroperitonealraum: Zwischen dem Bauchfell und der Rückenwand des Unterleibs befindlicher Raum.

Retroviren: Zu dieser Virenfamilie gehören sog. Oncoviren, die ein krebsauslösendes Potential haben, sowie das HI-Virus (Erreger der AIDS-Erkrankung).

Reversibel: Umkehrbar, heilbar.

Reye-Synrom: Vor allem bei Kindern zwischen dem 4. und 9. Lebensjahr auftretendes Erscheinungsbild, das mit grippeähnlichen Symptomen, Fieber, Erbrechen und Bewußtseinsstörungen einhergeht. Die Ursache ist nicht vollständig aufgeklärt, man vermutet einen Zusammenhang zwischen viralen Infekten und der Einnahme von Acetylsalicylsäure (Handelsname: Aspirin).

Rezeptoren: 1. Zellen, die fähig sind, bestimmte Reize (physikalische oder chemische) aufzunehmen und weiterzuleiten. 2. Membranrezeptoren: Auf Membranen befindliche Zellen, die bestimmte Signalstoffe aufnehmen können (Schlüssel-Schloß-Prinzip).

Rezidiv: Rückfall, Wiederauftreten einer Krankheit.

Rhabdomyolyse: Untergang der quergestreiften (willkürlich beeinflußbaren) Skelettmuskulatur. Ursachen: Medikamente, Vergiftungen.

Rhagade: Einriß der Haut, z.B. im Lippenwinkel.

Rheo-: Bezeichnung in Wortzusammensetzungen für: Fluß, Strömung.

Rhesus-Faktor: Das Rhesus-Antigen D ist das stärkste Merkmal nach der Einteilung der Rhesus-Blutgruppen. In Europa kommt es bei 85% der Weißen vor; diese Personen werden als Rhesus-positiv bezeichnet. Die

Kenntnis der Rhesusgruppe ist bei Schwangerschaften und Bluttransfusionen wichtig, da es zu Unverträglichkeitsreaktionen kommen kann.

Rhesus-Inkompatibilität: Unverträglichkeitsreaktion, die meist bei der Geburt des zweiten Kindes stattfindet, wenn ein Rh-positiver Mann und eine Rh-negative Frau ein Rh-positives Kind zeugen. Durch Kontakt des kindlichen mit dem mütterlichen Blut kommt es bei der Mutter zur Bildung von Antikörpern gegen die kindlichen Rh-positiven Blutkörperchen. Bei einer erneuten Schwangerschaft mit einem Rh-positiven Kind kann zwischen dem mütterlichen und dem kindlichen Blut eine Unverträglichkeitsreaktion mit der Gefahr des Todes des Kindes (Morbus haemolyticus fetalis) stattfinden.

Rheuma: Veraltete Bezeichnung für Erkrankungen des Bindegewebes von Muskeln, Gelenken und des Herzens. → Arthritis, → Rheumatische Erkrankungen, → Rheumatisches Fieber.

Rheumatische Erkrankungen: Laut Definition der Weltgesundheitsorganisation (WHO) sind rheumatische Erkrankungen „Störungen des Bindegewebes und schmerzhafte Störungen des Bewegungsapparates, die sämtlich zur Ausbildung chronischer Symptome führen können". So betreffen rheumatische Erkrankungen nicht nur die Gelenke, sondern auch Muskulatur und Sehnen. Die meisten rheumatischen Erkrankungen führen zu Behinderungen in der Körperhaltung, da die Betroffenen aus Angst vor Schmerzen bestimmte Bewegungen meiden. Problematisch ist die Abhängigkeit von Hilfsmitteln, die meist das Selbstbild des Patienten beeinträchtigen. Es gibt weit mehr als 100 Krankheiten, die unter den Oberbegriff „rheumatische Erkrankung" fallen. Grob kann man rheumatische Erkrankungen unterteilen in: Entzündliche rheumatische Erkrankung (z.B. → Bechterewsche Krankheit, Gelenkentzündungen, infektionsbedingte Gelenkentzündungen, → Rheumatisches Fieber), degenerative rheumatische Erkrankungen (→ Arthrosen), rheumatische Erkrankung der Weichteile (Myositis) und Gicht. Symptome: Schmerzen im Gelenk, Gelenksteifheit, Schrumpfung oder Auflockerung des Bindegewebes, welches das Gelenk umgibt, Muskelschwund im Bereich des betroffenen Gelenks, Knorpelschwund und anschließende Verwachsung der am Gelenk beteiligten Knochenenden, Verrenkungen des Gelenks. Die Behandlung einer rheumatischen Erkrankung ist je nach Erkrankungsart unterschiedlich. Bei entzündlichen Prozessen werden entzündungshemmende Medikamente gegeben, bei infektionsbedingten Prozessen werden die Erreger der Entzündung bekämpft. Vielfach werden aber parallel zu einer Behandlung Ernährungsweisen umgestellt (z.B. Gicht), da die Ursache der Erkrankung in bestimmten Stoffwechselprodukten liegt. Ferner wird immer eine Bewegungstherapie durchgeführt, wenn nach einer medikamentösen Behandlung die Schmerzen gelindert wurden. Die Bewegungstherapie sollte so früh wie möglich erfolgen, damit einer fortschreitenden Versteifung der Gelenke Einhalt geboten wird.

Durch physikalische Behandlungen wie Wärme, Kälte und elektrische Ströme können die Gewebe angeregt werden, so daß Linderung möglich ist. Eine medikamentöse Therapie sollte wenn möglich mit einer Kur in einem Schwefelmoor-, Moor- oder Solbad abgeschlossen werden. Ist eine rheumatische Krankheit fortgeschritten oder zeigt eine besonders schwere Ausprägung, sind Operationen möglich und meist die einzige Möglichkeit, die Gebrauchsfähigkeit des erkrankten Gelenkes wiederherzustellen. Dabei wird entweder das betroffene Gelenk ausgetauscht oder im Frühstadium einer rheumatischen Gelenkentzündung die Gelenkinnenhaut (Synoviektomie) entfernt.

Rheumatisches Fieber: Seltene entzündliche Erkrankung, die als Zweiterkrankung nach einer Infektionen mit bestimmten Bakterien (Streptokokken) auftritt und zur Entzündung des Herzens führen kann. Beschwerden: Fieber (bis zu 41 °C), Kopfschmerzen, schweres Krankheitsgefühl, Bildung großer Mengen eines säuerlich riechenden Schweißes, häufig Nasenbluten, Gelenke sind heiß, geschwollen und äußerst schmerzempfindlich. Die Entzündungen der Gelenke können auf innere Organe übergehen; besonders gefürchtet ist die Entzündung des Herzens, die besonders oft bei Kindern auftritt. Meistens klingt die Krankheit nach 3–6 Monaten ab; sie kann aber auch bis zu 2 Jahren dauern. Im Durchschnitt tritt die Krankheit bei 50% der Betroffenen mehrmals auf. Bei jedem Mal ist das Risiko für das Herz größer. Ferner besteht die Gefahr, daß diese Erkrankung auf die Gelenke bezogen chronisch wird (chronisches rheumatisches Fieber). Neben den therapeutischen Maßnahmen, die die Gelenke betreffen, wird durch Penicillin-Gabe die Streptokokken-Infektion bekämpft.

Rhexis: Zerreißung.

Rhinitis: Schnupfen, Entzündung der Nasenschleimhaut.

Rhino-: Bezeichnung in Wortzusammensetzungen für: die Nase betreffend.

Rhinophym: Knollennase.

Rhinoskopie: Nasenspiegelung.

Rhinoviren: Häufigste Ursache des Schnupfens.

Ribosomen: Molekulare „Übersetzungsmaschinen", die die genetische Information übertragen, indem sie Proteine „bauen".

Rickettsien: Nach dem amerikanischen Pathologen Howard Ricketts (1871–1910) benannte Gattung von Bakterien, die durch Insektenstiche auf den Menschen übertragen werden und z.B. das → Fleckfieber sowie das Q-Fieber verursachen.

Rigide: Steif, unbeweglich.

Rigor: Erhöhung der Muskelspannung, kommt v.a. beim → Parkinson-Syndrom vor.

Rinderwahnsinn (BSE): (engl. bovine spongioform encephalopathia): Bei Rindern vorkommende Erkrankung des Gehirns, die wahrscheinlich auf eine Infektion mit Prionen zurückzuführen ist. Die Möglichkeit der Übertragung auf den Menschen scheint wahrscheinlich zu sein, bisher konnten genaue Mechanismen aber nicht aufgeklärt werden.

Ringer-Lösung: Isotonische Salzlösung zur Infusion.

Rippenfraktur: Bruch einer oder mehrerer Rippen. Verursacht Schmerzen beim Atmen und Husten und birgt die Gefahr einer Lungenverletzung.
Rizinusöl: → Abführmittel.
Röntgenbild: Schattenbild, das bei der Durchstrahlung des Körpers mit Röntgenstrahlen aufgrund der unterschiedlichen Dichte der Körperstrukturen entsteht. Wichtiges Instrument zur exakten Erkennung und Verlaufskontrolle von Krankheiten.

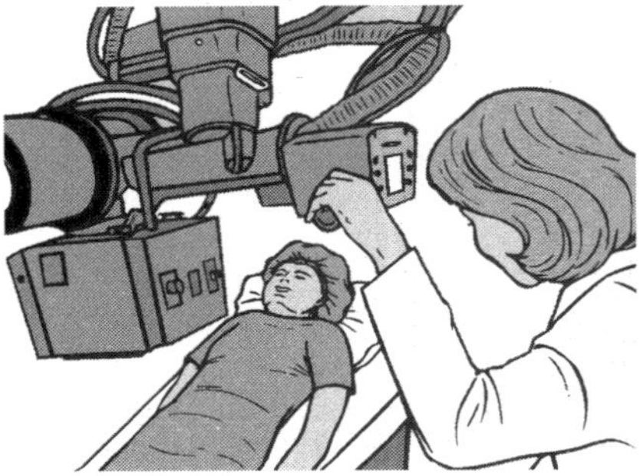

Röntgenaufnahme

Röntgenkontrastmittel: In den Körper eingebrachte Substanzen, die die bessere Darstellung von Körperhöhlen auf dem Röntgenbild erlauben.
Röntgenstrahlen: 1895 entdeckte Wilhelm Conrad Röntgen diesen hochenergetischen Bereich elektromagnetischer Strahlung. Er entsteht durch die Abbremsung von energiereichen Elektronen. Die Röntgenstrahlung besitzt eine hohe Durchdringungskraft und wird zur medizinischen Diagnostik verwendet.
Rosacea: = rosenfarbig. Hauterkrankung mit Sitz im Gesicht. → Kupferfinne.
Röteln: Durch den Röteln-Virus hervorgerufene Infektionskrankheit, die von Mensch zu Mensch durch Tröpfchen übertragen wird. Die Erkrankung beginnt nach einer Inkubationszeit von etwa 12–21 Tagen mit Fieber, leichten Beschwerden der oberen Luftwege und schmerzlosen Lymphknotenschwellungen. Gleichzeitig oder wenig später tritt erst im Gesicht, dann am Rumpf ein Hautausschlag in Form von linsengroßen, rosaroten Flecken auf, der nach 2–3 Tagen wieder verschwindet. Im Rachen tritt ebenfalls ein Ausschlag auf, in der Hälfte der Fälle ist die Milz vergrößert. Außer der Gefährdung des Embryos bei infizierten Schwangeren ist die Erkrankung relativ harmlos und verläuft meist ohne Komplikationen.
Rötelnembryopathie: Fehlbildungssyndrom, das bei Kindern auftritt, deren Mütter während der ersten drei Monate der Schwangerschaft an Röteln erkrankt sind. Das Syndrom umfaßt zahlreiche Erscheinungen. Einige davon sind: Kleine Augen, Augenhintergrundveränderungen, Herzdefekte, Schädigung des zentralen Nervensystems (Bewegungsstörungen, epileptische Anfälle), Innenohrschwerhörigkeit. Als vorbeugende Maßnahme sollten Mädchen vor Erreichen der Geschlechtsreife ausreichend gegen Röteln geimpft werden.
Rotlicht: Zur Wärmebehandlung verwendetes langwelliges Licht.
Rubeola: → Röteln.
Rubor: Durch eine Entzündung hervorgerufene Hautrötung.
Rückenmark: Der im Wirbelkanal eingeschlossene Teil des zentralen Nervensystems. Das Rückenmark

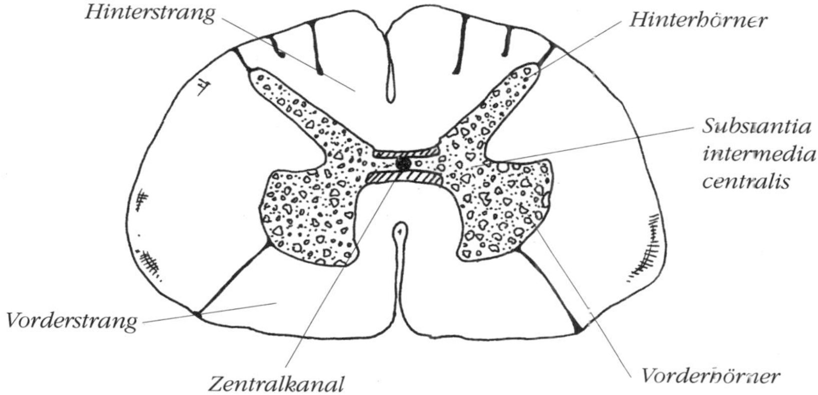

Rückenmark

dient sowohl als Reflexorgan als auch als Leitungsapparat zwischen dem Gehirn und dem peripheren Nervensystem.

Rückenmarksflüssigkeit: Flüssigkeit, die in den Kammern des Gehirns enthalten ist und das Gehirn und das Rückenmark umspült. Sie schützt das zentrale Nervensystem vor Stößen und Druck von außen.

Rückenschmerzen: Rückenschmerzen entstehen, wenn die Muskulatur des Rückens verspannt und verkrampft ist. Diese Verspannungen resultieren meist aus einer Minderversorgung der Rückenmuskulatur mit Sauerstoff, die durch falsche Körperhaltung oder anstrengende Tätigkeiten entsteht. Durch die Schmerzen, die Muskelverspannungen mit sich bringen, nimmt der Betroffene automatisch eine angespannte Haltung ein, die wiederum die Rückenschmerzen verstärkt, da durch die anatomisch nicht korrekte Haltung Wirbelkörper nicht mehr richtig gegeneinander gleiten können. Diese Funktionsstörung der Wirbelsäule versuchen die Rückenmuskeln durch noch stärkere Anspannung auszugleichen. Es entsteht also ein Teufelskreis, der so lange besteht, bis grundlegende Änderungen der Körperhaltung und Muskelspannung eingeführt werden. Das Risiko von Muskelverspannungen im Rücken- und Lendenbereich besteht darin, daß auf die Dauer Bandscheiben geschädigt werden und auf Nerven drücken. Ferner kann die fehlerhafte Funktionsweise der Wirbelkörper zu schnellen Abnutzungen führen, so daß Wirbelgelenkentzündungen oder -deformationen resultieren können. Die mit den Rücken- und Lendenmuskeln eng verbundenen Sehnen, Blutgefäße und vor allem Nerven können die Schmerzen auf andere Körperregionen oder innere Organe übertragen. Was kann man bei Rückenschmerzen tun? Für eine gesunde Wirbelsäule und einen gesunden Rücken ist es wichtig, gut ausgebildete Bauch- und Rückenmuskeln zu haben, da sie eine entlastende Funktion ausüben. Ferner kann man durch Übungen, die die Gleichgewichtsfähigkeit trainieren, zur Stärkung der Wirbelsäule unterstützenden Muskulatur beitragen. Ebenso sind richtige Sitz- und Tischhöhen bei allen Arten von Arbeiten unbedingt erforderlich. Da bei den häufigsten Tätigkeiten im alltäglichen Leben der Rücken eher gebeugt wird, sollte so oft wie möglich eine entgegengesetzte Belastung ausgeübt werden (z.B. Lesen in Bauchlage). Regelmäßige Entspannungsübungen entlasten den Rücken und vermeiden Muskelverspannungen. Beim Tragen von Lasten sollte die Last gleichmäßig auf beide Arme verteilt werden, damit die Belastung für die Wirbelsäule so gering wie nur möglich bleibt. Auch Massagen sind oft sehr hilfreich bei Rückenbeschwerden. Hierzu zählen nicht nur die herkömmlichen Massagen, sondern auch Massagen durch Wasserdruck oder Bewegungen im Wasser (Schwimmen, Rückengymnastik). Bei chronischen Rückenschmerzen sollte das Bett als möglicher Verursacher untersucht werden. Häufig sind zu weiche Matratzen schuld an Verspannungen. Bei starken Schmerzen können Schmerzmittel und muskelentspannende Medikamente eingenommen werden. Manchmal werden in besonders schweren Fällen auch Beruhigungsmittel verschrieben. Im Interesse des eigenen Körpers sollten jedoch auf Medikamente weitestgehend verzichtet werden. Zumindest sollte vorher eine Besserung durch andere Maßnahmen versucht werden.

Ruhr: Durchfallerkrankung, die durch Bakterien oder Amöben (Parasiten) hervorgerufen wird. 1. Bakterienruhr: Durch Bakterien der Gattung Shigella verursachte Erkrankung, die hauptsächlich den Dickdarm befällt. Die Bakterien werden mit dem Trinkwasser und Lebensmitteln aufgenommen und führen nach einer Inkubationszeit von etwa 2–7 Tagen zu plötzlichem Fieber, Abgeschlagenheit, Appetitlosigkeit krampfartigen Bauchschmerzen, Erbrechen und zahlreichen blutigschleimigen Durchfällen. Durch den Wasser- und Salzverlust kann es zur Austrocknung bis zum Schock kommen. Behandlung: Ausreichende Flüssigkeits- und Mineralienzufuhr, Antibiotika. 2. → Amöbenruhr.

Ruptur: Zerreißung.

Ruß: Durch die Verbrennung von organischen Substanzen entsteht ein Rauchniederschlag, der feinen Kohlenstaub enthält und für die Entstehung einiger Krebsformen verantwortlich gemacht wird.

S

Sabin-Impfung: Mittlerweile veraltete, nach dem amerikanischen Bakteriologen Albert Bruce Sabin (1906 bis 1993) benannte Schluckimpfung gegen die → Kinderlähmung.
Sadismus: Nach dem französischen Schriftsteller Marquis de Sade (1745 bis 1814) benannte sexuelle Praktik. Dabei wird sexuelle Befriedigung erreicht, wenn dem Partner Schmerzen zugefügt werden.
Saliva: Speichel.
Salk-Impfung: Nach dem amerikanischen Virologen Jonas Salk (geb. 1914) bezeichnete Impfung gegen Poliomyelitis. → Kinderlähmung, → Sabin-Impfung.
Salmonellen: Gattung beweglicher Stäbchenbakterien, die im menschlichen Körper Gifte absondern (→ Verursacher von Darmerkrankungen). → Lebensmittelvergiftungen.
Salpingitis: Eileiterentzündung, kommt fast ausschließlich im geschlechtsreifen Alter vor (vor allem zur Zeit der Menstruation) und wird durch Bakterien verursacht. Anzeichen: Schmerzen im Unterbauch, Fieber, gespannte Bauchdecke. Therapie: Antibiotika.
Saluretika: → Diuretika.
Samen (Spermien): Die männlichen Samenzellen entstehen in den Hodenkanälchen. Etwa 20% der Spermien eines Ejakulats sind unreif und unbeweglich.
Samenerguß: → Ejakulation.
Samenzellen: → Samen.
Sanatio: Heilung.
Sapphismus: → Lesbische Liebe.
Sarkoidose: → Boecksche Krankheit.
Sarkom: Bösartige Geschwulst des Binde- und Stützgewebes.
Sattelgelenk: Die Gelenkkörper sind sattelförmig, d.h. in einer Richtung konkav, und in der Senkrechten dazu konvex, so daß Bewegungen um zwei Achsen möglich sind. Beispiel: Sattelgelenk des Daumens.
Saturnismus: → Bleivergiftung.
Satyriasis: Übersteigerte Sexualität beim Mann. Bei der Frau spricht man von → Nymphomanie.
Sauerstoff: Lebenswichtiges Element, das der Energielieferant für praktisch alle Stoffwechselvorgänge ist.
Säugling: Bis vier Wochen nach der Geburt spricht man von einem Neugeborenen, von da an bis zum ersten Lebensjahr des Kindes spricht man von einem Säugling.
Säuglingssterblichkeit: Bezeich-

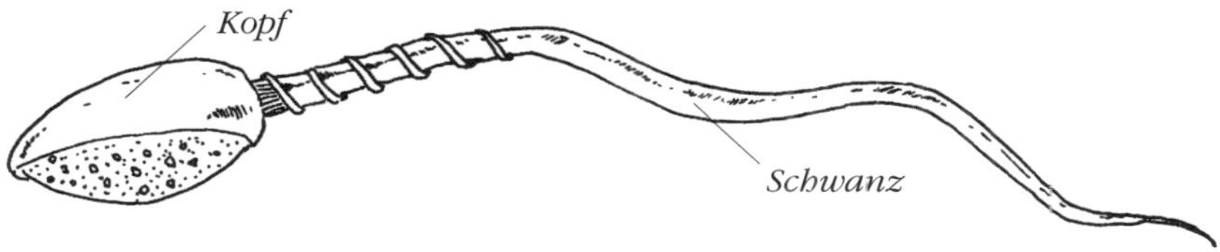

Spermium

nung für die Zahl der im ersten Lebensjahr gestorbenen Kinder bezogen auf 1.000 Lebendgeborene. Jungen haben mit 8,45% eine höhere Säuglingssterblichkeit als Mädchen (7,44%). → Plötzlicher Kindstod.

Scabies: → Krätze.

Schädel: → Kopf.

Schädelbrüche (Schädelfrakturen): Man unterscheidet je nach Art der Gewalteinwirkung verschiedene Brüche: Biegungsbrüche, Berstungsbrüche, einfache (geschlossene) und Trümmerbrüche sowie Brüche mit Weichteilverletzungen. Je nach der Lokalisation unterscheidet man Schädeldach- bzw. Schädelbasisbrüche. Es handelt sich immer um schwerwiegende Verletzungen, da das Gehirn durch Blutungen usw. gefährdet ist. → Commotio cerebri.

Schambein (Os pubis): Das Schambein ist der jeweils vordere untere Teil des Hüftbeins. An der Schambeinfuge vereinigen sich beide Schambeine.

Scharlach: Infektionskrankheit (durch Streptokokken hervorgerufen), die mit einer Angina und einem typischen Hautausschlag einhergeht. Die Infektion wird hauptsächlich durch Tröpfchen übertragen. Der Altersgipfel der Erkrankung liegt zwischen dem 3. und 10. Lebensjahr. Nach einer Inkubationszeit von 2–8 Tagen kommt es plötzlich zu hohem Fieber, Schüttelfrost, Erbrechen, Schluckschmerzen mit stark rot gefärbtem Rachen und Lymphknotenschwellungen. Am 2. Krankheitstag kommt es in den Achseln und Leisten bzw. in der Innenseite der Oberschenkel zu einer Rötung, die sich über den Stamm ausbreitet. Bei Druck auf die Haut mit einem Glasspatel verschwindet die Rötung typischerweise. Nach 2–8 Tagen verschwindet der Ausschlag; nach 6–8 Wochen kommt es zu einer Schuppung der Haut. Komplikationen sind: Mittelohrentzündung, Nasennebenhöhlenentzündung, Nierenerkrankungen und rheumatisches Fieber. Behandlung: Verabreichung von Penicillin.

Scharniergelenk: Winkelgelenk, das nur Beugung und Streckung um eine quere Achse ermöglicht. Beispiel: Ellenbogengelenk.

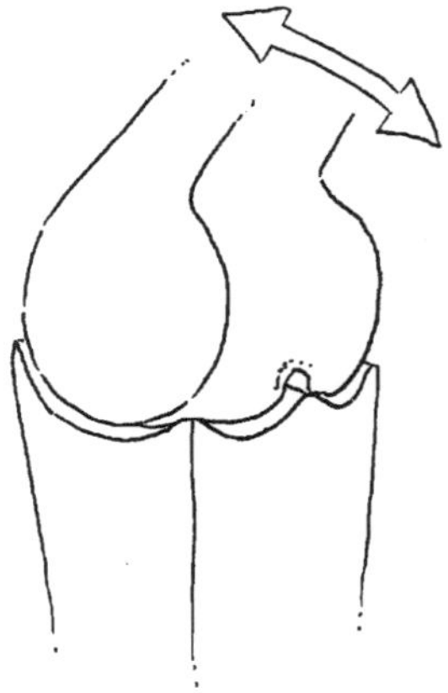

Scharniergelenk

Schaufensterkrankheit: Erkrankung der Arterien, wobei nach dem Gehen einer bestimmten Wegstrecke heftige Wadenschmerzen eintreten und die Betroffenen stehenbleiben müssen. Nach einer kurzen Ruhepause verschwinden die Schmerzen wieder (deshalb Schaufensterkrankheit, da die Betroffenen das Verschwinden der Schmerzen vor

Schaufenstern abwarten). Ursache ist der teilweise Verschluß von Arterien, die die Beine mit Blut versorgen.

Scheide (Vagina): Die Scheide besteht aus einem 8–10 cm langen Schlauch aus Muskeln und Bindegewebe. Oben umfaßt sie einen Teil der Gebärmutter, unten mündet sie in den Scheidenhof. Die Vorderwand ist mit der Harnblase und der Harnröhre verwachsen, die Hinterwand mit dem Rektum.

Scheidenbakterien: → Döderleinsche Bakterien.

Scheiden-Damm-Schnitt: → Dammschnitt.

Scheidenentzündung: → Fluor vaginalis.

Scheidenvorfall (Prolaps vaginae): Austritt der Scheide vor die Vulva, meist mit einer Aussackung der Blase und des Mastdarms verbunden.

Schellong-Test: Test zur Prüfung der Kreislauffunktion. Dazu werden im Liegen und im Stehen Puls und Blutdruck gemessen sowie ein EKG abgeleitet.

Schenkelhalsbruch: Der Oberschenkelknochenhalsbruch ist ein häufiger Knochenbruch bei älteren Menschen. Behandlung: Bei älteren Patienten wird eine Prothese eingepflanzt, bei jüngeren wird meist konservativ behandelt.

Scheuermannsche Krankheit: (Osteochondrosis deformans juvenilis): Durch Wachstumsstörungen an der Wirbelkörper-Bandscheiben-Grenze verursachte Degeneration von Wirbelkörpern. Dadurch entsteht ein Rundrücken mit einer Haltungsschwäche. Die Scheuermannsche Krankheit ist die häufigste Wirbelsäulenerkrankung des Jugendalters, kommt jedoch auch bei älteren Patienten vor. Behandlung (konservativ): Schwimmen, Krankengymnastik, gegebenenfalls Korrektur der Fehlhaltung durch Gips oder ein Spezialkorsett.

Schielen (Strabismus): Abweichen der Augenachsen von der Normalstellung. Ursachen: erbliche Muskelschwäche, Folge von Infektionskrankheiten. Behandlung: Korrektur durch eine Brille, aktive Sehschulung, eventuell Operation.

Schilddrüse: (Glandula thyreoidea): Die Schilddrüse liegt unterhalb des Kehlkopfes und umschließt die Luftröhre schmetterlingsförmig von vorne. Sie besteht aus einem rechten und linken Lappen und ist extrem gut durchblutet. Sie setzt die beiden Schilddrüsenhormone T3 und T4 frei, die folgende Wirkungen auf den Stoffwechsel haben: Steigerung des Sauerstoffverbrauchs im Gewebe, Förderung des Wachstums (bei Kindern), Erniedrigung der Blutfette, Senkung der Glukosetoleranz u.a.

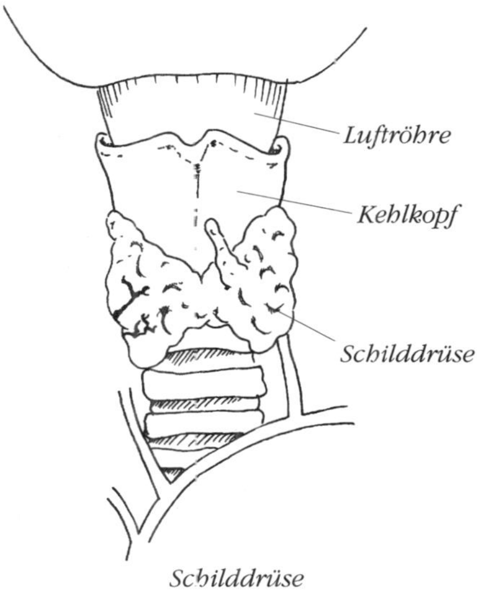

Schilddrüse

S

Schilddrüsenerkrankungen: → Basedowsche Krankheit, → Hypothyreose, → Hyperthyreose, → Myxödem.
Schilddrüsenüberfunktion: → Hyperthyreose.
Schistosomiasis: → Bilharziose.
Schizophrenie: → Psychosen.
Schlaf-Apnoe-Syndrom: Von diesem Leiden sind viele Schnarcher betroffen: Es kommt zu einer Erschlaffung der Gaumenmuskulatur, wodurch die Luftwege verlegt werden. In einer Nacht können bis zu mehrere hundert Luftnotattacken auftreten, die eine Unterversorgung des Körpers mit Sauerstoff nach sich ziehen. Dies kann zu Schädigungen des Gehirns führen. Die Betroffenen fühlen sich am nächsten Morgen unausgeschlafen und müde. Damit die Erkrankung diagnostiziert werden kann, müssen die Patienten eine Nacht in einem Schlaflabor verbringen, wo die Schlafapnoephasen maschinell aufgezeichnet werden. Die Therapie kann neben einer Gewichtsabnahme und der Beatmung mit einer Sauerstoffmaske in der Straffung der Gaumenmuskulatur bestehen, sie befindet sich jedoch noch in einem experimentellen Stadium.
Schlafmittel (Hypnotika): Mittel, die zur Behandlung von Schlafstörungen verwendet werden. Nebenwirkungen: „Kater“ mit Schläfrigkeit am nächsten Morgen, Herabsetzung des Reaktionsvermögens, Verstärkung der Wirkung von Alkohol. Ein pflanzliches Mittel ist das Johanniskraut.
Schlafmohn: → Opium.
Schlagader: → Arterie.
Schlaganfall (Gehirnschlag): Nach Herz-Kreislauferkrankungen und Krebserkrankungen stehen Schlaganfälle in der Todesursachenstatistik an dritter Stelle. Eine Mangeldurchblutung des Gehirns kann verschiedene Ursachen haben: Hirnblutung, Embolie, Verschluß einer Arterie durch eine örtliche Thrombose. Risikofaktoren für einen Schlaganfall sind: Bluthochdruck, koronare Herzkrankheit, Zuckerkrankheit, Übergewicht. Bei Frauen zählt die Einnahme der Anti-Baby-Pille bei gleichzeitigem Rauchen zu den Risikofaktoren. Anzeichen einer vorübergehenden Durchblutungsstörung des Gehirns sind: Flüchtige Blindheit, Halbseitenschwäche, Sprach- und Schluckstörung, Sturzanfälle ohne Bewußtseinsstörung. Anzeichen eines kompletten Schlaganfalls sind: Plötzliche, aus dem Schlaf oder aus vollem Wohlbefinden heraus auftretende Halbseitenlähmung, eventuell liegt eine Bewußtseinsstörung vor. Behandlung: Ein Schlaganfall stellt einen ernstzunehmenden Zustand dar und muß im Krankenhaus behandelt werden. Der Patient soll zum Transport ins Krankenhaus („stroke units“) bequem gelagert werden. Für die Nachbehandlung stehen Spezialeinrichtungen zur Verfügung; hier werden physikalische (Massage, Bäder), sowie krankengymnastische und eventuell logopädische Maßnahmen durchgeführt.
Schleimbeutelentzündung (Bursitis): Schleimbeutel kommen an manchen Gelenken und Knochen vor, die druckbelastet sind. Sie ermöglichen eine gleichmäßige Druckverteilung und ein sanfteres Aufeinandergleiten der Schichten. Eine Entzündung dieser Schleim-

beutel entsteht entweder bakteriell oder durch Überbelastungen. Aber auch im Rahmen von rheumatischen Erkrankungen können sich die Schleimbeutel entzünden (z.B. bei Gicht). Die Beschwerden, die auf eine solche Entzündung hinweisen, sind: Schwellung über dem Gelenk (Diese Schwellung entsteht, weil sich die Innenseiten der Schleimbeutel verdicken und es zu einer Flüssigkeitseinlagerung kommt), Schmerzen bei Bewegungen, eingeschränkte Bewegungsmöglichkeit. Linderung der Beschwerden können Schaumgummipolster bringen, die den Druck von den entzündeten Schleimbeutel nehmen. Ferner sollte bei einer Entzündung der Schleimbeutel das Gelenk stets ruhiggestellt werden. Wärme- und Kältetherapien, sowie Ultraschall und Galvanisation sind ebenfalls hilfreich. Zusätzlich werden entzündungshemmende Medikamente gegeben. Schmerzmittel sollten nur eingenommen werden, wenn es unbedingt nötig ist. Bei einer bakteriell entstandenen Schleimbeutelentzündung müssen durch Antibiotika die Bakterien abgetötet werden. Bei ständig entzündeten Schleimbeuteln kann man eine operative Entfernung in Erwägung ziehen.

Schluckimpfung: → Sabin-Impfung.

Schlucklähmung: Kommt bei Nervenverletzungen sowie Erkrankungen des Gehirns vor.

Schmerz (Dolor): Schmerz ist ein lebenswichtiges Symptom bei zahlreichen Erkrankungen. Er hat eine Schutzfunktion für den Körper.

Schnarchen: → Schlaf-Apnoe-Syndrom.

Schnellschnitt: → Histologie.

Schnittentbindung: → Kaiserschnitt.

Schnupfen: → Erkältung.

Schock: Unter einem Schock versteht man einen allgemeinen Kreislaufzusammenbruch mit einer Verminderung der Sauerstoffversorgung der einzelnen Organe. Anzeichen: Schneller, kaum tastbarer Puls, beschleunigte Atmung, feuchte, kalte und blasse Haut, Durst, verminderte Ausscheidung von Harn, Verwirrtheit. Ursachen: Verlust von Blut infolge eines Unfalls, einer Gefäßzerreißung, Magen-Darm-Blutungen, Verlust von Wasser und Elekrolyten infolge von Durchfällen oder Erbrechen. Weiterhin kann der Schock durch das Herz-Kreislauf-System, eine Überschwemmung des Organismus mit Bakterien, allergische Reaktionen, Störungen der Gefäßnerven oder eine Überproduktion von Hormonen bedingt sein. Behandlung: Bedeutet höchste Gefahr, und es muß unverzüglich etwas unternommen werden. Bei den folgenden Anzeichen müssen Erste-Hilfe-Maßnahmen eingeleitet werden: Die Person ist blaß und kaltschweißig, der Blutdruck erniedrigt, die Haut bläulich verfärbt, der Puls erhöht, eventuell bestehen Bewußtseinsstörungen. → Erste Hilfe.

Schockbehandlung: → Erste Hilfe.

Schrittmacher, elektrischer (Pacemaker): Gerät, welches in den Körper eingepflanzt wird und regelmäßig elektrische Impulse abgibt, die über Elektroden auf das Herz übertragen werden.

Schrumpfleber: → Leberzirrhose.

Schrumpfniere: Bei einigen chronischen Nierenerkrankungen kommt es zur Verkleinerung des Organs infolge von Gewebszerstörungen und Narbenbildungen.

Schulmedizin: → Allopathie. Die Heilmethoden der S. sind gegen die Krankheitssymptome gerichtet.

Schultergelenksluxation: Meist wird das Schultergelenk durch einen Sturz auf den Arm aus der Gelenkkapsel gerissen; dabei können Verletzungen der Nerven und Gefäße stattfinden. Behandlung: Wiederherstellung des Gelenks sowie Ruhigstellung.

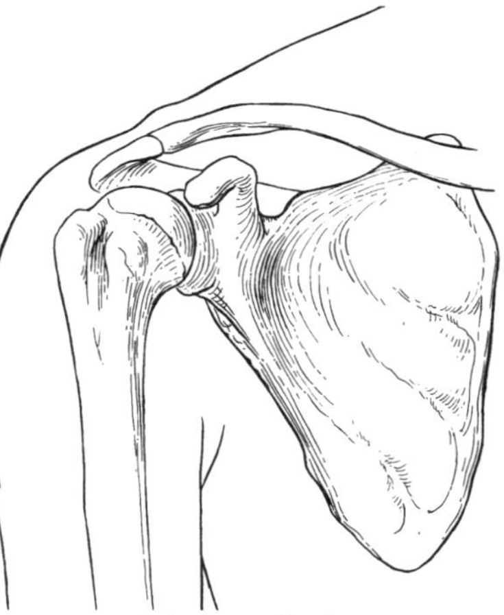

Schultergelenk

Schüppchenröschen (Pityriasis rosea): Diese Erkrankung wird besonders im Jugendalter und im frühen Erwachsenenalter beobachtet. Besonders häufig tritt sie bei Frauen zwischen 12 und 40 Jahren auf. Die Ursache ist bis heute ungeklärt. Die Krankheit beginnt meistens am Oberkörper mit mehreren hellroten, schuppenden Hautflecken, die sich im weiteren Verlauf über den ganzen Rumpf ausbreiten und am Ende sogar Oberarme und Oberschenkel erreichen. Gesicht, Hände und Füße bleiben fast immer frei von diesen Hautveränderungen. Subjektiv bestehen keine weitere Beschwerden. Wenn allerdings durch Waschprozeduren diese beschriebenen Hautstellen gereizt werden, können juckende Entzündungen entstehen. Ein hohes Erkrankungsrisiko tragen Personen, die sich oft und intensiv waschen. Daher sollten heiße Bäder, Saunabesuche und Schrubben der Haut nur einmal in der Woche stattfinden. Die Beschwerden heilen nach 4–6 Wochen von alleine wieder ab. In dieser Zeit sollten rauhe Kleidungsstücke, intensives Waschen und Schwitzen vermieden werden, damit die Selbstheilung der Haut nicht gestört wird.

Schuppenflechte (Psoriasis): Diese Hauterkrankung betrifft in Europa 1 bis 2% der Bevölkerung. Betroffene Menschen haben in der Regel eine genetische Veranlagung für diese Krankheit. Der Entstehungsmechanismus beruht aber wahrscheinlich nicht allein auf den Genen, sondern zum Teil auch auf äußeren Faktoren, welche die Krankheit provozieren. Solche sind physikalische (z.B. Reibung, Druck, Verbrennungen, Operationsnarben) und chemische (z.B. Verätzungen) Reize, die die Oberhaut angreifen. Desweiteren ist erwiesen, daß folgende Faktoren die Entstehung einer Schuppenflechte fördern: bestimmte Erreger (z.B. Streptokokken), einige Inhaltsstoffe von Medikamenten (z.B. Lithiumsalze), Schwangerschaft, Streß, zu niedrige Kalziumkonzentration im Blut. Die Krankheit äußert sich durch rundliche, gerötete Herde, die in der Regel nicht jucken und von silberweißen Schuppen bedeckt sind. Die betroffenen Hautstellen sind meistens punktförmig an den Streckerseiten der Gliedmaßen, besonders an den Ellenbogen und Knien. Je nach Schweregrad der Krankheit können sie aber auch so groß wie eine Handfläche werden. Die Schuppen entstehen durch eine verstärkte Hornschichtbildung der Oberhaut. Normalerweise erneuert sich die obere Hautschicht ca. alle 28 Tage. Bei Menschen, die an Schuppenflechte leiden, ist die Erneuerungszeit verkürzt auf ca. vier Tage. Neue Hautzellen rücken nach, noch bevor die obersten Zellen auf natürliche Weise abgeschilfert sind. So kommt es zu einer Ansammlung von Hornschichtzellen an der Hautoberfläche, die als Schuppen zu sehen sind. Charakteristisch für die Schuppenflechte ist, daß die Schuppen abgekratzt werden können und an diesen abgekratzten Stellen kleine, punktförmige Blutungen sichtbar werden. Dieses Phänomen wird Auspitz-Phänomen genannt und ist ein wichtiges Kriterium für die Diagnose. Eine Begleiterscheinung der Erkrankung sind Veränderungen der Nägel. Bei manchen Formen der Psoriasis beobachtet man kleine Grübchen in den Nägeln (sog. Tüpfelnägel), bei anderen wiederum verfärben sich die Nagelbetten rötlich-braun (sog. Ölflecke), weil auch sie von der Schuppenflechte betroffen sind. Der Verlauf dieser Krankheit erfolgt in Schüben, d.h. zwischendurch gibt es immer wieder Zeiten, wo sich die Krankheit kaum bemerkbar macht, und chronisch. Besserungen erfolgen meistens über die Sommermonate, während im Herbst und im Winter die Beschwerden wieder verstärkt auftreten. Im Vordergrund der Therapie steht die Auflösung und Entfernung der Hautschuppen. Dies ist wichtig, weil erst dann andere Medikamente oder Maßnahmen wirken können. Weiterhin wird versucht, die Faktoren, die diese Krankheit fördern, auszuschalten und die entzündlichen Prozesse zu stoppen. Auch das verstärkte Zellwachstum muß gestoppt werden. Das Aufweichen und Lösen der Schuppen erfolgt mit Salizylsäure, die in Form von Umschlägen oder Hauben auf die Haut gebracht wird und meist über Nacht einwirkt. Entzündliche Prozesse werden mit cortisonhaltigen Salben behandelt. In manchen Fällen werden auch Teersalben verwendet, die jedoch aufgrund der Farbe und des Geruchs in ihrer Anwendungsbreite eingeschränkt sind. Eine weitere Therapieform ist die Lichttherapie. Hierbei wird der Patient in einer Lichtkabine für bestimmte Zeit bestrahlt. Mit dieser Therapie können die Symptome der Hautkrankheit sehr gut verbessert werden. Wegen des krebserregenden Potentials der UV-Strahlen sollten allerdings nur Patienten ab 40 Jahren diese Therapie durchführen. Neben all diesen äußerlichen Behandlungsmaßnahmen gibt es auch eine innere Behandlungsmöglichkeit. Hierbei steht die orale Lichttherapie im Vordergrund. Der Patient bekommt ein Medikament verschrieben, welches die Zellteilung der Oberhautzellen blockiert, wenn nach der Einnahme mit UVA-Licht bestrahlt wird. Diese Therapie hat den Vorteil, daß nahezu alle lästigen Salbenkuren wegfallen und eine sichtliche Besserung eintritt. Der Nachteil ist allerdings das erhöhte Hautkrebsrisiko, so daß für junge Patienten diese Therapieform nicht geeignet ist. Weitere innere Therapieformen sind: Cortisontabletten: Das Cortison vermindert zwar vorübergehend die Beschwerden, meistens kommt es aber im Anschluß zu einer Verschlechterung. Außerdem ist der Schaden für den Patienten bei dieser Therapieform (aufgrund der abwehrreduzierenden Eigenschaft des Cortisons) wesentlich größer als der Nutzen. Bei besonders schweren Psoriasis-Formen wird manchmal die zellwachstumhemmende Substanz Methotrexakt verwendet. In letzter Zeit wurden Präparate mit Vitamin-A-Säure-Abkömmlingen entwickelt (sog. Retinoide), die teilweise gute therapeutische Effekte zeigen. Der Nachteil dieser Präparate ist, daß sie fruchtschädigend sind. Deshalb dürfen sie während einer Schwangerschaft nicht angewendet werden. Da nach Beendigung der Therapie Medikamente immer eine gewisse Zeit benötigen, um vollständig den Körper zu verlassen, müssen mindestens zwei Jahre gewartet werden, bis eine Schwangerschaft eintreten darf. Außer den medikamentösen Behandlungsmaßnahmen können auch klimatherapeutische Meeresaufenthalte die Beschwerden lindern. Die natürliche Sonne und der hohe Salzgehalt des Meeres wirken schuppenlösend. Jeder Mensch, der an Schuppenflechte erkrankt ist, sollte allerdings wissen, daß jede therapeutische Anstrengung Hautveränderungen zwar beseitigen kann, eine wirkliche Heilung aber nicht existiert. Daher ist der Psoriatiker gezwungen, ein Leben lang therapeutische Maßnahmen durchzuführen.

Schutzimpfung: → Impfung.

Schwachsinn: Veraltete Bezeichnung für geistige Behinderung: Angeborene oder in der frühen Kindheit erworbene, deutlich unter dem Durchschnitt liegende Intelligenz und Anpassungsfähigkeit.

Schwangerschaft: Die Schwangerschaft beginnt mit der Befruchtung des weiblichen Eis mit der männlichen Samenzelle. Sie dauert normalerweise 280 Tage (gerechnet vom 1. Tag der letzten Menstruation). Etwa am vierten Tag nach der Befruchtung gelangt das Ei vom Eileiter in die Gebärmutter und nistet sich am 6. bis 7. Tag in der Gebärmutterschleimhaut ein. Zwischen der befruchteten Eizelle und der Gebärmutter bildet sich die Pla-

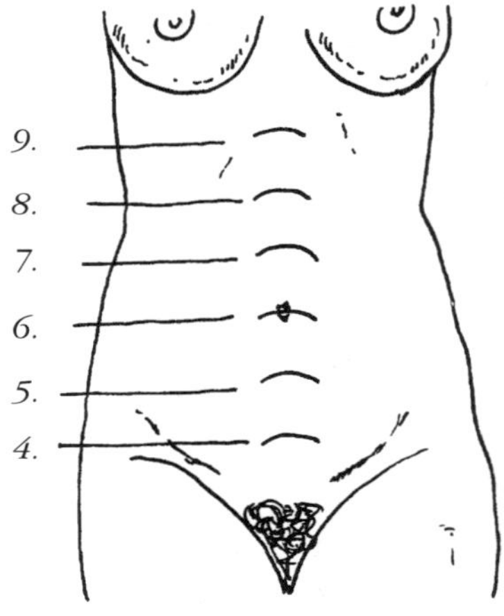

Gebärmutterstand nach Schwangerschaftsmonaten

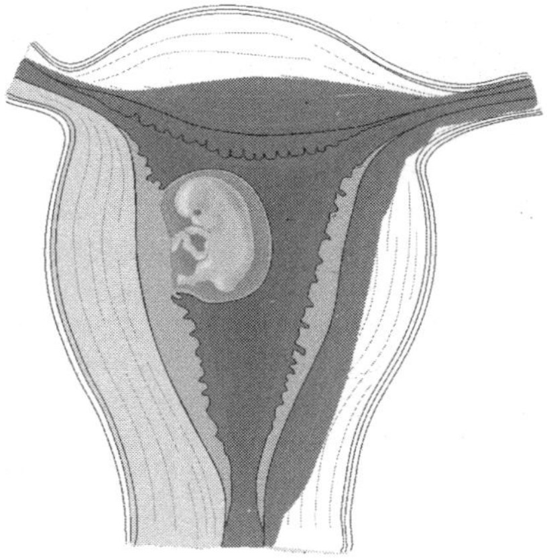

Embryo im Anfangsstadium

zenta aus. Anzeichen einer Schwangerschaft: Ausbleiben der Menstruation, Übelkeit und Spannungsgefühl in der Brust. Bereits 8 bis 12 Tage nach dem Ausbleiben der Regelblutung kann eine Schwangerschaft mit Urintests nachgewiesen werden. Die heute untere Grenze für eine Lebensfähigkeit des Kindes außerhalb des mütterlichen Körpers liegt etwa bei 600 g Körpergewicht bei der Geburt.

Schwangerschaftsabbruch (Abtreibung): Grundsätzlich ist ein Abbruch der Schwangerschaft nach § 218 strafbar. Wenn die Frau jedoch bestimmte Voraussetzungen erfüllt, erhält sie bis zur zwölften Schwangerschaftswoche Straffreiheit. Demnach ist der Schwangerschaftsabbruch nicht strafbar, wenn die Schwangerschaft mit der psychischen oder sozialen Situation der Frau nicht vereinbar ist. Desweiteren gibt es medizinische Indikationen (die Schwangerschaft stellt für die Frau ein Gesundheitsrisiko dar), kriminologische Indikationen (wenn die Schwangerschaft Folge einer Vergewaltigung ist) oder kindliche Indikationen (bei schweren Fehlbildungen des Kindes), die nach dem Gesetz einen Schwangerschaftsabbruch rechtfertigen.

Schwangerschaftstest: Man kann schon etwa 8–12 Tage nach Ausbleiben der Menstruation durch sog. Frühtests eine Schwangerschaft über den Harn (und das nur bei Schwangeren darin vorkommende HCG, Human-Choriongoadotropin) nachweisen. Diese Tests sind durchaus zuverlässig, ersetzen aber nicht den Besuch beim Gynäkologen.

Schwarzwasserfieber: → Malaria.

Schweigepflicht, ärztliche: Pflicht des Arztes (ethische und rechtliche: Berufsgeheimnis §§ 203, 204 StGB), über alles, was ihm bei der Ausübung seines Berufs bekannt wird, Schweigen zu bewahren. Nach § 203 StGB gilt die Schweigepflicht auch für Zahnärzte, Apotheker, Masseure, Krankenschwestern und -pfleger und alle anderen Angehörigen eines Heilberufs, der eine staatlich geregelte Ausbildung erfordert. Heilpraktiker werden nicht durch das Gesetz erfaßt.

Schweiß: Absonderung aus den Schweißdrüsen der Haut; besteht zu 99% aus Wasser, weiterhin aus Harnstoff, Kochsalz, Immunglobulinen, Cholesterin und flüchtigen Fettsäuren.

Schweißdrüsen: Die Schweißdrüsen befinden sich auf der gesamten Körperoberfläche. Zusammen können sie innerhalb einer Stunde einige Liter Schweiß absondern. Alle Schweißdrüsen zusammen können genauso soviel Flüssigkeit abgeben wie eine Niere. Ihre Hauptfunktion ist die Mitwirkung am Mineral- und Wasserhaushalt. Ferner sind sie am Wärmehaushalt beteiligt, da durch die Verdunstung, die durch das Schwitzen erreicht wird, der Körper vor Überhitzung geschützt wird.

Schweißdrüsenabszeß: Eitrige Entzündung des Ausführungsgangs einer Schweißdrüse. Diese wird durch Bakterien hervorgerufen und fällt als Knoten in geröteter Umgebung auf.

Schwerhörigkeit: Ein herabgesetztes Hörvermögen kann auf einer gestörten Schalleitung im Gehörgang, im Mittelohr oder am ovalen Fenster bzw. bei einer Störung des Innenohrs beruhen. Die Diagnose erfolgt mittels Hörprüfungen und der → Audiometrie.

Schwermut: → Depression.

Schwindel: Schwindel kann bei verschiedenen Erkrankungen auftreten. Charakteristisch ist das Auftreten von Übelkeit, Erbrechen und Gangstörungen. Ursachen können sein: Kleinhirnschädigungen, → Menière-Krankheit, Nervenschädigungen oder Vergiftungen, Hirnhautentzündungen, → psychogen.

Schwitzen: Das Schwitzen dient der Wärmeregulation. Durch Verdunstung des Schweißes wird dem Körper Wärme entzogen. Übermäßiges Schwitzen tritt auf bei Fieber, Tuberkulose, Basedowscher Krankheit, Angstzuständen, Krebserkrankungen. Wenn man viel schwitzt, sollte man auch genügend Flüssigkeit zu sich nehmen, außerdem muß der Kochsalzverlust ausgeglichen werden.

Screening: Suchtest, z.B. Reihenuntersuchung auf Lungentuberkulose oder Zuckerkrankheit, bzw. Stoffwechselerkrankungen bei Neugeborenen.

Sebaceus: Talgig, fettig.

Seborrhoe: Vermehrte Talgproduktion der Talgdrüsen, besonders der behaarten Kopfhaut, im Gesicht und im Bereich der vorderen und hinteren Schweißrinne. Führt zu öliger Haut und zu einer fettigen Schuppung. → seborrhoisches Ekzem.

Seborrhoisches Ekzem: Bei dieser Hauterkrankung handelt es sich um eine chronisches, allergisch bedingtes Ekzem, welches sich besonders an folgenden, talgdrüsenreichen Hautgebieten ausbreitet: Kopfhaut, Stirn, Augenbrauen, Augenlider, Nase, Brustregion. Die Herde sind gelblich-rötlich gefärbt, jucken und weisen eine Schuppung auf. Meistens neigen die erkrankten Personen generell zu einer erhöhten Talgproduktion (→ Seborrhoe). Da die Talgproduktion durch das männliche Geschlechtshormon Testosteron gefördert und durch das weibliche Geschlechtshormon gehemmt wird, sind von dieser Erkrankung meistens Männer betroffen. In besonders schweren Fällen ist die Verschuppung der Haut so gravierend, daß regelrechte Schuppenplatten an den betroffenen Hautstellen auflagern. Die Ursache dieser Hauterkrankung ist bis heute nicht geklärt. Man vermutet, daß erbliche und umweltbedingte Faktoren eine Rolle spielen. Die Therapie des seborrhoischen Ekzems beinhaltet zwei Hauptpunkte: a) Lösung der Hautschuppen durch Umschläge mit Salizylsäure und speziellen Ölen. Die Salizylsäure weicht die oberste Hautschicht ab; die Öle pflegen die behandelten Hautstellen und verhindern eine Austrocknung. b) Verringerung von entzündlichen Hautprozessen durch cortisonhaltige Salben.

Sebostase: Verminderung der Talgproduktion mit trockenen und matten Haaren.

Sedativa: Beruhigungsmittel, üben auf das zentrale Nervensystem eine dämpfende Wirkung aus.

Sediment: Bodensatz.

Seekrankheit: → Reisekrankheit.

Seelische Krankheiten: → Neurosen, → Psychosen.

Sehne: Aus Bindegewebe bestehendes Endstück eines Muskels, dient der Befestigung des Muskels am Knochen und überträgt die Zugkraft.

Sehnenscheidenentzündung (Tendovaginitis): Bei chronischer Überbelastung durch einseitige Bewegungen (z.B. Schreibmaschine schreiben, Stricken etc.), Durchblutungs- oder Stoffwechselstörungen und häufig vorkommenden, kleinen, meist unbemerkt gebliebenen Verletzungen der Sehnen oder der Sehnenscheide kann sich diese entzünden. Durch die Entzündung nimmt die gleitende Flüssigkeit der Sehnenscheide ab, und das Innere wird rauh, so daß jede Bewegung der Sehnen schmerzt. Solche Entzündungen der Sehnenscheiden können zu einer Verklebung der Sehnen und der Sehnenscheide führen, wodurch die Bewegungsmöglichkeiten stark eingeschränkt werden können. Ferner kann die in Mitleidenschaft geratene Sehne bei starken Belastungen sogar reißen. Aus diesen Gründen sollte einer Sehnenscheidenentzündung vorgebeugt werden, indem man zwischen den Belastungsphasen während der Arbeit Pausen einlegt und entgegengesetzte Übungen macht. Ferner sollte besonders beim Sport auf das richtige Schuhwerk geachtet werden. Gummisohlen haben eine federnde Funktion, so daß sie die Härte des Bodens gut abfangen können. Die Therapie einer Sehnenscheidenentzündung erfolgt primär durch die Ruhigstellung des betroffenen Gelenks mit einem Verband. Ferner werden physikalische Therapiemethoden wie Wärme- und Kältebehandlungen, Ultraschall, Galvanisation angewandt. Zur Linderung der Schmerzen werden Schmerzmittel eingesetzt. Ferner werden entzündungshemmende Präparate verordnet, die die Entzündung eindämmen sollen.

Seitenlagerung, stabile: → Erste Hilfe.

Seitenstechen: Bei körperlicher Belastung auftretende stechende Schmerzen, die auf einer Minderversorgung des Zwerchfells mit Sauerstoff beruhen.

Sekret: Absonderung, z.B. einer Drüse.

Sekretolytika: Schleimlösende Substanzen.

Sektion: → Autopsie, → Obduktion.

Sekundär: Nachfolgend, zweitrangig.

Selbstbefriedigung: → Masturbation.

Selbsthilfegruppe: Zusammenschluß Betroffener, der aus eigener Initiative entstanden ist und dem Erfahrungsaustausch und der gemeinsamen Bewältigung ihrer Lebenssituation dient. Mittlerweile gibt es Gruppen für Alkoholsüchtige (Anonyme Alkoholiker), Krebskranke, HIV-positive, Menschen mit Eßproblemen usw.

Selbstmord: → Suizid.
Semi-: Bezeichnung in Wortzusammensetzungen für: halb-.
Seminom: Bösartiger Tumor des Hodens, der vom Keimgewebe ausgeht.
Senil: Alt.
Senium: Greisenalter.
Senkfuß: Diese Fehlstellung des Fußes entsteht durch einen zu schwachen Bandapparat, welcher das Fußgewölbe nicht halten kann. Ferner sind die Muskeln der Innen- und Außenseite des Fußes nicht gleich stark ausgeprägt. Durch diese Fußkonstruktion ermüden die Füße sehr schnell. Die Fußsohlen schmerzen, und die Betroffenen neigen zu regelmäßigen Wadenkrämpfen.

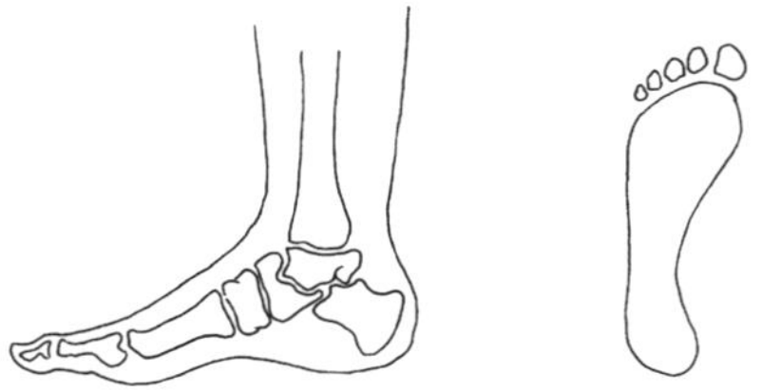

normale Fußwölbung

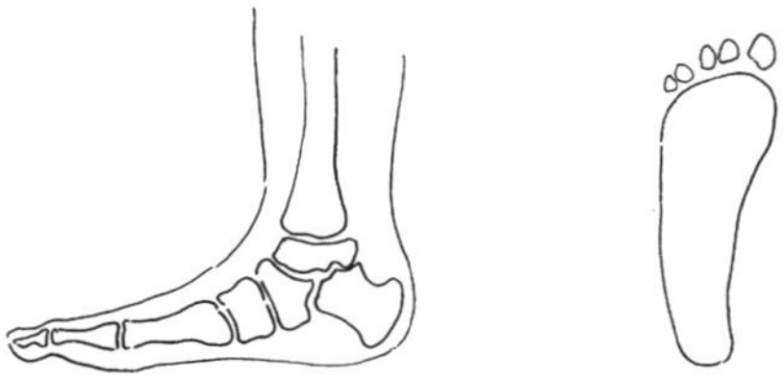

Senkfuß

Senkungsgeschwindigkeit: → Blutsenkungsgeschwindigkeit.
Sensation: Empfindung.
Sensibel: Empfindlich.
Sensibilitätsstörungen: Herabgesetzte oder fehlende Empfindung der Haut bzw. andersartige Wahrnehmung oder ungenaue Reizlokalisation.
Sensorium: Bewußtsein.
Sensorius: Der Empfindung dienend.
Sepsis (Blutvergiftung): Infektion mit Krankheitserregern, die in die Blutbahn gelangen. Typische Anzeichen sind: Hohes Fieber (fällt und steigt wieder an), Schüttelfrost, Verwirrtheit sowie Vergrößerung von Milz und Leber. Die Sepsis ist ein schweres Krankheitsbild mit einer hohen Letalität (50%).
Septum: Scheidewand.
Septumdefekt: → Herzfehler.
Sequestration: Ablösung abgestorbenen Gewebes von lebendem.
Sero-: Bezeichnung in Wortzusammensetzungen für: Molke, Blutwasser.
Serologie: Teilgebiet der Medizin, das sich mit den Veränderungen des Blutserums und andere Körperflüssigkeiten beschäftigt.
Serum: Wäßriger Bestandteil des Blutes, der durch die Blutgerinnung von den festen Bestandteilen befreit wurde.
Seuche: Plötzliche Erkrankung vieler Menschen an einer schweren Infektionskrankheit. → Endemie.
Sexualhormone: Hormone, die der Fortpflanzung und der Ausbildung der männlichen und weiblichen Geschlechtsmerkmale dienen. Die weiblichen Sexualhormone (Östrogene und Progesteron) werden im Ovarium, der Plazenta und in geringen Mengen in der Nebenniere gebildet. Die männlichen Sexualhormone (Androgene, insbes. Testosteron), werden im Hoden und in geringen Mengen im Ovarium sowie in der Nebennierenrinde gebildet.

Shunt (Kurzschluß): Angeborene oder künstlich hergestellte Verbindung von zwei Hohlorganen, die normalerweise nicht vorhanden ist. Bei der Dialyse wird zwischen einer Arterie und einer Vene ein Shunt geschaffen.
Sial-: Bezeichnung in Wortzusammensetzungen für: Speichel-.
Sialorrhöe: Vermehrter Speichelfluß.
Siamesische Zwillinge: Durch eine unvollständige Durchschnürung der befruchteten Eizelle (bei einer vollständigen Durchschnürung entstehen eineiige Zwillinge) entstandene Doppelfehlbildung, bei der die Embryonen miteinander verbunden bleiben und gemeinsame Organanlagen besitzen. Falls nicht lebenswichtige Organe nur einfach angelegt sind, können diese Kinder u.U. beide eine operative Trennung überleben.
Siccus: Trocken.

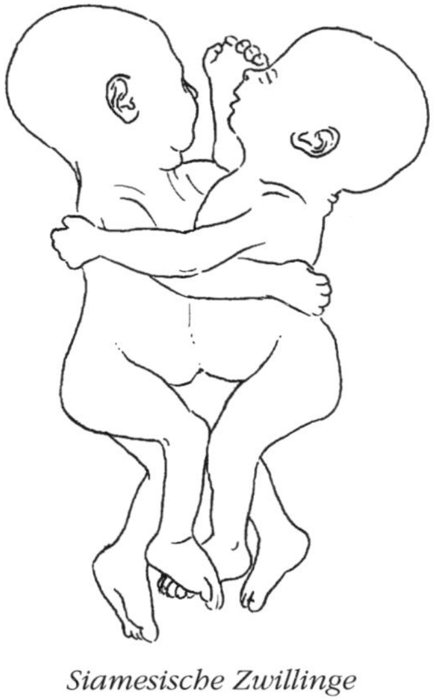

Siamesische Zwillinge

Sichelzellanämie: Fast ausschließlich bei Schwarzen vorkommende erbliche Erkrankung des roten Blutfarbstoffs (Hämoglobin). Bei absinkendem Sauerstoffgehalt des Blutes nehmen die roten Blutkörperchen eine Sichelform (dadurch Schutz vor Malaria) an, was zur Verklumpung der Blutkörperchen und schließlich zum Verschluß von Blutgefäßen führt. So herbeigeführte Durchblutungsstörungen bedingen Organschäden (vor allem Niere, Knochen, Lunge, Milz). Anzeichen: Häufige kolikartige Schmerzen, chronische Blutarmut, Knochen- und Gelenkschmerzen, neurologische Ausfälle. Behandlung: Vermeidung von Sauerstoffmangel, Schmerzmittel, Austauschtransfusionen, Blutverdünnung.
Sidero-: Bezeichnung in Wortzusammensetzungen für: Eisen-.
Siderophilie: Durch erhöhte Resorption von Eisen bedingte Eisenablagerung in Geweben und Organen. Die Ursache ist unbekannt. Anzeichen: Braune Pigmentierung der Haut, Schädigung des Herzmuskels, Leberzirrhose, Diabetes mellitus. Behandlung: Entfernung von Eisen aus dem Organismus durch Aderlässe, eventuell Medikamente (Desferoxamin).
SIDS: → Plötzlicher Kindstod.
Sigma: Abschnitt des Dickdarms.
Silikose: Quarzstaublunge, durch die Einatmung von kieselsäurehaltigem Staub (v.a. bei Bergleuten, Glasarbeitern, Sandstrahlern und Steinmetzen) bedingte Veränderungen des Lungengewebes. Anzeichen sind: Husten mit Auswurf, zunehmende Atemnot, Schmerzen in der Brust.

S

Simplex: Einfach.
Simulation: Vortäuschung von Krankheiten. Gegensatz: Dissimilation, Herunterspielen von Krankheiten.
Simultan: Gleichzeitig.
Sinn: Der Mensch besitzt 5 Sinne: Tasten, Riechen, Schmecken, Hören und Sehen.
Sinnestäuschungen: → Halluzinationen.

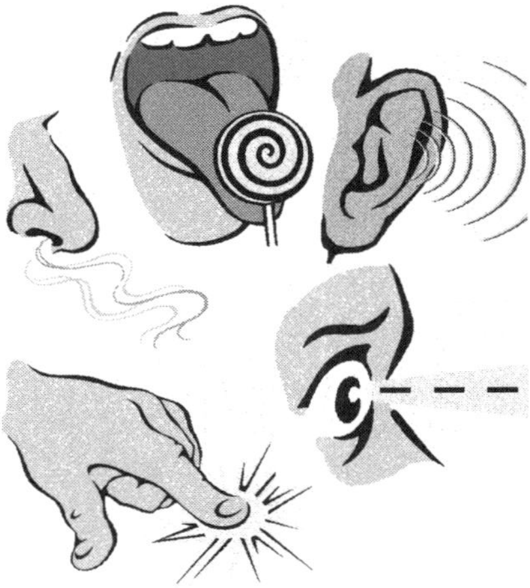

Die 5 Sinne

Sinus: Höhle, Vertiefung.
Sinusitis: → Nasennebenhöhlenentzündung.
Sinuskopie: Spiegelung der Nasennebenhöhlen.
Sitophobie: Verweigerung von Nahrung, aus der Angst heraus, vergiftet zu werden. → Phobie.
Situs: Lage, z.B. der Körperorgane.
Skabies: → Krätze.
Skelett: → Bewegungsapparat.
Sklera: Lederhaut des Augapfels, → Auge.
Skleritis: Entzündung der Lederhaut des Auges, Ursachen: Infektionen (Herpes, Syphillis, Tuberkulose), rheumatoide Arthritis u.a.
Sklerodermie: Eine Bindegewebserkrankung. Das Bindegewebe wird durch entzündliche Prozesse umgewandelt und verliert so seine eigentliche Funktion. Es wird dick und verhärtet. Bei manchen Formen dieser Erkrankung sind auch innere Organe wie Herz, Lunge, Magen, Darm etc. betroffen, da sich die bindegewebigen Anteile dieser Organe und der zugehörigen Blutgefäße verändern. In der Regel sind mehr Frauen als Männer betroffen. Die Krankheit manifestiert sich zwischen dem 40. und 50. Lebensjahr. Als Ursache wird heute eine Autoimmunerkrankung angenommen, bei der Antikörper körpereigene Bindegewebszellen zerstören. Symptome: Durchblutungsstörungen der Finger, die durch ein Zusammenziehen der Gefäße verursacht werden. Diese Durchblutungsstörungen treten anfallartig auf und können von Schmerzen begleitet sein. Gelenksentzündungen. Hautverdickungen lassen die Haut derb, glatt und starr aussehen. Wasseransammlungen unter der Haut (Ödeme) führen zu dem Bild der „Wurstfinger". Hierbei sind die Finger durch Wasseransammlung unter der Haut geschwollen. Bei Fortschreiten der Krankheit kommen diese Schwellungen auch am Rumpf, Unterarmen, Füßen und Gesicht vor. Zuletzt können auch Brust- und Bauchbereich betroffen sein. Durch die zunehmende Hautverdickung und -verhärtung kommt es zu Schrumpfungsprozessen, die besonders an den Extremitäten zu Gelenkdeformationen führen. Durch die ständigen Durchblutungsstörun-

gen an den Fingern kommt es an den Fingerkuppen zu Gewebsuntergängen, die auch als „Rattenbißnekrosen“ bezeichnet werden. Erreichen diese Gewebsuntergänge ein großes Ausmaß, müssen manchmal einzelne Finger amputiert werden. Werden innere Organe in Mitleidenschaft gezogen, ist häufig die Speiseröhre als erstes betroffen. Ferner sind meistens Niere, Lunge und Herz betroffen. Therapiert wird diese Erkrankung mit Rheumamedikamenten und Bewegungstherapie. Ferner werden Medikamente eingesetzt, die die Symptome der zusätzlich betroffenen Organe behandeln. Grundsätzlich sind der Verlauf und die Prognose für diese Erkrankung abhängig von der Organschädigung.

Sklerose: Verhärtung eines Organs, → Arteriosklerose.

Skoliose: Unter einer Skoliose versteht man eine seitliche Verbiegung der Wirbelsäule mit Drehung der einzelnen Wirbelkörper. Der Abschnitt der Wirbelsäule, der seitlich verbogen ist, ist fixiert. Die Skoliose wird je nach ihrem Winkel in verschiedene Schweregrade eingeteilt: bis 40° – leichte Skoliose, 40–60° – mittelschwere Skoliose, 60–80° – schwere Skoliose, über 80° – sehr schwere Skoliose. Beschwerden: Hervorspringen einer Hüftseite, Hochstand einer Schulter mit abstehendem Schulterblatt, Rippenbuckel oder Lendenwulst: in Beugeposition sieht man bei den Betroffenen, daß sich eine Rückenseite nach hinten wölbt. Ursachen: angeborene Fehlbildung der Wirbelkörper oder der Wirbelsäule, entzündliche oder traumatische Prozesse, die zu einer Formveränderung der Wirbelkörper

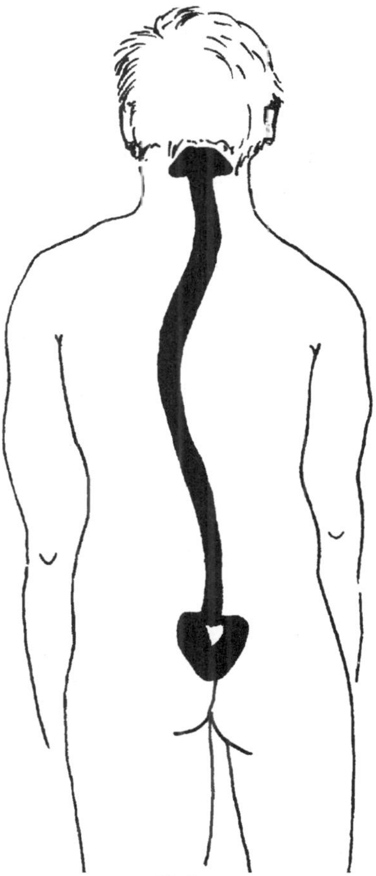

Skoliose

führen, Lähmungen, Erkrankungen der Muskulatur oder des Bindegewebes, Längenunterschiede der Beine, Veränderungen im Bereich der Hüfte (z.B. Hüftgelenksverrenkung o.ä.). Ca. 2–4% der Bevölkerung entwickeln eine Skoliose. Aus ungeklärten Ursachen sind meistens Mädchen betroffen. Die ersten Zeichen dieser Wirbelsäulendeformation werden meist im Alter von 13–14 Jahren bemerkt. Die Verkrümmungstendenz schreitet besonders während der Wachstumsphase fort. In günstigen Fällen kommt sie mit Abschluß des Wachstums zum Stillstand. Die Behandlung einer Skoliose ist abhängig vom Schweregrad. Leichte bis mittelschwere Skoliosen werden durch das Tragen eines Korsetts (Orthese) behandelt. Durch dieses Korsett wird die Wirbelsäule durch Zug und Druck in die richtige Richtung gezwungen. Die Tragedauer eines Korsetts ist unterschiedlich. Sie beträgt in der Regel 14–23 Stunden am Tag. Besonders Kinder, die unter einer leichten Skoliose leiden, sollten während ihrer Wachstumszeit ein solches Korsett tragen, da Verschlechterungen der Wirbelsäule ganz sicher zu erwarten sind. Die Korsetts sind unbequem und kaum mit modischer Kleidung zu kombinieren, so daß besonders Mädchen das Tragen eines solchen Korsetts ablehnen. Durch die Tatsache, daß im Kindesalter kaum Beschwerden eintreten, haben die Kinder kein Krankheitsgefühl, die Eltern sollten besonders achtsam sein. Skoliosen über 50° sollten operiert werden, da sie sich ganz sicher weiter verschlechtern werden. Eine derartige Operation ist sehr kompliziert und nicht frei von Risiken. Bei der Operation werden an der betroffenen Stelle der Wirbelsäule zwei Stäbe eingeführt, die die Krümmung mindern. Nach der Operation wird für ca. 1 Jahr ein Gips oder ein Korsett angelegt, um die operierte Stelle vollkommen ruhig zu halten, denn nur unter diesen Umständen kann die Wirbelsäule richtig zusammenwachsen und versteifen. Ist die Operation erfolgreich, kann die Wirbelsäulenkrümmung bis um die Hälfte verringert werden. Neben den üblichen Operationsrisiken ist das Risiko einer Nervenschädigung am gefürchtetsten, da sie sogar eine Querschnittslähmung auslösen kann.

Skorbut: Als Folge eines Mangels an Vitamin C kommt es zu einer abnormen Brüchigkeit von Blutgefäßen mit Blutungen, Ausfallen der Zähne und gestörter Wundheilung.

Skrotum: Hodensack.

Slow-Virus-Erkrankungen: → Creuzfeldt-Jacob-Krankheit, → Prion, → Rinderwahnsinn.

Smegma: Ansammlung von Sekret im Bereich der Eichel beim Mann und der Klitoris und den kleinen Schamlippen bei der Frau. Kann zu Entzündungen führen, sowie die Entstehung von bestimmten Krebsformen fördern. → Zirkumzision.

Sodbrennen: Brennen in der Magengegend aufgrund des Rückflusses von Magensaft in die Speiseröhre → Refluxösophagitis. Behandlung: fett- und eiweißarme Kost, Verzicht auf Alkohol und Nikotin, säurehemmende Medikamente (Antazida).

Sodomie: Nach der biblischen Stadt Sodom benannte sexuelle Handlung mit Tieren.

Solidus: Fest.

Solitär: Einzeln.

Solutio: Lösung.

Somatisch: Körperlich bedingt.

Sommersprossen (Epheliden): Flecken auf sonnenbestrahlter Haut, die auf eine verstärkte Produktion des Hautfarbstoffs Melanin zurückzuführen sind.

Somnolenz: Schläfrigkeit, Form der Bewußtseinsstörung, bei der der

Patient durch Reize von außen weckbar ist.

Sonde: Röhre oder Stab aus Metall oder Kunststoff, wird zu Behandlungs- oder Diagnosezwecken in eine Körperhöhle eingeführt.

Sonnenallergie: Menschen, die unter einer Kontaktallergie leiden, weisen häufig auch eine Sonnenallergie auf. Symptome: Rötung, Schwellungen der betroffenen Hautbereiche, Bläschenbildung, brennende Schmerzen. Die Symptome werden ähnlich wie beim → Sonnenbrand behandelt. Ferner müssen die Betroffenen ihre Haut jedes Jahr schrittweise an das Sonnenlicht gewöhnen.

Sonnenbrand: Das Sonnenlicht besteht in unseren Breiten aus 50% sichtbarem Licht, 10% UV-Licht und 40% Infrarotlicht. Von diesen verschiedenen Sonnenlichtanteilen haben nur die UV-Strahlen hautschädigende Wirkung. Bei den UV-Strahlen unterscheidet man die aggressiveren UVB-Strahlen von den etwas milderen UVA-Strahlen. Die ersten Anzeichen eines Sonnenbrandes sind Erwärmung und leichte Rötung der betroffenen Hautareale. Diese Symptome verschwinden nach 1–2 Stunden, wenn das Sonnenbad sofort eingestellt wird. Geschieht dies nicht, entwickeln sich stärkere Rötungen, die allerdings erst nach ca. 12–24 Stunden auftreten und nach ca. 72 Stunden wieder abklingen. Besonders hellhäutige Menschen können Sonnenbrände erleiden, die mit einer Blasenbildung einhergehen. Dies entspricht etwa einer Verbrennung II. Grades. Wird der Sonnenbrand von Fieber und Übelkeit begleitet, spricht man von einem → Sonnenstich. Die Behandlung eines Sonnenbrandes erfolgt mit kühlenden Salben oder Umschlägen. Bei schweren Sonnenbränden können normale Schmerzmittel (Aspirin®, Paracetamol) eingenommen werden. Ferner sollten bei blasigen Sonnenbränden eventuell cortisonhaltige Salben aufgetragen werden, damit sich die verletzten Stellen nicht entzünden. Durch regelmäßiges Sonnenbaden wird die Hautalterung beschleunigt. Ferner verliert die Haut schneller an Elastizität. Natürliche, hauteigene Reaktionen auf UV-Strahlen sind: verstärkte Bildung von Hautfarbe (Melanin), Verdickung der obersten Hautschicht. Durch diese Mechanismen versucht die Haut, sich vor den schädigenden Strahlen zu schützen. Je nach Hauttyp sind diese Mechanismen jedoch mehr oder weniger stark ausgeprägt. Das erklärt, warum die Eigenschutzzeit der verschiedenen Hauttypen so unterschiedlich ist: Hauttyp I: Dieser Hauttyp ist auffallend hell. Menschen des Typ I haben im Sommer viele Sommersprossen. Ihre Haare sind meistens rötlich oder sehr hellblond. Sie leiden häufig, bzw. bereits nach kurzer Bestrahlungszeit unter Sonnenbrand. Die Eigenschutzzeit dieses Hauttyps beträgt nur 5–10 Minuten, so daß sie besonders hohe Lichtschutzfaktoren benötigen. Hauttyp II: Dieser Hauttyp ist hell. Menschen mit diesem Hauttyp haben blonde bis hellbraune Haare und gelegentlich Sommersprossen. Auch sie leiden meist bereits nach kurzer Bestrahlungszeit unter relativ starken Sonnenbränden. Ihre Eigenschutzzeit beträgt 10–20 Minuten. Hauttyp III: Die Haut ist hell bis hellbraun. Die Haarfarbe ist dunkelblond bis braun, und es treten keine Sommersprossen auf. Wenn Menschen mit diesem Hauttyp Sonnenbrände entwickeln, sind es meistens nur relativ leichte Formen. Die Eigenschutzzeit dieses Hauttyps beträgt 20–30 Minuten. Hauttyp IV: Die Hautfarbe ist hellbraun bis oliv. Die Haarfarbe dieser Menschen ist braun bis dunkelbraun. Sie weisen keine Sommersprossen auf und erleiden kaum Sonnenbrände. Die Eigenschutzzeit beträgt 40 Minuten. Die Eigenschutzzeit der Haut kann durch die Verwendung von Sonnenschutzmitteln verlängert werden. Alle Sonnenschutzmittel haben bestimmte Sonnenschutzfaktoren. Diese geben an, wieviel mal länger die Sonnenbestrahlung durchgeführt werden kann, ohne Sonnenschäden zu erleiden. Verwendet eine Person mit Hauttyp I ein Sonnenschutzmittel mit Faktor 6, kann diese Person bis 6 mal länger, d.h. also maximal 6 x 10 = 60 Minuten sonnenbaden, ohne einen Sonnenbrand befürchten zu müssen. Damit ein Sonnenschutzmittel seine volle Wirkung entfalten kann, muß es mindesten 20 Minuten vor dem Sonnenbaden angewendet werden. Eine Alternative zum Sonnenbaden, bzw. eine Überbrückung für die sonnenarmen Wintermonate sind Solarien. Die meisten Solarien sind mittlerweile mit modernen Geräten ausgestattet, die die aggressiven UVB-Strahlen herausfiltern und nur die UVA-Strahlen durchlassen. Dadurch erhält die Haut eine gewisse Bräunung, bildet allerdings keine Verdickungen der Oberhaut aus, so daß die Haut trotz Bräunung unter der echten Sonne verbrennen kann. Solarium und Sonnenbaden sollten nicht an ein und dem selben Tag durchgeführt werden. Ferner sollten bei Solariumbesuchen keine Sonnenschutzmittel verwendet werden. Allerdings ist es ratsam, einen Augenschutz zu verwenden, da trotz geschlossener Augen die Strahlen zu Schäden führen können. Pro Jahr sollte die Zahl der Bestrahlungen (Solariumsbesuche und Sonnenbäder zusammengerechnet) besser 50 nicht überschreiten.

Sonnenstich: Durch die Einwirkung von Sonnenstrahlen auf Kopf und Nacken entstandene Symptomatik mit folgenden Anzeichen: Kopfschmerzen, Fieber, Übelkeit, Schwindel, Ohrensausen, Kollaps, in besonders schweren Fällen tritt der Tod ein.

Sonographie: → Ultraschall.

Soor: Infektion mit Candida-Pilzen, kommt vor allem bei AIDS-Patienten vor. Anzeichen: weißliche Beläge auf Haut und Schleimhaut. Behandlung: gegen Pilze wirksame Medikamente (Mykostatika).

Sopor: Bewußtseinsstörung, bei der sich der Patient in einem tiefen Schlaf befindet, aus dem er nicht mehr voll erweckbar ist.

Sozialmedizin: Teilgebiet der Medizin, das sich mit den durch die soziale Umgebung verursachten Krankheiten und deren Vorbeugung beschäftigt.

Spas-: Bezeichnung in Wortzusammensetzungen für: Krampf-.

Spasmogen: Krampferzeugend.

Spasmolytika: Krampflösende Substanzen.

Spasmus: Krampf.

Spastik: Erhöhung des Muskeltonus

sowie Steigerung der Muskeleigenreflexe. Ursache: Hirninfarkt oder Verletzung im Bereich von Gehirn oder Rückenmark.

Speichel: Absonderung der Speicheldrüsen. Der Mensch produziert täglich etwa 1–2 Liter. Der Speichel hat folgende Funktionen: Schutz von Zahnschmelz und Mundschleimhaut, Reinigung, Abwehr von Krankheitserregern, Beginn der Aufspaltung von Stärke.

Speicheldrüsen: Der Mensch besitzt drei große Speicheldrüsen: Die Ohrspeicheldrüse, die Unterkieferspeicheldrüse und die Unterzungenspeicheldrüse.

Speiseröhre: Ösophagus.

Speiseröhrenentzündung: → Ösophagitis.

Speiseröhrentumoren: → Ösophagustumoren.

Sperma: → Ejakulat.

Sphinkter: Schließmuskel, z. B. am Anus.

Spinal: Die Wirbelsäule oder das Rückenmark betreffend.

Spinalanästhesie: Narkosemethode, bei der das Betäubungsmittel in den Rückenmarkskanal eingebracht wird.

Spirometrie: Methode zur Überprüfung der Funktion der Lunge und ihres Fassungsvermögens.

Spitzfuß: Spitzfüße sind durch nach unten zeigende Fußspitzen charakterisiert. Der Fußballen berührt den Boden nicht mehr, so daß der gesamte Fuß auf dem Ballen ruht. Durch diese Überbelastung des Fußballens kommt es zu Schmerzen im Ballen, aber auch in den Waden, da durch eine verkürzte Achillessehne die Wadenmuskulatur ständig gespannt ist. Die Ursachen eines Spitz-

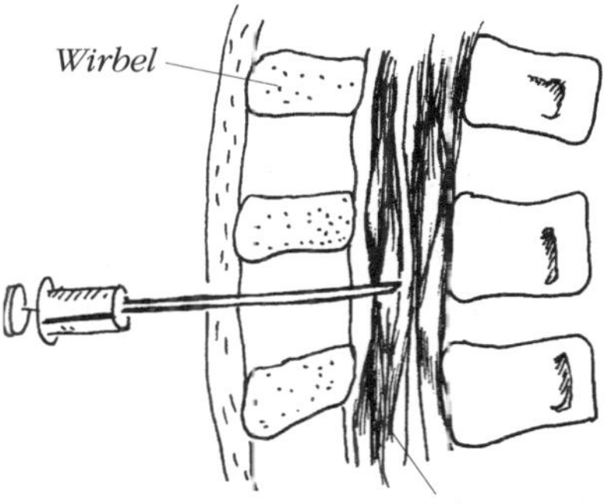

Spinalanästhesie

fußes sind entweder genetischer Art oder durch Verletzungen bedingt. Besonders bei Schlaganfallpatienten, die Lähmungen aufweisen, kommt es zur Ausbildung von Spitzfüßen. Ferner können sie entstehen, wenn die Füße durch lange Bettlägrigkeit ständig in der Position eines Spitzfußes stehen. Deshalb sollten bei Patienten, die lange im Bett verbleiben müssen, regelmäßig passive Fußgymnastikübungen gemacht werden. Außerdem sollte darauf geachtet werden, daß die Bettdecke nicht zu schwer ist, da durch den Druck die Entwicklung eines Spitzfußes begünstigt sein kann. Am besten ist es, wenn die Füße von der Bettdecke freigelegt werden. Die Behandlung eines Spitzfußes durch Krankengymnastik, Schienen oder Gips ist nur im Anfangsstadium möglich. Häufig müssen Spitzfüße durch Operationen kuriert werden. Dabei werden versteifte Anteile des Fußes gelöst und die Achillessehne verlängert.

Splen: → Milz.

Splenomegalie: Vergrößerung der Milz.

Spondylarthritis: Gruppe von rheumatisch-entzündlichen Erkrankungen mit Veränderungen der Wirbelsäule.

Spondylitis: Wirbelentzündung, hervorgerufen durch Eitererreger (meist Staphylokokken), Tuberkelbakterien, → Brucellosen, bösartige Geschwülste, Leukämien und entzündlich-rheumatische Erkrankungen.

Spondylolisthesis (Wirbelgleiten): Verschiebung von Wirbelkörpern. Oft bestehen keine Symptome, in einigen Fällen entstehen Schmerzen und Mißempfindungen durch Druck auf eine Nervenwurzel. Behandlung: Gymnastik, u.U. Operation.

Spondylosis deformans: Degenerative Erkrankung der Wirbelkörper. Anzeichen: Bewegungseinschränkung der Wirbelsäule, ausstrahlende Schmerzen.

Spontan: Von selbst entstanden.

Sportherz: → Herzhypertrophie.

Sportmedizin: Teilgebiet der Medizin, das sich mit der Behandlung von durch Sport entstandenen Schäden und Verletzungen befaßt sowie mit der Betreuung von Leistungssportlern.

Sprachstörungen: Sprachstörungen können aufgrund einer verzögerten Sprachentwicklung oder einer Gehirnschädigung entstehen.

Spreizfuß: Der Spreizfuß ist charakterisiert durch fächerförmig gespreizte Zehen, ein Abflachen und eine Verbreiterung der Querwölbung und einem vorgewölbten Fußballen. Der Spreizfuß entsteht durch Überbelastung des Vorfußes und führt zu Schmerzen im Ballenbereich, Zehenschmerzen, da die Zehen meistens nicht mehr in normale Schuhe passen, Hornhautschwielen und Hühneraugen. Manchmal geht ein Spreizfuß in einen → Hallux valgus (Überbein) über. Die Behandlung des Spreizfußes erfolgt durch Einlagen für die Schuhe und Gymnastikübungen. Hornhautschwielen, Hühneraugen und Druckstellen müssen durch eine fachgerechte Pediküre entfernt werden.

Sprue: → Zöliakie.

Spulwurm: Der Befall des Menschen mit dem Spulwurm (Ascaris lumbricoides) ist weltweit verbreitet. Die Infektion erfolgt über eine Aufnahme von Wurmeiern, die sich auf mit menschlichen Fäkalien gedüngtem Gemüse befinden. Die Würmer können aus dem Mund, der Nase oder dem Anus austreten. Sie verursachen folgende Symptome: allergische Reaktionen (durch die Stoffwechselprodukte der Würmer), Bronchitis, Magen-Darm-Störungen, Verstopfung, Vereiterungen.

Spurenelemente: Chemische Elemente, die in sehr geringen Mengen im Körper vorkommen und mit der Nahrung, der Atemluft und dem Trinkwasser aufgenommen werden. Sie sind für verschiedene Stoffwechselprozesse des Organismus notwendig.

Sputum: Ausgeworfenes Bronchialsekret, ist bei verschiedenen Lungenerkrankungen vermehrt und in der Konsistenz verändert.

Stabsichtigkeit: → Astigmatismus.

Stammzellen des Knochenmarks: Blutbildungszellen, aus denen sich alle Blutkörperchen entwickeln.

Staphylokokken: Gattung von Kugelbakterien, die traubenförmig aneinandergelagert sind. Verschiedene Arten sind harmlos und gehören zur normalen Flora der Haut, während einige Arten (z.B. Staphylokkokus aureus) schwere eitrige Entzündungen hervorrufen können.

Star, grauer: → Katarakt.

Star, grüner: → Glaukom.

Stase: Stauung, Stockung.

Statisch: Stehend, unbeweglich.

Status: Zustand.

Stauungspapille: Bei einer Erhöhung des Hirndrucks schwillt am Augenhintergrund die Papille an (Stelle, wo der Sehnerv eintritt), was bei einer Augenspiegelung festgestellt werden kann. Bei einer chronischen Erhöhung des Hirndrucks treten schwere Sehstörungen auf. In 60% der Fälle ist die Stauung durch einen Hirntumor verursacht.

Steatorrhöe: Ausscheiden von fettreichem Stuhl als Folge eines Mißverhältnisses zwischen Fettaufnahme und Fettverdauung. Ursachen: gestörter Fettstoffwechsel, Verdauungsstörungen, → Zöliakie.

Steinleiden: → Nierenstein, → Kolik.

Stenose: Verengung von Hohlorganen oder Gefäßen.

Sterblichkeit: → Mortalität.

Steril: Unfruchtbar, keimfrei.

Sterilisation: Operation, bei der die Unfruchtbarkeit eines Mannes oder einer Frau durch die Durchtrennung der Ei- bzw. Samenleiter herbeigeführt wird. Beim Mann ist die Operation wesentlich einfacher, weshalb sie in manchen Ländern bevorzugt wird. Eine S. hat keine Auswirkungen auf die Libido, bzw. Potenz.

Sterilität: Unfruchtbarkeit. Unerwünschte Kinderlosigkeit beruht zu 50% auf einer Sterilität der Frau und zu 35% auf einer Sterilität des Mannes; die restlichen Fälle betreffen beide Partner oder bleiben ungeklärt.

Sternal: Zum Brustbein gehörend.

Sternum: Brustbein.

Stethoskop: Ärztliches Abhorchinstrument.

STH: Abk. für: **s**omato**t**ropes **H**ormon. Das sog. Wachstumshormon wird im Hypophysenvorderlappen

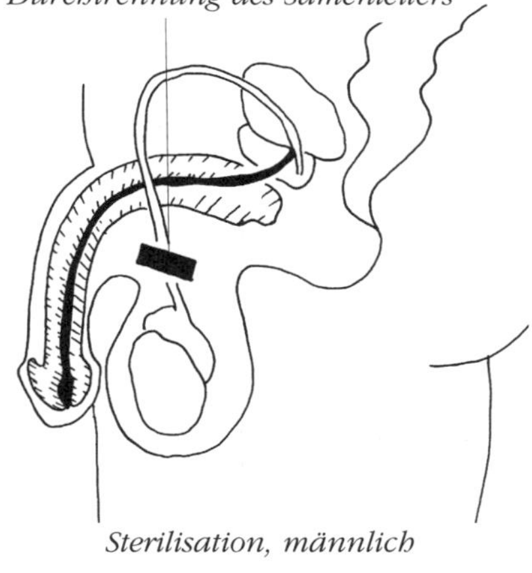

Sterilisation, männlich

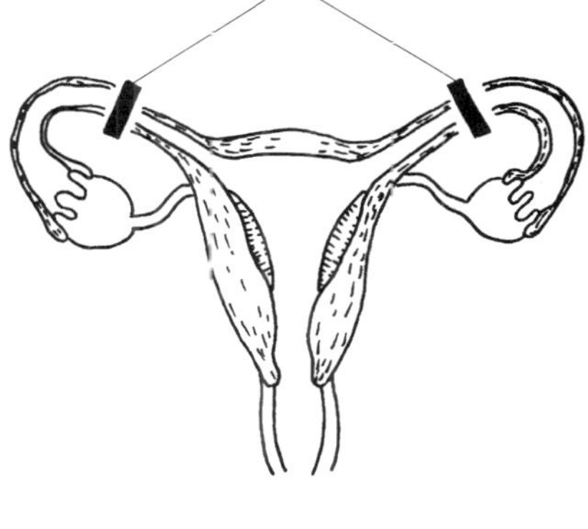

Sterilisation, weiblich

gebildet und übt verschiedene wachstumsfördernde Funktionen auf den Körper aus.

Stillen: Ernährung des Säuglings an der Brust der Mutter mit Muttermilch. Das Stillen hat im Vergleich zur Flaschenernährung eindeutige Vorteile, da die Zusammensetzung der Muttermilch genau auf die Bedürfnisse des Säuglings abgestimmt ist. Außerdem bietet die Muttermilch einen wirksamen Schutz gegen bestimmte Infektionen, da in ihr Abwehrstoffe enthalten sind.

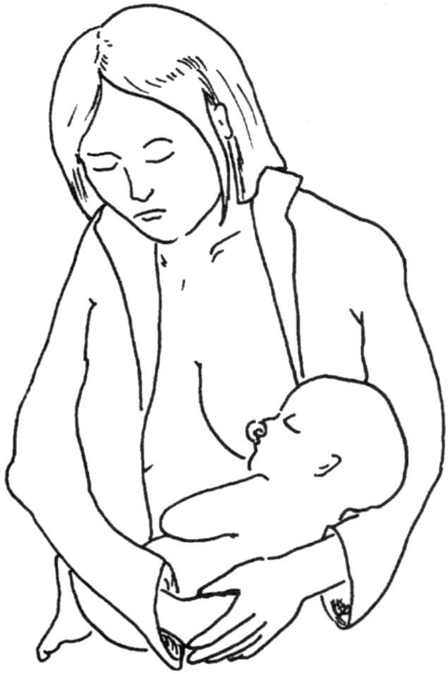

Stillen

Stimulantien: Anregende Substanzen.

Stirnhöhle: Eine der Nasennebenhöhlen.

Stoffwechsel: Vorgänge der Umwandlung und des Abbaus von Nahrungsmitteln und Sauerstoff.

Stoffwechselkrankheiten: Erkrankungen des Stoffwechsels sind häufig durch den erblichen Mangel eines Enzyms bedingt.

Stoma: Mund, Öffnung.

Stomatitis: Entzündung der Mundschleimhaut.

Stottern: Störung des Redeflusses, die bei emotionaler Beteiligung zunimmt. Bei Männern kommt diese Störung fünfmal häufiger vor als bei Frauen. Therapie: psychologische und logopädische Behandlung.

Strabismus: Schielen. Weichen die Augen von der normalen Parallelstellung ab, ergibt sich eine Abweichung der Augenachsen von der Normalstellung. Dadurch kommt es zu einer Störung des beidäugigen Sehens. Die Bildinformationen, die über die Netzhaut das Gehirn erreichen, stimmen nicht überein. Im ersten Moment kann es hierdurch zu Doppelbildern kommen. Dauert das Schielen jedoch an, so wird die Information des schwächeren Auges unterdrückt. Hierbei geht die Fähigkeit des räumlichen Sehens verloren, das Schielauge folgt nun dem Führauge bei Augenbewegungen in alle Richtungen, ohne daß die von ihm gelieferten Information „Beachtung" finden. Zu finden ist diese Form des Schielens z.B. in den ersten sechs Lebensmonaten bei frühkindlichem Schielsyndrom, wobei der Häufigkeitsgipfel bei erworbenem Strabismus im 2. Lebensjahr liegt. Als Ursache für diesen Strabismus werden erbliche Disposition und erworbene Fusionsschwäche unterschieden. Die erworbenen Fusionsschwächen können z.B. nach Infektionskrankheiten, bei Übersichtigkeit oder infolge von

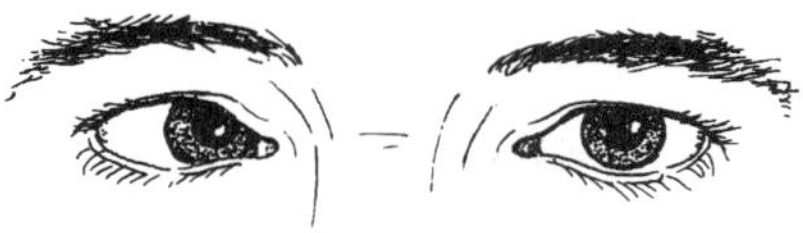

Strabismus

Muskelanomalien auftreten. Des weiteren gilt es verschiedene Formen des Schielens zu unterscheiden: Strabismus convergens (Konvergenz-, Einwärtsschielen), Strabismus divergens (Auswärtsschielen): Abweichen des schielenden Auges nach außen; tritt häufig nur zeitweise auf, es kommt zu keiner Doppelbildwahrnehmung. Strabismus verticalis (Höhenschielen): Abweichen des nicht fixierenden Auges nach oben bzw. unten. Sonderformen: Mikrostrabismus: Schielwinkel unter 5°, scheinbares Schielen, latentes Schielen, Strabismus paralyticus infolge Augenmuskellähmung. Der Strabismus sollte möglichst frühzeitig durch Abdecktests oder Schielwinkelbestimmung abgeklärt werden. Im Vordergrund der Strabismus-Therapie sollte eine Korrektur der Refraktionsanomalien durch eine Brille stehen. Des weiteren sollte eine Behandlung bzw. Vermeidung einer Schielschwachsichtigkeit durch Okklusionstherapie, bei der das „stärkere" Auge abgedeckt wird, vorgenommen werden. Später kann hier auch eine aktive Schulungsbehandlung (Pleoptik) anschließen, um eine ansonsten unvermeidbare Unterdrückung des schwächeren Auges und somit eine Schwachsichtigkeit auf dem betreffenden Auge zu vermeiden.

Strahlenbelastung: Dosis an radioaktiver Strahlung, die ein Mensch aufgrund natürlicher und zivilisationsbedingter (durch medizinische Anwendungen) Strahlungsquellen erhält. Die durch medizinische Eingriffe (z.B. Röntgenuntersuchungen) entstandene Dosis beträgt im Durchschnitt etwa 50 mrem, was etwa der Belastung der natürlichen Strahlung entspricht.

Strahlendermatitis: Man unterscheidet verschiedene Schweregrade der Hautreaktion nach Bestrahlung mit radioaktiver Strahlung: 1. Grad: Bei einer Strahlendosis von etwa 4 Gy (300–400 rd) tritt nach wenigen Stunden eine leichte Rötung der Haut auf, ab 6 Gy (600 rd) tritt eine dunkelrote Färbung der Haut ein. Bereits ab einer Dosis von 3,8 Gy kommt es zu Haarausfall. 2. Grad: Bei Dosen von 8–10 Gy (800–1000 rd) kommt es zu einer schweren Hautreaktion mit Bläschenbildung und einer entzündlichen Rötung mit bleibendem Verlust der Talgdrüsen, Haare und Nägel. 3. Grad: Bei noch höheren Dosen kommt es zu einer Flüssigkeitsabsonderung und einem Absterben der Haut. Die Schweißdrüsen und Haarbälge werden irreparabel geschädigt, nach Jahren kann es zu der Bildung von bösartigen Geschwülsten kommen.

Strahlentherapie: Anwendung von radioaktiver Strahlung zur Behandlung bösartiger Tumoren. Dabei sollen möglichst die Tumorzellen zerstört, das umliegende Gewebe jedoch geschont werden. Hierzu werden sowohl Photonenstrahlen als auch Elektronenstrahlen verwendet.

Strangulation: Einklemmen von Organen bzw. Tod durch Erhängen.

Streptokinase: Eiweiß, das im Blut die Gerinnung des Blutes hemmt und zur Lösung von Gerinnseln verwendet wird.
Streptokokken: Gattung von Kugelbakterien, die zu Erkrankungen der Atemwege, Mittelohrentzündungen, Nierenerkrankungen, Hirnhautentzündungen, Wundinfektionen, Harnwegsinfekten, Karies und Entzündungen der Herzklappen führen können.
Streß: Durch verschiedene äußere Einflüsse (Infektionen, Verbrennungen, Strahleneinwirkung) aber auch durch psychische Vorgänge (Ärger, Leistungsdruck usw.) findet im Körper eine Streßreaktion mit einer vermehrten Ausschüttung von → Katecholaminen statt.
Striae: Streifen, z.B. Striae gravidarum: Schwangerschaftsstreifen.
Stridor: Pfeifendes Atemgeräusch, das durch die Verengung oder Verlegung der oberen Luftwege entsteht.
Striktur: Verengung eines Hohlorgans durch das Schrumpfen von Narben bzw. durch eine Spastik verursacht.
Struma: Vergrößerung der Schilddrüse, kann sowohl bei einer Über- und Unter- oder Normalfunktion sowie bei einer bösartigen Geschwulst der Schilddrüse vorkommen. → Hypothyreose, → Hyperthyreose.
Strumektomie: Operative Entfernung der Schilddrüse.
Stuhlverstopfung: → Obstipation.
Stupor: Erstarrungszustand ohne erkennbare geistige oder körperliche Regung, jedoch wachem Bewußtsein. Kommt bei endogenen Depressionen, Epilepsie, Vergiftungen und bestimmten Formen der Schizophrenie vor.
Sub-: Bezeichnung in Wortzusammensetzungen für: Weniger, niedriger, unter.
Subfebril: Leicht erhöhte Körpertemperatur.
Substitution: Ersatz, z.B. körpereigener Hormone bei einer Unterfunktion bestimmter Drüsen.
Sucht: → Abhängigkeit.
Sudor: Schweiß.
Suffizient: Ausreichend.
Suggestion: Einredung.
Suizid: Selbsttötung als Reaktion auf eine Lebens- oder Identitätskrise, bzw. als Ausdruck einer gegen das Selbst gerichteten Aggression. Die Suizidrate ist bei Männern doppelt so hoch wie bei Frauen, das Risiko nimmt bei Männern mit steigendem Alter zu, bei Frauen ab. Frauen unternehmen etwa doppelt so häufig wie Männer einen Suizidversuch, der jedoch nicht so häufig tödlich endet.
Supra-: Bezeichnung in Wortzusammensetzungen für: über, oberhalb.
Sym-, Syn-: Bezeichnung in Wortzusammensetzungen für: verbunden.
Sympathikus: → Nervensystem.
Symptom: Beschwerde, Krankheitszeichen.
Symptomatische Behandlung: Behandlung der Beschwerden (z.B. Kopfschmerzen durch Schmerzmittel) und nicht der Ursache (z.B. Hirntumor).
Synapse: Umschaltstelle für die Übertragung einer Erregung einer Nervenzelle auf eine andere Zelle (z.B. Muskelzelle) mittels eines chemischen Überträgerstoffes (sog. Neurotransmitter).

Syndrom: Gruppe von Beschwerden, die für eine bestimmte Erkrankung typisch sind.

Synkope: Ohnmachtsanfall von kurzer Dauer. Kann durch Herz-, Gehirn- oder Gefäßerkrankungen bedingt sein.

Synovia: Gelenkschmiere.

Syphilis: Beim Geschlechtsverkehr übertragene meldepflichtige Infektionskrankheit, die durch den Erreger Treponema pallidum ausgelöst wird. Nach einer Inkubationszeit von etwa 3 Wochen bildet sich an der Infektionsstelle ein etwa münzgroßes Geschwür (meist an den Genitalien oder im Mundbereich). Nach etwa drei Monaten kommt es zu Allgemeinsymptomen (Fieber, Kopf- und Gliederschmerzen, Lymphknotenschwellungen, Hautausschlag, Augenerscheinungen, seltener Hirnhautentzündungen). Außerdem kommt es zu zahlreichen Geschwüren im Bereich der Genitalien. Das etwa nach fünf Jahren auftretende Spätstadium wird heute nur noch selten gesehen. Es kann zur Einschmelzung und Defektbildung praktisch jedes inneren Organs kommen. Nach etwa 10–20 Jahren tritt die Neurosyphillis mit Defekten des zentralen Nervensystems auf. Behandlung: Antibiotika über einen längeren Zeitraum.

Systemerkrankungen: Erkrankungen, die funktionell zusammengehörige Systeme des Körpers befallen, z.B. das Nervensystem.

Systole: Die Phase, in der sich das Herz zusammenzieht und das Blut auswirft. → Diastole.

Szintigraphie: Bildgebendes Verfahren, bei dem kurzlebige radioaktive Stoffe in den Körper eingebracht werden (mit einer Spritze oder oral) und die ausgesandten Strahlen mit einer Spezialkamera registriert werden. Dieses Verfahren wird zur Untersuchung von Tumoren benutzt, da die radioaktiven Stoffe entweder schlechter oder besser von ihnen aufgenommen werden als vom umliegenden Gewebe, und so ein Kontrast entsteht.

T

Tabak: → Rauchen.
Tabes dorsales: Rückenmarksschwindsucht, Form der → Syphilis im Spätstadium (Neurosyphillis).
Tabes: Auszehrung, Schwindsucht → Tuberkulose.
Tabula: Tafel, die beiden Platten des Schädeldachs.
Tachy-: Bezeichnung in Wortzusammensetzungen für: schnell-.
Tachykardie: Herzjagen: 1. Durch Aufregung, Nervosität und/oder körperliche Anstrengung verursacht. Der Betroffene verspürt dabei meistens Herzklopfen, was in der Mehrzahl der Fälle als harmlos einzuordnen ist. Manchmal kommt es allerdings auch zu Schwindel, Atemnot und Herzstechen. Die Symptome können dem Patienten Angst machen, sind aber häufig nicht verbunden mit einer Herzerkrankung. Die Beschwerden verschwinden meist wieder, wenn die auslösende Situation vorübergeht. Trotzdem sollte diese Art des Herzrasens sorgfältig beobachtet werden, da die Belastung für den Körper immer schwerer wird, wenn sich die Anfälle häufen. Es sollte daher ein Arzt aufgesucht werden, damit eine organische Ursache ausgeschlossen werden kann. 2. Herzjagen, das plötzlich auftritt und Minuten bis Stunden anhalten kann. Die Herzfrequenz kann bei einem solchen Anfall bis auf 180 Schläge pro Minute ansteigen (normal sind ca. 70 Schläge pro Minute). Durch diese hohe Schlagfrequenz des Herzens sinkt der Blutdruck ab, und der Betroffene empfindet Schwindel und Übelkeit. Derartiges Herzjagen ist oft von Angstzuständen begleitet. Ist die Herzmuskulatur durch eine Krankheit bereits vorgeschädigt, kann ein solcher Anfall auch in Bewußtlosigkeit enden und einen Kreislaufstillstand herbeiführen. Häufig entwickelt sich dieses Herzjagen aus einer → Extrasystole des Vorhofes, so daß die Meidung von Kaffee, Alkohol und Tabak hilfreich sein kann. Eine medikamentöse Behandlung ist nur notwendig, wenn der Grund für das Herzjagen eine andere Krankheit oder die Ausprägung sehr stark ist. Bei letzterem werden Medikamente angewendet, die Kalzium-Antagonisten enthalten. Wird das Herzjagen durch psychische Belastung hervorgerufen, sollten gezielte Entspannungsübungen durchgeführt und die entsprechende Situation gemieden werden. Sind die psychischen Belastungen sehr groß, können u.U. Beruhigungsmittel eingenommen werden. In seltenen, besonders schweren Fällen wird die Krankheit durch eine Operation am Herzen oder durch das Einpflanzen eines Herzschrittmachers kuriert.
Tachypnoe: Beschleunigung der Atmung auf bis zu 100 Atemzüge pro Minute.
Taenia: → Bandwürmer.
Taktil: Den Tastsinn betreffend.
Talgdrüsen: Talgdrüsen sind durch einen Ausführungsgang mit der Haarwurzel verbunden. Ausnahmen bilden die freien Talgdrüsen im

Genitalbereich und an der Mundschleimhaut. Die Talgdrüsen produzieren Talg, der aus verschiedenen Fettarten besteht. Einige dieser Fettarten sind sog. Fettsäuren. Diese Fettsäuren bewirken mit natürlich auf der Haut vorkommenden Bakterien, daß auf der Hautoberfläche ein leicht saurer pH-Wert vorliegt. Dadurch haben es Krankheitserreger schwerer, sich einzunisten und auszubreiten. Die Aktivität der Talgdrüsen wird durch Hormone gesteuert: Östrogen hemmt die Drüsenaktivität, Testosteron steigert sie.

Tampon: Bausch aus Watte, zur Menstruationshygiene benutzt oder zur Versorgung von Wunden.

Tardus: Spät eintretend, langsam.

Taubheit: 1. Sensibilitätsstörungen der Haut. 2. Ein- oder beidseitig fehlendes Hörvermögen.

Taucherkrankheit: → Caissonsche Krankheit.

Teer: Wird aus Holz, Steinkohle und Schiefer gewonnen und wirkt wundheilend, austrocknend und juckreizstillend und wird daher z.B. bei → Psoriasis verwendet. Enthält jedoch auch krebserzeugende Stoffe.

Teerstuhl: Schwarz gefärbter, klebriger Stuhl bei Blutungen aus dem Bereich des Magens oder den oberen Darmabschnitten. Bei Blutungen aus den unteren Darmabschnitten ist das Blut hellrot.

Tele-: Bezeichnung in Wortzusammensetzungen für: Ziel, Ende.

Tend-, Tendo-: Bezeichnung in Wortzusammensetzungen für: spannen, ausdehnen.

Tendinitis: Sehnenentzündung.

Tendo: Sehne.

Tendopathie: Entzündung der Sehnen bzw. Sehnenscheiden durch eine chronische Überbelastung oder Durchblutungsstörungen.

Tendovaginitis: → Sehnenscheidenentzündung

Tenesmus: Schmerzhafter andauernder Stuhl- oder Harndrang. Ursachen: Krampf der Schließmuskeln bei Entzündungen.

Teratogen: Eine Mißbildung des Kindes während der Schwangerschaft hervorrufend.

Terminal: Endgültig, das Ende, die Grenze betreffend.

Tertiär: Das dritte Stadium einer Krankheit betreffend.

Testis: Hoden.

Testosteron: → Sexualhormone, männliche.

Tetanie: Muskelkrampf.

Tetanus (Wundstarrkrampf): Schwere Infektionskrankheit, die durch das Gift des Bakteriums Clostridium tetani verursacht wird. Es gelangt mit infizierter Erde in Wunden und damit in die Blutbahn. Nach einer Inkubationszeit von 4–14 Tagen oder auch mehreren Monaten verkrampft zunächst die Kiefer- und Gaumenmuskulatur („teuflisches Lächeln") sowie die Nackenmuskulatur. Später verkrampfen auch die Rücken- und Bauchmuskeln. Behandlung: Gabe eines Gegengiftes (humanes antitoxisches Tetanusserum). Vorbeugung: Aktive Schutzimpfung alle 5–10 Jahre.

Tetra-: Bezeichnung in Wortzusammensetzungen für: vier-.

Thalamus: Kernmasse des Zwischenhirns, die als Umschaltstelle für alle der Großhirnrinde zufließenden Informationen dient.

Thalassämie: Erbliche Erkrankung des Blutes. Hierbei liegt im genetischen Bauplan des roten Blutfarbstoffs ein Fehler vor, der dazu führt, daß nicht genug Eisen eingebaut wird. Dadurch ist die Fähigkeit der Blutkörperchen, Sauerstoff zu transportieren, eingeschränkt. Dies bedingt Müdigkeit und eine Minderversorgung der Organe mit Sauerstoff. Behandlung: bei schweren Ausprägungen Bluttransfusionen.

Theophyllin: Substanz, die auf die Bronchien erweiternd wirkt. Wird bei Atemwegserkrankungen (Asthma) verwendet.

Therapie: Heilverfahren, Behandlung von Erkrankungen.

Thermo-: Bezeichnung in Wortzusammensetzungen für: Hitze, Wärme.

Thermographie: Bildgebendes Verfahren, das mit Wärmestrahlen arbeitet. Dient als Untersuchungsmethode zur Unterstützung der → Mammographie. Mit der T. können Temperaturunterschiede auf der Haut registriert werden. Da manche Tumorarten stärker durchblutet werden und somit dieses Hautgebiet eine höhere Temperatur aufweist, können manchmal mit dieser Methode Tumoren lokalisiert werden. Der Vorteil ist, daß dieses Verfahren so oft wie nötig angewandt werden kann, da es keine Strahlenbelastung gibt. Der Nachteil ist allerdings, daß nur Tumoren erfaßt werden können, die dicht unter der Hautoberfläche liegen.

Thiamin: Vitamin B_1, →Vitamine.

Thorakal: Zum Brustkorb gehörend.

Thorakotomie: Eröffnung des Brustkorbs, z.B. bei einer Herzoperation.

Thorax: Brustkorb. Er wird von 12 Brustwirbeln, 12 Paar Rippen und dem Brustbein gebildet. Die Brusthöhle enthält das Herz, die Lungen und verschiedene große Gefäße.

Thrombektomie: Entfernung eines → Thrombus aus einem Gefäß.

Thromboembolie: → Embolie.

Thrombolyse: Auflösung eines Blutgerinnsels. → Lyse.

Thrombopathien: Veränderungen der Zahl oder Form der Blutplättchen. → Blut.

Thrombopenie: Mangel an Blutplättchen. Kann entstehen, wenn die Bildung im Knochenmark gestört ist, die Blutplättchen eine verkürzte Lebensdauer haben, Verteilungsstörungen vorliegen oder autoimmunologische Mechanismen vorliegen. a) Störungen im Knochenmark können entweder angeboren oder erworben sein. Erkrankungen wie Blutkrebs oder andere Bluterkrankungen können zu Störungen der Blutplättchen-Produktion führen. Ferner besitzen viele verschiedene Medikamente eine blutplättchenreduzierende Nebenwirkung. Besonders die Zytostatika, die das Zellwachstum hemmen und bei der Krebstherapie eingesetzt werden, vermindern in hohem Maße die Zahl der Blutplättchen. Außerdem können Vitamin B_{12}- und Folsäuremangel zu Reifungsstörungen der Blutplättchen führen. b) Eine verkürzte Lebensdauer der Blutplättchen entsteht z.B. durch Bluttransfusionen oder bei der Einnahme verschiedener Medikamente. Künstliche Herzklappen können zu Schädigungen der Blutplättchen führen, so daß ihre Lebensdauer erheblich verkürzt wird. c) Bei krankhaften Milzveränderungen kann ein Großteil der Blutplättchen in der Milz zurückgehalten werden, so daß im fließenden Blut die Zahl der Blutplättchen vermindert ist. d) Bei autoimmunologischen Prozessen können Antikörper produziert werden, die gegen körpereigene Blutplättchen gerichtet sind und diese zerstören. Ein Mangel an Blutplättchen zeigt sich durch kleinere Hautblutungen, die an verschiedenen Körperstellen, meistens aber an den Beinen beginnend, als rote, kleine Pünktchen zu sehen sind. Es treten außerdem häufig Nasenblutungen und Schleimhautblutungen auf. Die Wundschließung nach Schnittwunden oder Verletzungen ist verzögert. Gefährlich für die Betroffenen sind innere Blutungen oder Blutungen im Gehirn, da sie u.U. zum Tod oder zu schweren Gehirnausfällen führen können. Die Therapie richtet sich nach der Krankheitsursache. In der Regel werden alle nicht lebensnotwendigen Medikamente abgesetzt. Ist der Mangel an Blutplättchen durch Antikörper verursacht, wird meistens Cortison eingesetzt, wodurch die Zerstörung der Blutplättchen verhindert werden soll. Erfahrungsgemäß bessert sich der Zustand der Patienten, in schweren Fällen ist aber die operative Entfernung der Milz unumgänglich. Bei Blutplättchenmangel durch Knochenmarkskrankheiten gibt es fast keine andere Möglichkeit als eine Transplantation.

Thrombophilie: → Blutgerinnung.

Thrombophlebitis: Entzündung einer oder mehrerer Venen mit gleichzeitiger Thrombenbildung.

Thrombose: Blutgerinnsel in einem Gefäß. Entsteht entweder durch eine Veränderung der Gefäßwand, eine Veränderung des Blutstroms oder der Zusammensetzung des

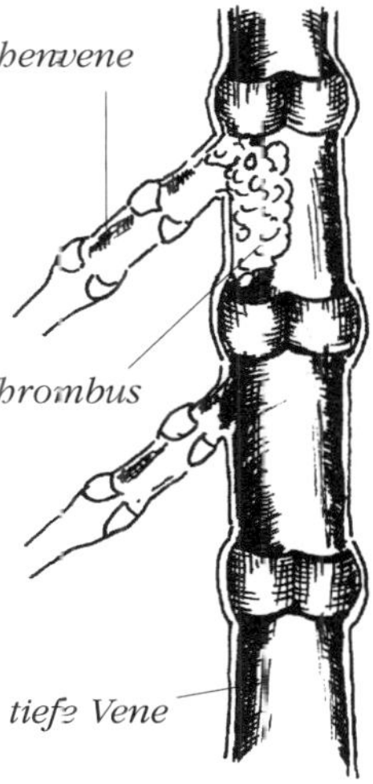

Thrombose

Blutes. Kommt es zu einem vollständigen Verschluß des Gefäßes, besteht die Gefahr eines Infarkts (z.B. am Herzen), bzw. der Fortschwemmung des Thrombus in andere Gefäße. → Embolie.

Thrombozyten: Blutplättchen. → Blut.

Thrombozytenaggregationshemmer: Stoffe, die die bei der Blutgerinnung normalerweise stattfindende Verklebung der Blutplättchen hemmen (z.B. Acetylsalicylsäure).

Thrombozytopenie: Verringerung der Zahl der Blutplättchen.

Thrombus: Blutgerinnsel.

Thymoleptisch: Stimmungshebend.

Thymus: Hinter dem Brustbein liegende Drüse, die sich im Erwachsenenalter zurückbildet und eine Funktion bei der Bildung von Abwehrzellen besitzt.

Thyreogen: Durch die Schilddrüse bedingt.

Thyreoidea: → Schilddrüse.

Thyreoidektomie: Entfernung der Schilddrüse, z.B. bei einem Tumor.

Thyreoiditis: Entzündung des Schilddrüsengewebes. Man unterscheidet drei Formen: 1. Akute Thyreoiditis: Ursache dieser Schilddrüsenerkrankung ist meistens eine bakterielle Infektion durch Staphylokokken, Streptokokken oder Kolibakterien. Sie tritt ferner bei 1% aller Patienten auf, die eine Strahlentherapie durchführen. Symptome: starkes allgemeines Krankheitsgefühl, Fieber, Vermehrung der weißen Blutzellen als Zeichen einer erhöhten Abwehrreaktion, Lymphknotenschwellungen, Schmerzen. Durch die Behandlung mit entzündungshemmenden und antibakteriellen Medikamenten klingen die Beschwerden in der Regel ohne Folgen ab. Gegen die Schmerzen können leichte Schmerzmittel eingenommen und Eispackungen angewendet werden. 2. Subakute Schilddrüsenentzündung (Subakute Thyreoiditis): Diese Form der Schilddrüsenentzündung wird nicht bakteriell, sondern viral ausgelöst. Sie entwickelt sich typischerweise aus einer Grippe oder anderen Infektionskrankheiten wie Mumps oder Masern. Lange bevor Symptome der Schilddrüsenentzündung auftreten, klagt der Patient über Krankheitsgefühl und Abgeschlagenheit. Erst 2–12 Wochen nach der Infektion treten folgende Beschwerden auf, die auf eine Schilddrüsenerkrankung schliessen lassen: starke Druck- und Schmerzempfindlichkeit des Halses, Schluckbeschwerden, ziehende Schmerzen hinter den Ohren, Vergrößerung der Schilddrüse. Die Therapie erfolgt mit Corticoiden, die über sechs Monate und in hohen Dosen verabreicht werden müssen. 3. Chronische Entzündung der Schilddrüse (Chronische Thyreoiditis): Die Ursache der chronischen Schilddrüsenentzündung ist bis heute noch nicht geklärt. Vermutlich spielen autoimmunologische Prozesse eine Rolle, die zur Ausbildung von Antikörpern gegen Schilddrüsenhormone führen. Der Verlauf dieser Erkrankung ist durch einen langsam und beschwerdefrei wachsenden Kropf gekennzeichnet. Das Schilddrüsengewebe wird nach und nach durch Bindegewebe ersetzt und verliert daher seine hormonbildende Funktion. So entwickelt sich über Jahre hinweg eine Schilddrüsenunterfunktion, deren Anzeichen jedoch erst spät erkannt werden. Die einzige therapeutische Möglichkeit ist eine lebenslange Gabe von Schilddrüsenhormonen.

Thyreostatika: Schilddrüsenhemmende Medikamente, werden z. B. bei Schilddrüsenüberfunktion angewendet.

Thyreotoxikose: Extreme Überfunktion der Schilddrüse. → Basedowsche Krankheit.

Thyreotropin (TSH): Hormon, welches auf die Funktion der Schilddrüse anregend wirkt.

TIA (Transitorische Ischämische Attacke): Bei den TIA handelt es sich um Durchblutungsstörungen des Gehirns und somit um mögliche Vorboten eines Schlaganfalls. Verursacht werden solche ischämischen Attacken v.a. durch fortgeschrittene Arteriosklerose hirnversorgender Gefäße, die durch ein Blutgerinnsel, das sich entweder in der Halsschlagader abgelöst oder sich in den Hirngefäßen gebildet hat, verschlossen werden. Dank der körpereigenen Hilfsmechanismen wird dieses Gerinnsel meist innerhalb weniger Minuten aufgelöst, so daß der nicht mehr mit Sauerstoff versorgte Abschnitt des Gehirns, der sich hinter dem Gefäßverschluß befindet, bald wieder mit Sauerstoff versorgt werden kann. Dementsprechend sind auch die Symptome dieser „vorübergehenden Mangelversorgung". Je nach Versorgungsgebiet kann es zu kurzzeitigen Lähmungen der Beine oder Arme oder sogar einer ganzen Körperhälfte kommen. Es können jedoch auch bestimmte andere Funktionsausfälle auftreten, wie z.B. Sprach- oder Sehstörungen. Bewußtlosigkeit oder Verwirrung sind ernstzunehmende Symptome. Entscheidendes Merkmal der TIA ist der vorübergehende Charakter. Das bedeutet, daß die meisten der genannten Störungen oder Ausfälle nach wenigen Minuten oder Stunden vollständig verschwunden sind. Hiervon sollte sich der Betroffene nicht täuschen lassen. Zwar verschwinden die Symptome wieder, die eigentliche Ursache (z.B. Arteriosklerose) besteht jedoch weiterhin, und der Schlaganfall bzw. Hirninfarkt, bei dem das Gerinnsel nicht wieder aufgelöst wird und es dadurch zum Untergang der betroffenen Hirnareale kommen kann, ist die unvermeidliche Konsequenz. Deshalb sollte solchen TIA entsprechende Aufmerksamkeit zuteil werden. Weiterhin bedeutsam als Ursachen sind Einengungen (Stenosen) intra- oder extrakranieller Gefäße, entzündliche Gefäßerkrankungen (Vaskulitis) und arterielle Hypotonie. Als Risikofaktoren gelten arterielle Hypertonie, Hyperlipidämie und Diabetes mellitus. Die volle Ausbildung erfolgt meist nach dem 50. Lebensjahr, wobei Männer häufiger betroffen sind als Frauen. Zur Vorbeugung empfiehlt sich die Ausschaltung der relevanten Risikofaktoren bzw. Behandlung der Grundkrankheit.

Tibia: Schienenbein, → Bein.

Tic: Plötzlich einsetzende Muskelzuckungen, die meist psychischer Ursache sind.

Tiefenpsychologie: Von der Psychoanalyse ausgehende psychologische Arbeitsrichtung, bei der das Unbewußte eine zentrale Bedeutung besitzt.

Tinnitus: → Ohrgeräusche.

Tochtergeschwulst: Metastase, → Geschwulstkrankheiten.

Tod: Aufhören der Lebensfunktionen. Der klinische Tod tritt beim völligen Kreislaufstillstand ein, hierbei ist eine Wiederbelebung möglich. Der Zeitpunkt des Todes wird als derjenige Zeitpunkt definiert, an dem die Funktion des Gehirns erlischt. Dabei spielt der Zeitpunkt des Aufhörens der Herz- und Atemfunktion keine Rolle. → Leichenstarre.

Tokographie: Registrierung des Wehenablaufs.

Tokolyse: Hemmung der Wehentätigkeit.

Tollkirsche (Atropa belladonna): → Atropin.

Tollwut (Rabies): Durch den Biß von Hunden, Katzen, Wölfen oder Füchsen übertragene Infektionskrankheit (wird durch das Tollwut-Virus ausgelöst). Nach einer Inkubationszeit von 3 Wochen bis 3 Monaten (in seltenen Fällen bis zu 1 Jahr) kommt es zu Kopfschmerzen, einer Rötung der Bißnarbe, Krämpfen der Kehlkopf-, Rachen- und Atemmuskulatur mit Atemnot, starkem Speichelfluß, quälendem Durst und ausgeprägter Wasserscheu. Weiterhin kann es zu einer Lähmung des Herzmuskels kommen. Vorbeugung: Besonders gefährdete Menschen sollten sich einer Schutzimpfung unterziehen, besonders in abgelegenen ländlichen Gebieten oder in Ländern, in denen eine schnelle Beschaffung des Gegenserums nicht möglich ist. Man sollte sich auf keinen Fall wilden Tieren, wie z.B. Füchsen oder Rehen, nähern, die sich ungewöhnlich zutraulich zeigen.

Tomographie: Röntgenverfahren, bei dem verschiedene Schichtaufnahmen des Körpers angefertigt werden, die später zusammengesetzt werden.

Tonsilla: Rachenmandel.

Tonsillektomie: Operative Entfernung der Rachenmandeln.

Tonsillitis: → Angina.

Tonus: Anspannungszustand von Muskeln, Gefäßen oder Organen.

Tophus: Knoten, → Gicht.

Topographie: Lage der Organe und Körperteile zueinander. → Anatomie.

Totaloperation: Entfernung der Gebärmutter und ihrer Anhangsorgane, z.B. bei Krebs oder gutartige Myome.

Totenflecken: → Leichenstarre.

Toxic-Shock-Syndrom: Das T. trat erstmals 1980 in den USA auf. Betroffen waren Frauen während der Menstruation. Sie erlitten eine akute Scheideninfektion, die in vielen Fällen auch tödlich verlief. Wissenschaftler vermuten, daß es durch die Aufnahme von Bakteriengiften über die Scheidenschleimhaut zu dieser gefährlichen Infektion kommt. Symptome: ausgedehnte Hautreaktionen, die an Scharlach erinnern, Blutvergiftung, Nierenversagen, Fieber, Blutdruckabfall, Durchfall. In der Vaginalschleimhaut betroffener Frauen konnte der Erreger Staphylokokkus aureus nachgewiesen werden. Vermutlich kommt es besonders durch die Verwendung von Tampons zu einer Erregeransammlung, die, wenn sie ein bestimmtes Ausmaß erreicht, zu dieser Vergiftungsinfektion führen kann. Therapiert wird diese Infektion mit Penicillin G, das die Staphylokkoken abtötet.

Toxikologie: Lehre von den Giften, ihren Wirkungen und Behandlung.

Toxine: Gifte, die von lebenden Organismen gebildet werden oder bei ihrem Zerfall freigesetzt werden.

Toxisch: Giftig.

Toxoplasmose: Von Tieren (Katzen, Hunden, Mäusen, Ratten, Schafen, Rindern, Pferden) auf den Menschen übertragene Infektionskrankheit, die durch den Erreger Toxoplasma gondii ausgelöst wird. Es kommt zu grippeähnlichen Erscheinungen mit Fieber, Kopf- und Gliederschmerzen, Lymphknotenschwellungen sowie bei chronischem Verlauf eventuell zu Gelenkbeschwerden. Meist ist die Erkrankung harmlos und verläuft unbemerkt. Wird jedoch eine Schwangere zum ersten Mal infiziert, können die Erreger über die Plazenta und die Nabelschnur in den kindlichen Organismus gelangen und zu Entwicklungsstörungen, Mißbildungen, Tot- und Frühgeburten führen.

Trachea: → Luftröhre.

Tracheitis: Entzündung der Luftröhre, bedingt durch Allergien oder chemische Reizstoffe.

Tracheobronchitis: Entzündung der Luftröhre und der großen Bronchien, meist durch einen grippalen Infekt verursacht.

Tracheotomie: → Luftröhrenschnitt.

Trachom: Entzündung des Bindegewebes der Augen, hervorgerufen durch den in den Tropen und Subtropen verbreiteten Erreger Chlamydia trachomatis. Später greift die Erkrankung auf die Hornhaut über und verursacht im Endstadium eine Erblindung. Weltweit sind etwa 400 bis 500 Millionen Menschen erkrankt, das Trachom ist die häufigste Ursache der Erblindung. Behandlung: Antibiotika. Vorbeugung: Verbesserung der hygienischen Verhältnisse.

Tranquilizer: Beruhigungsmittel, werden zur zeitlich begrenzten Therapie von Angst- und Spannungszuständen verwendet. Bei längerem Gebrauch besteht die Gefahr der Gewöhnung und Abhängigkeit.

Transaminasen: Leberenzyme (ALT und AST); sie dienen der Diagnostik von Lebererkrankungen.

Transfusion: → Bluttransfusion.

Transgen: Organismen, in die artfremde Gene eingepflanzt wurden, werden als transgen bezeichnet.

Transpiration: Schwitzen.

Transplantation: Übertragung von Zellen oder Organen auf ein anderes Individuum oder an eine andere Körperstelle. Man unterscheidet autogene, syngene, allogene und xenogene Transplantationen. Bei der autogenen T. sind Empfänger und Spender identisch, bei der syngenen handelt es sich um zwei genetisch identische Individuen (eineiige Zwillinge), bei der allogenen T. um zwei genetisch andersartige Individuen, die derselben Spezies angehören, und bei der xenogenen T. werden Organe oder Gewebe unter Individuen verschiedener Spezies transplantiert. Der Erfolg der Transplantation wird im wesentlichen von der Art der Immunreaktion des Empfängers auf das transplantierte Gewebe bestimmt. Bei der Transplantation fremden Gewebes sind im Spendergewebe bestimmte Antigene enthalten, die beim Empfänger nicht vorkommen und zur Bildung von gegen das Gewebe gerichteten Antikörpern und so zu einer Abstoßungsreaktion führen. Um diese zu verhindern, wird das Immunsystem des Empfängers durch die Gabe von sog. Immunsuppressiva unterdrückt. Die Unterdrückung der Abstoßungsreaktion wird mit einer erhöhten Infektanfälligkeit erkauft.

Transsexualität: Transsexuelle fühlen sich in jeder Hinsicht dem anderen Geschlecht zugehörig. Oft besteht ein erheblicher Leidensdruck. Nach dem Transsexuellengesetz kann der Vorname verändert werden, ohne daß bereits eine operative Geschlechtsumwandlung erfolgt ist. Bei bereits erfolgter Geschlechtsumwandlung kann eine Geschlechtsänderung im Geburtenbuch beantragt werden.

Transsudat: Nicht entzündliche Ergüsse in Körperhöhlen oder Geweben. Zeichnen sich durch Zellarmut und geringen Eiweißgehalt aus. Werden u.a. ausgelöst durch krankhafte Zusammensetzung des Blutes.

Transvestismus: Das Tragen von Kleidung des anderen Geschlechts. Ist von Transsexualität und Homosexualität zu unterscheiden.

Traubenzucker: → Glukose.
Trauma: Verletzung (körperlicher oder psychischer Art).
Traumatisch: Ein → Trauma verursachend.
Tremor: Zittern, kann bei Angst, Erregung, Alkoholkrankheit, Vergiftungen, beim Parkinson-Syndrom und bei Kleinhirnerkrankungen vorkommen.
Trepanation: Verfahren zur Eröffnung des Schädels, wobei ein Teil des Schädelknochens ausgesägt und nach der Operation wieder eingesetzt wird.
Treponema: Gattung von Stäbchenbakterien, die z.B. Erreger der Syphilis sind.
Trich-: Bezeichnung in Wortzusammensetzungen für: Haar-.
Trichinose: Wurmerkrankung des Menschen, die zu allergischen Symptomen mit schwerem Herz-, Kreislauf- und Nierenversagen führen kann. Die Larven werden mit nicht ausreichend erhitztem, infiziertem Schweinefleisch aufgenommen. Nach einer Inkubationszeit von 5–48 Tagen entwickeln sich die erwachsenen Würmer in der Dünndarmschleimhaut. Ihre Larven wandern in das Muskelgewebe. Vorbeugung: Fleischbeschau, ausreichendes Erhitzen des Fleisches.
Trichomonaden: Besonders kleine 2–5 x 15 μm große Geißeltierchen, die beim Mann zu Entzündungen von Harnblase, Harnleiter und Prostata führen und bei der Frau zur Entzündung der Scheide mit Juckreiz und übelriechendem Ausfluß.
Trichuriasis: Befall des Darm mit dem Peitschenwurm (Trichuris trichiura). Häufig verursacht er keine Beschwerden, kann jedoch zu Durchfall und einem Aftervorfall führen.
Trigeminusnerv: Gesichtsnerv, der Anteile zur Versorgung des Auges sowie des Ober- und Unterkiefers hat.

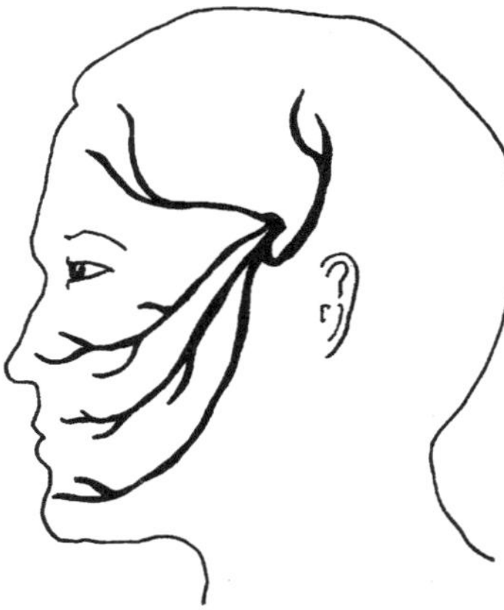

Trigeminusnerv

Tripper: → Gonorrhöe.
Trommelfell: → Gehör.
Trommelschlegelfinger: Verdikkung der Fingerendgelenke, die bei Sauerstoffmangel infolge von Herz-Lungen-Erkrankungen vorkommt.
Tropenkrankheiten: → Malaria, → Gelbfieber, → Cholera, → Leishmaniose, → Pest, → Lepra, → Dengue-Fieber.
Tröpfcheninfektion: Übertragung von Erregern von Mensch zu Mensch durch Husten, Niesen oder Sprechen.
Troph-: Bezeichnung in Wortzusammensetzungen für: ernähren, Nahrung.
Trunksucht: → Alkoholismus.
Trypanosomen: Erreger der → Schlafkrankheit.
TSH: Thyreoidea-stimulierendes Hormon, regt die Funktion der Schilddrüse an.

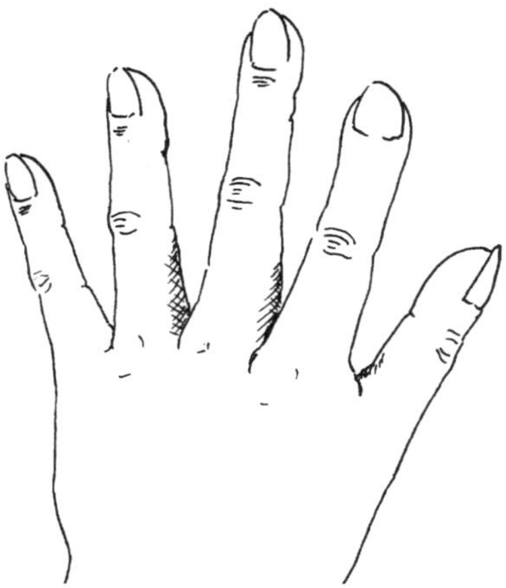

Trommelschlegelfinger

Tuba: Trompete (Ohrtrompete, Eileiter).
Tubargravidität: → Eileiterschwangerschaft.
Tuberkulose: Weltweit verbreitete, meldepflichtige Erkrankung, die vor allem die Atmungsorgane befällt, jedoch grundsätzlich auch alle anderen Organe befallen kann. Sie wird durch den Erreger Mycobakterium tuberculosis verursacht. Infektionsquelle ist der erkrankte Mensch, in seltenen Fällen auch erkrankte Rinder (Übertragung über die Milch). Nach einer Inkubationszeit von 4–6 Wochen kommt es zu unspezifischen Krankheitserscheinungen wie leicht erhöhter Körpertemperatur, Müdigkeit, Appetitmangel, Schwitzen und Gewichtsabnahme. Durch Streuung der Tuberkelbakterien im Organismus kann es zur Infektion von praktisch allen Organen kommen. Behandlung: Verabreichung von Tuberkulostatika, meist über einen Zeitraum von 6 Monaten.
Tumor: Geschwulst, Zunahme des Gewebevolumens. Es kann sich um eine Anschwellung im Rahmen einer Entzündung oder um eine gutartige bzw. bösartige Bildung von neuem Gewebe handeln.
Tumormarker: Stoffe im Blut, die bei einer Krebserkrankung in erhöhten Konzentrationen vorkommen und Aussagen über das Vorliegen, den Verlauf und die Prognose von bösartigen Erkrankungen erlauben.
Tumormetastasen: Tochtergeschwülste, die sich von bösartigen Tumoren absiedeln.
Turgor: Spannungszustand (Flüssigkeitsgehalt) des Gewebes.
Turner-Syndrom: Durch eine Anomalie der Geschlechtschromosomen (meist X0) bedingte Erkrankung, die zu Minderwuchs, Hals-Brustkorb- und Gesichtsmißbildungen sowie Herzfehlern und einer gestörten Entwicklung der Geschlechtsorgane führt.
Typhus: Durch den Erreger Salmonella typhi hervorgerufene meldepflichtige Infektionskrankheit. Die Übertragung erfolgt durch die Aufnahme infizierter Nahrungsmittel. Nach einer Inkubationszeit von 3–60 Tagen steigt das Fieber langsam treppenförmig an (bis 40–41 °C), das wochenlang anhalten kann. Außerdem leidet der Betroffene unter Kopfschmerzen, Milzschwellung, sog. Erbsbreistühlen im Wechsel mit Verstopfung, Haarausfall und Rötungen der Bauchhaut. Die Sterblichkeit beträgt 1%, 2–5% der Erkrankten werden Dauerausscheider, d.h. sie scheiden die Erreger aus, ohne selbst erkrankt zu sein. Solche Personen dürfen nicht in lebensmittelverarbeitenden Berufen arbeiten. Vorbeugung: Schutzimpfung.

U

Überbein (Hallux valgus): Normalerweise zeigt der große Zeh geradeaus nach vorne. bei einem Hallux valgus jedoch ist der große Zeh mindestens um 10° zu den anderen Zehen geneigt. Diese Anomalität der Fußform ergibt sich durch die ständige Fehlbelastung des Großzehgrundgelenkes bei einem Spreizfuß. Das Überbein kann sich entzünden, wenn die Schleimbeutel durch den ständigen Druck geschädigt werden. Ferner kommt es zu einer vorzeitigen Abnutzung des Großzehgrundgelenkes. Das Überbein beginnt ohne Schmerzen. Es macht sich zunächst nur dadurch bemerkbar, daß Betroffene Schwierigkeiten haben, passende Schuhe zu finden. Später beginnt das Überbein zu schmerzen, und nicht selten kommt es zu entzündlichen Prozessen. Um die Beschwerden zu lindern, kann man mit ringförmigen Polstern den Druck mildern. Eine richtige Beseitigung der Fußformanomalität kann nur durch eine Operation am Knochen erreicht werden. Diese sehr häufig aus kosmetischen Gründen durchgeführte Operation führt nicht immer zum Erfolg. Es kommt häufig zu Verformungen der Zehen, Versteifungen, Schmerzen und Gehbehinderungen. Doch trotzdem lassen sich viele Betroffene die Fußform auf diese Art und Weise korrigieren, weil die meisten wieder „normale" Schuhe tragen wollen.

Überempfindlichkeit: → Allergien.

Übergewicht: Übergewicht entsteht dann, wenn mehr Energie zugeführt als verbraucht wird. Es ist definiert als ein über dem Normalgewicht befindliches Körpergewicht. Nach dem Body-mass-Index (BMI) läßt sich das Normalgewicht ausrechnen:

$$\frac{\text{Körpergewicht (kg)}}{\text{Körpergröße}^2\ (\text{m}^2)}$$

z.B.: (75/(1,80 x 1,80)) = 23,15 kg/m²

Eine normalgewichtige Frau hat einen BMI von 23 kg/m^2, ein normalgewichtiger Mann von 24 kg/m^2. Bei Frauen ist ein Körpermassenindex von mehr als 27,3 kg/m^2, bei Männern von mehr als 27,8 kg/m^2 als gesundheitlich bedenklich anzusehen. In den westlichen Industrieländern stellt Übergewicht ein großes sozial-ökonomisches Problem dar. 4% der Bevölkerung haben ein Übergewicht von mehr als 40% über dem Normalgewicht und etwa 1,5% eines von mehr als 60% über dem Normalgewicht. Übergewicht stellt einen Risikofaktor für verschiedene Erkrankungen wie Bluthochdruck, Herzkranzgefäßerkrankungen, Zuckerkrankheit, Gicht (tritt bei einem Übergewicht von 50% etwa 7 mal häufiger auf als bei Normalgewichtigen), Arteriosklerose, Nierenerkrankungen und Fettstoffwechselstörungen dar. Übergewichtige haben zu 35% eine Fettleber, und 35% der übergewichtigen Frauen leiden an Gallenblasenerkrankungen. Übergewichtige erleiden 15 mal häufiger einen plötzlichen Herztod als Normalgewichtige Die Zahl von Brust-, Darm-, Prostata-, sowie Gallenkrebserkrankungen nimmt mit einem Übergewicht von

über 40% deutlich zu. Außerdem leiden Übergewichtige an verminderter Immunabwehr, Wundheilungsstörungen und Gelenkbeschwerden.
Uhrglasnägel: Gewölbte Nägel können ein Anzeichen für folgende Krankheiten sein: Lungentuberkulose, Lungenfibrose, Bronchialkarzinom, Herzfehler.

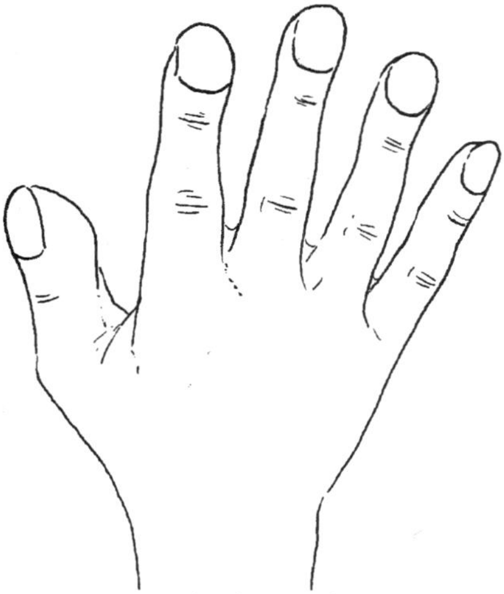
Uhrglasnägel

Ulcus: Geschwür.
Ulcus cruris: Unterschenkelgeschwür, entsteht durch ein chronisches Venenleiden, arterielle Verschlußkrankheiten und Tumoren.
Ulcus duodeni: Zwölffingerdarmgeschwür, entsteht durch eine Überproduktion von Magensaft, eine beschleunigte Magenentleerung und eine unzureichende Neutralisation des Magensafts im Darm. Anzeichen sind: Schmerzen im Nüchternzustand, eventuell Appetitlosigkeit und Erbrechen, Schmerzen im Bereich des rechten Rippenbogens, die in den Rücken ausstrahlen. Behandlung: Meidung von Alkohol, Nikotin und bestimmten Schmerzmitteln, sowie die Gabe von säurehemmenden Medikamenten. Bei komplizierten Verläufen eventuell Operation.
Ulcus molle: Weicher Schanker. Meldepflichtige Geschlechtskrankheit, die vor allem in Lateinamerika, Südostasien, Afrika und sporadisch in Europa vorkommt. Die Erkrankung wird durch den Erreger Haemophilus ducreyi verursacht. Die Infektion erfolgt praktisch nur über Geschlechtsverkehr. An der Eintrittsstelle treten mehrere weiche, schmerzhafte, etwa markstückgroße Geschwüre auf sowie Schwellungen der Lymphknoten in der Leistengegend.
Ulcus ventriculi: → Magengeschwür.
Ultraschall: Schallwellen oberhalb der menschlichen Hörgrenze (Frequenz von mehr als 20 kHz), die Körperstrukturen unterschiedlicher Dichte sichtbar machen. Die Ultraschalluntersuchung stellt eine den Patienten nicht belastende und daher beliebig oft wiederholbare Untersuchungsform dar. Langfristige Untersuchungen über Folgen sind noch nicht abgeschlossen.

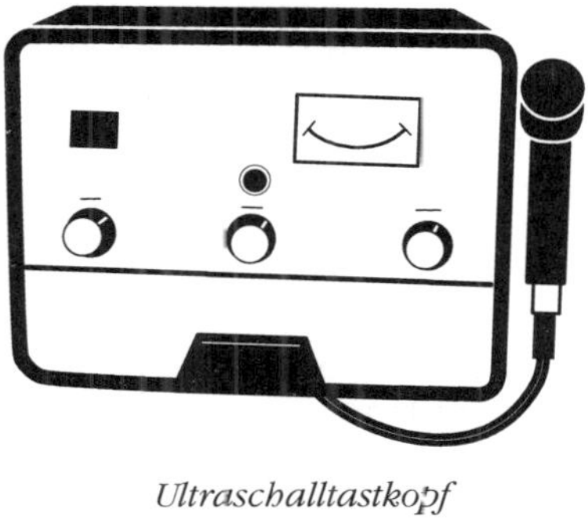
Ultraschalltastkopf

Ultraviolette Strahlen (UV): Hochfrequente elektromagnetische Wellen, die sich an den blau-violetten Bereich des sichtbaren Lichts anschließen (wird aber nicht mehr als Licht wahrgenommen). Man unterscheidet: UV-A (315–400 nm): bewirken eine Bräunung, UV-B (280 bis 315 nm): bewirken Vitamin-D-Synthese und Rötung der Haut, UV-C: (100–280 nm): bewirken Bindehautentzündung und Rötung der Haut; werden zum größten Teil in der Atmosphäre absorbiert.
Ultraviolettlicht: → Ultraviolette Strahlen.
Ulzeration: Geschwürbildung.
Unfruchtbare Tage der Frau: → Empfängnisverhütung.
Unfruchtbarkeit: → Sterilität.
Unilateral: Einseitig.
Unterhautgewebe: Subkutis, → Haut.
Unterkiefer: → Kopf.
Untersuchung, gynäkologische: Bei einer gynäkologischen Untersuchung werden Brüste, Bauch, äußere Genitalbereiche und innere Genitalbereiche untersucht. Dabei werden Instrumente verwendet, durch deren Hilfe die Inspektion der weiblichen Genitalorgane vereinfacht oder erst ermöglicht wird. Außerdem müssen Tastuntersuchungen durchgeführt werden. Zu einer gynäkologischen Untersuchung gehören auch Zellabstriche und Vaginalsekretuntersuchungen. Voraussetzung einer gynäkologischen Untersuchung sind eine entleerte Blase und ein entleerter Darm, da ansonsten besonders bei Tastuntersuchungen falsche Diagnosen getroffen werden können. Es ist wichtig, das Becken und den Bauch bewußt zu entspannen. Vielen Patientinnen fällt dies sehr schwer, da sie eine unwillkürliche Abwehrhaltung gegen die Berührung ihrer Genitale einnehmen. Durch tiefe Atemzüge und bewußte Entspannungsübungen kann ein Entspannungsgrad erreicht werden, der untersuchungsbedingte Schmerzen verhindert. a) Untersuchung der Brüste: Eine richtige, allumfassende Untersuchung der Brust erfolgt durch Abtasten in verschiedenen Positionen: stehend, liegend und vornübergeneigt. Die Patientin wird dabei aufgefordert, die Arme einmal hängen zu lassen, dann über den Kopf zusammen zu schlagen und in die Hüften zu stemmen. Dabei werden folgende Dinge untersucht und festgestellt: Brustumfang im Seitenvergleich, Brustform im Seitenvergleich, Auftreten von Einziehungen oder anderen oberflächlich sichtbaren Brustveränderungen, Vorhandensein von Knötchen oder Hautveränderungen, Aussehen und Veränderungen der Brustwarzen, Auftreten von Schmerzen bei bestimmten Berührungen,

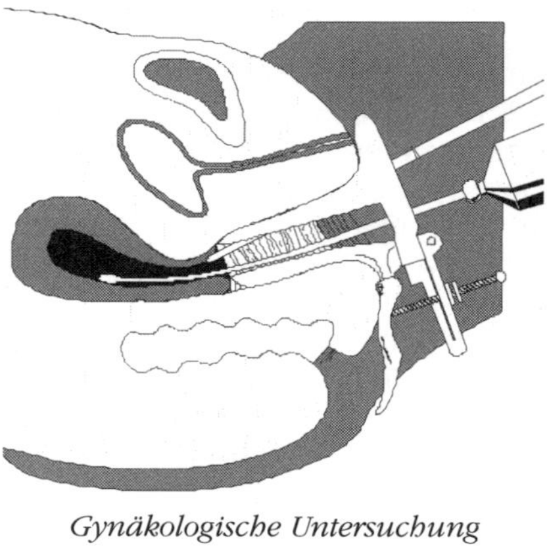

Gynäkologische Untersuchung

Sekretprovokation – Hierbei übt der Untersucher mit der Hand einen Druck auf die Milchgänge der Brust aus. Tritt dabei eine Flüssigkeit heraus, sollte diese aufgefangen und untersucht werden. Desweiteren gehört zu einer Brustuntersuchung das Abtasten der Achselhöhlen. Die Arme und Schultern sollten dabei locker hängen, damit auch tiefe Achselregionen abgetastet werden können. Die Untersuchung der Achselregion ist nötig, weil sich bei krankhaften Veränderungen der Brust die Lymphknoten dieser Region vergrößern. Die Untersuchung der Brust kann auch von der Frau alleine durchgeführt werden. Dies gelingt am besten unter der Dusche, da nasse Hände einen gesteigerten Tastsinn haben. Sollten Veränderungen der Brust entdeckt werden, muß unbedingt ein Frauenarzt oder eine Frauenärztin aufgesucht werden. b) Untersuchung des Bauchs: Hierbei werden Leber und Nieren untersucht. Ferner muß geprüft werden, ob sich Flüssigkeiten im Bauchraum ansammeln, oder ob der Bauchnabel Veränderungen zeigt. Vergrößerte Venen und Lymphknoten können manchmal bereits mit dem bloßen Auge oder durch Tasten entdeckt werden. c) Untersuchung der äußeren Genitalbereiche: Bei dieser Untersuchung wird geprüft, ob strukturelle Veränderungen der äußeren Genitale bestehen. Neben der Betrachtung der großen Schamlippen findet durch Spreizung auch die Untersuchung der kleinen Schamlippen statt. Ferner werden die Schamhaargrenzen, der Vaginaleingang und die Öffnung der Harnröhre begutachtet. d) Untersuchung der inneren Genitalbereiche: Die Untersuchung der inneren Genitalbereiche der Frau erfolgt zunächst mit einem sog. Spekulum, das vorsichtig in die Scheide eingeführt wird. Mit Hilfe dieses Instruments kann die Scheide inspiziert und Abstriche von der Scheiden- und Gebärmutterhalsschleimhaut entnommen werden. Abstriche dienen der Früherkennung von Scheiden- und Gebärmutterhals- bzw. Gebärmutterkrebs. Eine weitere Untersuchungsmethode zur Beurteilung der inneren Genitalbereiche ist das Abtasten mit dem Finger. Tiefsitzende Tumoren können nur mit dieser Methode entdeckt werden.

Unverträglichkeit: → Allergie.

Ur-, Uro-: Bezeichnung in Wortzusammensetzungen für: Harn-, Harnausscheidung.

Urämie: Harnvergiftung. Wird durch Nierenversagen verursacht. Anzeichen: Geruch der Atemluft nach Urin, Übelkeit, Erbrechen, Durchfälle, Auszehrung, Bluthochdruck, Konzentrationsschwäche, Wesensveränderung, Verwirrtheit, Krampfneigung, Bewußtlosigkeit, Koma. Behandlung: → Dialyse, strenge Diät.

Ureter: Harnleiter. Muskelschlauch, der von der jeweiligen Niere zur Blase verläuft. Er ist etwa 4 mm dick und 30 cm lang.

Urethra: Harnröhre. Die männliche Harnröhre ist etwa 24 cm lang und dient ab der Einmündung der Samengänge gleichzeitig als Samenweg. Die weibliche Harnröhre ist etwa 2,5 - 5 cm lang und mündet 2 bis 3 cm hinter der Klitoris in den Scheidenvorhof.

Urethritis: Harnleiterentzündung.

Urogenital: Die Harn- und Genitalorgane betreffend.
Urographie: Darstellung der Nierenkelche, des Nierenbeckens, der Harnleiter und der Blase mittels eines Röntgenkontrastmittels, das in eine Vene gespritzt wird und durch die Nieren ausgeschieden wird.
Urologie: Fachgebiet der Medizin, das sich mit den Erkrankungen der Niere und der ableitenden Harnwege befaßt.
Urtikaria: → Nesselsucht.
Uterus: → Gebärmutter.
UV-Licht: → Ultraviolettlicht.
UV-Schäden: Durch UV-Strahlen verursachte Schäden von Zellen. Es kann zu Schäden der zellulären → DNS kommen, die bei Versagen der Reparaturmechanismen zu Krebs führen können (Plattenepithelkarzinome, Basaliome u. maligne Melanome).
Uvula: Zäpfchen am Gaumen.

V

Vagina: → Scheide.
Vaginitis: → Kolpitis.
Vagotomie: Verfahren zur Behandlung eines Magen- oder Darmgeschwürs. Dabei wird der Vagusnerv, der die Produktion von Magensäure stimuliert, durchtrennt.
Vakuum: Luftleerer Raum.
Vakuumextraktion: Operative Entbindung, bei der das Kind mittels einer Saugglocke am Kopf aus dem Mutterleib gezogen wird. Diese Methode wird der → Zangengeburt vorgezogen, da sie weniger Verletzungen verursacht.
Vakzination: → Impfung.
Vakzine: Impfstoffe.
Valgus: Krumm, nach innen gewölbt.
Valvula: Klappe.
Variabel: Veränderlich.
Varicella-Zoster-Virus: Erreger der → Windpocken und der Gürtelrose.
Variola: → Pocken.
Varizellen: → Windpocken.
Varizen: → Krampfadern. Erweiterte und geschlängelte Venen. Ursachen: Venenwandschwäche, Erhöhung des Drucks in den Venen und Schwäche der Venenklappen. Krampfadern können angeboren sein, infolge von vorangegangenen Thrombosen oder bei Volumenüberbelastung auftreten, sowie bei der Bildung von Umgehungskreisläufen (Varizen der Speiseröhre bei Leberzirrhose) entstehen.
Varus: Krumm, nach außen gewölbt.
Vas: Gefäß.
Vasektomie: Operation zur → Sterilisation des Mannes. Dabei wird der Samenleiter durchtrennt. Die Potenz wird durch die Operation nicht beeinflußt.
Vasokonstriktion: Verengung der Blutgefäße.
Vegetativ: Das vegetative → Nervensystem betreffend.
Veitstanz: → Chorea.
Vene: → Blutkreislauf.
Venenentzündung (Phlebitis): Durch Infektionen können Venenentzündungen entstehen, die zu Thrombenbildung führen können. Diese → Thromben können gefährlich werden, wenn sie von der Venenwand losgelöst werden und mit dem Blutstrom schwimmen. An engeren Arterien können sie zu einer Verstopfung führen, so daß es zu einem Infarkt kommen kann. Eine Venenentzündung äußert sich durch: Schmerzen beim Anspannen der Muskeln (besonders im Unterschenkel), geschwollene Beine, Rötungen der Haut, gelegentlich mit Juckreiz, manchmal leichtes Fieber. Das Erkrankungsrisiko steigt besonders bei Menschen, die an → Krampfadern leiden, da diese sich besonders leicht entzünden können. Eine Entzündung kann auch auftreten, wenn bei einer Injektion oder bei einem Katheter die Vene verletzt wurde. Ferner können Krankheiten oder Medikamente, die den Blutgerinnungsfaktor erhöhen, zu Venenentzündungen führen. Die Behandlung erfolgt durch entzündungshemmende Medikamente und Bandagen. Die schmerzenden Stellen sollten nicht massiert werden, damit sich keine

Thromben absetzen können und die Infektionsherde nicht verteilt werden. Gegen die Schmerzen können leichte Schmerzmittel wie Aspirin® oder Paracetamol eingenommen werden.

Venenerkrankungen: → Varizen, → Veneninsuffizeinz, → Venenentzündung.

Veneninsuffizienz: Durch überwiegend stehende und sitzende Tätigkeiten sind die Beinvenen einem erhöhten Druck ausgesetzt. Dies verursacht häufig eine Mangelfunktion der Venenklappen, was dazu führt, daß das Blut nicht mehr ausreichend zum Herzen zurücktransportiert wird. Stattdessen staut es sich in den Beinen. Dabei kann es zur Bildung von Geschwüren, Entzündungen und → Thromben kommen. Äußeres Anzeichen der Stauung sind → Krampfadern.

Venenthrombose: Im Vergleich zur oberflächlichen → Venenentzündung sind die Symptome verstärkt. Die Haut kann sich bläulich oder rötlich verfärben, und bei Druck auf die entsprechende Stelle ist ein verhärteter Strang tastbar. Eine Entzündung der tiefen Venen betrifft in 90% der Fälle die tiefen Beinvenen. Sie werden meist durch Klumpen von geronnenem Blut (→ Thromben) verursacht. Besonders nach großen Operationen oder langen Flügen oder Autoreisen steigt das Risiko. Aber auch Herzschwäche, → Schwangerschaft, Diabetes mellitus, Übergewicht, Krebserkrankungen, → Krampfadern, Querschnittslähmung und Rauchen sind ernstzunehmende Risikofaktoren. Außerdem bekommen Menschen, die an einer angeborenen Störung des Gerinnungssystems leiden, häufiger → Thrombosen. Gefürchtet sind diese Thrombosen wegen der Infarktgefahr, wenn sich ein Thrombus löst. Deshalb sollten folgende Vorbeugemaßnahmen beachtet werden: Frauen, die rauchen, sollten nicht mit der „Pille" verhüten. Ab ca. 35 Jahren sollten auch Nichtraucherinnen andere Verhütungsmittel in Erwägung ziehen, da die „Pille" Substanzen enthält, welche die Gerinnung fördern. Wer ans Bett gebunden ist, sollte regelmäßig die Muskulatur der Beine bewegen. Sind Bewegungen nicht möglich, reicht es auch, wenn die Muskeln angespannt, einige Sekunden so gehalten und wieder entspannt werden. Außerdem können die Füße gekreist und die Zehen bewegt werden. Dies hilft, den Blutkreislauf anzukurbeln. Nach Operationen oder anderen Ereignissen, die ein hohes Thromboserisiko mit sich bringen, sollte Heparin gespritzt werden. Heparin ist eine Substanz, die die Gerinnungszeit verlängert. Eine akute tiefe Beinvenenthrombose muß sofort medizinisch behandelt werden. Daher ist es wichtig, bei den ersten Anzeichen ein Krankenhaus aufzusuchen. Es wird versucht, den Thrombus mit Hilfe von Medikamenten aufzulösen. Die Beine werden hochgelagert und Bandagen angelegt. In schwierigen Fällen löst sich der Thrombus durch die gegebenen Medikamente nicht auf, so daß er operativ entfernt werden muß. Nach einer solchen Behandlung werden dem Patienten Medikamente verschrieben, die die Gerinnungszeit verlängern. So wird versucht, neuen Thrombosen vorzubeugen. Während dieser medikamentösen Behandlung müssen regelmäßig Gerinnung und Blutwerte überprüft werden.

Ventilationsstörung: Verminderte Lungenbelüftung.

Ventral: Vorne am Körper, zum Bauch gehörig.

Ventrikel: Hohlraum, Kammer. Meist sind hiermit ein Hirnventrikel (→ Gehirn) oder eine Herzkammer gemeint.

Ventrikulus: → Magen.

Verband: → Erste Hilfe.

Verbrauchkoagulopathie: (disseminierte intravasale Gerinnung, DIC): Störung der Blutgerinnung als Folge eines erhöhten Verbrauchs von Blutplättchen (→ Blut) und Gerinnungsfaktoren. Es kann dabei zum Schock und zu lebensbedrohlichen Blutungen kommen. Der Vorgang läßt sich mit Heparin stoppen.

Verbrennung: Schädigung des Gewebes aufgrund äußerer (z.B. Feuer) oder innerer Hitzeeinwirkung (z.B. Elektrounfall). Man teilt Verbrennungen in folgende Schweregrade ein: Verbrennung 1. Grades: Verletzung der obersten Hautschicht mit Schwellung, Rötung. Heilt narbenlos ab. Grad 2: Bildung von Blasen mit Abhebung der obersten Hautschicht. Grad 3: Untergang von Gewebe, Zerstörung von tieferen Hautschichten und Narbenbildung. Bei Verbrennungen zweiten Grades und dritten Grades besteht Lebensgefahr, wenn mehr als 20% der Haut betroffen sind.

Verdauung (Digestion): Die Verdauung dient dazu, die aufgenommene Nahrung in kleinste Teilchen zu zerlegen, die in die Blutbahn bzw. in die Lymphe resorbiert (aufgenommen) werden können. Sie beginnt schon im Mund, wo die Nahrung zerkleinert und durch den Speichel verflüssigt wird. Außerdem enthält dieser das Enzym Amylase, welches Stärke in Zucker spaltet. Der Magensaft säuert den Speisebrei an, hier werden die Eiweiße angedaut. Die Gallenflüssigkeit dient dazu, die Fette zu binden, verschiedene Ver-

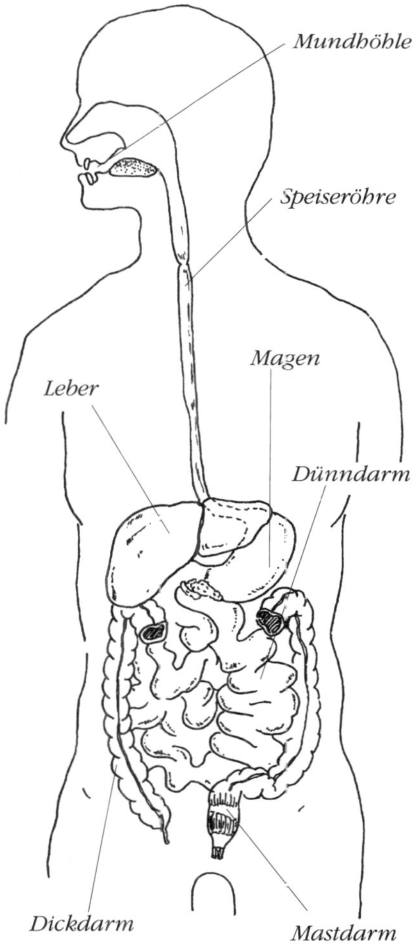

Verdauungstrakt

V

dauungsenzyme spalten die Nahrung weiter auf. Die Resorption der Nährstoffe erfolgt durch die Dünndarmschleimhaut. Unverdaubare Reste werden im Dickdarm durch die dort vorhandenen Bakterien weiter abgebaut.

Verdauungsenzyme: Eiweißstoffe, die bei der Verdauung unterschiedliche Stoffe spalten. Die Amylase spaltet Stärke in Zucker, das Pepsin spaltet Proteine in Aminosäuren, Lipasen spalten Fette in freie Fettsäuren.

Vererbung: Genetische Weitergabe von Merkmalen, entweder durch Zellteilung, Knospung oder geschlechtliche Fortpflanzung. Bei der geschlechtlichen Fortpflanzung bilden die Keimzellen die Grundlage für die Weitergabe der genetischen Besonderheiten der Art und des Individuums. Die Gesamtheit aller Erbanlagen bezeichnet man als Genotypus.

Vergiftung: Bei einem Verdacht auf eine Vergiftung ist es ratsam, ein Vergiftungsberatungszentrum anzurufen. Hier sind vor allem folgende Informationen wichtig: Welcher und wieviel Giftstoff wurde aufgenommen? Vor wie langer Zeit? In welcher Form? Auf welchem Weg? Wer? Was? Wann? Wieviel?

Verhütungsmittel: → Empfängnisverhütung.

Verrenkung: → Luxation.

Verruca: Warze. Warzen sind gutartige Hautgeschwülste. Sie entstehen durch eine Infektion mit dem Papillomavirus. Dieses Virus kann durch Hautkontakt oder in Schwimmbädern und Sporthallen übertragen werden. Nach einer Infektion kann es 6 Wochen bis 20 Monate dauern, bis eine Warze an der Infektionsstelle entsteht. Warzen sind harmlos, können allerdings je nach Lage das Selbstbewußtsein der betroffenen Person beeinträchtigen. Ferner sollte jede Warze einem Hautarzt gezeigt werden, damit ein Hautkrebs ausgeschlossen werden kann. Warzen werden auf vielfältige Art und Weise behandelt. Einige Menschen bevorzugen die schulmedizinische Behandlungsweise, andere wiederum ziehen Volksmittel wie Besprechen oder Kräutertinkturen vor. Besonders das Besprechen von Warzen hat bei vielen Menschen große Wirkung gezeigt. Wissenschaftler erklären sich diese Phänomen durch eine psychisch ausgelöste Stärkung des Abwehrsystems. Die schulmedizinische Behandlung von Warzen erfolgt zum Beispiel durch Substanzen, die auf die Warze aufgetragen werden. Diese Substanzen weichen das Warzengewebe auf und hemmen dessen Zellteilung. Ist diese Behandlungsmethode erfolgreich, löst sich die Warze nach einer gewissen Einwirkzeit ab. Eine andere Methode der Warzenbekämpfung sind Substanzen, die eine Hautschälung bewirken. Auf diese Art und Weise werden besonders flache Warzen behandelt. Helfen all diese Methoden nicht, können Warzen operativ entfernt werden. Dabei werden sie entweder elektrisch verkohlt, durch flüssigen Stickstoff vereist oder durch Laserstrahlen verdampft. All diese Operationsmethoden bedürfen einer örtlichen Betäubung und sind mehr oder minder schmerzhaft.

Verstauchung: Häufig durch Umknicken des Fußes oder Stauchung der Hand entstehende Faserrisse des Bandapparates. Anzeichen: Schwellung, Druckschmerz. Behandlung: vorübergehende Ruhigstellung.

Verstopfung: → Obstipation.

Vertigo: → Schwindel, → Ménièrsche Krankheit.

Verursacher von Darmerkrankungen: Darmerkrankungen können von Bakterien (Shigellen, Salmonellen) und Parasiten (Amöben, Würmer) sowie von Viren verursacht werden. → Ruhr.

Vesica: Blase.

Vestibularapparat: Teil des Innenohrs (Gleichgewichtsorgan).

Veterinär: Tierarzt.

Viagra®: Verschreibungspflichtiges Medikament zur Potenzsteigerung beim Mann. Inhaltsstoff: Sildenafil. Sildenafil hemmt den Abbau von cGMP durch das Enzym Phosphodiesterase und verstärkt somit den Effekt auf die glatte Muskulatur im Schwellkörper. Der Bluteinstrom kann erfolgen, und es kommt zu einer Erektion. Sildenafil ersetzt nicht die sexuelle Stimulation. Viagra ist nicht frei von Nebenwirkungen, besonders Männer mit Herz-Kreislauf-Problemen sollten vom Gebrauch absehen.

Vibrio: Gattung von Stäbchenbakterien, die unter anderem auch Erreger der → Cholera sind.

Virämie: Vorhandensein von Viren im Blut.

Viren: Biologische Körper (in den meisten bekannten Fällen Krankheitserreger), die als genetische Information RNS oder DNS enthalten und nicht über die zum Wachstum und zur Fortpflanzung nötigen Enzyme verfügen. Sie sind dafür auf Wirtszellen angewiesen (Pflanzenzellen, tierische und menschliche Zellen), auf die sie meist einen krankmachenden Einfluß ausüben.

Virginität: Jungfräulichkeit.

Virgo: Jungfrau.

Viril: Männlich.

Virologie: Wissenschaft von den → Viren.

Virostatika: Medikamente, die die Vermehrung von Viren hemmen.

Virulenz: Grad der krankmachenden Wirkung eines Erregers.

Virus: → Viren.

Virushepatitis: → Hepatitis.

Viskosität: Zähigkeit einer Flüssigkeit, hängt von der Temperatur sowie der Zusammensetzung der gelösten Teilchen ab.

Visuell: Das Sehen betreffend.

Visus: Der Visus bezeichnet das optische Auflösungsvermögen. Er ist definiert als der kleinste Winkel, unter dem zwei Punkte noch als getrennt wahrgenommen werden. Kann eine Person eine genormte Lücke in dem sog. Landolt-Ring (ein „C", dessen Öffnung nach oben, unten, rechts oder links zeigen kann) aus fünf Metern Entfernung noch erkennen, so ist der Visus 1,0 oder 100%. Muß sich die selbe Person dem Landolt-Ring auf einen Meter annähern, so beträgt der Visus lediglich ein Fünftel bzw. 0,2 oder 20%.

Viszeral: Die Eingeweide betreffend.

Vita: Leben.

Vitalität: Lebenstüchtigkeit.

Vitamine: Lebenswichtige organische Verbindungen, die der Körper nicht selbst herstellen kann. Man unterscheidet fett- und wasserlösliche Vitamine Fettlöslich sind: Vitamin A, D, E, K. Alle anderen sind wasserlöslich. Grundsätzlich ist eine Überdosierung nur bei den fettlöslichen Vitaminen möglich, da diese sich im Fettgewebe anreichern können. Vitaminmangelerkrankungen kommen in den Industrieländern selten vor, eine Ausnahme bilden Alkoholiker, Menschen, die unter einer gestörten Verdauung leiden oder unter Eßstörungen. *Vitamin A:* Kommt in Gemüse, Obst, Milch, Eiern und Leber vor. Es wird in großen Mengen in der Leber gespeichert und spielt beim Sehvorgang eine wichtige Rolle, weiterhin ist es für die Stabilität der Zellwände wichtig. Bei einem Mangel tritt zunächst Nachtblindheit auf, später eine Verhornung von Haut und Schleimhaut. *Vitamin B_1 (Thiamin):* Kommt in kleinen Mengen in allen tierischen und pflanzlichen Nahrungsmitteln vor, besonders in Keim und Schalen von Körnerfrüchten (z.B. Reis). Ein Mangel führt zu Müdigkeit, Nervenentzündungen und Hirnerkrankungen. Das Krankheitsbild wird als Beri-Beri bezeichnet und kommt vor allem in Ländern vor, in denen (polierter, d.h. von der Schale befreiter) Reis Hauptbestandteil der Nahrung ist. Außerdem kommt es häufig bei Alkoholikern vor (Wernicke-Enzephalopathie). *Vitamin B_2:* Komplex, der vor allem in Hefe, Leber, Niere, Milch und Eiern vorkommt. Ist für viele Stoffwechselvorgänge wichtig, insbesondere für das Wachstum. Ein Mangel (selten) macht sich durch Wachstumsstörungen, Blutarmut, Haut- und Schleimhautveränderungen bemerkbar. *Vitamin B_6 (Pyridoxin):* Kommt vor allem in Leber, Hefe, Weizen, Mais, Eiern und Grüngemüse vor. Ist für den Aminosäurestoffwechsel wichtig. Ein Mangel kommt beim Menschen kaum vor, Anzeichen sind: Nervenerkrankungen, Krämpfe, Hautausschläge. *Vitamin B_{12} (Cobalamin):* Kommt in tierischen Nahrungsmitteln vor; es kann nur von Mikroorganismen hergestellt werden. Es beeinflußt zahlreiche Stoffwechselvorgänge und spielt bei der Bildung der → DNS eine wichtige Rolle. Bei einem Mangel ist vor allem die Blutbildung gestört, es kommt zu dem Krankheitsbild der perniziösen → Anämie. Ein Mangel wird erst nach 1–2 Jahren augenscheinlich, da die Leber große Mengen des Vitamins speichert. *Vitamin C (Ascorbinsäure):* Kommt in Obst, Gemüse und Leber vor. Ist für die Herstellung von Kollagen wichtig. Bei einem Mangel kommt es zu → Skorbut. *Vitamin D:* Kommt in Lebertran, Butter, Milch, Hefe und Eigelb vor. Der Körper braucht zur Herstellung des Vitamins aus den in der Nahrung enthaltenen Vorstufen Sonnenlicht. Die Hauptwirkung ist eine Förderung der Kalziumaufnahme, weshalb es bei einem Mangel (besonders im Kindesalter) zu einer verminderten Kalkeinlagerung in die Knochen kommt. Dies führt dazu, daß die Knochen erweichen (O-Beine), außerdem kommt es zu Krämpfen und Verdauungsstörungen. Eine Überdosierung führt zu Erbrechen, Verstopfung, einem Wachstumsstillstand und abnormen Verkalkungen. *Vitamin E (Tokopherol):* Kommt in Nüssen, Gerste, Hafer, Reis, Leinöl, Sojaöl, Butter, Milch und Weizenkeimlingen vor. Die genaue Wirkung ist nicht bekannt; ebenso sind beim Menschen keine Mangelsyndrome beschrieben. Gesichert ist eine vorbeugende Wirkung gegen bestimmte Alterserscheinungen von Zellen. *Vitamin F:* Hiermit sind bestimmte ungesättigte Fettsäuren (z.B. Linol- und Aracgidonsäure) gemeint, die der Körper benötigt (kein eigentliches Vitamin). *Vitamin H (Biotin):* Wird durch die im Darm vorhandenen Bakterien hergestellt. Ein Protein des Eiklars, das Avidin, kann mit dem Vitamin eine Verbindung eingehen, die durch die Verdauungsenzyme nicht mehr gespalten werden kann. Ein Biotinmangel kann durch den Verzehr großer Mengen Eiklars künstlich hervorgerufen werden oder durch die Zerstörung der natürlichen Darmflora entstehen. Anzeichen eines Mangels sind: Hautausschlag, Haarausfall, Störungen des Nervensystems u.a. *Vitamin K (Phyllochinone):* Gruppe von Substanzen, die in allen grünen Pflanzen vorkommen. Für die Aufnahme sind Gallensäuren notwendig. Vitamin K ist für die Bildung wichtiger Blutgerinnungsfaktoren in der Leber wichtig. Ein Mangel, der durch eine Schädigung der Darmflora (durch Antibiotika) oder einen Gallenstau zustandekommen kann, führt zu Blutgerinnungsstörungen. Dieser Effekt wird bei der Thrombose- und Infarktvorbeugung genutzt; durch die Verabreichung von Cumarinderivaten (z.B. Markumar) wird das Vitamin K gehemmt. *Folsäure:* Kommt in Blattgemüse, Leber, Hefe und Milch vor und wird durch Dünndarmbakterien hergestellt. Ein erhöhter Verbrauch besteht während der Schwangerschaft, der Stillzeit und der Einnahme von bestimmten Medikamenten (Anti-Baby-Pille, Mittel gegen Tuberkulose). Mangelerscheinungen sind selten. *Nicotinamid:* Kommt in Fisch, Fleisch, Leber, Gemüse und Getreide vor. Ein Mangel führt zu Veränderungen der Haut und Schleimhäute und Störungen des Nervensystems. Das typische Krankheitsbild wird Pellagra genannt; es äußert sich in rauher Haut, Flecken an Hals, Händen und Füßen, Kopfschmerzen, Angst- und Erregungszuständen sowie Verdauungsstörungen.

Vitaminmangel: → Vitamine.

Vitiligo: Weißfleckenkrankheit. Hauterkrankung, bei der es wahrscheinlich aufgrund eines Autoimmunprozesses gegen die Melanozyten (Pigmentzellen der Haut) zu einer Entfärbung von Flecken der Haut kommt. Die Krankheit kommt gehäuft bei Zuckerkrankheit, → Lupus erythematodes und Schilddrüsenerkrankungen vor.

Vitium: Fehler.

Vormilch: → Kolostrum.

Vorsorgeuntersuchungen: → Gebärmutterkrebs, → Prostatakrebs.

Vorsteherdrüse: → Prostata.

Vorsteherdrüsenentzündung: → Prostatitis.

Vorsteherdrüsenvergrößerung: → Prostataadenom, → Prostatakarzinom, Prostatahypertrophie.

Vulnerabilität: Verletzlichkeit.

Vulva: Die äußeren weiblichen →Geschlechtsorgane.

Vulvitis: Entzündungen des äußeren weiblichen Genitals können allergisch bedingt sein. Auslöser können sein: Seifen und Waschmittel, synthetisch hergestellte Stoffe und Fasern, verschiedene Arzneimittel,

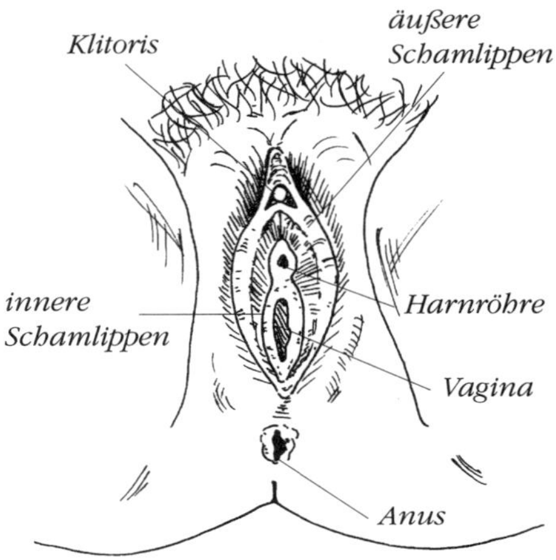

Vulva

Substanzen (z.B. Duftstoffe) von Slipeinlagen sowie mechanische Ursachen, z.B. zu enge Jeans. Eine Entzündung in diesem Bereich kann aber auch durch verschiedene Erreger im Rahmen einer Infektionskrankheit auftreten (z.B. durch Herpes-Viren, Bakterien oder Pilze). Auch Hauterkrankungen (z.B. Schuppenflechte) können den Genitalbereich betreffen und so zu einer Entzündung führen. Symptome: Rötung, Schwellung, quälender Juckreiz (Pruritus vulvae), brennende Schmerzen, Schwellung der regionalen Lymphknoten, Entzündungen umliegender Drüsen. Die Therapie setzt sich zusammen aus: Bettruhe, Kamillebädern, entzündungshemmenden Salben, ggf. Antibiotika.

W

Wachstumshormon: → STH.
Wadenkrampf: → Muskelkrampf. Bei einem Wadenkrampf können folgende Übungen helfen: – Stellen Sie sich 0,5–1 m von einer Wand entfernt auf. Beugen Sie sich nach vorne, aber nur so weit, daß die Stirn die Wand nicht berührt. Die Füße bleiben fest auf den Boden gedrückt. Nun ca. 30 Sekunden halten und ausschütteln. Wiederholen Sie diese Übung mehrmals. – Setzen Sie sich auf den Boden und strecken Sie die Beine von sich. Berühren Sie mit den Händen Ihre Zehen und halten Sie diese Stellung 30 Sekunden ein. Mehrmals wiederholen. – Massieren Sie den krampfenden Muskel in Herzrichtung.
Wadenschmerzen: Schmerzen der Waden kommen bei Thrombosen der tiefen Beinvenen, arteriellen Verschlußkrankheiten, Erkrankungen der Nerven, Natrium- und Kalziummangel sowie → Cholera vor.
Wahn: Denkstörung mit Verlust des Bezugs zur Realität und Unkorrigierbarkeit der Gedanken. Kommt vor bei Schizophrenie, Paranoia, endogener Depression und organischen (körperlich bedingten) Psychosen.
Wallungen: → Klimakterium.
Wanzen: Insekten, die 2–5 cm lang werden und stechend-saugendes Mundwerkzeug besitzen; sie sind Parasiten des Menschen und übertragen z.B. die → Chagas-Krankheit und → Trypanosomen.
Warze: → Verruca.
Waschzwang: Unüberwindliches Bedürfnis, sich ständig zu waschen. Eine Form einer → Neurose.
Wasser: Wasser (H_2O) macht etwa 75% der Erdoberfläche aus; in der Atmosphäre befinden sich 4% Wasserdampf, und der menschliche Körper besteht (je nach Alter) zu 40–70% aus Wasser.
Wasserhaushalt: Der tägliche Wasserbedarf des Menschen beträgt ungefähr 2.000 ml. Durch den Harn werden pro Tag etwa 1.000 ml ausgeschieden, 100 ml mit dem Stuhl, 500 ml werden über die Haut abgegeben und 400 ml über die Lunge.
Wasserkopf: → Hydrozephalus.
Wassersucht: → Aszites.
Wechseljahre: → Klimakterium.
Wehen: → Geburt.
Weißfleckenkrankheit: → Vitiligo
Weißschwielenkrankheit (Leukoplakie): Bei dieser Krankheit treten weißliche, nicht abwischbare Schleimhautbeläge im Bereich der Mundhöhle auf, die durch gesteigerte Verhornung der Schleimhaut entstehen. Ursachen: 1. mechanische Faktoren, z.B. falsch sitzende Zahn-

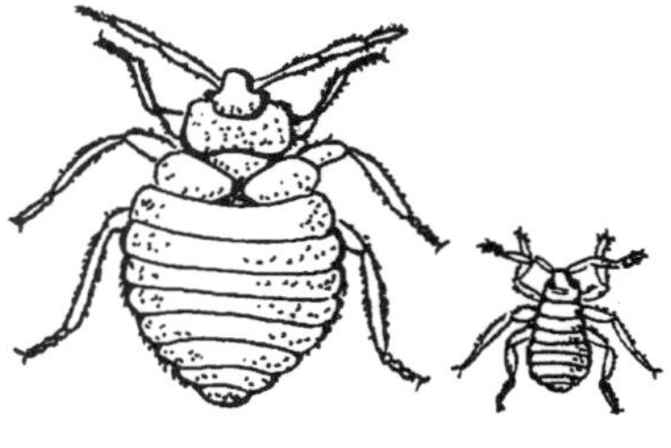

Wanze

prothesen, Zahnspangen, scharfkantige Zähne, 2. chemische Faktoren, z.B. Tabak- und Alkoholkonsum, Schwermetallbelastung, 3. schlechte Mundhygiene, 4. Lebererkrankungen, 5. chronischer Eisenmangel, 6. Unterernährung, 7. Grunderkrankungen, bei denen die Verhornung der Haut gestört ist. Behandlung: Operative Entfernung der Beläge. Aus den verhornten Belägen können sich Tumoren entwickeln.

Weitsichtigkeit (Hyperopie): Einfallende parallele Strahlen werden bei der Weitsichtigkeit erst hinter der Netzhaut vereinigt, entweder weil der Augapfel zu kurz ist oder die Linse zu stark gekrümmt ist (z.B. aufgrund einer Schwäche des Ziliarmuskels).

Weltgesundheitsorganisation (WHO): Internationale Vereinigung mit Sitz in Genf zur Zusammenarbeit auf dem Gebiet des Gesundheitswesens und der Bekämpfung von Seuchen (Impfprogramme usw.).

Wiederbelebung: → Erste Hilfe.

Windpocken (Varizellen): Infektionskrankheit, die durch das Varicella-Zoster-Virus hervorgerufen wird. Es findet sich im Nasen- und Rachensekret infizierter Personen und wird durch Tröpfcheninfektion übertragen. Meistens erkranken nur Kinder, eine Erstinfektion im Erwachsenenalter ist selten. Nach einer Inkubationszeit von 12–21 Tagen kommt es zu mäßigem Fieber und einem schubweise auftretenden, juckenden Hautausschlag auf Kopfhaut, Gesicht und Stamm. Es bilden sich Bläschen, die später verschorfen und etwa nach 2–3 Wochen abheilen. Bei Erkrankungen zwischen der 8. und 21. Schwangerschaftswoche kommt es in seltenen Fällen (1%) zu Fehlbildungen des Kindes.

Wirbelsäule: Die Wirbelsäule besteht aus Wirbeln, den Zwischenwirbelscheiben und Bändern. Der Mensch besitzt insgesamt 7 Halswirbel, 12 Brustwirbel, 5 Lendenwirbel, 5 Kreuzbeinwirbel und 4 Steißbeinwirbel. Die Kreuzbein- und Steißbeinwirbel verschmelzen zwischen dem 20. und 25. Lebensjahr zum Steißbein.

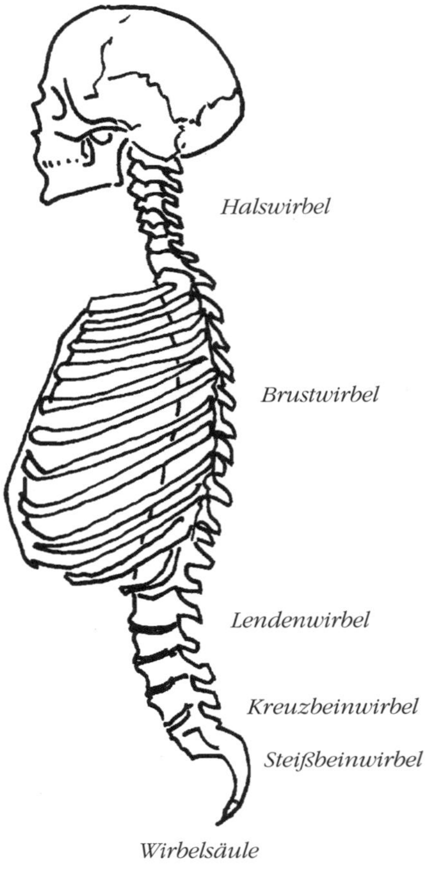

Wirbelsäule

Wirbelsäulenerkrankungen: Die häufigste Ursache für Wirbelsäulenerkrankungen sind altersbedingte Verschleißerscheinungen, die bei 60% der Frauen und 80% der Männer über 50 Jahren vorhanden sind. Weitere Erkrankungen der Wirbelsäule: → Bandscheibenvorfall, → Spondylosis deformans, → Bechterew-Krankheit, → Scheuermann-Krankheit, → Spondyarthrose, → Spondylolisthesis.

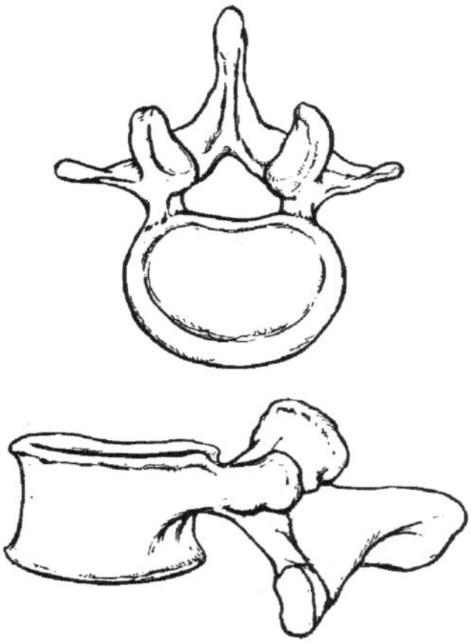

Wirbel

Wochenbett: → Puerperium.
Wochenbettfieber: → Puerperalfieber.
Wolfsrachen: → Lippen-Kiefer-Gaumen-Spalte.
Wundliegen: → Dekubitus.
Wundrose: → Erysipel.
Wundstarrkrampf: → Tetanus.
Wurmerkrankungen: → Bandwürmer, → Trichinose → Enterobius vermicularis, → Taenia, → Ascaris.
Wurmfortsatz: → Appendix.

X-Y

Xanthelasmen: Hellgelbe Ablagerungen von Cholesterin im Bereich der Augenlider; im jungen Alter meist Anzeichen einer Fettstoffwechselstörung.
Xanthome: Gelblich gefärbte Knoten an der Haut. Es handelt sich um Fetteinlagerungen.
X-Bein (Genu valgum): Diese Fehlhaltung kann angeboren sein (z.B. aufgrund einer Hüftgelenksluxation) oder bei verschiedenen Krankheiten (→ Rachitis, Erkrankungen der Muskulatur, Knick-Senk-Fuß, Knochenerkrankungen) auftreten.
X-Chromosom: → Chromosomen.
Xenical®: Xenical (Orlistat) ist ein sogenannter Lipase-Hemmer oder Fettblocker, und damit das erste nicht-systemische Medikament zur Bekämpfung der Fettleibigkeit. Xenical verhindert die Aufnahme von bis zu 30% des Nahrungsfettes im Darm. Klinische Studien haben ergeben, daß Patienten nach einjähriger Therapie mit Xenical – verbunden mit einer leicht kalorienreduzierten Ernährung – durchschnittlich 10 Prozent ihres Körpergewichts verloren. X. ist nicht frei von Nebenwirkungen, z.B. sog. Fettstühlen oder Durchfall, da das nicht verdaute Fett auch wieder ausgeschieden werden muß. Es ist nicht geeignet als „Pille für zwischendurch“, wenn man ein oder zwei Kilo abnehmen möchte, sondern sollte als Langzeittherapie in Verbindung mit kalorienreduzierter Kost verstanden werden. → Übergewicht.

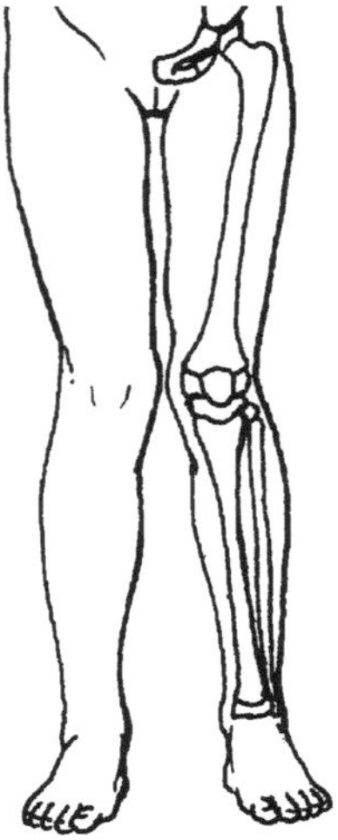
X-Beine

Xenogen: → Transplantation.
Xeroderma pigmentosum: Bei dieser auch als Lichtschrumpfhaut bezeichneten Erkrankung liegt ein erblicher Defekt der Selbstreparaturmechanismen der Haut vor. Schäden, die täglich durch → UV-Strahlung entstehen, werden nicht mehr repariert. An den Hautstellen, die dem Sonnenlicht ausgesetzt werden, kommt es zu Entzündungen und der Entstehung von bösartigen Tumoren. Die Erkrankung endet meist vor dem Schulalter tödlich.
Xerodermie: Trockene Haut.
XXY-Syndrom: → Klinefelter-Syndrom.
Y-Chromosom: → Chromosomen.
Yersenien: Gattung von Stäbchenbakterien, die unter anderem auch Erreger der → Pest (Yersenia pestis) sind.

Z

Zahn: Der einzelne Zahn besteht innen aus der Zahnpulpa, die von Dentin (Zahnbein) umgeben ist. Die Krone ist von Zahnschmelz überzogen und die Wurzel vom Wurzelzement. → Gebiß.

Zahnen: Der Durchbruch der Milchzähne erfolgt vom 6. bis zum 30. Monat, das bleibende Gebiß erscheint vom 6. bis zum 12. Lebensjahr, mit Ausnahme der Weisheitszähne, die vom 16. Lebensjahr an durchbrechen können.

Zahnkaries: Diese häufigste Zahnerkrankung entsteht durch eine Entkalkung des Zahnschmelzes durch Säuren, die sich aus Zuckern im Zahnbelag bilden. Vorbeugung: Verminderung der Zuckeraufnahme, gute Mundhygiene (nach jedem Essen, mindestens aber zweimal pro Tag die Zähne putzen!), Verwendung von fluorhaltigen Zahnpasten.

Zahnstein: Ablagerung von kalkhaltigen Substanzen aus dem Speichel. Der Zahnstein hat selbst keinen Krankheitswert, bietet sich aber wegen seiner rauhen Oberfläche für die Ablagerung von bakterienhaltigem Zahnbelag an.

Zangengeburt: Methode der operativen Entbindung, wobei das Kind mit einer um den Kopf gelegten Zange aus dem Mutterleib gezogen wird. Heute wird meist die Entbindung per Kaiserschnitt bevorzugt.

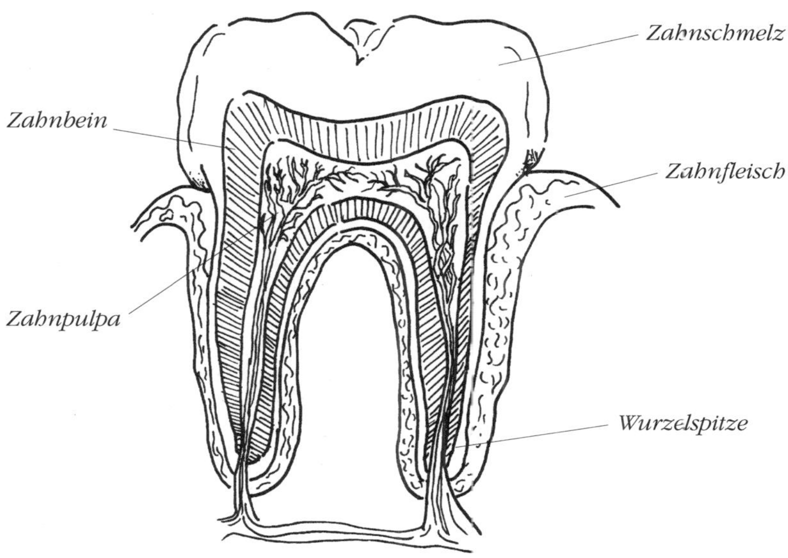

Aufbau eines Zahns

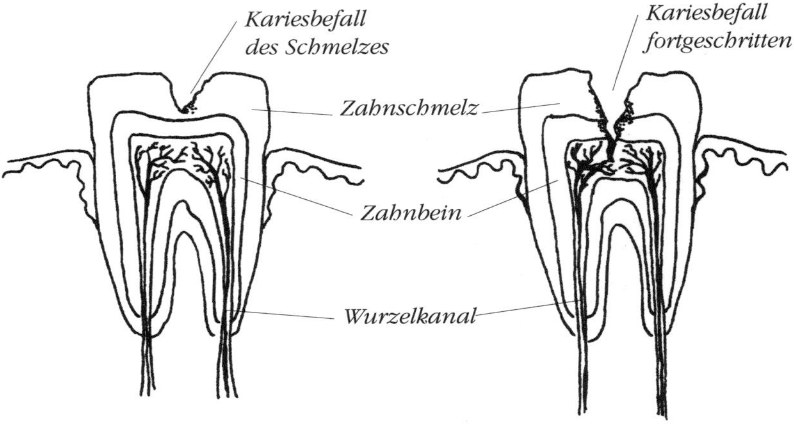

Karies

Zecken: Blutsaugende Spinnentiere mit Stechrüssel und Widerhaken. Überträger folgender Krankheitserreger auf den Menschen: → Rickettsien, → Borrellien, Fieber-Viren, → FSME-Virus. Zecken sollten schnellstmöglich mit einer tief angesetzten Pinzette entfernt werden.

Zeckenenzephalitis: → FSME, → Borrelliose.

Zehen: → Fuß.

Zelle: Kleinste lebende Einheit des Organismus mit der Fähigkeit zu Stoffwechselleistungen, Vermehrung, Reizbeantwortung und Beweglichkeit. Die meisten menschlichen und tierischen Zellen haben eine Größe von 20–30 µm; Bakterien, rote Blutkörperchen und Eizellen des Menschen werden erheblich größer. Tierische Zellen enthalten immer einen Zellkern, verschiedene Zellorganellen und eine Zellwand. Der Zellkern ist von einer Doppelwand umgeben und enthält im Inneren das → Chromatin (Träger der Gene). Die Organellen der Zelle erfüllen verschiedene Stoffwechselfunktionen. Die Zellwand ist aus einer Doppellipidschicht aufgebaut, in die verschiedene Eiweiße eingebaut sind. Einige davon dienen als „Durchlaßstellen" für bestimmte Partikel, andere wiederum stellen eine Art „Visitenkarte" der Zelle dar, durch die sie von anderen Zellen erkannt wird. Einige Eiweiße dienen als → Rezeptoren, an die bestimmte Botenstoffe nach dem Schlüssel-Schloß-Prinzip „andocken" können, weitere stellen den Kontakt zu anderen Zellen her.

Zellulitis: Diese auch als „Orangenhaut" bezeichnete Erscheinung tritt vor allem bei Frauen im Bereich der Oberschenkel auf. Sie kommt durch einen Untergang der kollagenen und elastischen Fasern des subkutanen Bindegewebes zustande. Vorbeugung: Gewichtsreduktion, Sport.

Zellulose: Die Gerüstsubstanz von Pflanzen, die im menschlichen Organismus schlecht abgebaut werden kann.

Zentral: In der Mitte gelegen.
Zentraler Venendruck (ZVD): Der zentrale Venendruck entspricht etwa dem Füllungsdruck der rechten Herzkammer. Die Messung erfolgt über einen in eine Vene eingebrachten Schlauch. Anhand der Füllungshöhe kann auf den in den Venen herrschenden Druck geschlossen werden (und darüber auf den Füllungszustand). Normalwerte liegen um 4–12 cm Wassersäule.
Zentralnervensystem: → Nervensystem.
Zerebral: Das → Gehirn betreffend.
Zerebrale Kinderlähmung: → Kinderlähmung.
Zerrung: Zerrungen oder Risse von Sehnen und Bänder entstehen, wenn eine Sehnenscheidenentzündung vorliegt oder das umliegende Gewebe krankhaft verändert und schlecht durchblutet ist. Ein Reißen von gesunden Sehnen oder Bändern erfolgt durch eine heftige, widernatürliche Bewegung oder durch einen starken Druck auf eine gespannte Sehne oder ein gespanntes Band. Grundsätzlich sind Bänder und Sehnen anfälliger, wenn sie „kalt" sind, so daß besonders bei sportlicher Betätigung unbedingt eine Aufwärmphase für Muskeln, Sehnen und Bänder eingehalten werden sollte. Eine Zerrung der Bänder oder Sehnen macht sich durch Schmerzen bemerkbar, die durch Bewegung des entsprechenden Gelenkes hervorgerufen werden. Ein Riß ist charakterisiert durch einen starken, plötzlich eintretenden Schmerz. Das entsprechende Gelenk und der Muskel, der mit dieser Sehne verbunden ist, können nicht bewegt werden. Kurz nach dem Riß ist an dieser Stelle eine Delle zu sehen, die später durch eine Schwellung im Verletzungsbereich wieder verschwindet. Tritt eine Zerrung oder ein Riß ein, sollte die betroffene Körperstelle möglichst hochgelagert werden, um eine Schwellung gering zu halten. Ferner sollte mit Kälte behandelt werden und ein Arzt aufgesucht werden. Die Therapie einer Zerrung erfolgt durch

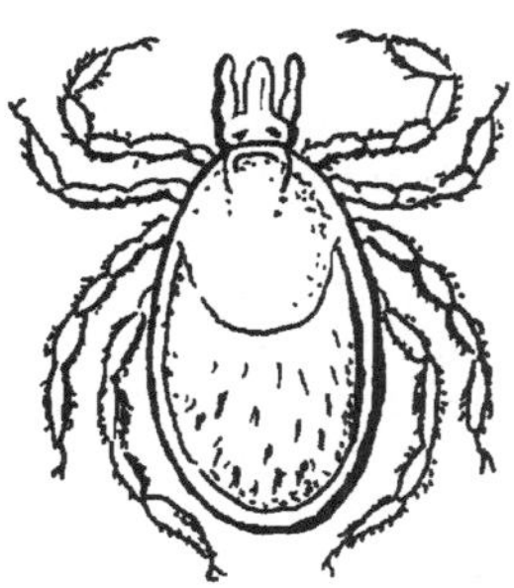

Zecke

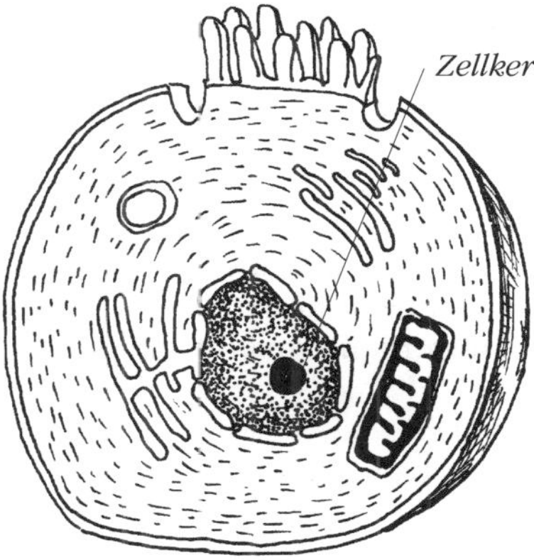

Zelle

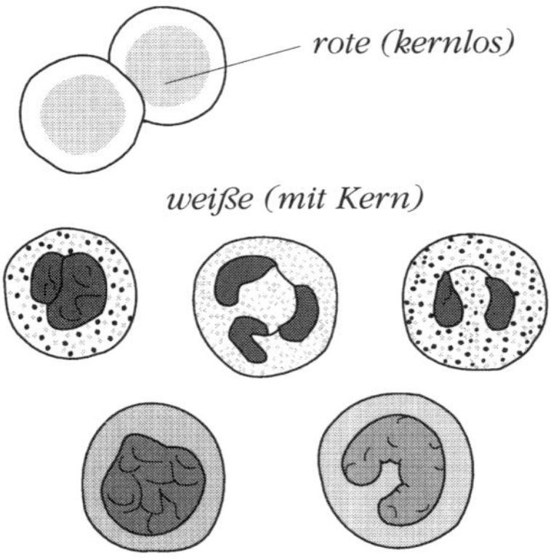

Blutzellen

einen Druckverband, der im betroffenen Gebiet teilweise druckentlastend wirkt, oder durch einen Gips. Wichtig für die korrekte Heilung einer solchen Verletzung ist, daß die vom Arzt vorgeschriebenen Schonungszeiten unbedingt eingehalten werden, da andernfalls erneute Verletzungen und Gelenkinstabilitäten, die zu einer arthrotischen Veränderung führen können, zu befürchten sind. Eine leichte Zerrung braucht ca. 2–10 Tage, um auszuheilen, während bei einer stärkeren Zerrung bis zu 6 Wochen notwendig sind. Bei einem Riß dauert es in der Regel bis zu 10 Wochen, bis das Gelenk wieder belastbar ist. In schweren Fällen, z.B. wenn die Sehne eines Beuge- oder Streckmuskels gerissen ist, muß operiert werden.

Zervikalsyndrom: → Bandscheibenschaden.

Zervix: Hals, meistens ist hiermit der Gebärmutterhals gemeint.

Zervixabstrich: Untersuchung zur Früherkennung des Gebärmutterhalskrebses, bei der bei der gynäkologischen Untersuchung ein Abstrich gemacht und mikroskopisch untersucht wird. Jede Frau über 25 sollte diese Vorsorge mindestens einmal im Jahr in Anspruch nehmen. → Gebärmuttergeschwülste.

Zervizitis: Entzündung des Muttermundes. Ursachen: Entbindung, Fehlgeburt, Schwangerschaftsabbruch, Tumor in der Genitalregion, Gebärmuttertrauma, Bakterien oder Viren, Verwendung von Intrauterinpessaren. Die Zervizitis macht sich durch einen vermehrten Genitalschleim bemerkbar. Häufig tritt sie zusammen mit einer Entzündung der Vagina auf, so daß die Beschwerden die gleichen wie bei einer Vaginalentzündung sind: häufig Juckreiz, brennende Schmerzen, eventuell Beschwerden beim Wasserlassen, Rötung der Scheide, Schwellung der Scheidenwände, Ausbildung linsengroßer Knötchen, grau-bläuliche Flächen. Therapiert wird diese Erkrankung durch Antibiotika.

Ziegenpeter: → Mumps.

Zigarette: → Rauchen.

Zilien: Wimpern. 1. Haare an den Lidrändern. 2. Bestandteil des Flimmerepithels der oberen Luftwege. 3. Fortbewegungsorgane einiger Mikroorganismen.

Zirbeldrüse: → Epiphyse.

Zirkulär: Kreisförmig.

Zirkulation: → Blutkreislauf.

Zirkumzision: → Beschneidung.

Zirrhose: Umbau von Gewebe mit Verhärtung und Veränderung der normalen Struktur des Organs. → Leberzirrhose.

Zittern: → Tremor.

ZNS: Zentrales → Nervensystem.

Zökum: → Darm.

Zöliakie (Sprue): Erkrankung der Dünndarmschleimhaut unbekannter

Ursache. Es kommt ein erblicher Enzymmangel oder eine allergische Reaktion in Frage. Gesichert ist, daß es sich um eine krankhafte Reaktion der Dünndarmschleimhaut auf das in allen Getreidesorten vorkommende Klebereiweiß Gluten handelt. Die Schädigung der Schleimhaut führt zu einem Verlust der Verdauungsenzyme und einer gestörten Resorption aller Nährstoffe. Die Erkrankung beginnt meist im 2. Lebensjahr mit Durchfällen, Fettstühlen, Unterernährung, Vitaminmangel und Eisenmangel. Durch die Durchfälle kann es zu lebensbedrohlichen Verlusten von Wasser und Mineralien kommen. Behandlung: glutenfreie Kost auf Mais- oder Reisbasis. Eine Besserung tritt meist erst nach 4–8 Wochen auf.

Zollinger-Ellison-Syndrom: Erkrankung des Magen-Darm-Trakts, die durch gut- oder bösartige hormonproduzierende Tumoren der Bauchspeicheldrüse verursacht wird. Diese Tumoren bilden das Hormon Gastrin, das die Salzsäureproduktion des Magens anregt. Die Folge sind wiederholt im oberen Verdauungstrakt auftretende Geschwüre. Die Diagnose wird anhand einer Magensaftuntersuchung sowie einer → Gastroskopie gestellt. Behandlung: Versuch der Entfernung des Tumors, Medikamente zur Reduzierung der Magensaftbildung.

Zoonose: Krankheiten bzw. Infektionen, die von Wirbeltieren auf den Menschen übertragen werden.

Zoster (Herpes zoster, Gürtelrose): Durch eine erneute Infektion mit dem → Varicella-Zoster-Virus (oder Reaktivierung einer alten Infektion) verursachte Erkrankung, die meistens zwischen dem 6. und 7. Lebensjahrzehnt auftritt. Das gleiche Virus löst bei Kindern Windpocken aus. Da fast jeder Windpocken in der Kindheit erfahren hat, liegt eine Erstinfektion vor. Dabei siedeln sich die Viren in großen Nervenzellwurzeln (sog. Ganglien) an. Kommt es nun zu einer Abschwächung des Immunsystems (z.B. im Rahmen einer anderen Erkrankung oder durch starke seelische Belastungen), kann die Aktivität der Viren in Gang gesetzt werden: es kommt zu einer sog. Reaktivierung der Varicella-Zoster-Viren. Über Nervenfasern gelangen sie zur Haut und verursachen kleine Bläschen, die so groß wie ein Reiskorn werden können und in Gruppen zusammenstehen. Die Gürtelrose ist außerdem von sehr starken Schmerzen begleitet. Diese Schmerzen sind meist beschränkt auf eine Körperhälfte und spiegeln die Region wieder, die durch die Nerven versorgt werden, deren Wurzel infiziert sind. Meistens handelt es sich um Nervenwurzeln, die ihre Nervenfasern zum Rumpf entsenden. Da die Bläschen sich meistens um den Rumpf herum ausbilden, entstand der Name „Gürtel“rose. Gefährlich kann diese Erkrankung werden, wenn Nervenzellen des Gehirns mit dem Virus infiziert werden. Daraus können Entzündungen des Gehirns resultieren, die zu Bewußtseinseintrübungen und anderen schweren Hirnschädigungen führen. Ferner können die betroffenen Hautstellen noch lange nach Abklingen der Erkrankung schmerzen (→ Neuralgie), was bis zur Arbeitsunfähigkeit führen kann. Betrifft die Virusinfektion die

Nervenwurzel des Sehnervs, kann in schlimmen Fällen das Augenlicht verlorengehen. Die Gürtelrose klingt in der Regel nach 2–4 Wochen ohne Folgeschäden ab. Betroffene Personen sollten Kälte und Windzug meiden. Ferner müssen sie unbedingt Bettruhe einhalten und sich schonen, damit die eigenen Abwehrkräfte gestärkt werden. Sobald die ersten Beschwerden auftreten, sollte unbedingt ein Arzt aufgesucht werden, denn eine frühzeitige antivirale Therapie kann den Verlauf der Erkrankung wesentlich mildern. Die Therapie ist zusammengesetzt aus einer Lokalbehandlung und einer allgemeinen Virusbekämpfung. Die Bläschen werden mit pudrigen und fettigen Salben behandelt, damit sie schneller austrocknen und abfallen. Die Virusbekämpfung erfolgt mit Medikamenten, welche die Virusvermehrung hemmen. Hierfür werden meisten Präparate angewendet, die den Wirkstoff Aciclovir beinhalten. Gegen die Schmerzen können einfache Schmerzmittel wie Aspirin oder Paracetamol eingenommen werden. Die antivirale Therapie bewirkt nicht, daß die Viren abgetötet werden. Sie kann nur eine weitere Vermehrung der Viren verhindern. Deshalb ist eine starke körpereigene Abwehr von größter Bedeutung.

Zuckerkrankheit (Diabetes mellitus): Stoffwechselerkrankung, bei der der Blutzuckerspiegel dauerhaft erhöht ist. Ursache ist ein Mangel (absolut oder relativ) des Hormons Insulin, das den Blutzucker reguliert. Man unterscheidet zwei Typen der Erkrankung: Typ 1 oder „insulinabhängiger“ sowie Typ 2 oder „nicht insulinabhängiger“ Diabetes mellitus. Daneben gibt es noch sekundäre Diabetesformen (z.B. aufgrund eines Bauchspeicheldrüsentumors oder diabeteserzeugender Medikamente), sowie den Schwangerschaftsdiabetes. Der Diabetes mellitus Typ 1 tritt meist schon im Kindes- oder Jugendalter auf, der Altersgipfel des Typ-2-Diabetes liegt in der zweiten Lebenshälfte. In Europa sind etwa 0,3% der Bevölkerung Typ-1-Diabetiker und 5% Typ-2-Diabetiker. Bei der Entstehung des Typ-1-Diabetes scheinen erbliche sowie Umweltfaktoren (etwa Infektionen) eine Rolle zu spielen. Bei der Entstehung des Typ-2-Diabetes sind erbliche Faktoren stärker ausgeprägt. Außerdem spielen der Ernährungszustand (80% der Patienten mit Typ-2-Diabetes sind übergewichtig!) und die körperliche Aktivität eine Rolle. Die Beschwerden, die der Diabetes verursacht, sind von dem Grad des Insulinmangels abhängig. Häufig bestehen nur Allgemeinsymptome wie: Müdigkeit, verminderte Leistungsfähigkeit sowie Gewichtsabnahme. Bei einem manifesten Diabetes treten folgende Anzeichen auf: Durst, Müdigkeit, häufiger Harndrang, Heißhunger bzw. Appetitlosigkeit, Sehstörungen, Potenzstörungen, Infektanfälligkeit, Ausbleiben der Regel. Die Diagnose wird anhand einer Blutzucker- sowie Harnzuckeruntersuchung gestellt. Bei normalen Blutzuckerwerten kann ein Diabetes weitgehend ausgeschlossen werden. Wird ein Diabetes diagnostiziert, sollte er unbedingt behandelt werden, da die ständige Erhöhung des Blutzuckerspiegels zahlreiche Folgen haben kann. Einige davon sind: Erkrankungen der Augennetzhaut, der Nerven, des Herzens und der Gefäße sowie der Nieren. Behandlung: Bei Typ-2-Diabetikern reicht häufig eine Gewichtsabnahme aus, um die Blutzuckerwerte zu normalisieren. Läßt sich mit diätischen Maßnahmen kein Erfolg erzielen, werden orale Antidiabetika verabreicht, die entweder die Glucoseaufnahme oder die Insulinabgabe verzögern. Beim Typ-1-Diabetes wird Insulin entsprechend der Kohlenhydratzufuhr ins Fettgewebe gespritzt. Diabetiker sollten immer einen Diabetikerausweis bei sich tragen, damit der Arzt bzw. Helfer im Falle einer Unterzuckerung oder des ketoazidotischen Komas weiß, welche Maßnahmen einzuleiten sind.

Zungenentzündung (Glossitis): Krankhafte Veränderungen der Zunge können entstehen durch: Mangel an Eisen, Vitamin B_{12}, Vitamin B_2, Blutarmut (Anämie), Rauchen, Konsum von hochprozentigem Alkohol, Verletzungen, Verbrennungen oder Infektionen. Ist die Zunge entzündet, sollte man zusätzliche Reizfaktoren wie Rauchen, scharfe Gewürze, Bonbonlutschen etc. vermeiden. Spülungen mit wasserstoffperoxidhaltigen Lösungen oder Lösungen mit Kamille- und/oder Salbeiextrakten können Linderung und Heilung verschaffen. Bakterielle Entzündungen können durch regelmäßige Mundpflege verhindert werden.

Zwerchfell (Diaphragma): Das Zwerchfell ist die aus Muskeln bestehende Scheidewand zwischen Brust- und Bauchhöhle. Sie besitzt zwei kuppelförmige Vorwölbungen in den Brustraum und weist Durchtrittsstellen für die Hauptschlagader (Aorta), die Speiseröhre und die untere Hohlvene sowie für zahlreiche Nerven und kleine Gefäße auf.

Zwillinge: Auf 90 Geburten kommt

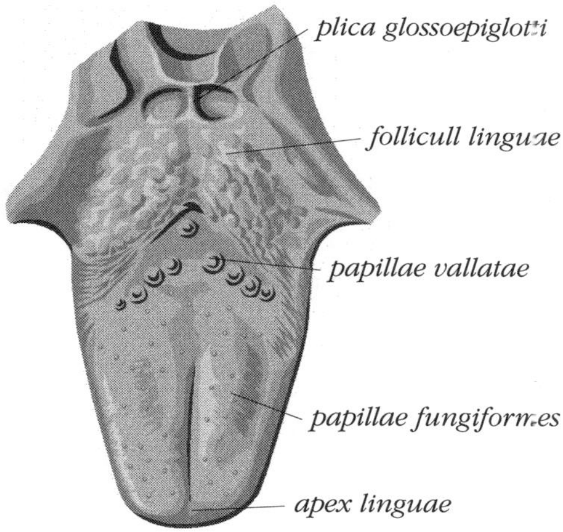

Zunge

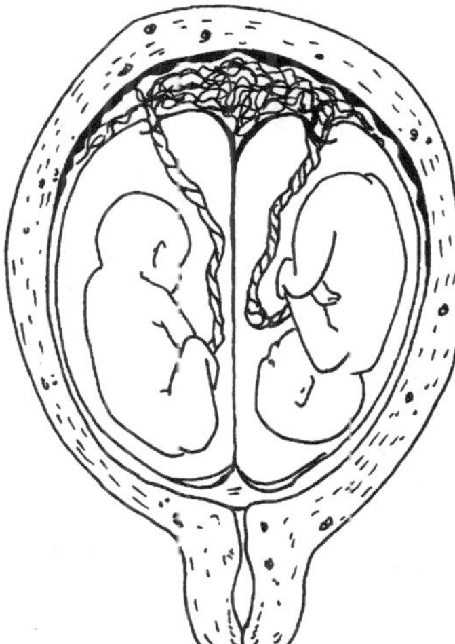

zweieiige Zwillinge

ungefähr ein Zwillingspaar. Eineiige Zwillinge entstehen, wenn ein befruchtetes Ei sich in zwei gleiche Erbanlagen teilt, zweieiige Zwillinge, wenn zwei Eizellen gleichzeitig befruchtet werden.

Zwischenblutung: Eine Zwischenblutung ist ein Zeichen eines gestörten Menstruationszyklus. Eine häufige Ursache ist das Vorhandensein einer Zyste.

Zwischenhirn: Teil des Hirnstamms, der Zentren für die Steuerung aller wichtigen Stoffwechselvorgänge (Wasser- und Wärmehaushalt, Kohlenhydrat-, Fett- und Eiweißstoffwechsel) enthält.

Zwischenwirbelscheibe: → Bandscheibe.

Zwölffingerdarmgeschwür: Ulcus duodeni. → Darmkrebs.

Zyanose: Blaufärbung der Haut, kommt bei Sauerstoffmangel vor.

Zyklisch: Periodisch wiederkehrend.

Zyklothymie: Besonders schwere Verlaufsform der manisch-depressiven Psychose, → Psychosen.

Zyklus der Frau: → Menstruation.

Zyste: Mit Flüssigkeit gefüllte Geschwulst.

Zystektomie: Entfernung einer Zyste.

Zystenmamma: → Mastopathie.

Zystitis: → Harnblasenentzündung.

Zystizerkose: → Bandwürmer.

Zystoskopie: Blasenspiegelung.

Zyt-: Bezeichnung in Wortzusammensetzungen für: Zelle.

Zytodiagnostik: Herstellung gefärbter Ausstriche und die mikroskopische Untersuchung von Zellen zur Früherkennung von Krankheiten (insbesondere Krebs).

Zytologie: Wissenschaft von den Zellen und ihren krankhaften Veränderungen.

Zytomegalie: Viruserkrankung, die bei Neugeborenen und abwehrgeschwächten Personen schwere Erkrankungen mit nachfolgender Innenohrschwerhörigkeit, Sprachstörungen und Hirnschäden (bei Neugeborenen), sowie eine Erkrankung von Leber, Lunge und des ZNS (bei abwehrgeschwächten Patienten, z.B. Tumorpatienten) verursachen kann. Behandlung: Virostatika.

Zytostatika: Gruppe von Medikamenten, die die Zellteilung behindern oder verzögern. Sie werden zur Behandlung von bösartigen Tumoren verwendet.

Zytotoxisch: Zellschädigend.

ERSTE HILFE

Bei der Ersten Hilfe ist zunächst einmal folgende Reihenfolge zu beachten:
1. Lebensrettende Sofortmaßnahmen, Absicherung der Unfallstelle.
2. Notruf: Was ist geschehen? Wo ist es geschehen? Wieviele Verletzte? Welche Art der Verletzungen? Wer meldet den Unfall?
3. Erste Hilfe.
4. Rettungsdienst.
5. Krankenhaus.

Rettung aus akuter Gefahr: Rautek-Handgriff. 1. Der Helfer greift mit beiden Händen unter den Nacken des Verletzten und richtet ihn so auf, daß er vornüber gebeugt sitzt. 2. Der Helfer stützt den Verletzten mit seinen Knien ab. 3. Der Helfer faßt mit beiden Händen unter den Achseln hindurch und greift den abgewinkelten Arm des Verletzten mit allen Fingern. Hierbei bleibt der Daumen jeweils oben. 4. Der Verletzte wird auf einen gebeugten Oberschenkel des Helfers gelegt und rückwärts aus der Gefahrenzone gezogen.

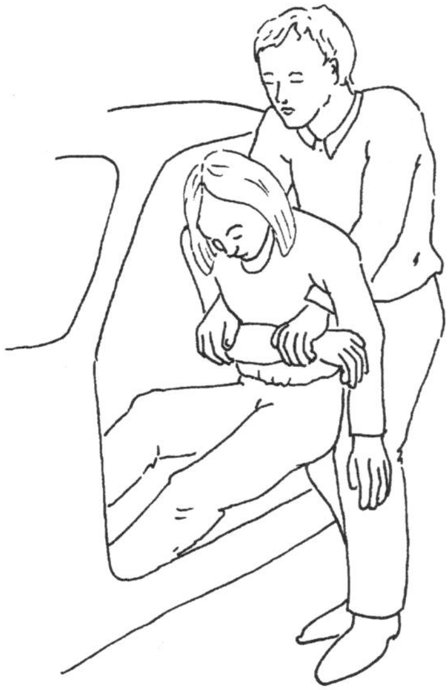

Rautek-Handgriff
Bergung aus Auto

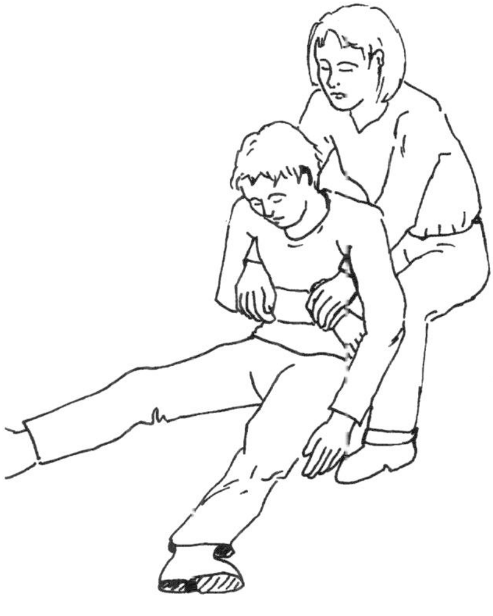

Rautek-Handgriff
Bergung von Fahrbahn

Z

Maßnahmen bei Bewußtseinsverlust: Bewußtlose, bei denen Atmung und Herzschlag noch erhalten sind, sollten in die stabile Seitenlage gebracht werden:
1. Zuerst müssen die Atemwege freigemacht werden, d.h. der Mund des Verletzten muß von Erbrochenem, Gebißteilen und Blut befreit werden. 2. Dann wird die Hüfte des Verletzten angehoben, der dem Helfer zugewandte Arm wird ausgestreckt an den Körper geführt und unter das Gesäß geschoben. 3. Das Bein derselben Seite wird abgewinkelt und

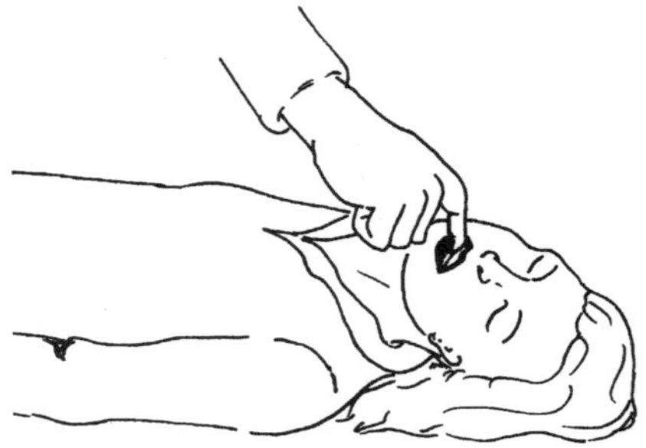

Atemwege befreien

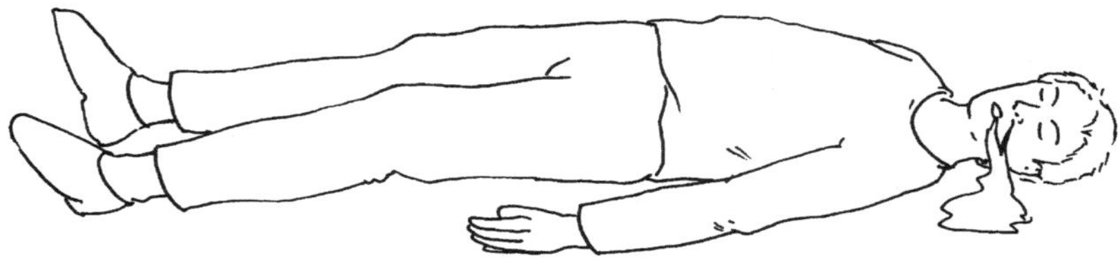

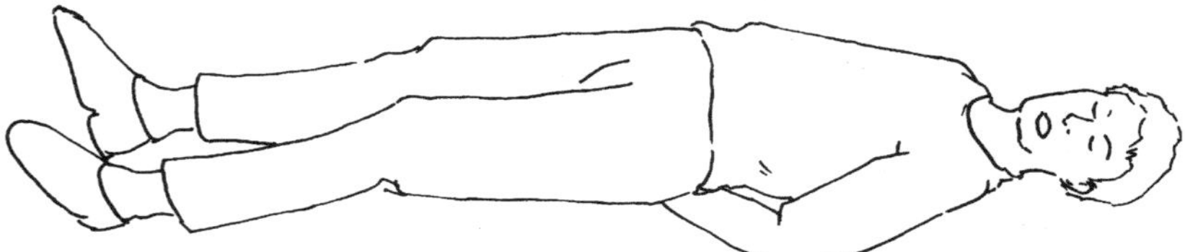

Hüfte anheben, Arm unter das Gesäß schieben

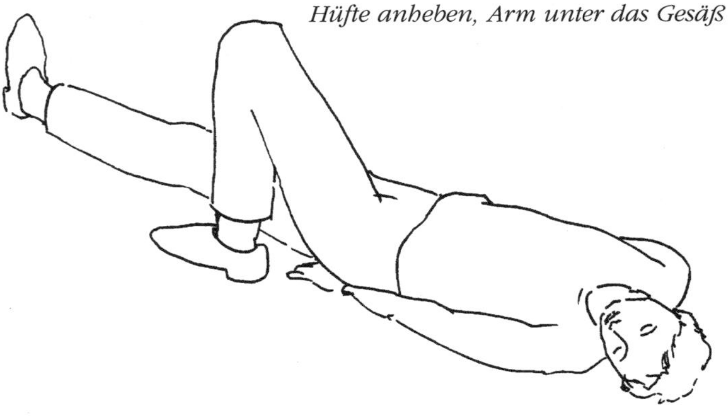

Bein abwinkeln und aufstellen

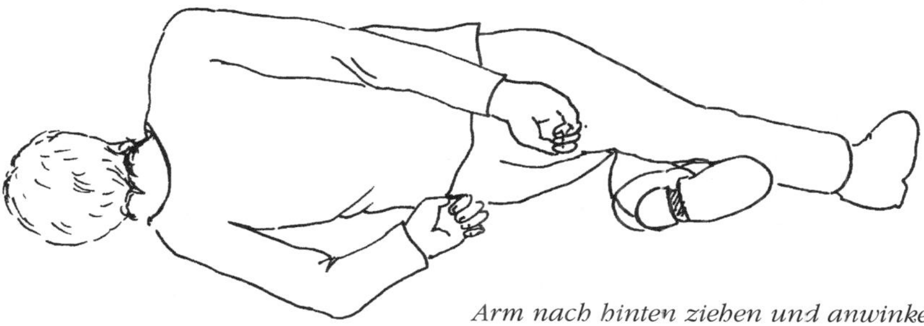

Arm nach hinten ziehen und anwinkeln

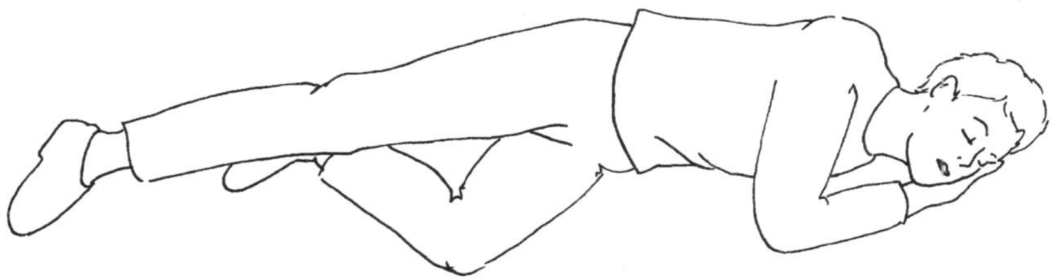

Kopf im Nacken überstrecken, Hand unter das Gesicht schieben

aufgestellt. 4. Der unten liegende Arm wird unter dem Körper nach hinten herausgezogen und abgewinkelt. 5. Der Kopf des Verletzten wird im Nacken überstreckt (zur Freihaltung der Atemwege); das Gesicht wird zum Boden gedreht, der oben liegende Arm wird unter das Gesicht geschoben.

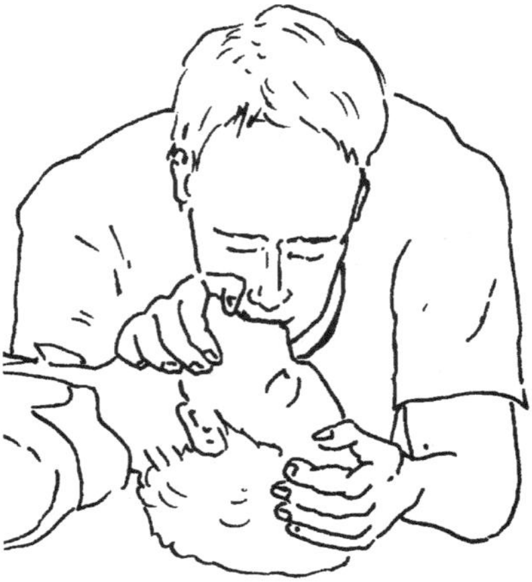

Mund zu Nase

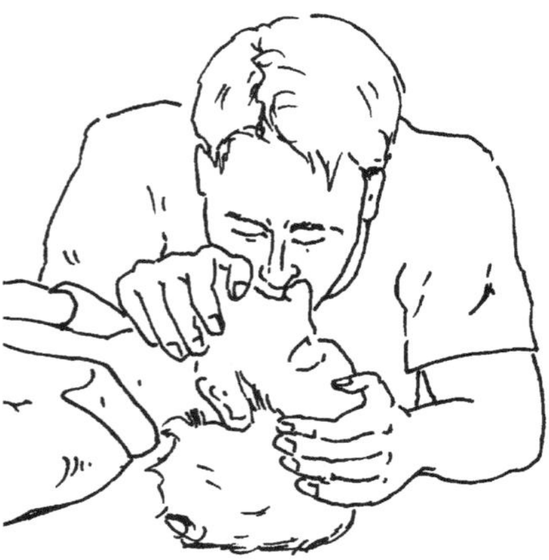

Mund zu Mund

Maßnahmen bei Atemstillstand:
1. Mund-zu-Nase-Beatmung: Hierbei werden die Lippen des Bewußtlosen mit dem Daumen einer Hand des Helfers verschlossen. Der Helfer atmet tief ein und bläst seine Atemluft in die Nase des Bewußtlosen, wobei die Lippen des Helfers die Nase des Bewußtlosen fest umschließen müssen. Nach jedem Atemstoß sieht der Helfer nach, ob der Brustkorb sich bewegt. Bei Erwachsenen sind pro Minute 15 Atemstöße einzublasen, bei Kindern 20–25 und bei Säuglingen 40.
2. Mund-zu-Mund-Beatmung: Hier wird die Nase des Bewußtlosen mit Daumen und Zeigefinger fest umschlossen. Mit der anderen Hand wird der Mund des Bewußtlosen leicht geöffnet. Auch hier wird nach jedem Atemstoß kontrolliert, ob der Brustkorb sich bewegt.

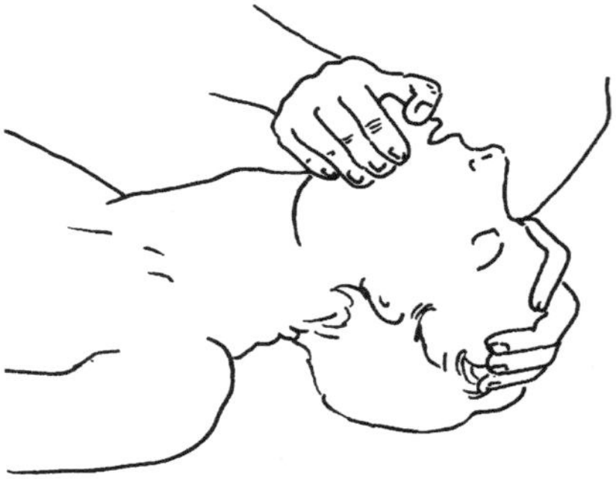

Überstrecken des Halses

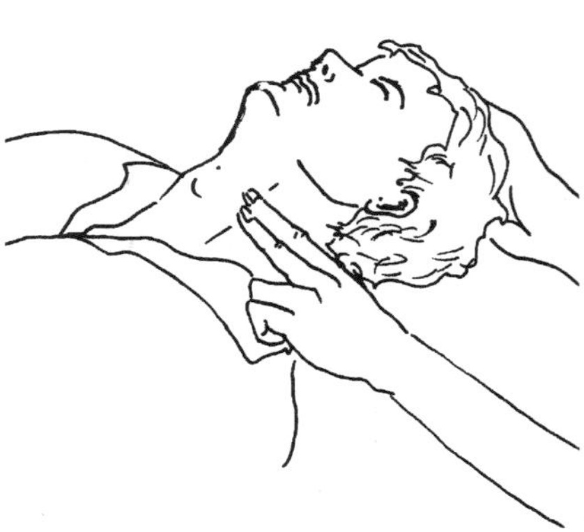

Pulsmessung

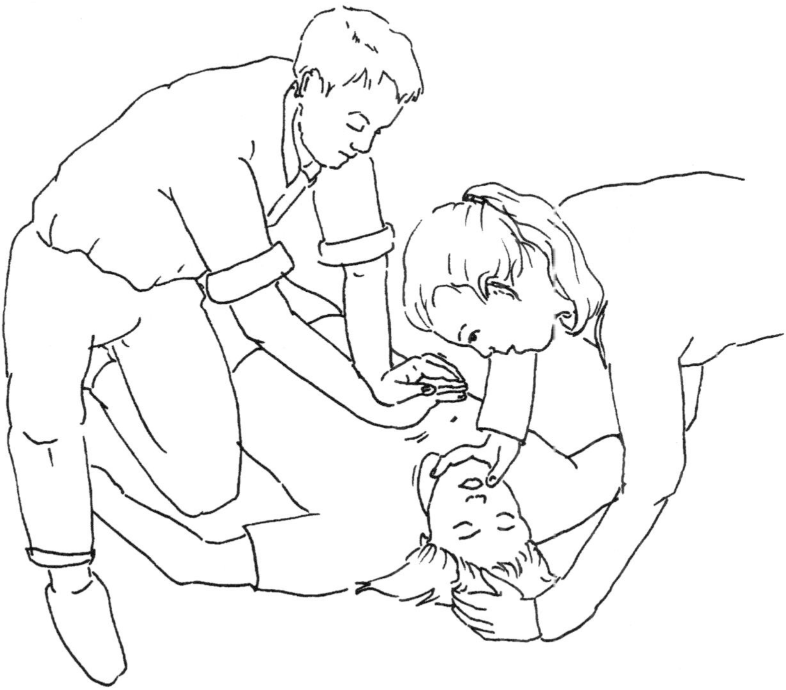

Herzmassage und Atemspende

Maßnahmen bei Herzstillstand: 1. Den Bewußtlosen auf eine harte Unterlage bringen. 2. Hals überstrecken und nachsehen, ob Atmung und Herztätigkeit wieder einsetzen. Der Helfer kniet sich seitlich vor den Bewußtlosen. Die Atemspende wird mit 3–5 Atemstößen begonnen. Wenn der Puls nach der Atemspende immer noch nicht tastbar ist, sollte sofort mit der Herzmassage begonnen werden, sonst nur die Atemspende weiterführen. Die übereinander gelegten Hände werden auf das untere Drittel des Brustbeins gelegt. Die Ellenbogen sind gestreckt. Unter Ausnutzung des eigenen Körpergewichts drückt der Hel-

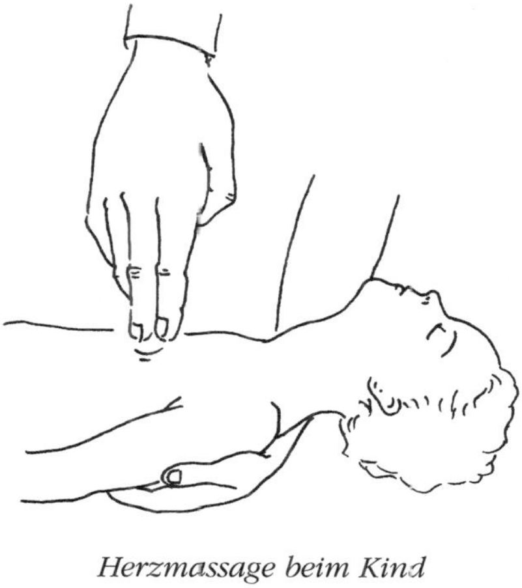

Herzmassage beim Kind

fer das Brustbein etwa 4 cm gegen die Wirbelsäule. Nach 15 Herzmassagen werden jeweils 2 Beatmungen gegeben; es sollten etwa 80 Massagen pro Minute erfolgen. Die Wiederbelebung wird so lange fortgesetzt, bis die Atmung und der Herzschlag wieder einsetzen, bzw. bis der Rettungsdienst eintrifft. Bei Säuglingen muß die Frequenz der Herzmassage etwa 120 pro Minute betragen, bei Kleinkindern etwa 100. Bei Säuglingen wird die Herzmassage nur mit den Spitzen zweier Finger durchgeführt, bei Kleinkindern mit dem Daumenballen.

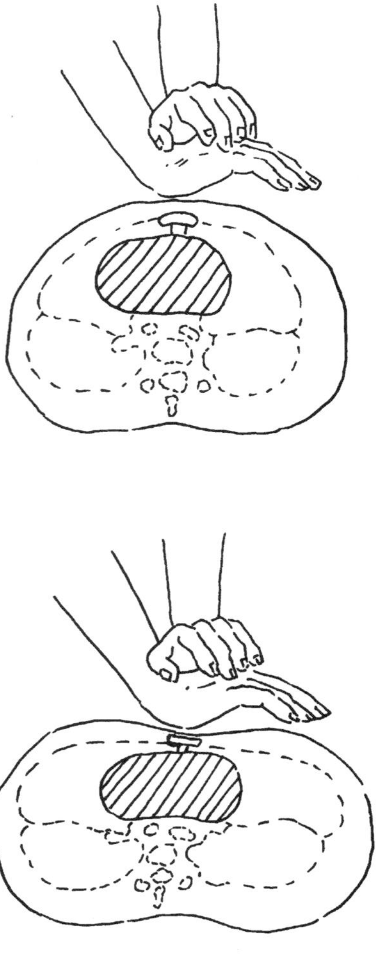

Herzmassage / Prinzip

Erste Maßnahmen zur Blutstillung: Bei Blutverlusten von 2 Litern und mehr besteht Lebensgefahr für den Verletzten. Deshalb hat die Blutstillung bei starken Blutungen immer Vorrang vor den anderen Maßnahmen, da der Kreislauf sonst infolge des hohen Blutverlusts versagt. Bei leichten Blutungen genügt ein Wundverband. Der Körperteil wird hochgehalten und die Wundauflage mit leichtem Druck festgehalten. Bei spritzenden Blutungen sollte ein Druckverband angelegt werden. Zusätzlich kann man ver-

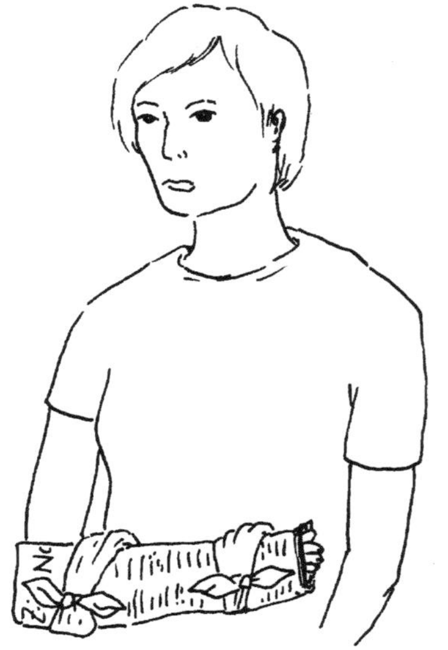

Ruhigstellung eines Unterarmbruchs

suchen, die Schlagader direkt am Körper abzudrücken.

Schockbekämpfung: Anzeichen eines Schocks: Schneller, schwacher Puls, kalte, blasse, schweißbedeckte Haut, beschleunigte Atmung. Zuerst: Blutstillung. Dann Patienten in Schocklage bringen: Kopf tief, Beine hoch. Ausnahme: Es liegen Verletzungen am Kopf vor. Der Patient ist durch eine Decke vor Wärmeverlust zu schützen, es sollte jedoch keine zusätzliche Wärmequelle angebracht werden.

Knochenbrüche: Der verletzte Körperteil muß bei einem Verdacht auf einen Bruch immer in der vorgefundenen Lage belassen werden. Zur Ruhigstellung sollte eine Schiene angelegt werden, bei der die Bruchstellen nicht verändert werden dürfen. Bei offenen Wunden sollte der Bruch vorsichtig mit einem keimfreien Tuch abgedeckt werden.

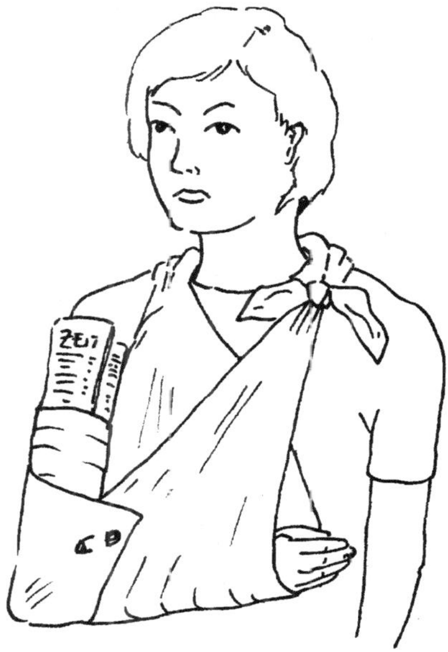

Ruhigstellung eines Oberarmbruchs

Medizinische Ausdrücke

Zusammenstellung der häufigsten Vorsilben in der Medizin

a- . . . . .weg
ab- . . . . .von, ab-, weg
ad- . . . . .zu, nach bis
akantho- . . . . . . .spitz
akro- . . . . .an den Enden
aktino- . . . . .strahlig, Strahlen-
allo- . . . . .körperfremd, aus
. . . . .unbelebter Materie
ambi- . . . . .beid-
ambylo- . . . . . . .stumpf, schwach
amphi- . . . . .beid-, ringsum
ana- . . . . .hinauf-
andro- . . . . .männlich
aniso- . . . . .ungleich
ankylo- . . . . .gekrümmt
ante- . . . . .vor
anti- . . . . .gegen
argyro- . . . . .Silber-
auto- . . . . .selbst, eigen
bary- . . . . .schwer
bathy- . . . . .tief
bio- . . . . .Lebens-
brachy- . . . . .kurz
brady- . . . . .langsam
chloro- . . . . .grünlich
chromo- . . . . . . .farbig
circa- . . . . .um-
circum- . . . . .ringsum
cis- . . . . .diesseitig
contra- . . . . .gegen
de- . . . . .von ... weg
dia- . . . . .durch
dis- . . . . .auseinander
dolicho- . . . . . . .schmal
dys- . . . . .miß-, un-
e- . . . . .aus
ekto- . . . . .draußen
em- . . . . .innen
en- . . . . .innen
endo- . . . . .innerhalb
eph- . . . . .darauf, über
epi- . . . . .darauf, über
eu- . . . . .gut
ex- . . . . .aus, heraus
exo- . . . . .außen, außerhalb
extra- . . . . .außen, außerhalb
glyko- . . . . .süß
gynaeko- . . . . . .weiblich
haph- . . . . .Greifen
haplo- . . . . .einfach
helio- . . . . .Sonnen
hemi- . . . . .halb
hetero- . . . . .verschieden
holo- . . . . .ganz
homo- . . . . .gleichartig
hygro- . . . . .feucht
hyper- . . . . .übermäßig
hypno- . . . . .Schlaf
iatro- . . . . .ärztlich
idio- . . . . .eigentümlich
im- . . . . .innen, hinein
in- . . . . .innen, hinein
infra- . . . . .unterhalb
inter- . . . . .zwischen
intra- . . . . .innerhalb
intro- . . . . .hinein
iso- . . . . .gleichartig
juxta- . . . . .nahe bei
kako- . . . . .häßlich
kalo- . . . . .schön
kerato- . . . . .Horn-
kryo- . . . . .Kälte-
krypto- . . . . .verborgen
leio- . . . . .glatt
lepto- . . . . .dünn
leuko- . . . . .weiß
lipo- . . . . .Fett-
Litho- . . . . .Stein-
makro- . . . . .groß
mega- . . . . .groß
meio- . . . . .kleiner, weniger
melano- . . . . . . .schwarz
meso- . . . . .mitten
meta- . . . . .danach
mikro- . . . . .klein
mono- . . . . .einzeln, allein
myo- . . . . .Muskel-
myxo- . . . . .Schleim-
neo- . . . . .neu
nulli- . . . . .kein
ob- . . . . .gegen
oligo- . . . . .selten
onko- . . . . .Geschwulst
opto- . . . . .Seh-
ortho- . . . . .gerade, richtig
oxy- . . . . .scharf, spitz
pachy- . . . . .dick
palaeo- . . . . .alt
para- . . . . .neben
penta- . . . . .fünf
per- . . . . .durch, hindurch
phaeo- . . . . .braun
physo- . . . . .Luft-
phyto- . . . . .Pflanzen
plagio- . . . . .schief
platy- . . . . .flach
pleio- . . . . .mehr
pneum- . . . . .Atem-, Luft-
polio- . . . . .grau

poly- . . . . .viel
post- . . . . .hinterher
prae- . . . . .vor
pro- . . . . vor
pseudo- . . . . . . .falsch, scheinbar
pyo- . . . . .Eiter-
re- . . . . .zurück
retro- . . . . .zurück-
rhodo- . . . . .rot
sapro- . . . . .faulig
schizo- . . . . .Spalt-
semi- . . . . .halb-
sklero- . . . . .hart
steno- . . . . .eng, schmal
sub- . . . . .minder-, unter
super- . . . . .übermäßig
supra- . . . . .oberhalb
sym- . . . . .mit
syn- . . . . .mit
tele- . . . . .fern
tetra- . . . . .vier
thermo- . . . . .Wärme
thymo- . . . . .Seelen-, Gemüts-
xantho- . . . . .gelb
xeno- . . . . .fremd
zyto- . . . . .Zell-

Zusammenstellung der häufigsten Nachsilben in der Medizin

-acus . . . . .gehörend zu
-aesthesia . . . . . .fühlen, wahrnehmen
-agog . . . . .treibend
-agra . . . .-Schmerz
-akusis . . . . .Gehör-
-algesia . . . . . . .Schmerzhaftigkeit
-alis . . . . .beschaffen
-arche . . . . .Anfang
-aris . . . . .gehörend zu
-arthros . . . . . . .Gelenk
-ase . . . . .Enzym
-basia . . . . .Gang
-bilie . . . . .Gallen-
-bilis . . . . .gehörend zu, ähnlich
-blast . . . . .Sproß, Keim
-cele . . . . .Bruch, Geschwulst
-chromia . . . . . . .Farbe
-cid . . . . .tötend
-culum . . . . .Werkzeug
-dese . . . . .Fesselung
-dochus . . . . .leitend, tragend
-dromie . . . . .Laufen
-eides . . . . .ähnlich
-ektomia . . . . . . .herausschneiden
-ensis . . . . .gehörend zu
-ergie . . . . .Handlung
-formis . . . . .ähnlich
-gamie . . . . .Zeugung
-gen . . . . .bewirkend
-genese . . . . .Ursprung
-gnosie . . . . .Erkennen
-gramm . . . . .Schrift, Bild
-graph . . . . .Registriergerät
-graphie . . . . . . .schreiben
-gravida . . . . . . .Schwangere
-heräse . . . . .Entfernen
-ia . . . . .Krankheit
-iasis . . . . .Krankheit
-icus . . . . .betreffend
-ideus . . . . .ähnlich
-ilis . . . . .gehörig zu
-inus . . . . .bestehend aus
-itis . . . . .Entzündung
-kardie . . . . .Herz
-kephalie . . . . . . .Kopf
-kinese . . . . .Bewegung
-klasie . . . . .Zerbrechen
-klast . . . . .Vernichter
-knem . . . . .Unterschenkel
-korm . . . . .Rumpf
-krot . . . . .Puls
-lentus . . . . .enthaltend
-lepsie . . . . .Anfall
-logie . . . . .Lehre, Wissenschaft
-lyse . . . . .Lösung
-manie . . . . .Trieb, Sucht
-melie . . . . .Gliedmaßen
-meter . . . . .Meßgerät
-metrie . . . . .Messung
-metra . . . . .Gebärmutter
-odontie . . . . . . .Zahn
-oma . . . . .Geschwulst
-ose . . . . .krankhaft verändert
-osmie . . . . .Geruch
-para . . . . .Gebärende
-pexie- . . . . .Befestigung
-phagie . . . . .Essen
-phasie . . . . .Sprach-
-philie . . . . .Bevorzugung
-phobie . . . . .Angst
-phonie . . . . .Klang
-phrasie . . . . .Rede, Sprache
-plasie . . . . .Bildung, Gebilde
-plegie . . . . .Lähmung
-pnoe . . . . .Atmen
-rhagie . . . . .Reißen
-rhexie . . . . .Zerreißen
-rhoe, -rhö . . . . .Fließen
-schisis- . . . . .Spalte
-skopie . . . . .Betrachtung
-somie . . . . .Körper
-stase . . . . .Stillstand
-stenose . . . . . . .Verengung
-stoma . . . . .Öffnung
-tomie . . . . .Schnitt
-tonie . . . . .Spannung
-topie . . . . .Lage
-trophie . . . . .Ernährung, Stoff-
. . . . .wechsel
-tropie . . . . .Wendung
-zephalie . . . . . . .Schädel
-zyt . . . . .Zelle

INDEX